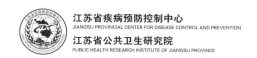

江苏省疾病预防控制中心
JIANGSU PROVINCIAL CENTER FOR DISEASE CONTROL AND PREVENTION
江苏省公共卫生研究院
PUBLIC HEALTH RESEARCH INSTITUTE OF JIANGSU PROVINCE

Jiangsu Cancer
Report (2019)

江苏省恶性肿瘤报告
（2019）

主编　武　鸣　韩仁强

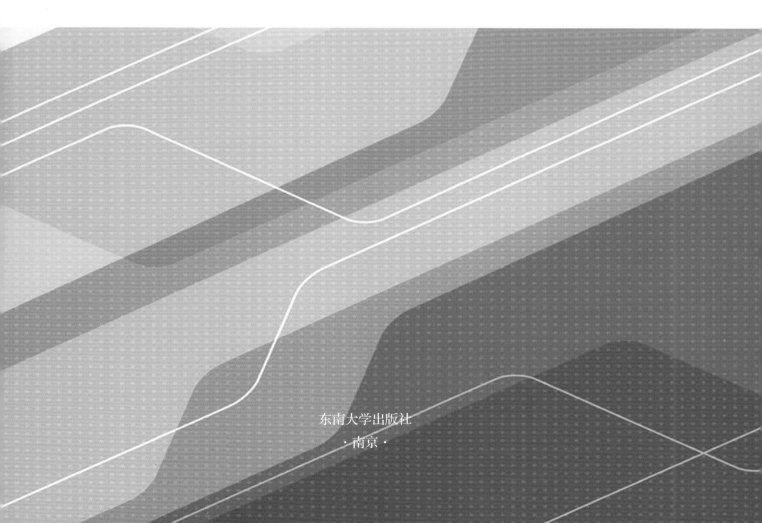

东南大学出版社
·南京·

图书在版编目（CIP）数据

江苏省恶性肿瘤报告. 2019/武鸣，韩仁强主编.
—南京：东南大学出版社，2021.12
ISBN 978 - 7 - 5766 - 0042 - 1

Ⅰ. ①江… Ⅱ. ①武 … ②韩 … Ⅲ. ① 癌–研究报告
–江苏–2019 Ⅳ. ①R73

中国版本图书馆CIP数据核字（2021）第 278508 号

责任编辑：李婧　责任校对：张万莹　封面设计：余武莉　责任印制：周荣虎

江苏省恶性肿瘤报告（2019）
Jiangsu Sheng Exing Zhongliu Baogao（2019）

主　　编：武　鸣　韩仁强
出版发行：东南大学出版社
社　　址：南京四牌楼2号　邮编：210096　电话：025-83793330
网　　址：http://www.seupress.com
电子邮件：press@ seupress.com
经　　销：全国各地新华书店
印　　刷：南京迅驰彩色印刷有限公司
开　　本：889 mm × 1194 mm　1/16
印　　张：12
字　　数：288 千字
版　　次：2021 年 12 月第 1 版
印　　次：2021 年 12 月第 1 次印刷
书　　号：ISBN 978 - 7 - 5766 - 0042 - 1
定　　价：98.00 元

《江苏省恶性肿瘤报告（2019）》编委会

主编

武　鸣　韩仁强

副主编

周金意　罗鹏飞　俞　浩

专家委员会（按姓氏笔画排序）

王临池　朱　健　刘付东　李伟伟　杨志杰　武　鸣　罗鹏飞

周金意　俞　浩　骆文书　韩仁强　缪伟刚

编委（按姓氏笔画排序）

马　进　马士化　王　剑　王小健　王从菊　王建明　王临池　付艳云

包雨晴　吕家爱　朱　健　任　涛　华召来　刘付东　刘建平　刘海峰

祁艳秋　严莉丽　杜　明　杜国明　李玉波　李伟伟　李炎炎　杨志杰

杨艳蕾　吴海宏　应洪琰　沈　欢　沈建新　宋　光　张　秋　张　莹

张　婷　张建安　张晓峰　张爱红　张源生　陆　艳　陆绍琦　陈　鑫

陈冰霞　陈思红　陈燕芬　武　鸣　罗鹏飞　岳燕萍　周　娟　周　慧

周　鑫　周金意　郑蜀贞　赵　培　赵小兰　赵建华　胡　静　茹　炯

俞　浩　姜方平　娄培安　骆文书　袁　瑛　袁守国　顾建芬　顾晓平

钱　云　徐　红　徐文超　徐红艳　黄素勤　曹慷慷　崔艳丽　章　剑

董建梅　蒋迎春　韩仁强　强德仁　解　晔　蔡　伟　缪伟刚　戴曙光

前 言
Preface

肿瘤登记是对肿瘤流行情况、变化趋势和影响因素进行的长期、连续、动态的系统性监测，是制定恶性肿瘤防控措施、开展综合防控研究和评价防控效果的重要基础性工作。在国家癌症中心和江苏省卫生健康委员会（原江苏省卫生计生委）全力支持下，江苏省肿瘤登记中心（江苏省疾病预防控制中心，以下简称"江苏省疾控中心"）在全省开展以人群为基础的肿瘤登记工作，建立了肿瘤登记年报制度，自 2016 年开始定期出版江苏省恶性肿瘤报告，为我省肿瘤的预防与控制工作提供了科学依据。

2019 年全省有 43 个肿瘤登记处上报了 2016 年全人群肿瘤登记资料，其中有 41 个肿瘤登记处上报的资料质量达到综合质控要求。这 41 个肿瘤登记处包括城市登记处 10 个，农村登记处 31 个，分布在苏南、苏中和苏北地区，覆盖人口 43 964 672 人（男性 22 138 795 人，女性 21 825 877 人），约占全省同期户籍人口总数的 56.66%。在对 41 个肿瘤登记处的数据进行全面分析的基础上，江苏省疾控中心组织专业人士编写了《江苏省恶性肿瘤报告（2019）》。

《江苏省恶性肿瘤报告（2019）》共分为六个部分：

第一部分为概述；第二部分介绍了数据的收集方法、质量控制流程和常用统计分析指标；第三部分详细介绍了江苏省 2016 年肿瘤登记资料的质量评价流程、评审结果及数据收录情况；第四部分描述了全省肿瘤登记地区合计及分城乡、分性别恶性肿瘤发病和死亡情况；第五部分对主要人体部位的恶性肿瘤发病和死亡情况，以及在各肿瘤登记地区的流行水平进行简要描述；最后一部分为附录，包含了所收录的 41 个登记处各种肿瘤分性别、年龄组发病和死亡情况的详细统计结果。

《江苏省恶性肿瘤报告（2019）》全面、系统地描述了江苏省肿瘤登记地区人群全部恶性肿瘤及 22 种常见恶性肿瘤的发病与死亡等流行情况，是一本能全面反映江苏省恶性肿瘤流行现状、癌情信息丰富的专业书籍。

《江苏省恶性肿瘤报告（2019）》的顺利出版，得到了国家癌症中心／全国肿瘤登记中心、江苏省卫生健康委员会疾控处的大力支持，凝结了江苏省各肿瘤登记处、各级医疗机构肿瘤登记工作人员和本书编写人员的辛勤劳动和汗水。江苏省肿瘤登记人员在实践中探索，在创造中发现，在开拓中前进，使江苏省肿瘤登记工作步入良性的发展轨道，在此谨表示衷心的感谢！

江苏省疾控中心在登记资料收集、质量控制、登记处选择、数据清理、统计分析、图表呈现和文字描述等方面力求严谨，反复核实，力求客观、真实、准确地展示我省肿瘤流行数据。由于知识和水平限制，本书难免存在谬误和不足，恳请同行和读者批评指正。

编者
2020 年 12 月

目 录
Contents

附录

致谢

第一章　概　述

肿瘤登记是按一定组织系统经常性地搜集、储存、整理、统计分析和评价肿瘤发病、死亡和生存资料的统计工作，是目前国际上公认的肿瘤流行病学信息收集与数据统计方法。开展以人群为基础的肿瘤登记工作，可获取不同时期、不同地区和不同人群中恶性肿瘤的发病、死亡和生存状况资料。该资料是掌握人群恶性肿瘤流行现状和变化趋势，度量全社会恶性肿瘤疾病负担的唯一有效资源，可为肿瘤病因学研究提供线索，为肿瘤防治策略和措施的制定、评估和调整提供科学依据。

江苏省是全国较早开展肿瘤登记工作的省份之一，启东县（现启东市）于 1972 年在江苏省率先建立肿瘤登记制度，随后从 20 世纪 80 年代开始，现无锡、南通、淮安、泰州、常州等 11 个设区市所在地区陆续开展肿瘤登记工作。2008 年，原卫生部在全国范围内启动"中央财政转移支付肿瘤随访登记项目"，对部分登记地区给予专项经费支持。由于前期江苏省肿瘤登记工作有较好基础，金坛市（现常州市金坛区）、启东市、海门市（现南通市海门区）、连云港市区、赣榆县（现连云港市赣榆区）、东海县、灌云县、淮安市楚州区（现淮安市淮安区）、建湖县、大丰市（现盐城市大丰区）、扬中市、泰兴市等 12 个登记处被国家确定为首批中央财政转移支付肿瘤随访登记项目点。之后随着国家项目点的扩增，2009—2013 年苏州市区、无锡市区、徐州市区、常州市区、南通市区、盐城市区、丹阳市、海安县（现海安市）等 8 个登记地区也先后被纳入。2019 年，国家癌症中心对全国各地由重大公共卫生专项资金支持的肿瘤登记点进行了调整和扩增，江苏省目前共有 70 个县（市、区）获得资助。

为建立完善的全国肿瘤登记制度，动态掌握我国恶性肿瘤流行情况和发展趋势，原国家卫生计生委、国家中医药管理局于 2015 年 1 月 27 日制定并下发了《关于印发肿瘤登记管理办法的通知》（国卫疾控发〔2015〕6 号），原江苏省卫生计生委、江苏省中医药局根据江苏省具体情况，在转发国家管理办法的同时，对江苏省肿瘤登记工作做出了具体要求：明确了江苏省各级卫生计生行政部门在全省各级肿瘤登记工作中的组织、管理、协调和保障职能，指定江苏省疾控中心作为省级肿瘤登记中心，负责全省肿瘤登记工作的方案制定、技术指导、人员培训、质量控制和考核评价等工作；要求各设区市、县（市、区）设立肿瘤登记处，负责开展责任区域内的肿瘤随访登记工作；要求全省各级各类医疗卫生机构认真履行肿瘤登记报告责任，建立内部管理制度，明确责任报告人，健全院内登记报告流程，规范开展肿瘤登记报告工作。《肿瘤登记管理办法》的出台为江苏省肿瘤随访登记体系的进一步完善打下了坚实基础。

经过 40 多年几代肿瘤登记报告人员的努力，全省肿瘤登记工作日益规范，登记覆盖人群逐渐扩大。到 2016 年底，全省 96 个县（市、区）均开始实施肿瘤登记报告制度，覆盖 100% 江苏省户籍人口。2019 年，江苏省向国家癌症中心提交了 43 个登记处的 2016 年江苏省肿瘤登记资料，其中 42 个通过国家质量评价并入选《2019 年中国肿瘤登记年报》，入选数量较上一年度增加 2 个。

为表彰全国各级肿瘤登记处多年来在健全我国肿瘤监测体系，不断提高肿瘤登记覆盖范围和数据质量方面所做的努力，2020 年 12 月国家癌症中心根据综合评分排名，发文授予江苏省疾控中心等 19 个省级登记处"2019 年度肿瘤登记工作省级杰出贡献奖"，并向连续 10 年、5 年和 3 年入选中国肿瘤登记年报的设区市、县（市、区）级肿瘤登记处分别授予"2019 年度肿瘤登记工作杰出贡献奖""2019 年度肿瘤登记工作优秀奖"和"2019 年度肿瘤登记工作进步奖"。全国获此殊荣的肿瘤登记处分别有 34 个、128 个和 131 个，江苏省分别有 10 个、19 个和 5 个肿瘤登记处获奖，获奖数量居全国前列。为此，江苏省卫生健康委员会疾控处也发文对以上省内获奖单位予以通报表彰。

为充分挖掘和利用江苏省肿瘤登记资料，定期发布全省最新的恶性肿瘤发病、死亡监测数据，为肿瘤防治研究和相关防控政策的出台提供科学依据。在江苏省卫生健康委员会（原江苏省卫生计生委）的大力支持下，江苏省疾控中心从 2016 年开始，每年组织专家分析数据和撰写江苏省恶性肿瘤报告，并先后出版了《江苏省恶性肿瘤报告（2015）》《江苏省恶性肿瘤报告（2016）》《江苏省恶性肿瘤报告（2017）》和《江苏省恶性肿瘤报告（2018）》。2019 年下半年开始，江苏省疾控中心在对全省各登记处提交的 2016 年肿瘤登记资料进行再次整理、质控和分析的基础上，召集省内肿瘤登记专家共同编撰了《江苏省恶性肿瘤报告（2019）》。

第二章　肿瘤登记资料的收集、质量控制和统计分析

　　江苏省肿瘤登记管理办法规定，《国际疾病分类第十版》（International Statistical Classification of Diseases and Related Health Problems 10th Revision, ICD-10）所定义的全部恶性肿瘤（ICD-10：C00—C97）、中枢神经系统良性肿瘤（D32—D33）和其他动态未定或动态未知的肿瘤（D42—D43），骨髓造血系统特质的恶性肿瘤（D45—D47）的发病、死亡和生存状态资料，以及登记地区覆盖人群的人口学资料，均是江苏省肿瘤登记收集的主要内容。

一、肿瘤登记资料的收集

（一）新发病例资料

1.医疗机构报告

　　各级各类具有肿瘤诊治能力的医疗机构是江苏省内肿瘤新发病例资料的主要来源。江苏省要求各责任报告医疗机构建立院内肿瘤登记报告制度，院内肿瘤诊治相关科室（门诊、住院、病案、病理、放射、超声、检验等科室）均应及时登记经诊治的肿瘤病例信息，定期送交院内肿瘤登记负责部门，由其对院内肿瘤病例信息进行汇总、审核、补充、剔重和登记后，及时通过肿瘤登记网报系统上报或填写纸质报告卡上交辖区肿瘤登记处。各级各类医疗机构还应定期导出或摘录院内门诊就诊、住院和（或）病案中的所有肿瘤病例复诊信息（无论是否因肿瘤而就诊），并提交辖区肿瘤登记处，这是肿瘤病例被动随访信息的重要来源。

各级各类医疗机构在报告规定 ICD-10 编码范围的肿瘤病例信息时，还应同时上报部分以字母"Z"打头的"其他肿瘤相关"分类和编码的病例信息（表 2-1）。因为在目前医疗机构的病案编码实践中，对于以复诊为目的的肿瘤病例，往往将其主要诊断编码至 Z 编码，而非 C 编码或 D 编码，因此在医院信息收集、漏报调查及质控过程中应格外注意。

表 2-1 以字母"Z"打头的"其他肿瘤相关"的分类名称和编码

编码	分类名称
Z08	恶性肿瘤治疗后的随诊检查
Z12	肿瘤的特殊筛查
Z40.0	与恶性肿瘤有关的危险因素的预防性手术
Z51.0	放疗疗程
Z51.1	肿瘤化疗疗程
Z51.5	姑息治疗
Z80	恶性肿瘤的家族史
Z85	恶性肿瘤的个人史
Z86.0	其他肿瘤的个人史
Z92.3	放疗个人史
Z92.6	肿瘤化疗个人史

2. 肿瘤登记处审核

肿瘤登记处收到辖区内各级各类医疗机构报送的肿瘤新发病例信息后，应及时审核其完整性和有效性，对发现存在变量信息不完整、逻辑错误、编码错误等问题的报告卡，立即退回报告单位进行核实和修订。对审核通过的肿瘤新发病例信息，肿瘤登记处按其户籍或现住址所属乡镇／街道分片下发至对应乡镇医院／社区卫生服务中心，由基层肿瘤登记人员对肿瘤病例信息进行随访和核实，并将核实结果及时反馈至所属登记处。

3. 乡镇医院／社区卫生服务中心上报

乡镇医院／社区卫生服务中心在协助登记处对肿瘤新发病例信息进行随访、核实和反馈的同时，还应在日常工作中主动发现和收集辖区内肿瘤新发病例和死亡病例信息，并按要求填写肿瘤登记报告卡和肿瘤登记簿，每月报送肿瘤登记处或及时在网报系统中登报。此外，乡镇医院／社区卫生服务中心每年还需对辖区内的肿瘤现患病例进行定期的随访和管理。

4. 死亡补发病

为确保肿瘤登记资料的完整性，肿瘤登记处必须定期开展死亡补发病工作，即每月或每季度将全人群死因监测资料中的肿瘤死亡病例信息和肿瘤登记中的发病信息进行核对，及时发现可能存在的发病漏报情况。对可疑的肿瘤发病漏报，登记处及时与开具死亡医学证明书的医疗机构或者死亡病例所属基层医疗卫生机构、死者家属或知情人联系，核实其根本死因是否为恶性肿瘤。对确认为发病漏报的肿瘤病例，需继续回顾追踪和补充完善其生前的恶性肿瘤诊断相关信息（以诊断肿瘤的纸质或电子文书为准），并补报肿瘤发病信息至最早诊断相应年份的发病库中。

5. 医疗保险机构相关信息的利用

恶性肿瘤病例诊治相关的医疗保险记录，是肿瘤登记新发病例信息的重要来源之一。各地肿瘤登记处在上级卫生行政部门的协调下，定期（每月／每季度）前往医疗保险部门获取所辖户籍居民因肿瘤就医报销的资料，重点收集病例个人基本信息、肿瘤诊断（诊断日期、诊断依据、诊断部位、病理形态学）和治疗（治疗时间、治疗方式）相关信息，除与登记处已有肿瘤发病信息进行核对，发现漏报立即补报外，还应更新或补充已有肿瘤病例发病信息，如更新为更早的诊断日期、更为详细的病理组织形态学诊断、更高级别的诊断依据和诊断医院等。此外，肿瘤现患病例医疗保险信息是完成肿瘤病例被动随访的重要信息来源之一。

（二）死亡病例资料

全人群死因监测资料是肿瘤死亡信息的主要来源，登记处应定期核对肿瘤发病与全人群死因监测数据库，以确认肿瘤病例的生存状态。除根本死因为恶性肿瘤的死亡病例外，非肿瘤原因导致肿瘤病例死亡的信息也需详细核实和登记，包括死亡日期、死亡地点、根本死因及其ICD-10编码等。此外，在各级医疗机构内发生的恶性肿瘤病例死亡以及基层医疗卫生机构发现的辖区内恶性肿瘤病例死亡也应及时登记和报告，这也是江苏省肿瘤死亡病例信息的重要来源。肿瘤死亡病例资料是肿瘤病例被动随访信息的主要来源。

（三）人口资料

肿瘤登记处定期通过公安、统计等部门获取所覆盖行政区域内的年度户籍人口资料，包括辖区内户籍人口总数及其分性别、年龄组构成（0岁、1—4岁、5—9岁、10—14岁……80—84岁、85岁及以上）。如果从公安、统计等部门获取的人口资料的年份或年龄分组与肿瘤登记要求不一致，可利用两个相隔若干年、来源较明确、可信的人口构成数据，通过"内插法"对中间年份人口构成数据进行推算。

二、肿瘤登记资料的质量控制

（一）登记资料质量控制指标

质量控制应贯穿肿瘤登记工作的整个过程，可以从完整性、有效性、可比性和时效性等四个方面对肿瘤登记的质量进行评价。在对肿瘤登记资料质量进行评价时，应坚持以数据的真实性、稳定性和均衡性为根本，并根据登记地区的特点，从以下常用质控指标入手，综合评估该肿瘤登记处数据质量：

1. 病理组织学诊断比例（proportion of morphologic verification, MV%）

病理组织学诊断比例（MV%）是评价肿瘤登记数据完整性和有效性的重要指标。在肿瘤的各类诊断依据中，病理组织学诊断（包括细胞学和血片，如外周血、骨髓液涂片及脱落细胞学检查）的可靠性最高，提示部分可疑的恶性肿瘤病例已通过病理确诊或排除；其次是其他实验室辅助诊断和单纯的临床诊断（表 2-2）。在评价该指标时，除了考虑全部恶性肿瘤 MV% 的平均水平外，还需对常见恶性肿瘤的 MV% 分别进行评价。食管、胃、结直肠、乳腺等相对易取病理部位的恶性肿瘤 MV% 不应太低；而位于脑、肺、肝等不易取病理部位，且随着医学的进步，通过一些实验室辅助诊断技术基本能确诊的恶性肿瘤，其 MV% 不应太高。此外，各地癌谱构成情况和社会经济发展现状也影响着 MV%，在评价该指标时也应纳入考虑范畴。

表 2-2　诊断依据分类及其编码

编码	诊断依据分类名称	分类定义及解释
0	只有死亡医学证明书（DCO）	仅有死亡医学证明书而无任何其他诊治资料的病例
无显微镜检查		
1	临床诊断	仅根据症状、体征及疾病发展规律等在患者死亡前做出的诊断，不包括以下"2—8"诊断依据代码涉及内容
2	临床辅助检查	包括 X 线、内窥镜、影像学、超声波等大多数临床诊断技术
3	探查性手术和尸检（无病理）	探查性手术（如剖腹探查）和尸检，但未做病理组织学检查
4	特殊肿瘤标志物	特殊的生化和免疫学检查
显微镜检查		
5	细胞学或血片	外周血、骨髓液涂片及脱落细胞学检查
6	病理（继发）	转移部位的病理组织学检查，包括转移部位的尸检标本检查
7	病理（原发）	包括所有原发部位的病理切片和骨髓组织活检
8	尸检（有病理）	原发部位的尸检标本的病理组织学检查
9	不详	

2. 只有死亡医学证明书比例（percentage of cancer cases identified with death certification only, DCO%）

在肿瘤登记工作中，需定期核对肿瘤登记的发病信息与全人群死因监测信息，以发现肿瘤发病漏报病例并进行补报，这些病例就称为死亡补发病（death certificate notification, DCN）病例。在追溯和补充 DCN 病例的生前发病信息时，少数无法追踪到生前任何恶性肿瘤发病确认信息，如发病日期、诊断医院、诊断依据等，此时将这部分病例称为"只有死亡医学证明书"（death certification only, DCO）病例。由于 DCO 病例缺乏生前发病诊断信息，将其死亡日期定为其发病日期，其诊断依据编码为"0"（表 2-2）。DCO 病例在所有肿瘤登记新发病例中所占的比例即为只有死亡医学证明书比例（DCO%），是评价肿瘤登记资料完整性和有效性的重要指标。肿瘤登记处建立初期 DCO% 可能较高，随着登记工作的不断完善和规范开展，DCO% 将逐年减低。一般要求 DCO% 不能太高（< 5%），但通常也不能为 0。

3. 死亡发病比（mortality to incidence ratio, M/I）

死亡发病比（M/I）是同一人群中同期登记的肿瘤死亡例数与新发病例数的比值，是反映肿瘤登记资料完整性与有效性的重要指标之一。一般情况下全部恶性肿瘤的 M/I 平均值应在 0.6—0.8 之间，M/I 大于 0.8 提示可能存在肿瘤发病漏报或死亡重报，M/I 小于 0.6 提示可能存在肿瘤发病重报或死亡漏报。但在评价登记资料 M/I 时，还需结合各地恶性肿瘤的构成特征考量，如乳腺癌、甲状腺癌和结直肠癌等预后较好的恶性肿瘤占比较高时，该地全部恶性肿瘤的 M/I 平均值可能低于 0.6，甚至低于 0.5；而肺癌、食管癌、胃癌、肝癌等预后较差的恶性肿瘤占比较高时，则该地全部恶性肿瘤的 M/I 平均值有可能超过 0.85。此外，除对全部恶性肿瘤的 M/I 平均值进行评价外，还需对常见恶性肿瘤的 M/I 分别进行评估，如肝癌、肺癌等死亡率高、生存期短的恶性肿瘤 M/I 可接近 1，乳腺癌、甲状腺癌等生存期长、预后好的恶性肿瘤 M/I 可低于 0.6。无论何种情况，登记处全部恶性肿瘤的 M/I 平均值和常见恶性肿瘤的 M/I 均不应大于 1。

4. 恶性肿瘤逐年发病、死亡水平的稳定性

在登记处覆盖范围和人口无明显变动，登记报告肿瘤种类及登记规程、标准和定义等没有改变的情况下，该地区恶性肿瘤的逐年发病率和死亡率应该保持相对稳定，不应出现骤升或骤降现象。除对全部恶性肿瘤的逐年发病率、死亡率的稳定性进行评价外，还需对常见恶性肿瘤的发病率、死亡率的逐年波动情况进行分析，因为一个地区的恶性肿瘤构成在正常情况下不应突然改变，其发病率、死亡率也不应有明显波动。此外，还需对连续年份恶性肿瘤的标化发病率、标化死亡率波动情况进行分析，以侧面评价人口和癌谱的构成变动情况。

5. 人口资料评价指标

以人群为基础的肿瘤登记，在评价肿瘤登记人口资料时，要注意其可比性和合理性。登记处目前都是以一定行政区划为工作范围的，登记的是该区域内户籍人口的肿瘤发病和死亡信息，因此对应的人口资料也应是该行政区划的户籍人口信息，确保分子、分母的可比性。

此外，要考虑人口资料的科学性。在登记范围内无行政区划调整或明显人口迁移的情况下，连续年份的人口总数应该在一定的范围内上下波动，相邻年份人口总数差别不大，且其男女性别比的波动也应相对稳定，更不能出现反转。除了人口总数和性别比外，还可对分性别、年龄组人口构成变化的合理性进行评价，在人口数、全死因死亡率和出生率相对稳定的情况下，相邻年份人口构成不应骤变。除通过人口构成金字塔图的变动情况进行直观观察外，还可通过肿瘤标化发病率或标化死亡率的波动情况对人口构成资料的合理性进行评估，以发现分性别、年龄组人口构成存在的问题，并及时予以核实和纠正。

（二）登记资料的质量控制流程及纳入标准

参考国家癌症中心对肿瘤登记资料质量审核的相关指标及流程，江苏省疾控中心在收到各登记处提交的肿瘤登记资料后，首先检查资料的完整性，包括是否上报了要求的所有数据库，如肿瘤发病库、肿瘤死亡库、人口数据库、登记地区基本信息表和登记处信息表等，以及各数据库是否都包含了所有的关键变量。在确认了资料的完整性后，使用国际癌症研究中心（International Agency for Research on Cancer，IARC）/国际癌症登记协会（International Association of Cancer Registries，IACR）的 IARCcrgTools 软件对数据库变量的完整性和有效性，以及各变量间的内部一致性逐一进行检查并记录存在问题。之后采用 Excel、SAS 等数据库软件分析登记资料并生成统一的分析结果表格，汇总分析发现的问题和数据分析结果，生成数据库评估报告并反馈给各登记处。各登记处根据省疾控中心的评估报告对登记资料存在的问题进行核实、修改和补充，并将完善后的数据库再次提交省疾控中心进行重新审核。经过这一反复的数据审核、修订和完善流程，形成各登记处最终的年度肿瘤登记资料。

江苏省疾控中心参照国家癌症中心在 2017 年制定的肿瘤登记年报数据纳入原则和标准，结合我省实际情况，从肿瘤登记数据的真实性、稳定性和均衡性等方面综合评估各登记处数据质量。除 MV%、DCO%、M/I、发病和死亡水平等是否在参考范围值内仍作为衡量数据质量的重要依据外，还综合考虑登记处各个指标在本地区的合理范围，并新增标化发病率和标化死亡率的波动情况作为考核指标之一。登记处资料 MV%、DCO%、M/I 远超参考值范围且无法解释原因，连续年份的发病率、死亡率、标化发病率或标化死亡率波动明显异常，均被认为质量较差，不能纳入该年度江苏省恶性肿瘤报告数据源。

三、肿瘤登记资料的统计分析

（一）肿瘤统计分类

为了便于肿瘤发病、死亡资料的统计分析，采用《国际疾病分类第十版》（ICD-10）将报告范围内的各种肿瘤归类，分为 58 个细分类或 25 个大分类，其中"脑、神经系统"包括脑和中枢神经系统的良性及良恶未定肿瘤（表 2-3，表 2-4）。

表 2-3　常用肿瘤 ICD-10 统计分类表（细分类）

部位	ICD-10 编码范围	部位	ICD-10 编码范围
唇	C00	舌	C01—C02
口	C03—C06	唾液腺	C07—C08
扁桃体	C09	其他口咽	C10
鼻咽	C11	下咽	C12—C13
咽，部位不明	C14	食管	C15
胃	C16	小肠	C17
结肠	C18	直肠	C19—C20
肛门	C21	肝脏	C22
胆囊及其他	C23—C24	胰腺	C25
鼻、鼻窦及其他	C30—C31	喉	C32
气管、支气管、肺	C33—C34	其他胸腔器官	C37—C38
骨	C40—C41	皮肤黑色素瘤	C43
皮肤其他	C44	间皮瘤	C45
卡波西肉瘤	C46	周围神经、其他结缔组织、软组织	C47，C49
乳房	C50	外阴	C51
阴道	C52	子宫颈	C53
子宫体	C54	子宫，部位不明	C55
卵巢	C56	其他女性生殖器	C57
胎盘	C58	阴茎	C60
前列腺	C61	睾丸	C62
其他男性生殖器	C63	肾	C64
肾盂	C65	输尿管	C66
膀胱	C67	其他泌尿器官	C68
眼	C69	脑、神经系统	C70—C72，D32—D33，D42—D43
甲状腺	C73	肾上腺	C74
其他内分泌腺	C75	霍奇金淋巴瘤	C81
非霍奇金淋巴瘤	C82—C86，C96	免疫增生性疾病	C88
多发性骨髓瘤	C90	淋巴样白血病	C91
髓样白血病	C92—C94，D45—D47	白血病，未特指	C95
其他或未指明部位	O&U	所有部位除外 C44	ALL exc. C44
		所有部位合计	ALL

表 2-4　常用肿瘤 ICD-10 统计分类表（大分类）

部位	部位缩写	ICD-10 编码范围
口腔和咽喉（除外鼻咽）	口腔	C00—C10，C12—C14
鼻咽	鼻咽	C11
食管	食管	C15
胃	胃	C16
结直肠肛门	结直肠	C18—C21
肝脏	肝	C22
胆囊及其他	胆囊	C23—C24
胰腺	胰腺	C25
喉	喉	C32
气管、支气管、肺	肺	C33—C34
其他胸腔器官	其他胸腔器官	C37—C38
骨	骨	C40—C41
皮肤黑色素瘤	皮肤黑色素瘤	C43
乳房	乳房	C50
子宫颈	子宫颈	C53
子宫体及子宫部位不明	子宫体	C54—C55
卵巢	卵巢	C56
前列腺	前列腺	C61
睾丸	睾丸	C62
肾及泌尿系统不明	肾	C64—C66，C68
膀胱	膀胱	C67
脑、神经系统	脑	C70—C72，D32—D33，D42—D43
甲状腺	甲状腺	C73
淋巴瘤	淋巴瘤	C81—C86，C88，C90，C96
白血病	白血病	C91—C95，D45—D47
不明及其他	其他	O&U
所有部位合计	合计	ALL

（二）地区分类

根据 GB/T 2260—2007/XG1—2016《中华人民共和国行政区划代码》，将江苏省各登记地区进行城乡分类：地级以上城市（区）归为城市地区，县及县级市归于农村地区，但为保证全省肿瘤登记数据的连续性和可比性，将已经县改区但开展肿瘤登记早且资料完善的登记处仍按农村地区归类。

（三）常用统计分析指标

1. 年平均人口数

年平均人口数是计算发病（死亡）率等恶性肿瘤年度发病（死亡）频率（强度）指标的分母，准确来说是指登记处覆盖区域内某年度可能发生恶性肿瘤的人口数，已发生了恶性肿瘤的个体，通常不应包括在分母中。但在实际工作中，人群中有发生恶性肿瘤可能的精确人口数往往很难获取，因此一般用年平均人口数，即该年年初（或上年末）、年末人口数之和除以 2，或 7 月 1 日零时的人口数（年中人口数）作为分母。

$$年平均人口数（人）= \frac{年初（上年末）人口数 + 年末人口数}{2}$$

2. 发病（死亡）率

发病（死亡）率即粗发病（死亡）率，指某年该地登记的每 10 万人口中恶性肿瘤新发（死亡）病例数，是反映人口发病（死亡）情况最基本的指标。

$$发病（死亡）率（1/10 万）= \frac{某年该地恶性肿瘤新发（死亡）病例数}{某年该地年平均人口数} \times 100\,000$$

3. 分类构成比

恶性肿瘤发病（死亡）构成比可以反映各类恶性肿瘤对居民健康的危害情况。恶性肿瘤发病（死亡）构成比计算公式如下：

$$某恶性肿瘤发病（死亡）构成比（\%）= \frac{某恶性肿瘤发病（死亡）人数}{全部恶性肿瘤发病（死亡）人数} \times 100$$

4. 年龄组发病（死亡）率 [年龄别发病（死亡）率]

年龄组发病（死亡）率是表现人口发病（死亡）随年龄增长变动过程的重要指标，同时也是计算寿命表、标化率等指标所必需的数据。在对年龄进行分组时，除 0 岁（不满 1 岁）、1—4 岁和 85 岁及以上年龄组外，其他均以间隔 5 岁为 1 个年龄组，即 0 岁、1—4 岁、5—9 岁、10—14 岁……80—84 岁和 85 岁及以上 19 个年龄组。其计算公式为：

$$某年龄组发病（死亡）率（1/10 万）= \frac{某年龄组发病（死亡）人数}{同年龄组人口数} \times 100\,000$$

5. 年龄调整发病（死亡）率 [标化发病（死亡）率]

人口年龄构成是影响恶性肿瘤发病（死亡）率的重要因素，在比较不同地区或同一地区不同时期恶性肿瘤的发病（死亡）率时，为了消除人口年龄构成的影响，要计算年龄调整发病（死亡）率，即采用某一标准人口年龄构成计算的发病（死亡）率。本报告分别采用 2000 年中国普查人口构成（简称"中标率"）和 Segi's 世界标准人口构成（简称"世标率"）进行年龄调整发病（死亡）率的计算（表 2-5）。

标化发病（死亡）率的计算（直接法）：

①计算年龄组发病（死亡）率；

②以各年龄组发病（死亡）率乘以相应年龄组的标准人口数，得到各年龄组相应的理论发病（死亡）数；

③各年龄组理论发病（死亡）人数之和除以各年龄组标准人口数之和，即为年龄标化发病（死亡）率。

$$\text{标化发病(死亡)率(1/10 万)} = \frac{\sum\left[\text{各年龄组发病(死亡)率} \times \text{相应年龄组标准人口数}\right]}{\sum \text{各年龄组标准人口数}} \times 100\ 000$$

6. 累积发病(死亡)率

累积发病(死亡)率是某病在某一年龄阶段内按年龄(岁)的发病(死亡)率进行累积的总指标。由于其消除了年龄构成不同的影响,可用于不同地区的直接比较。恶性肿瘤一般是计算 0—64 岁或者 0—74 岁的累积发病(死亡)率。

$$\text{累积发病(死亡)率(\%)} = \left[\sum\left(\text{年龄组发病(死亡)率} \times \text{年龄组距}\right)\right] \times 100$$

7. 截缩发病(死亡)率

不同年龄组人群恶性肿瘤的发病(死亡)水平存在差异,35 岁前相对较低,之后随年龄增长逐步升高,但 65 岁后其他疾病多发,对恶性肿瘤的发病(死亡)水平存在干扰。为客观描述恶性肿瘤发病(死亡)情况,常计算 35—64 岁这一恶性肿瘤高发年龄段人群的标化发病(死亡)率,即截缩发病(死亡)率来确切反映整个人群的发病(死亡)强度,也便于不同人群的直接比较。标准人口采用 Segi's 世界标准人口。

$$\text{截缩发病(死亡)率(1/10 万)} = \frac{\sum\left[\text{截缩段各年龄组发病(死亡)率} \times \text{截缩段各年龄组标准人口数}\right]}{\sum \text{截缩段各年龄组标准人口数}} \times 100\ 000$$

表 2-5　2000 年中国普查人口构成和 Segi's 世界标准人口构成

年龄组 / 岁	2000 年中国普查人口构成		Segi's 世界标准人口构成	
	人口数 / 人	构成比 /%	人口数 / 人	构成比 /%
0	13 793 799	1.11	2 400	2.40
1—4	55 184 575	4.44	9 600	9.60
5—9	90 152 587	7.26	10 000	10.00
10—14	125 396 633	10.09	9 000	9.00
15—19	103 031 165	8.29	9 000	9.00
20—24	94 573 174	7.61	8 000	8.00
25—29	117 602 265	9.46	8 000	8.00
30—34	127 314 298	10.25	6 000	6.00
35—39	109 147 295	8.78	6 000	6.00
40—44	81 242 945	6.54	6 000	6.00
45—49	85 521 045	6.88	6 000	6.00
50—54	63 304 200	5.09	5 000	5.00
55—59	46 370 375	3.73	4 000	4.00
60—64	41 703 848	3.36	4 000	4.00
65—69	34 780 460	2.80	3 000	3.00
70—74	25 574 149	2.06	2 000	2.00
75—79	15 928 330	1.28	1 000	1.00
80—84	7 989 158	0.64	500	0.50
≥ 85	4 001 925	0.32	500	0.50
合计	1 242 612 226	100.00	100 000	100.00

第三章 肿瘤登记资料质量评价

一、资料来源

截至 2019 年 7 月 30 日，江苏省 43 个登记处向江苏省疾控中心提交了的 2016 年肿瘤登记资料。2019 年底，江苏省疾控中心对该数据库重新进行了清洗、整理和质控，并对部分登记处人口构成资料进行了核对、反馈和修订，以确定《江苏省恶性肿瘤报告（2019）》数据来源。

二、资料基本情况

各登记处提交的肿瘤登记资料为当地户籍人口 2016 年 1 月 1 日—12 月 31 日期间的肿瘤发病、死亡及人口资料。其中肿瘤包括《国际疾病分类第十版》（ICD-10）所规定的全部恶性肿瘤（ICD-10：C00—C97）、中枢神经系统良性肿瘤（D32—D33）和其他动态未定或动态未知的肿瘤（D42—D43），以及骨髓造血系统特质的恶性肿瘤（D45—D47）。人口资料是各地按男女性别和年龄组（0 岁、1—4 岁、5—9 岁、10—14 岁……80—84 岁和 85 岁及以上）分组的户籍人口数据，为各登记处从当地统计或公安部门获取的 2016 年的年中户籍人口数据或年平均户籍人口数据，或根据内插法推算的 2016 年人口构成资料。

2016年江苏省43个肿瘤登记处覆盖户籍人口46 177 110人，约占同期江苏省户籍人口总数（77 600 551人）的59.51%；43个肿瘤登记处中城市地区12个，农村地区31个，覆盖人口分别为17 508 199人和28 668 911人，分别占37.92%和62.08%（表3-1）。

三、资料质量评价及汇总分析数据源选取

根据江苏省肿瘤登记资料的质量评价流程及纳入标准，江苏省疾控中心坚持真实、稳定和均衡的数据审核原则，从完整性、有效性和可靠性等方面对登记资料的质量进行综合评价，发现提交2016年资料的43个登记处中，除1个登记处因死亡发病比（M/I）远大于1，1个登记处因连续年份恶性肿瘤发病、死亡水平存在明显异常波动外，其他41个登记处资料的主要质控指标M/I、MV%和DCO%均在可接受范围内，且连续年份的恶性肿瘤发病率、死亡率及其标化率的变化趋势均较合理，可收录至《江苏省恶性肿瘤报告（2019）》，作为全省肿瘤登记的样本数据，分析江苏省恶性肿瘤的发病和死亡情况（表3-2）。

四、2016年江苏省肿瘤登记数据综合质量评价

2016年江苏省41个肿瘤登记处全部恶性肿瘤合计的死亡发病比（M/I）为0.66，病理组织学诊断比例（MV%）为68.70%，只有死亡医学证明书比例（DCO%）为0.71%；其中城市地区M/I、MV%和DCO%分别为0.63、69.91%和1.21%，农村地区分别为0.68、68.01%和0.42%（表3-3）。

表 3-1　2016 年江苏省肿瘤登记资料提交地区基本情况

登记处	区划代码	登记处所在单位	城乡（城市点 =1，农村点 =2）	登记处建立年	2016 年覆盖人口 / 人
无锡市区	320201	无锡市疾病预防控制中心	1	1986	2 507 707
江阴市	320281	江阴市疾病预防控制中心	2	2013	1 244 255
宜兴市	320282	宜兴市疾病预防控制中心	2	2016	1 081 303
徐州市区	320301	徐州市疾病预防控制中心	1	2010	2 042 978
常州市区	320401	常州市疾病预防控制中心	1	2010	2 396 063
溧阳市	320481	溧阳市疾病预防控制中心	2	2011	798 396
常州市金坛区*	320482	常州市金坛区疾病预防控制中心	2	1998	550 423
苏州市区	320501	苏州市疾病预防控制中心	1	2004	3 446 363
常熟市	320581	常熟市疾病预防控制中心	2	2005	1 068 439
张家港市	320582	张家港市疾病预防控制中心	2	2005	924 675
昆山市	320583	昆山市疾病预防控制中心	2	2005	805 289
太仓市	320585	太仓市疾病预防控制中心	2	2005	481 275
南通市区	320601	南通市疾病预防控制中心	1	2011	1 815 746
海安市	320621	海安县疾病预防控制中心	2	1999	938 283
如东县	320623	如东县疾病预防控制中心	2	2012	1 034 823
启东市	320681	启东肝癌防治研究所	2	1972	1120043
如皋市	320682	如皋市疾病预防控制中心	2	2011	1 436 505
南通市海门区*	320684	南通市海门区疾病预防控制中心	2	1999	1 000 978
连云港市区	320701	连云港市疾病预防控制中心	1	2004	1 031 302
连云港市赣榆区*	320721	连云港市赣榆区疾病预防控制中心	2	2000	1 213 608
东海县	320722	东海县疾病预防控制中心	2	2004	1 234 471
灌云县	320723	灌云县疾病预防控制中心	2	2004	1 052 128
灌南县	320724	灌南县疾病预防控制中心	2	2006	826 374
淮安市淮安区	320803	淮安市淮安区疾病预防控制中心	1	1988	1 187 020
淮安市淮阴区	320804	淮安市淮阴区疾病预防控制中心	1	2006	933 603
淮安市清江浦区	320811	淮安市清江浦区疾病预防控制中心	1	2008	558 598
淮安市开发区	320812	淮安市开发区疾病预防控制中心	1	2015	169 460
涟水县	320826	涟水县疾病预防控制中心	2	2007	1 151 262
淮安市洪泽区*	320829	淮安市洪泽区疾病预防控制中心	2	2010	385 606
盱眙县	320830	盱眙县疾病预防控制中心	2	2005	804 974
金湖县	320831	金湖县疾病预防控制中心	2	2005	356 346
盐城市亭湖区	320902	盐城市亭湖区疾病预防控制中心	1	2010	704 422
盐城市盐都区	320903	盐城市盐都区疾病预防控制中心	1	2010	714 937
滨海县	320922	滨海县疾病预防控制中心	2	2009	1 223 476
阜宁县	320923	阜宁县疾病预防控制中心	2	2009	1 129 502
射阳县	320924	射阳县疾病预防控制中心	2	2008	962 720
建湖县	320925	建湖县疾病预防控制中心	2	1998	800 624
东台市	320981	东台市疾病预防控制中心	2	2009	1 122 178
盐城市大丰区*	320982	盐城市大丰区疾病预防控制中心	2	1999	716 540
宝应县	321023	宝应县疾病预防控制中心	2	2011	912 112
丹阳市	321181	丹阳市疾病预防控制中心	2	2012	811 460
扬中市	321182	扬中市肿瘤防治研究所	2	1985	282 045
泰兴市	321283	泰兴市疾病预防控制中心	2	1998	1 198 798
全省合计					46 177 110

* 为保证全省肿瘤登记数据的连续性和可比性，已由县（县级市）改区但开展肿瘤登记早且资料完善的登记处仍按农村地区归类。

表 3-2　2016 年江苏省各肿瘤登记处覆盖人口、发病数、死亡数、主要质控指标及收录情况

登记处	人口数/人	发病数/例	死亡数/人	M/I	MV%/%	DCO%/%	中标发病率变化/（1/10 万）	收录
无锡市区	2 507 707	9 362	5 898	0.63	68.11	0.63	-0.33	是
江阴市	1 244 255	4 720	2 987	0.63	75.00	0.11	8.51	是
宜兴市	1 081 303	3 184	2 766	0.87	69.54	0.31		是
徐州市区	2 042 978	6 304	3 155	0.50	59.99	5.96	81.94	否
常州市区	2 396 063	9 254	5 420	0.59	75.10	0.16	-1.14	是
溧阳市	798 396	2 473	1 591	0.64	72.22	0.12	10.00	是
常州市金坛区 *	550 423	2 260	1 436	0.64	65.27	0.13	5.05	是
苏州市区	3 446 363	12 547	7 365	0.59	74.84	1.68	8.60	是
常熟市	1 068 439	3 953	2 598	0.66	60.89	0.40	6.73	是
张家港市	924 675	4 021	2 267	0.56	71.30	0.00	3.60	是
昆山市	805 289	3 111	1 513	0.49	71.46	0.45	-8.65	是
太仓市	481 275	2 022	1 105	0.55	66.96	0.00	-10.75	是
南通市区	1 815 746	7 248	4 970	0.69	58.26	1.32	-4.79	是
海安市	938 283	3 506	2 514	0.72	65.86	0.09	-4.95	是
如东县	1 034 823	4 121	2 843	0.69	65.13	0.02	0.47	是
启东市	1 120 043	5 447	3 455	0.63	59.68	0.00	8.07	是
如皋市	1 436 505	5 379	3 957	0.74	70.37	0.11	-6.09	是
南通市海门区 *	1 000 978	4 289	2 848	0.66	65.38	0.07	4.62	是
连云港市区	1 031 302	2 369	1 496	0.63	69.95	2.79	-3.72	是
连云港市赣榆区 *	1 213 608	2 645	1 644	0.62	57.09	0.34	7.80	是
东海县	1 234 471	2 514	1 821	0.72	66.03	3.42	-0.97	是
灌云县	1 052 128	2 173	1 502	0.69	59.27	0.64	-0.44	是
灌南县	826 374	1 631	1 030	0.63	61.31	0.12	-2.79	是
淮安市淮安区	1 187 020	3 681	2 592	0.70	68.30	0.14	1.58	是
淮安市淮阴区	933 603	2 466	1 747	0.71	71.01	1.95	-3.77	是
淮安市清江浦区	558 598	1 129	684	0.61	76.53	2.21	-15.81	是
淮安市开发区	169 460	37	124	3.35	81.08	0.00		否
涟水县	1 151 262	2 819	1 985	0.70	68.57	0.14	-7.73	是
淮安市洪泽区 *	385 606	1 067	752	0.70	68.04	0.28	-4.00	是
盱眙县	804 974	1 945	1 408	0.72	71.05	0.00	-5.02	是
金湖县	356 346	1 149	800	0.70	65.88	0.70	-14.11	是
盐城市亭湖区	704 422	2 228	1 457	0.65	62.93	5.25	9.82	是
盐城市盐都区	714 937	2 772	1 934	0.70	70.89	0.00	2.75	是
滨海县	1 223 476	2 879	2 012	0.70	79.16	0.66	-9.72	是
阜宁县	1 129 502	2 924	2 050	0.70	71.10	0.03	-8.04	是
射阳县	962 720	3 144	2 353	0.75	63.68	0.38	-6.70	是
建湖县	800 624	2 667	1 881	0.71	82.00	0.07	-1.87	是
东台市	1 122 178	4 016	2 940	0.73	70.27	0.05	0.18	是
盐城市大丰区 *	716 540	3 023	2 033	0.67	72.51	0.40	16.20	是
宝应县	912 112	2 089	1 867	0.89	66.97	2.92	-11.33	是
丹阳市	811 460	3 749	2 350	0.63	67.51	0.83	2.33	是
扬中市	282 045	1 020	897	0.88	73.73	0.78	-10.03	是
泰兴市	1 198 798	3 936	2 453	0.62	67.28	1.52	8.58	是

*：为保证全省肿瘤登记数据的连续性和可比性，已由县（县级市）改区但开展肿瘤登记早且资料完善的登记处仍按农村地区归类。

表 3-3 2016 年江苏省肿瘤登记数据合并质量评价

部位缩写	ICD-10	全省			城市			农村		
		M/I	MV%/%	DCO%/%	M/I	MV%/%	DCO%/%	M/I	MV%/%	DCO%/%
口腔	C00—C10, C12—C14	0.52	79.74	0.42	0.50	76.84	0.56	0.53	81.44	0.33
鼻咽	C11	0.61	75.65	0.79	0.65	71.00	1.60	0.59	78.10	0.36
食管	C15	0.81	83.27	0.67	0.84	80.85	1.33	0.81	84.19	0.42
胃	C16	0.75	83.04	0.54	0.73	80.32	0.75	0.76	84.59	0.41
结直肠	C18—C21	0.47	83.45	0.45	0.46	81.09	0.79	0.48	85.09	0.21
肝	C22	0.90	33.52	1.17	0.93	34.29	2.24	0.89	33.18	0.68
胆囊	C23—C24	0.83	50.27	0.94	0.77	53.49	1.39	0.86	48.51	0.69
胰腺	C25	0.93	35.57	1.20	0.97	39.09	2.18	0.91	33.58	0.65
喉	C32	0.52	77.28	0.00	0.52	77.97	0.00	0.52	76.86	0.00
肺	C33—C34	0.82	48.04	1.01	0.82	52.89	1.86	0.82	45.42	0.55
其他胸腔器官	C37—C38	0.55	52.39	1.33	0.56	57.14	2.38	0.54	48.56	0.48
骨	C40—C41	0.93	40.61	2.16	0.94	38.82	2.75	0.93	41.35	1.92
皮肤黑色素瘤	C43	0.62	95.05	0.93	0.66	95.65	1.74	0.60	94.71	0.48
乳房	C50	0.23	88.23	0.30	0.21	88.82	0.67	0.24	87.83	0.05
子宫颈	C53	0.30	87.64	0.33	0.28	87.59	0.47	0.32	87.66	0.26
子宫体	C54—C55	0.26	85.05	0.38	0.18	85.47	0.72	0.30	84.79	0.17
卵巢	C56	0.53	76.38	0.30	0.53	74.27	0.81	0.53	77.64	0.00
前列腺	C61	0.44	69.05	0.32	0.39	75.27	0.44	0.48	63.58	0.22
睾丸	C62	0.28	73.17	1.22	0.26	60.00	2.86	0.30	82.98	0.00
肾	C64—C66, C68	0.34	69.39	0.43	0.31	74.04	0.63	0.36	65.42	0.27
膀胱	C67	0.45	78.05	0.51	0.44	78.77	1.04	0.46	77.59	0.18
脑	C70—C72, D32—D33, D42—D43	0.69	45.23	1.10	0.61	53.35	1.84	0.74	40.19	0.64
甲状腺	C73	0.05	89.02	0.05	0.04	90.26	0.05	0.06	87.99	0.04
淋巴瘤	C81—C86, C88, C90, C96	0.71	94.93	0.28	0.64	95.18	0.68	0.75	94.78	0.05
白血病	C91—C95, D45—D47	0.76	95.51	0.99	0.74	92.88	1.53	0.77	97.10	0.66
其他	O&U	0.59	67.49	0.80	0.60	64.67	1.07	0.58	69.39	0.61
合计	ALL	0.66	68.70	0.71	0.63	69.91	1.21	0.68	68.01	0.42

第四章　江苏省肿瘤登记地区恶性肿瘤发病和死亡情况

一、2016 年江苏省肿瘤登记地区覆盖人口

2016 年江苏省 41 个肿瘤登记地区中，城市登记地区 10 个，农村地区 31 个，分布在 11 个设区市，覆盖人口 43 964 672 人，约占同期江苏省户籍总人口数（77 600 551）的 56.67%。登记地区覆盖人口中男性 22 138 795 人，女性 21 825 877 人，性别比为 1.014。城市地区覆盖人口 15 295 761 人（男性 7 631 356 人，女性 7 664 405 人），约占覆盖人口的 34.79%；农村地区覆盖人口 28 668 911 人（男性 14 507 439 人，女性 14 161 472 人），约占覆盖人口的 65.21%（表 4-1，图 4-1 至图 4-3）。

二、2016 年江苏省肿瘤登记地区全部恶性肿瘤发病和死亡情况

（一）全部恶性肿瘤发病情况

2016 年江苏省肿瘤登记地区新发恶性肿瘤病例 146 932 例（男性 83 689 例，女性 63 243 例），其中城市地区 53 056 例，占全部新发病例数的 36.11%，农村地区 93 876 例，占全部新发病例数的 63.89%。全省恶性肿瘤发病率为 334.20/10 万（男性 378.02/10 万，女性 289.76/10 万），中标率为 179.87/10 万，世标率为 176.18/10 万，累积率（0—74 岁）为 20.65%。城市地区恶性肿瘤发病率为 346.87/10 万（男性 392.43/10 万，女性 301.50/10 万），中标率

表 4-1　2016 年江苏省肿瘤登记地区覆盖人口

单位：人

年龄组/岁	全省			城市			农村		
	合计	男性	女性	合计	男性	女性	合计	男性	女性
0	371 653	195 087	176 566	142 156	74 356	67 800	229 497	120 731	108 766
1—4	1 642 272	866 165	776 107	599 310	314 925	284 385	1 042 962	551 240	491 722
5—9	1 995 872	1 061 794	934 078	694 421	367 970	326 451	1 301 451	693 824	607 627
10—14	1 900 548	1 016 262	884 286	622 063	328 242	293 821	1 278 485	688 020	590 465
15—19	1 963 631	1 040 374	923 257	652 989	342 023	310 966	1 310 642	698 351	612 291
20—24	2 543 706	1 321 140	1 222 566	876 079	452 039	424 040	1 667 627	869 101	798 526
25—29	3 378 701	1 709 407	1 669 294	1 186 641	587 771	598 870	2 192 060	1 121 636	1 070 424
30—34	2 932 578	1 450 702	1 481 876	1 125 485	544 313	581 172	1 807 093	906 389	900 704
35—39	3 095 812	1 545 062	1 550 750	1 162 003	573 332	588 671	1 933 809	971 730	962 079
40—44	3 378 739	1 676 305	1 702 434	1 185 492	581 701	603 791	2 193 247	1 094 604	1 098 643
45—49	4 128 308	2 053 448	2 074 860	1 386 652	680 984	705 668	2 741 656	1 372 464	1 369 192
50—54	3 896 481	1 958 918	1 937 563	1 281 933	642 052	639 881	2 614 548	1 316 866	1 297 682
55—59	2 892 416	1 471 327	1 421 089	995 121	505 698	489 423	1 897 295	965 629	931 666
60—64	3 090 164	1 560 174	1 529 990	1 089 881	546 704	543 177	2 000 283	1 013 470	986 813
65—69	2 358 401	1 178 332	1 180 069	807 930	403 568	404 362	1 550 471	774 764	775 707
70—74	1 681 784	833 482	848 302	556 594	275 337	281 257	1 125 190	558 145	567 045
75—79	1 248 802	596 718	652 084	422 670	199 996	222 674	826 132	396 722	429 410
80—84	848 549	374 970	473 579	293 130	128 834	164 296	555 419	246 136	309 283
≥85	616 255	229 128	387 127	215 211	81 511	133 700	401 044	147 617	253 427
合计	43 964 672	22 138 795	21 825 877	15 295 761	7 631 356	7 664 405	28 668 911	14 507 439	14 161 472

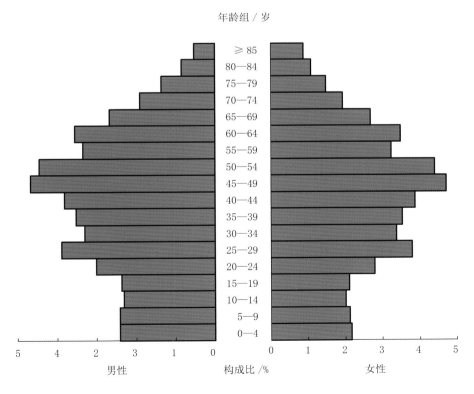

图 4-1　2016 年江苏省肿瘤登记地区人口构成金字塔

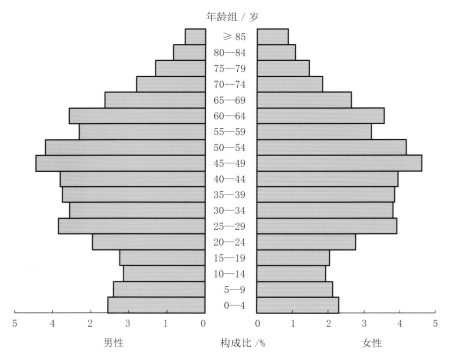

图 4-2　2016 年江苏省城市肿瘤登记地区人口构成金字塔

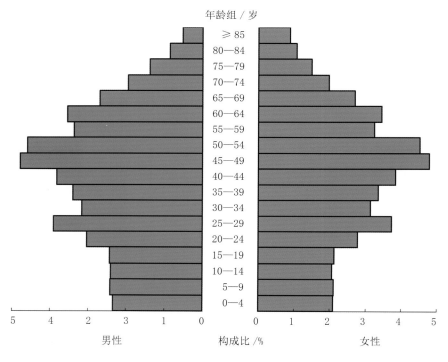

图 4-3　2016 年江苏省农村肿瘤登记地区人口构成金字塔

为 190.59/10 万，世标率为 186.62/10 万，累积率（0—74 岁）为 21.92%。农村地区恶性肿瘤发病率为 327.45/10 万（男性 370.44/10 万，女性 283.41/10 万），中标率为 174.24/10 万，世标率为 170.71/10 万，累积率（0—74 岁）为 19.99%。城乡相比，无论男女，恶性肿瘤发病率、中标率、世标率和累积率（0—74 岁）均为城市高于农村（表 4-2）。

表 4-2　2016 年江苏省登记地区恶性肿瘤发病主要指标

地区	性别	发病数 / 例	发病率 / (1/10 万)	中标率 / (1/10 万)	世标率 / (1/10 万)	累积率 0—74 岁 /%
全省	合计	146 932	334.20	179.87	176.18	20.65
	男性	83 689	378.02	201.12	199.73	24.02
	女性	63 243	289.76	160.38	154.43	17.28
城市	合计	53 056	346.87	190.59	186.62	21.92
	男性	29 948	392.43	211.74	210.29	25.39
	女性	23 108	301.50	171.20	164.78	18.47
农村	合计	93 876	327.45	174.24	170.71	19.99
	男性	53 741	370.44	195.57	194.23	23.32
	女性	40 135	283.41	154.64	148.98	16.66

（二）全部恶性肿瘤年龄别发病率

2016 年江苏省肿瘤登记地区恶性肿瘤年龄别发病率在 0—39 岁组相对较低，40 岁开始随年龄增长快速上升，于 80—84 岁年龄组达发病高峰，之后有所降低。城乡、不同性别恶性肿瘤年龄别发病率变化趋势与全省情况一致。全省不同性别 40 岁及以上各年龄组发病率比较，除 40—54 岁女性发病率高于男性外，55 岁及以上各年龄组均为男性高于女性。城乡 40 岁及以上各年龄组发病率比较，除 45—49 岁组城市男性低于农村男性，其他各年龄组均为城市男性高于农村男性，城市女性均高于农村女性（表 4-3，图 4-4a 至图 4-4d）。

表 4-3　2016 年江苏省登记地区恶性肿瘤年龄别发病率

单位：1/10 万

年龄组 / 岁	全省			城市			农村		
	合计	男性	女性	合计	男性	女性	合计	男性	女性
0	10.76	9.74	11.89	16.18	16.14	16.22	7.41	5.80	9.19
1—4	7.19	8.77	5.41	7.51	10.48	4.22	7.00	7.80	6.10
5—9	6.56	7.06	6.00	7.20	9.78	4.29	6.22	5.62	6.91
10—14	6.42	5.81	7.12	8.04	5.79	10.55	5.63	5.81	5.42
15—19	7.38	7.50	7.26	7.81	7.31	8.36	7.17	7.59	6.70
20—24	14.55	11.05	18.32	17.01	11.95	22.40	13.25	10.59	16.15
25—29	29.18	21.12	37.44	31.18	22.12	40.08	28.10	20.59	35.97
30—34	44.60	29.50	59.38	50.56	34.72	65.39	40.89	26.37	55.51
35—39	69.87	47.12	92.54	76.94	53.55	99.72	65.62	43.32	88.14
40—44	122.03	85.37	158.13	129.74	89.74	168.27	117.86	83.04	152.55
45—49	214.81	169.23	259.92	224.14	167.55	278.74	210.09	170.06	250.22
50—54	323.29	292.30	354.62	352.51	314.46	390.70	308.96	281.50	336.83
55—59	461.24	518.65	401.80	487.18	534.90	437.86	447.64	510.13	382.86
60—64	689.83	836.51	540.26	706.04	856.77	554.33	681.00	825.58	532.52
65—69	932.20	1 198.39	666.40	1 002.69	1 280.08	725.83	895.47	1 155.84	635.42
70—74	1 199.74	1 565.96	839.91	1 274.54	1 677.58	879.98	1 162.74	1 510.90	820.04
75—79	1 452.19	1 914.64	1 029.01	1 484.14	1 984.04	1 035.15	1 435.85	1 879.65	1 025.83
80—84	1 579.87	2 103.90	1 164.96	1 646.03	2 203.61	1 208.79	1 544.96	2 051.71	1 141.67
≥85	1 233.26	1 709.96	951.11	1 326.14	1 815.71	1 027.67	1 183.41	1 651.57	910.72

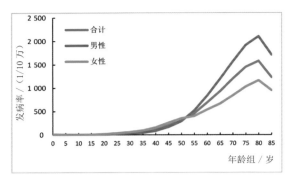

图 4-4a 2016 年江苏省肿瘤登记地区恶性肿瘤年龄别发病率

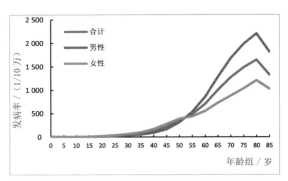

图 4-4b 2016 年江苏省城市肿瘤登记地区恶性肿瘤年龄别发病率

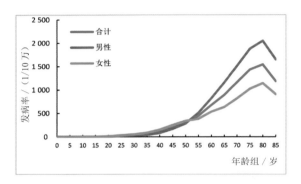

图 4-4c 2016 年江苏省农村肿瘤登记地区恶性肿瘤年龄别发病率

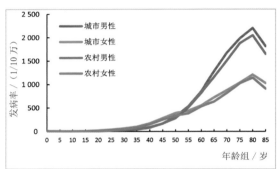

图 4-4d 2016 年江苏省城乡肿瘤登记地区恶性肿瘤年龄别发病率

（三）全部恶性肿瘤死亡情况

2016 年江苏省肿瘤登记地区恶性肿瘤死亡病例数为 97 221 例（男性 61 713 例，女性 35 508 例），其中城市地区死亡 33 563 例，占全省恶性肿瘤死亡病例数的 34.52%；农村地区死亡 63 658 例，占全省恶性肿瘤死亡病例数的 65.48%。全省恶性肿瘤死亡率为 221.13/10 万（男性 278.76/10 万，女性 162.69/10 万），中标率为 107.55/10 万，世标率为 106.21/10 万，累积率（0—74 岁）为 11.97%。城市地区恶性肿瘤死亡率为 219.43/10 万（男性 282.16/10 万，女性 156.96/10 万），中标率为 107.80/10 万，世标率为 106.60/10 万，累积率（0—74 岁）为 11.90%。农村地区恶性肿瘤死亡率为 222.05/10 万（男性 276.96/10 万，女性 165.79/10 万），中标率为 107.45/10 万，世标率为 106.02/10 万，累积率（0—74 岁）为 12.01%。城乡恶性肿瘤死亡率、中标率、世标率和累积率（0—74 岁）相比，均为城市男性高于农村男性，农村女性高于城市女性（表 4-4）。

表 4-4　2016 年江苏省登记地区恶性肿瘤死亡主要指标

地区	性别	死亡数 / 例	死亡率 / (1/10 万)	中标率 / (1/10 万)	世标率 / (1/10 万)	累积率 0—74 岁 / %
全省	合计	97 221	221.13	107.55	106.21	11.97
	男性	61 713	278.76	141.41	140.15	15.87
	女性	35 508	162.69	75.64	74.35	8.06
城市	合计	33 563	219.43	107.80	106.60	11.90
	男性	21 533	282.16	144.03	142.92	16.12
	女性	12 030	156.96	73.92	72.72	7.71
农村	合计	63 658	222.05	107.45	106.02	12.01
	男性	40 180	276.96	140.10	138.73	15.76
	女性	23 478	165.79	76.55	75.19	8.25

（四）全部恶性肿瘤年龄别死亡率

无论男性还是女性，2016 年江苏省肿瘤登记地区的恶性肿瘤年龄别死亡率在 0—44 岁年龄组均相对较低，45 岁开始随年龄增长快速上升，全省以及城市和农村地区均于 80—84 岁年龄组达死亡高峰，之后有所降低。45 岁后，全省男性各年龄组恶性肿瘤死亡率均高于女性。城乡 45 岁及以上人群恶性肿瘤死亡率比较，除 45—49 岁和 55—69 岁年龄组为农村男性较高，其他年龄组均为城市男性高于农村男性；45—79 岁年龄段农村女性恶性肿瘤死亡率高于城市女性，而 80 岁及以上年龄组则为城市女性较高（表 4-5，图 4-5a 至图 4-5d）。

表 4-5　2016 年江苏省肿瘤登记地区恶性肿瘤年龄别死亡率（1/10 万）

单位：1/10 万

年龄组 / 岁	全省			城市			农村		
	合计	男性	女性	合计	男性	女性	合计	男性	女性
0	3.77	5.13	2.27	6.33	6.72	5.90	2.18	4.14	0.00
1—4	3.29	3.00	3.61	4.17	3.81	4.57	2.78	2.54	3.05
5—9	3.31	3.67	2.89	4.32	4.62	3.98	2.77	3.17	2.30
10—14	3.05	3.25	2.83	3.86	4.57	3.06	2.66	2.62	2.71
15—19	4.18	5.00	3.25	3.68	4.39	2.89	4.43	5.30	3.43
20—24	5.27	5.83	4.66	4.79	4.65	4.95	5.52	6.44	4.51
25—29	7.96	8.01	7.91	6.32	5.78	6.85	8.85	9.18	8.50
30—34	11.90	12.75	11.07	11.99	12.31	11.70	11.84	13.02	10.66
35—39	20.96	22.07	19.86	18.85	19.71	18.01	22.24	23.46	21.00
40—44	39.04	43.43	34.72	39.56	43.32	35.94	38.76	43.49	34.04
45—49	80.86	95.55	66.32	78.32	91.34	65.75	82.14	97.63	66.61
50—54	139.77	170.55	108.64	139.94	176.47	103.30	139.68	167.67	111.28
55—59	234.27	305.91	160.09	231.03	302.35	157.33	235.97	307.78	161.54
60—64	383.90	514.30	250.92	367.29	512.16	221.47	392.94	515.46	267.12
65—69	579.38	794.43	364.64	573.07	794.17	352.41	582.66	794.56	371.02
70—74	876.27	1 186.59	571.38	892.93	1 243.57	549.68	868.03	1 158.48	582.14
75—79	1 251.28	1 686.39	853.11	1 279.01	1 757.04	849.67	1 237.09	1 650.78	854.89
80—84	1 602.50	2 172.97	1 150.81	1 648.42	2 254.84	1 172.88	1 578.27	2 130.12	1 139.09
≥ 85	1 489.48	2 092.72	1 132.44	1 622.13	2 269.63	1 227.37	1 418.30	1 995.03	1 082.36

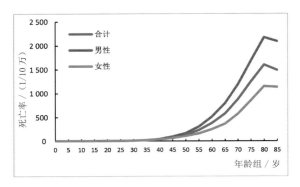

图 4-5a 2016 年江苏省肿瘤登记地区恶性肿瘤年龄别死亡率

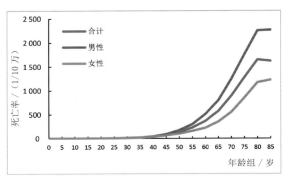

图 4-5b 2016 年江苏省城市肿瘤登记地区恶性肿瘤年龄别死亡率

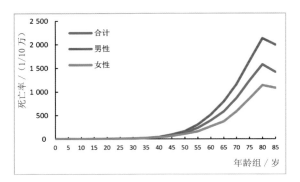

图 4-5c 2016 年江苏省农村肿瘤登记地区恶性肿瘤年龄别死亡率

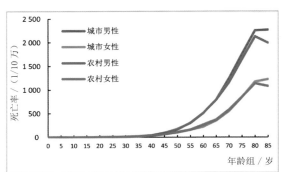

图 4-5d 2016 年江苏省城乡肿瘤登记地区恶性肿瘤年龄别死亡率

三、2016 年江苏省肿瘤登记地区前 10 位恶性肿瘤发病和死亡情况

（一）江苏省肿瘤登记地区前 10 位恶性肿瘤发病情况

按新发病例数排序，2016 年江苏省肿瘤登记地区发病第 1 位的恶性肿瘤是肺癌，发病率为 62.85/10 万，其后依次为胃癌、女性乳腺癌、食管癌和结直肠癌，发病前 10 位恶性肿瘤新发病例数约占全部恶性肿瘤新发病例数的 79.83%。在男性中，肺癌高居恶性肿瘤发病第 1 位，发病率为 83.71/10 万，其后依次为胃癌、食管癌、肝癌和结直肠癌，男性发病前 10 位恶性肿瘤新发病例数约占全部恶性肿瘤新发病例数的 87.38%；女性发病第 1 位的恶性肿瘤是乳腺癌，发病率为 42.01/10 万，其后依次为肺癌、胃癌、结直肠癌和食管癌，女性发病前 10 位恶性肿瘤新发病例数占全部恶性肿瘤新发病例数的 80.29%（表 4-6，图 4-6a 至图 4-6f）。

表 4-6　2016 年江苏省肿瘤登记地区前 10 位恶性肿瘤发病情况

单位：1/10 万

顺位 *	合计				男性				女性			
	部位缩写	发病率	中标率	世标率	部位缩写	发病率	中标率	世标率	部位缩写	发病率	中标率	世标率
1	肺	62.85	31.28	31.18	肺	83.71	42.52	42.52	乳房	42.01	27.02	25.27
2	胃	47.46	23.70	23.49	胃	65.91	33.77	33.71	肺	41.69	20.59	20.38
3	乳房	42.01	27.02	25.27	食管	48.98	24.38	24.72	胃	28.75	13.96	13.59
4	食管	36.74	17.43	17.56	肝	41.77	23.79	23.29	结直肠	26.78	13.36	13.14
5	结直肠	31.44	16.22	16.03	结直肠	36.04	19.17	19.01	食管	24.33	10.68	10.61
6	肝	29.68	16.11	15.84	前列腺	15.31	7.21	7.02	子宫颈	17.94	11.90	10.97
7	子宫颈	17.94	11.90	10.97	胰腺	12.74	6.49	6.48	肝	17.41	8.54	8.48
8	前列腺	15.31	7.21	7.02	膀胱	9.86	5.04	5.01	甲状腺	14.99	11.99	10.55
9	胰腺	11.55	5.57	5.53	淋巴瘤	8.49	4.92	4.83	胰腺	10.34	4.68	4.61
10	甲状腺	9.36	7.56	6.62	白血病	7.52	5.21	5.31	子宫体	8.43	5.12	4.91

* 新发病例数在全部恶性肿瘤新发病例数中的位次。

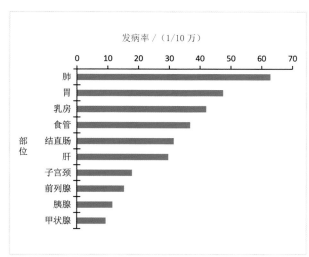

图 4-6a　2016 年江苏省肿瘤登记地区前 10 位恶性肿瘤发病率

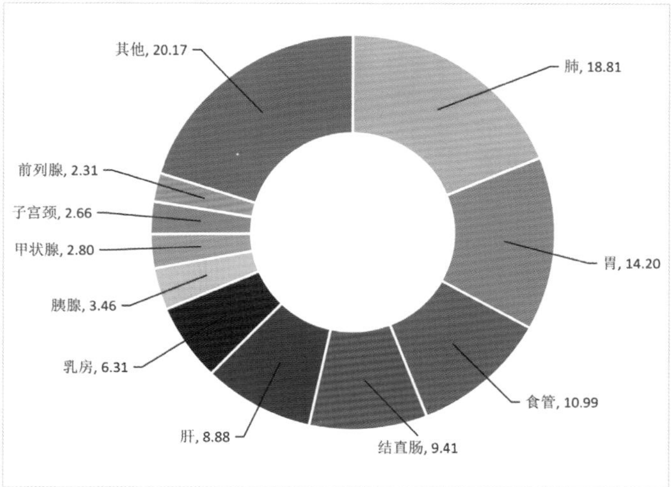

图 4-6b　2016 年江苏省肿瘤登记地区发病前 10 位恶性肿瘤构成（%）

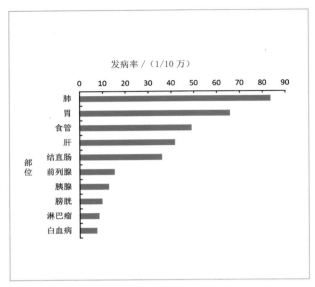

图 4-6c　2016 年江苏省肿瘤登记地区男性前 10 位恶性肿瘤发病率

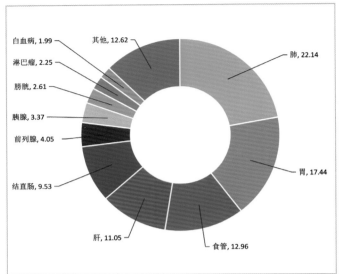

图 4-6d　2016 年江苏省肿瘤登记地区男性发病前 10 位恶性肿瘤构成（%）

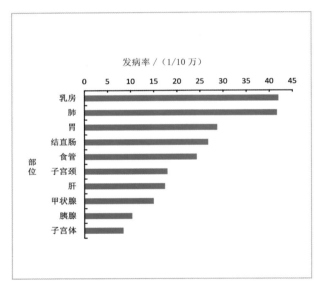

图 4-6e　2016 年江苏省肿瘤登记地区女性前 10 位恶性肿瘤发病率

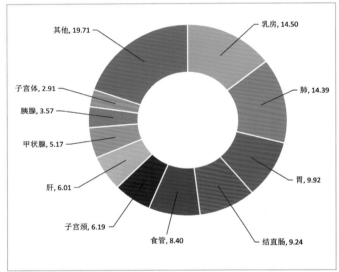

图 4-6f　2016 年江苏省肿瘤登记地区女性发病前 10 位恶性肿瘤构成（%）

（二）江苏省肿瘤登记地区前10位恶性肿瘤死亡情况

按死亡病例数排序，2016年江苏省肿瘤登记地区死亡第1位的恶性肿瘤是肺癌，死亡率为51.63/10万，其后依次为胃癌、食管癌、肝癌和结直肠癌，死亡前10位恶性肿瘤死亡病例数占全部恶性肿瘤死亡病例数的83.88%。全省男性死亡第1位的恶性肿瘤是肺癌，死亡率为72.39/10万，其后分别为胃癌、食管癌、肝癌和结直肠癌，男性死亡前10位恶性肿瘤死亡病例数占全部恶性肿瘤死亡病例数的90.47%。江苏省女性死亡第1位的恶性肿瘤是肺癌，死亡率为30.57/10万，其后依次为胃癌、食管癌、肝癌和结直肠癌，女性死亡前10位恶性肿瘤死亡病例数占全部恶性肿瘤死亡病例数的82.65%（表4-7，图4-7a至图4-7f）。

表4-7　2016年江苏省肿瘤登记地区前10位恶性肿瘤死亡情况

单位：1/10万

顺位*	合计				男性				女性			
	部位缩写	死亡率	中标率	世标率	部位缩写	死亡率	中标率	世标率	部位缩写	死亡率	中标率	世标率
1	肺	51.63	24.49	24.27	肺	72.39	35.77	35.54	肺	30.57	13.86	13.68
2	胃	35.53	16.55	16.15	胃	48.90	23.85	23.39	胃	21.97	9.73	9.39
3	食管	29.90	13.54	13.47	食管	39.95	19.35	19.35	食管	19.71	7.98	7.84
4	肝	26.72	14.15	13.90	肝	37.56	21.01	20.61	肝	15.73	7.40	7.31
5	结直肠	14.79	6.92	6.80	结直肠	17.05	8.48	8.37	结直肠	12.50	5.47	5.35
6	胰腺	10.73	5.04	5.03	胰腺	11.92	5.99	5.98	乳房	9.61	5.20	5.07
7	乳房	9.61	5.20	5.07	前列腺	6.70	2.83	2.87	胰腺	9.52	4.11	4.10
8	前列腺	6.70	2.83	2.87	淋巴瘤	6.34	3.43	3.41	子宫颈	5.42	2.87	2.75
9	子宫颈	5.42	2.87	2.75	白血病	5.70	3.63	3.61	胆囊	4.88	2.11	2.10
10	淋巴瘤	5.27	2.75	2.71	脑	5.67	3.49	3.48	脑	4.55	2.69	2.65

* 死亡病例数在全部恶性肿瘤死亡病例数中的位次。

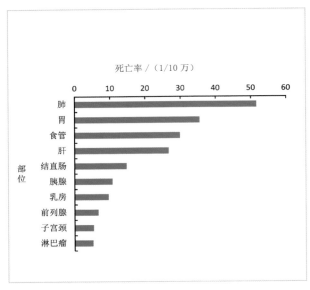

图 4-7a 2016 年江苏省肿瘤登记地区前 10 位恶性肿瘤死亡率

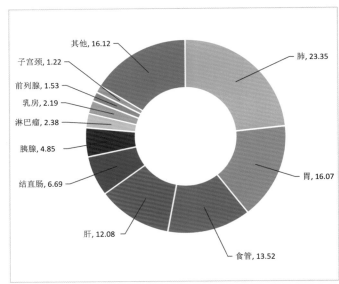

图 4-7b 2016 年江苏省肿瘤登记地区死亡前 10 位恶性肿瘤构成（%）

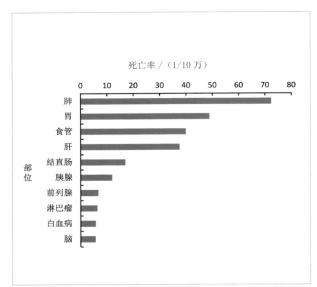

图 4-7c 2016 年江苏省肿瘤登记地区男性前 10 位恶性肿瘤死亡率

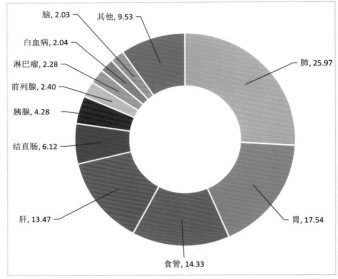

图 4-7d 2016 年江苏省肿瘤登记地区男性死亡前 10 位恶性肿瘤构成（%）

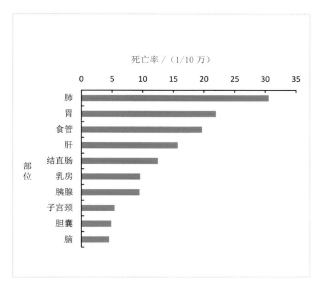
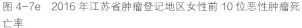
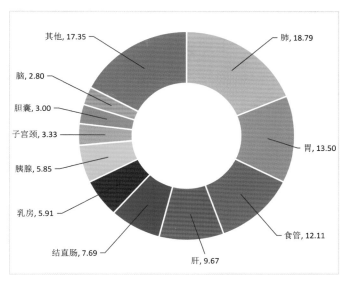

图 4-7e 2016 年江苏省肿瘤登记地区女性前 10 位恶性肿瘤死亡率

图 4-7f 2016 年江苏省肿瘤登记地区女性死亡前 10 位恶性肿瘤构成（%）

（三）江苏省城市肿瘤登记地区前 10 位恶性肿瘤发病情况

按新发病例数排序，2016 年江苏省城市登记地区发病第 1 位的恶性肿瘤是肺癌，发病率为 63.37/10 万，其后依次为胃癌、女性乳腺癌、结直肠癌和食管癌，发病前 10 位恶性肿瘤新发病例数占全部恶性肿瘤新发病例数的 78.71%。城市男性发病第 1 位的恶性肿瘤是肺癌，发病率为 84.41/10 万，其后分别为胃癌、结直肠癌、食管癌和肝癌，城市男性发病前 10 位恶性肿瘤新发病例数占全部恶性肿瘤新发病例数的 86.18%。城市女性发病第 1 位的恶性肿瘤是乳腺癌，发病率为 48.46/10 万，其后依次为肺癌、结直肠癌、胃癌和甲状腺癌，城市女性发病前 10 位恶性肿瘤新发病例数占全部恶性肿瘤新发病例数的 79.59%（表 4-8，图 4-8a 至图 4-8f）。

表 4-8　2016 年江苏省城市肿瘤登记地区前 10 位恶性肿瘤发病情况

单位：1/10 万

顺位 *	合计				男性				女性			
	部位缩写	发病率	中标率	世标率	部位缩写	发病率	中标率	世标率	部位缩写	发病率	中标率	世标率
1	肺	63.37	32.28	32.20	肺	84.41	43.60	43.61	乳房	48.46	31.14	29.26
2	胃	49.46	25.05	24.88	胃	69.03	35.73	35.70	肺	42.42	21.55	21.39
3	乳房	48.46	31.14	29.26	结直肠	43.35	23.21	23.04	结直肠	30.79	15.54	15.32
4	结直肠	37.06	19.31	19.12	食管	40.12	20.26	20.57	胃	29.97	14.81	14.50
5	食管	28.92	14.01	14.14	肝	38.28	21.87	21.49	甲状腺	19.02	15.44	13.60
6	肝	26.79	14.61	14.39	前列腺	20.77	9.95	9.70	食管	17.76	7.97	7.91
7	前列腺	20.77	9.95	9.70	胰腺	13.51	6.92	6.96	子宫颈	16.61	11.23	10.38
8	子宫颈	16.61	11.23	10.38	膀胱	10.93	5.65	5.60	肝	15.36	7.53	7.46
9	甲状腺	12.15	9.96	8.72	淋巴瘤	9.20	5.54	5.41	胰腺	10.52	4.80	4.77
10	胰腺	12.01	5.84	5.84	肾	8.61	4.93	4.87	子宫体	9.07	5.68	5.45

* 新发病例数在全部恶性肿瘤新发病例数中的位次。

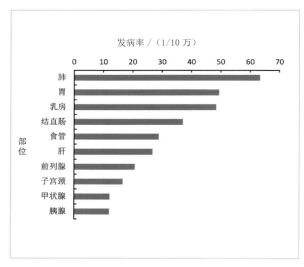

图 4-8a　2016 年江苏省城市肿瘤登记地区前 10 位恶性肿瘤发病率

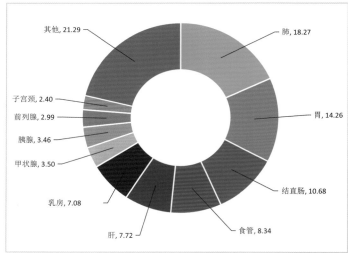

图 4-8b　2016 年江苏省城市肿瘤登记地区发病前 10 位恶性肿瘤构成（％）

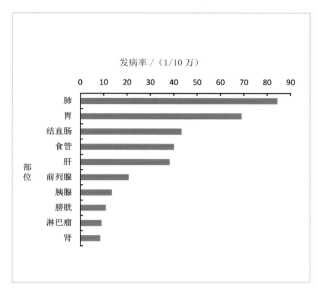

图 4-8c　2016 年江苏省城市肿瘤登记地区男性前 10 位恶性肿瘤发病率

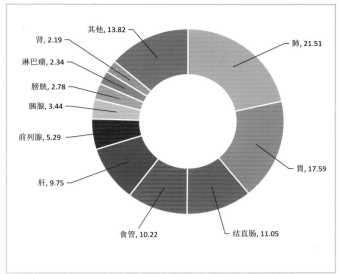

图 4-8d　2016 年江苏省城市肿瘤登记地区男性发病前 10 位恶性肿瘤构成（%）

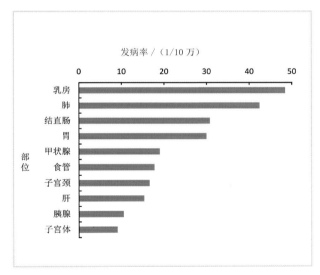

图 4-8e　2016 年江苏省城市肿瘤登记地区女性前 10 位恶性肿瘤发病率

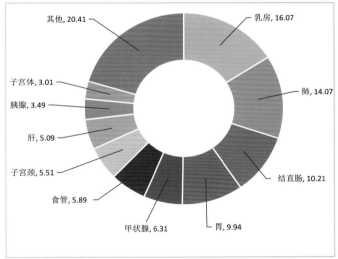

图 4-8f　2016 年江苏省城市肿瘤登记地区女性发病前 10 位恶性肿瘤构成（%）

（四）江苏省城市肿瘤登记地区前 10 位恶性肿瘤死亡情况

按死亡病例数排序，2016 年江苏省城市肿瘤登记地区死亡第 1 位的恶性肿瘤是肺癌，死亡率为 51.67/10 万，其后依次为胃癌、肝癌、食管癌和结直肠癌，死亡前 10 位恶性肿瘤死亡病例数占全部恶性肿瘤死亡病例数的 84.48%。城市男性死亡第 1 位的恶性肿瘤是肺癌，死亡率为 74.34/10 万，其后分别为胃癌、肝癌、食管癌和结直肠癌，城市男性死亡前 10 位恶性肿瘤死亡病例数占全部恶性肿瘤死亡病例数的 89.95%。城市女性死亡第 1 位的恶性肿瘤是肺癌，死亡率为 29.11/10 万，其后分别为胃癌、肝癌、食管癌和结直肠癌，城市女性死亡前 10 位恶性肿瘤死亡病例数占全部恶性肿瘤死亡病例数的 81.78%（表 4-9，图 4-9a 至图 4-9f）。

表 4-9　2016 年江苏省城市肿瘤登记地区前 10 位恶性肿瘤死亡情况

单位：1/10 万

顺位 *	合计				男性				女性			
	部位缩写	死亡率	中标率	世标率	部位缩写	死亡率	中标率	世标率	部位缩写	死亡率	中标率	世标率
1	肺	51.67	24.77	24.53	肺	74.34	37.08	36.79	肺	29.11	13.28	13.10
2	胃	36.26	17.09	16.69	胃	50.71	24.93	24.44	胃	21.88	9.81	9.49
3	肝	24.94	13.21	12.97	肝	35.33	19.77	19.43	肝	14.60	6.84	6.70
4	食管	24.15	11.17	11.08	食管	33.83	16.66	16.60	食管	14.51	5.95	5.82
5	结直肠	17.19	8.04	7.93	结直肠	20.26	10.11	9.97	结直肠	14.13	6.13	6.05
6	胰腺	11.66	5.58	5.55	胰腺	13.08	6.65	6.66	胰腺	10.24	4.54	4.48
7	乳房	10.10	5.54	5.36	前列腺	8.06	3.36	3.49	乳房	10.10	5.54	5.36
8	前列腺	8.06	3.36	3.49	白血病	6.38	3.95	3.96	胆囊	4.85	2.10	2.10
9	白血病	5.37	3.28	3.30	淋巴瘤	6.13	3.34	3.31	子宫颈	4.58	2.55	2.44
10	脑	4.97	3.05	3.07	脑	5.67	3.53	3.58	白血病	4.36	2.62	2.66

* 死亡病例数在全部恶性肿瘤死亡病例数中的位次。

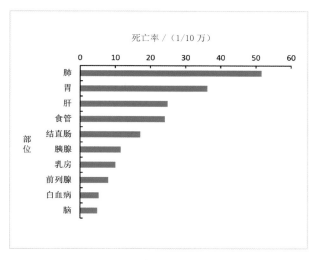

图 4-9a 2016 年江苏省城市肿瘤登记地区前 10 位恶性肿瘤死亡率

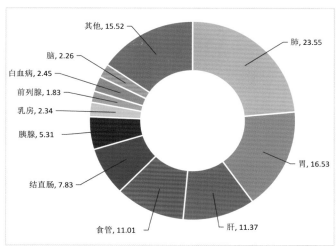

图 4-9b 2016 年江苏省城市肿瘤登记地区死亡前 10 位恶性肿瘤构成（%）

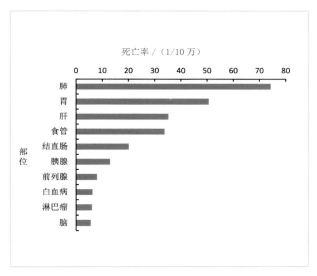

图 4-9c 2016 年江苏省城市肿瘤登记地区男性前 10 位恶性肿瘤死亡率

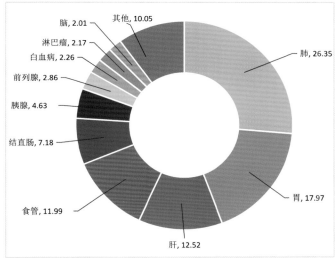

图 4-9d 2016 年江苏省城市肿瘤登记地区男性死亡前 10 位恶性肿瘤构成（%）

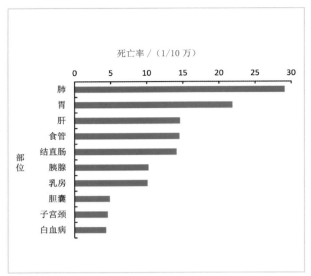

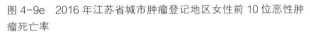

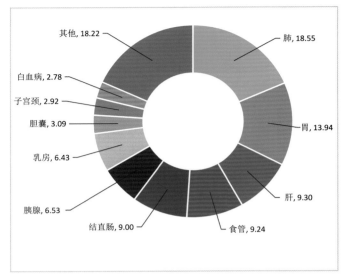

图 4-9e 2016 年江苏省城市肿瘤登记地区女性前 10 位恶性肿瘤死亡率

图 4-9f 2016 年江苏省城市肿瘤登记地区女性死亡前 10 位恶性肿瘤构成（％）

（五）江苏省农村肿瘤登记地区前 10 位恶性肿瘤发病情况

按新发病例数排序，2016 年江苏省农村肿瘤登记地区发病第 1 位的恶性肿瘤是肺癌，发病率为 62.57/10 万，其后依次为胃癌、食管癌、女性乳腺癌和肝癌，发病前 10 位恶性肿瘤新发病例数占全部恶性肿瘤新发病例数的 79.28%。农村男性发病第 1 位的恶性肿瘤是肺癌，发病率为 83.34/10 万，其后分别为胃癌、食管癌、肝癌和结直肠癌，农村男性发病前 10 位恶性肿瘤新发病例数占全部恶性肿瘤新发病例数的 88.08%。农村女性发病第 1 位的恶性肿瘤是肺癌，发病率为 41.30/10 万，其后分别为乳腺癌、胃癌、食管癌和结直肠癌，农村女性发病前 10 位恶性肿瘤新发病例数占全部恶性肿瘤新发病例数的 80.69%（表 4-10，图 4-10a 至图 4-10f）。

表 4-10　2016 年江苏省农村肿瘤登记地区前 10 位恶性肿瘤发病情况

单位：1/10 万

顺位 *	合计				男性				女性			
	部位缩写	发病率	中标率	世标率	部位缩写	发病率	中标率	世标率	部位缩写	发病率	中标率	世标率
1	肺	62.57	30.77	30.65	肺	83.34	41.97	41.98	肺	41.30	20.09	19.86
2	胃	46.40	23.00	22.77	胃	64.27	32.76	32.68	乳房	38.51	24.82	23.16
3	食管	40.92	19.20	19.34	食管	53.64	26.50	26.87	胃	28.09	13.53	13.13
4	乳房	38.51	24.82	23.16	肝	43.61	24.78	24.22	食管	27.89	12.09	12.02
5	肝	31.21	16.90	16.60	结直肠	32.19	17.07	16.92	结直肠	24.60	12.22	12.00
6	结直肠	28.44	14.61	14.42	前列腺	12.43	5.80	5.63	子宫颈	18.66	12.28	11.30
7	子宫颈	18.66	12.28	11.30	胰腺	12.34	6.27	6.23	肝	18.52	9.07	9.02
8	前列腺	12.43	5.80	5.63	膀胱	9.30	4.73	4.70	甲状腺	12.80	10.09	8.88
9	胰腺	11.30	5.43	5.37	淋巴瘤	8.11	4.58	4.53	胰腺	10.24	4.61	4.54
10	子宫体	8.08	4.82	4.62	白血病	7.05	4.89	4.92	子宫体	8.08	4.82	4.62

* 新发病例数在全部恶性肿瘤新发病例数中的位次。

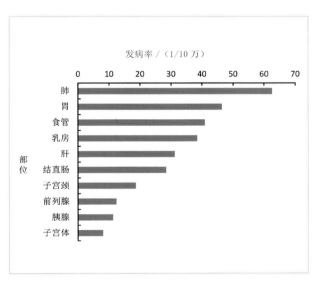

图 4-10a　2016 年江苏省农村肿瘤登记地区前 10 位恶性肿瘤发病率

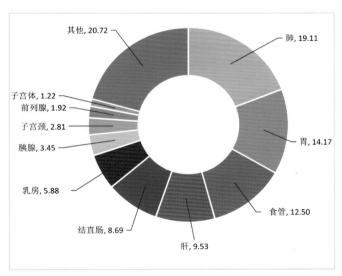

图 4-10b　2016 年江苏省农村肿瘤登记地区发病前 10 位恶性肿瘤构成（%）

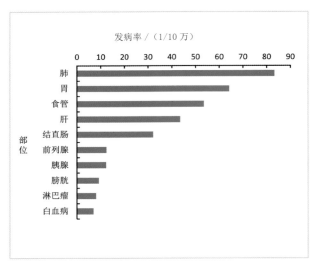

图 4-10c 2016 年江苏省农村肿瘤登记地区男性前 10 位恶性肿瘤发病率

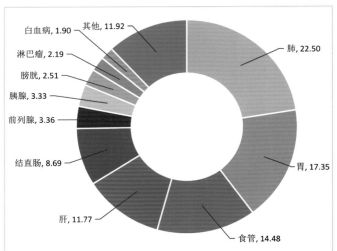

图 4-10d 2016 年江苏省农村肿瘤登记地区男性发病前 10 位恶性肿瘤构成（%）

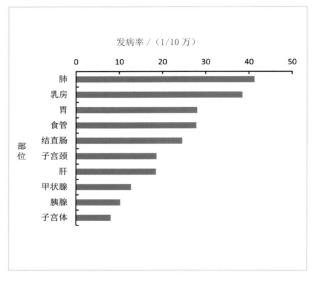

图 4-10e 2016 年江苏省农村肿瘤登记地区女性前 10 位恶性肿瘤发病率

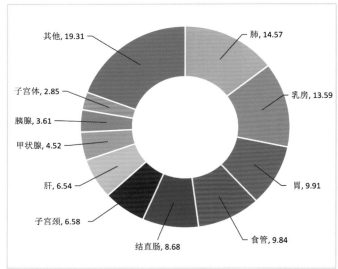

图 4-10f 2016 年江苏省农村肿瘤登记地区女性发病前 10 位恶性肿瘤构成（%）

（六）江苏省农村肿瘤登记地区前10位恶性肿瘤死亡情况

按死亡病例数排序，2016年江苏省农村肿瘤登记地区死亡第1位的恶性肿瘤是肺癌，死亡率为51.61/10万，其后依次为胃癌、食管癌、肝癌和结直肠癌，死亡前10位恶性肿瘤死亡病例数占全部恶性肿瘤死亡病例数的84.31%。农村男性死亡第1位的恶性肿瘤是肺癌，死亡率为71.37/10万，其后分别为胃癌、食管癌、肝癌和结直肠癌，农村男性死亡前10位恶性肿瘤死亡病例数占全部恶性肿瘤死亡病例数的90.75%。农村女性死亡第1位的恶性肿瘤是肺癌，死亡率为31.37/10万，其后依次为食管癌、胃癌、肝癌和结直肠癌，农村女性死亡前10位恶性肿瘤死亡病例数占全部恶性肿瘤死亡病例数的83.13%（表4-11，图4-11a至图4-11f）。

表4-11 2016年江苏省农村肿瘤登记地区前10位恶性肿瘤死亡情况

单位：1/10万

顺位*	合计				男性				女性			
	部位缩写	死亡率	中标率	世标率	部位缩写	死亡率	中标率	世标率	部位缩写	死亡率	中标率	世标率
1	肺	51.61	24.34	24.13	肺	71.37	35.11	34.90	肺	31.37	14.18	14.00
2	胃	35.14	16.27	15.87	胃	47.94	23.29	22.84	食管	22.52	9.03	8.89
3	食管	32.97	14.76	14.71	食管	43.17	20.74	20.78	胃	22.02	9.69	9.34
4	肝	27.67	14.65	14.40	肝	38.73	21.66	21.24	肝	16.35	7.71	7.64
5	结直肠	13.52	6.34	6.21	结直肠	15.36	7.65	7.54	结直肠	11.62	5.13	4.99
6	胰腺	10.23	4.77	4.76	胰腺	11.32	5.66	5.63	乳房	9.35	5.02	4.93
7	乳房	9.35	5.02	4.93	淋巴瘤	6.45	3.48	3.46	胰腺	9.12	3.89	3.90
8	前列腺	5.99	2.55	2.53	前列腺	5.99	2.55	2.53	子宫颈	5.88	3.04	2.92
9	子宫颈	5.88	3.04	2.92	脑	5.67	3.47	3.44	胆囊	4.89	2.12	2.10
10	淋巴瘤	5.44	2.82	2.79	白血病	5.34	3.45	3.42	脑	4.70	2.74	2.69

* 死亡病例数在全部恶性肿瘤死亡病例数中的位次。

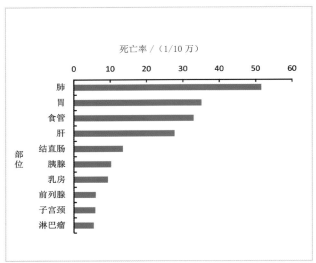

图 4-11a　2016 年江苏省农村肿瘤登记地区前 10 位恶性肿瘤死亡率

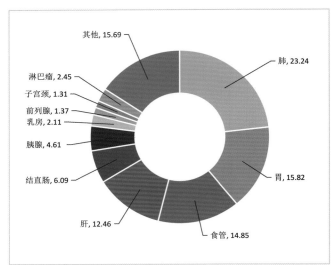

图 4-11b　2016 年江苏省农村肿瘤登记地区死亡前 10 位恶性肿瘤构成（%）

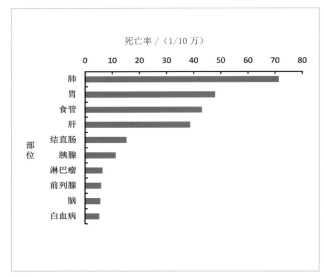

图 4-11c　2016 年江苏省农村肿瘤登记地区男性前 10 位恶性肿瘤死亡率

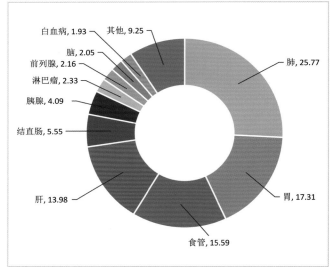

图 4-11d　2016 年江苏省农村肿瘤登记地区男性死亡前 10 位恶性肿瘤构成（%）

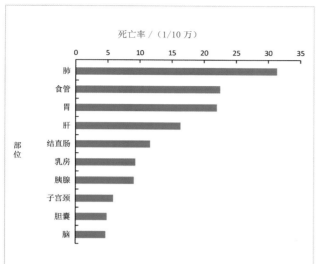
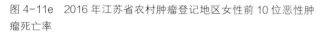

图 4-11e 2016 年江苏省农村肿瘤登记地区女性前 10 位恶性肿瘤死亡率

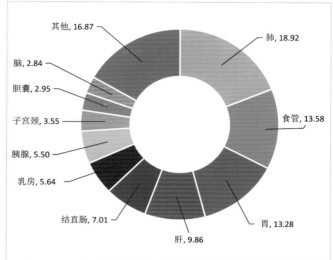

图 4-11f 2016 年江苏省农村肿瘤登记地区女性死亡前 10 位恶性肿瘤构成（%）

第五章 江苏省肿瘤登记地区各人体部位恶性肿瘤 发病和死亡情况

一、口腔和咽喉（除外鼻咽）（C00—C10，C12—C14）

2016 年江苏省肿瘤登记地区口腔和咽喉（除外鼻咽）恶性肿瘤（以下简称"口腔癌"）位居癌症发病谱第 19 位，新发病例数为 1 436 例，占全部癌症新发病例数的 0.98%；其中男性 925 例，女性 511 例，城市地区 531 例，农村地区 905 例。全省肿瘤登记地区口腔癌发病率为 3.27/10 万，中标发病率为 1.78/10 万，世标发病率为 1.75/10 万，0—74 岁累积发病率为 0.21%。全省男性口腔癌中标发病率为女性的 1.88 倍，城市口腔癌中标发病率为农村的 1.15 倍（表 5-1）。

2016 年江苏省肿瘤登记地区口腔癌位居癌症死亡谱第 19 位。全省肿瘤登记地区因口腔癌死亡病例数为 747 例，占全部癌症死亡病例数的 0.77%；其中男性 499 例，女性 248 例，城市地区 266 例，农村地区 481 例。全省肿瘤登记地区口腔癌死亡率为 1.70/10 万，中标死亡率为 0.82/10 万，世标死亡率为 0.81/10 万，0—74 岁累积死亡率为 0.09%。全省男性口腔癌中标死亡率为女性的 2.30 倍，城市口腔癌中标死亡率为农村的 1.10 倍（表 5-1）。

2016 年江苏省肿瘤登记地区口腔癌年龄别发病率在 45 岁前处于较低水平，45 岁后快速升高，至 80—84 岁年龄组达到高峰。城市和农村地区口腔癌年龄别发病率变化趋势与全省基本一致，仅城市地区发病高峰提前出现在 70—74 岁年龄组。无论城乡，45 岁及以上各年龄组男性的口腔癌年龄别发病率均高于女性。同期全省口腔癌年龄别死亡率在 50 岁前处于较低水平，50 岁后快速升高，至 80—84 岁年龄组达高峰。城市和农村地区口腔癌年龄别死亡率变化趋势与全省基本一致，仅城市地区死亡高峰出现在 85 岁及以上年龄组。无论城乡，50 岁及以上各年龄组男性口腔癌年龄别死亡率均高于女性（图 5-1a 至图 5-1f）。

表 5-1　2016 年江苏省肿瘤登记地区口腔癌发病和死亡情况

指标	地区	性别	例数	粗率 / (1/10 万)	构成比 / %	中标率 / (1/10 万)	世标率 / (1/10 万)	累积率 0—74 岁 /%	顺位
发病	全省	合计	1 436	3.27	0.98	1.78	1.75	0.21	19
		男性	925	4.18	1.11	2.33	2.30	0.28	14
		女性	511	2.34	0.81	1.24	1.21	0.15	18
	城市	合计	531	3.47	1.00	1.94	1.90	0.23	19
		男性	347	4.55	1.16	2.62	2.56	0.31	14
		女性	184	2.40	0.80	1.27	1.25	0.15	18
	农村	合计	905	3.16	0.96	1.69	1.68	0.20	19
		男性	578	3.98	1.08	2.18	2.17	0.26	15
		女性	327	2.31	0.81	1.22	1.19	0.14	18
死亡	全省	合计	747	1.70	0.77	0.82	0.81	0.09	19
		男性	499	2.25	0.81	1.15	1.14	0.13	14
		女性	248	1.14	0.70	0.50	0.49	0.05	18
	城市	合计	266	1.74	0.79	0.87	0.87	0.10	18
		男性	177	2.32	0.82	1.22	1.20	0.13	15
		女性	89	1.16	0.74	0.54	0.54	0.06	18
	农村	合计	481	1.68	0.76	0.79	0.78	0.09	19
		男性	322	2.22	0.80	1.12	1.11	0.13	15
		女性	159	1.12	0.68	0.48	0.47	0.05	17

　　2016 年江苏省 10 个城市肿瘤登记地区中，男性口腔癌中标发病率最高的是南通市区，发病率为 3.68/10 万，其后依次为无锡市区和常州市区；女性口腔癌中标发病率最高的是盐城市盐都区，发病率为 2.32/10 万，其后依次为盐城市亭湖区和淮安市清江浦区。城市男性口腔癌中标死亡率最高的是无锡市区，死亡率为 1.52/10 万，其后依次为连云港市区和常州市区；城市女性口腔癌中标死亡率最高的是盐城市盐都区，死亡率为 1.44/10 万，其后依次为淮安市淮安区和苏州市区（图 5-1g）。

　　同期江苏省 31 个农村肿瘤登记地区中，男性口腔癌中标发病率最高的是扬中市，发病率为 4.10/10 万，其后依次为江阴市和淮安市洪泽区；女性口腔癌中标发病率最高的是盐城市大丰区，发病率为 2.93/10 万，其后分别为射阳县和常州市金坛区。农村男性口腔癌中标死亡率最高的是扬中市，死亡率为 2.12/10 万，其后依次为如皋市和江阴市；农村女性口腔癌中标死亡率最高的是涟水县，死亡率为 0.94/10 万，其后依次为盐城市大丰区和滨海县（图 5-1g）。

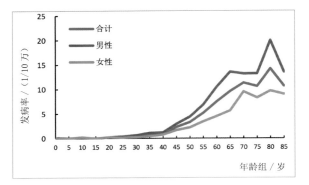

图 5-1a　全省肿瘤登记地区口腔癌年龄别发病率

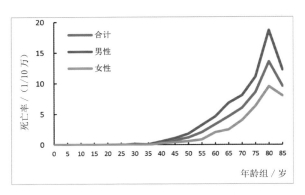

图 5-1b　全省肿瘤登记地区口腔癌年龄别死亡率

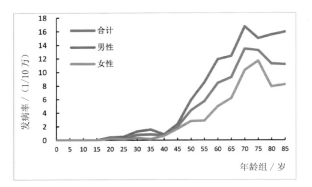

图 5-1c　城市肿瘤登记地区口腔癌年龄别发病率

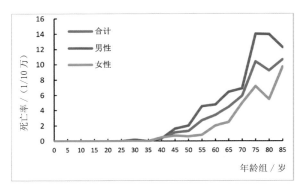

图 5-1d　城市肿瘤登记地区口腔癌年龄别死亡率

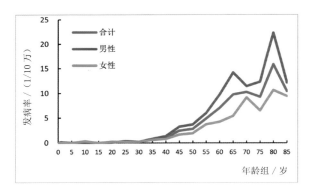

图 5-1e　农村肿瘤登记地区口腔癌年龄别发病率

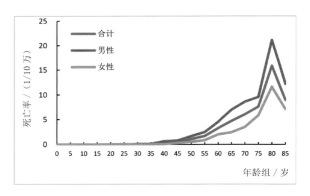

图 5-1f　农村肿瘤登记地区口腔癌年龄别死亡率

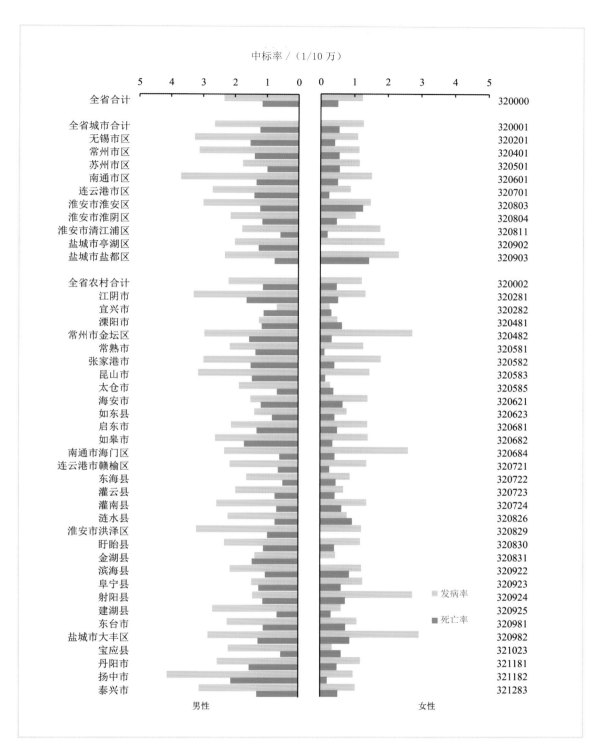

中标率 / (1/10 万)

男性		女性	

全省合计 320000
全省城市合计 320001
无锡市区 320201
常州市区 320401
苏州市区 320501
南通市区 320601
连云港市区 320701
淮安市淮安区 320803
淮安市淮阴区 320804
淮安市清江浦区 320811
盐城市亭湖区 320902
盐城市盐都区 320903

全省农村合计 320002
江阴市 320281
宜兴市 320282
溧阳市 320481
常州市金坛区 320482
常熟市 320581
张家港市 320582
昆山市 320583
太仓市 320585
海安市 320621
如东县 320623
启东市 320681
如皋市 320682
南通市海门区 320684
连云港市赣榆区 320721
东海县 320722
灌云县 320723
灌南县 320724
涟水县 320826
淮安市洪泽区 320829
盱眙县 320830
金湖县 320831
滨海县 320922
阜宁县 320923
射阳县 320924
建湖县 320925
东台市 320981
盐城市大丰区 320982
宝应县 321023
丹阳市 321181
扬中市 321182
泰兴市 321283

发病率
死亡率

男性　　　　　　女性

图 5-1g　2016 年江苏省肿瘤登记地区口腔癌发病率和死亡率

二、鼻咽（C11）

2016 年江苏省肿瘤登记地区鼻咽癌位居癌症发病谱第 20 位，登记新发病例数为 1 269 例，占全部癌症新发病例数的 0.86%；其中男性 900 例，女性 369 例，城市地区 438 例，农村地区 831 例。全省肿瘤登记地区鼻咽癌发病率为 2.89/10 万，中标发病率为 1.80/10 万，世标发病率为 1.71/10 万，0—74 岁累积发病率为 0.20%。全省男性鼻咽癌中标发病率为女性的 2.52 倍，城市和农村鼻咽癌中标发病率基本一致（表 5-2）。

2016 年江苏省肿瘤登记地区因鼻咽癌死亡病例数为 778 例，占全部癌症死亡病例数的 0.80%，位居癌症死亡谱第 18 位；其中男性 560 例，女性 218 例，城市地区 284 例，农村地区 494 例。全省肿瘤登记地区鼻咽癌死亡率为 1.77/10 万，中标死亡率为 0.97/10 万，世标死亡率为 0.96/10 万，0—74 岁累积死亡率为 0.12%。全省男性鼻咽癌中标死亡率为女性的 2.82 倍，城市鼻咽癌中标死亡率为农村的 1.07 倍（表 5-2）。

表 5-2　2016 年江苏省肿瘤登记地区鼻咽癌发病和死亡情况

指标	地区	性别	例数	粗率 / (1/10 万)	构成比 / %	中标率 / (1/10 万)	世标率 / (1/10 万)	累积率 0—74 岁 /%	顺位
发病	全省	合计	1 269	2.89	0.86	1.80	1.71	0.20	20
		男性	900	4.07	1.08	2.57	2.46	0.29	15
		女性	369	1.69	0.58	1.02	0.96	0.11	20
	城市	合计	438	2.86	0.83	1.80	1.72	0.20	20
		男性	309	4.05	1.03	2.58	2.46	0.29	16
		女性	129	1.68	0.56	1.03	0.99	0.12	19
	农村	合计	831	2.90	0.89	1.80	1.71	0.19	20
		男性	591	4.07	1.10	2.57	2.45	0.29	14
		女性	240	1.69	0.60	1.02	0.96	0.10	20
死亡	全省	合计	778	1.77	0.80	0.97	0.96	0.12	18
		男性	560	2.53	0.91	1.44	1.43	0.18	13
		女性	218	1.00	0.61	0.51	0.49	0.06	19
	城市	合计	284	1.86	0.85	1.02	1.02	0.13	17
		男性	206	2.70	0.96	1.51	1.52	0.19	13
		女性	78	1.02	0.65	0.54	0.52	0.06	19
	农村	合计	494	1.72	0.78	0.95	0.93	0.11	18
		男性	354	2.44	0.88	1.41	1.38	0.17	13
		女性	140	0.99	0.60	0.49	0.47	0.06	19

2016 年江苏省肿瘤登记地区鼻咽癌年龄别发病率在 35 岁前较低，35 岁后随年龄增长快速升高，至 65—69 岁年龄组达高峰，之后缓慢降低。城市和农村地区鼻咽癌年龄别发病率变化趋势与全省基本一致，仅发病高峰出现年龄有所不同。35 岁及以上各年龄组中，除了 85 岁及以上年龄组的鼻咽癌发病率为农村女性高于农村男性外，其他各年龄组无论城乡均为男性高于女性。同期全省鼻咽癌年龄别死亡率在 50 岁前处于较低水平，50 岁后快速升高，至 80—84 岁年龄组达到高峰。城市和农村地区鼻咽癌年龄别死亡率变化趋势与全省基本一致，仅死亡率高峰出现年龄有所不同。无论城乡，50 岁及以上各年龄组鼻咽癌死亡率均为男性高于女性（图 5-2a 至图 5-2f）。

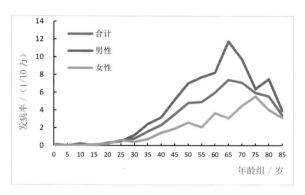

图 5-2a　全省肿瘤登记地区鼻咽癌年龄别发病率

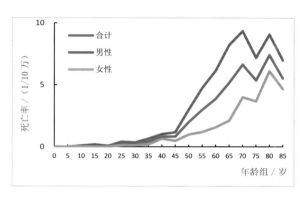

图 5-2b　全省肿瘤登记地区鼻咽癌年龄别死亡率

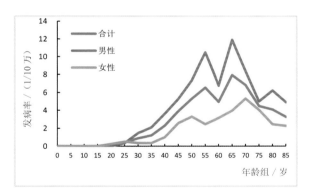

图 5-2c　城市肿瘤登记地区鼻咽癌年龄别发病率

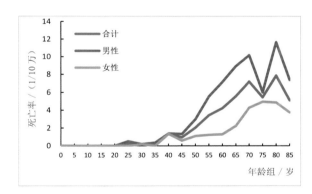

图 5-2d　城市肿瘤登记地区鼻咽癌年龄别死亡率

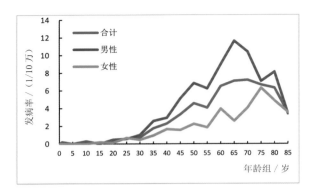
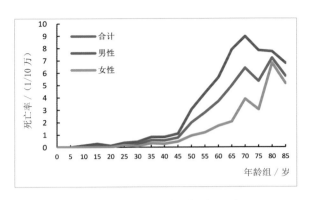

图 5-2e　农村肿瘤登记地区鼻咽癌年龄别发病率　　　　图 5-2f　农村肿瘤登记地区鼻咽癌年龄别死亡率

　　2016 年江苏省 10 个城市肿瘤登记地区中，男性鼻咽癌中标发病率最高的是盐城市盐都区，发病率为 3.95/10 万，其后依次为无锡市区和苏州市区；女性鼻咽癌中标发病率最高的是淮安市清江浦区，发病率为 2.17/10 万，其后依次为盐城市盐都区和淮安市淮安区。城市男性鼻咽癌中标死亡率最高的是常州市区，死亡率为 2.13/10 万，其后依次为苏州市区和无锡市区；女性鼻咽癌中标死亡率最高的是盐城市亭湖区，死亡率为 0.79/10 万，其后依次为盐城市盐都区和淮安市淮安区（图 5-2g）。

　　同期江苏省 31 个农村肿瘤登记地区中，男性鼻咽癌中标发病率最高的是太仓市，发病率为 4.89/10 万，其后依次为淮安市洪泽区和江阴市；女性鼻咽癌中标发病率最高的是金湖县，发病率为 3.71/10 万，其后依次为淮安市洪泽区和启东市。农村男性鼻咽癌中标死亡率最高的是金湖县，死亡率为 3.00/10 万，其后依次为盐城市大丰区和淮安市洪泽区；女性鼻咽癌中标死亡率最高的是常州市金坛区，死亡率为 1.36/10 万，其后依次为淮安市洪泽区和昆山市（图 5-2g）。

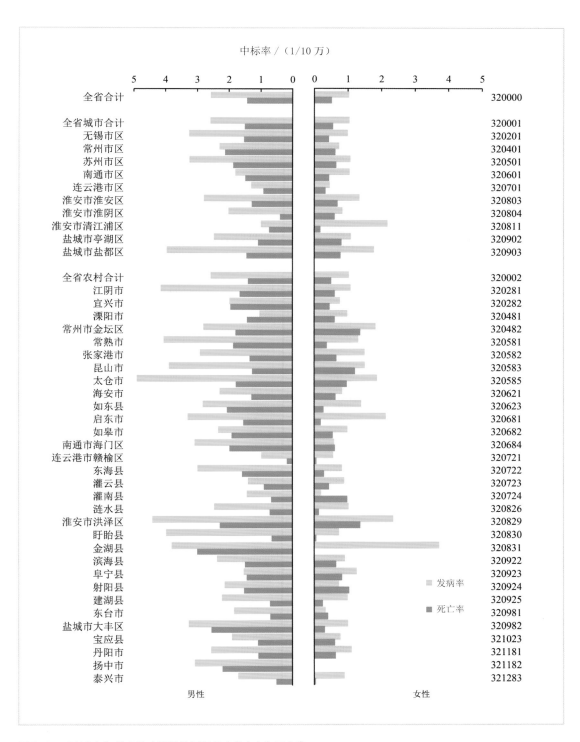

中标率 /（1/10 万）

图 5-2g　2016 年江苏省肿瘤登记地区鼻咽癌发病率和死亡率

三、食管（C15）

2016 年江苏省肿瘤登记地区食管癌新发病例数为 16 154 例，占全部癌症新发病例数的 10.99%，位居癌症发病谱第 4 位；新发病例中男性 10 844 例，女性 5 310 例，城市地区 4 423 例，农村地区 11 731 例。全省肿瘤登记地区食管癌发病率为 36.74/10 万，中标发病率为 17.43/10 万，世标发病率为 17.56/10 万，0—74 岁累积发病率为 2.23%。全省男性食管癌中标发病率为女性的 2.28 倍，农村食管癌中标发病率为城市的 1.37 倍（表 5-3）。

2016 年江苏省肿瘤登记地区因食管癌死亡病例数为 13 146 例，占全部癌症死亡病例数的 13.52%，位居癌症死亡谱第 3 位；死亡病例中男性 8 845 例，女性 4 301 例，城市地区 3 694 例，农村地区 9 452 例。全省肿瘤登记地区食管癌死亡率为 29.90/10 万，中标死亡率为 13.54/10 万，世标死亡率为 13.47/10 万，0—74 岁累积死亡率为 1.59%。全省男性食管癌中标死亡率为女性的 2.42 倍，农村食管癌中标死亡率为城市的 1.32 倍（表 5-3）。

表 5-3　2016 年江苏省肿瘤登记地区食管癌发病和死亡情况

指标	地区	性别	例数	粗率 / (1/10 万)	构成比 / %	中标率 / (1/10 万)	世标率 / (1/10 万)	累积率 0—74 岁 /%	顺位
发病	全省	合计	16 154	36.74	10.99	17.43	17.56	2.23	4
		男性	10 844	48.98	12.96	24.38	24.72	3.15	3
		女性	5 310	24.33	8.40	10.68	10.61	1.31	5
	城市	合计	4 423	28.92	8.34	14.01	14.14	1.81	5
		男性	3 062	40.12	10.22	20.26	20.57	2.63	4
		女性	1 361	17.76	5.89	7.97	7.91	0.98	6
	农村	合计	11 731	40.92	12.50	19.20	19.34	2.45	3
		男性	7 782	53.64	14.48	26.50	26.87	3.42	3
		女性	3 949	27.89	9.84	12.09	12.02	1.48	4
死亡	全省	合计	13 146	29.90	13.52	13.54	13.47	1.59	3
		男性	8 845	39.95	14.33	19.35	19.35	2.30	3
		女性	4 301	19.71	12.11	7.98	7.84	0.87	3
	城市	合计	3 694	24.15	11.01	11.17	11.08	1.31	4
		男性	2 582	33.83	11.99	16.66	16.60	1.98	4
		女性	1 112	14.51	9.24	5.95	5.82	0.63	4
	农村	合计	9 452	32.97	14.85	14.76	14.71	1.73	3
		男性	6 263	43.17	15.59	20.74	20.78	2.47	3
		女性	3 189	22.52	13.58	9.03	8.89	1.00	2

2016 年江苏省肿瘤登记地区食管癌年龄别发病率在 45 岁前较低，45 岁开始随年龄增长快速升高，无论城乡，男性和女性食管癌年龄别发病率均于 80—84 岁年龄组达高峰。无论城乡，45 岁及以上年龄组男性食管癌发病率均高于女性。同期全省肿瘤登记地区的食管癌年龄别死亡率在 50 岁前处于较低水平，之后随年龄增长迅速升高，并于 80—84 岁年龄组达死亡高峰。不同性别、城乡的食管癌年龄别死亡率变化趋势与全省一致，且 50 岁及以上各年龄组食管癌年龄别死亡率均为男性高于女性（图 5-3a 至图 5-3f）。

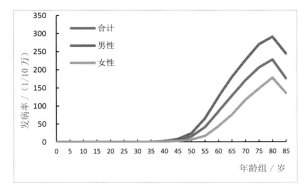

图 5-3a　全省肿瘤登记地区食管癌年龄别发病率

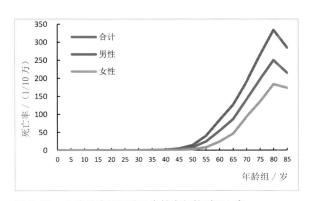

图 5-3b　全省肿瘤登记地区食管癌年龄别死亡率

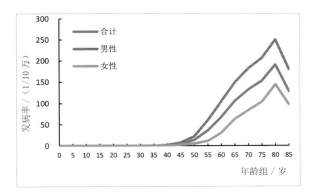

图 5-3c　城市肿瘤登记地区食管癌年龄别发病率

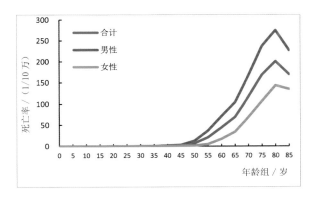

图 5-3d　城市肿瘤登记地区食管癌年龄别死亡率

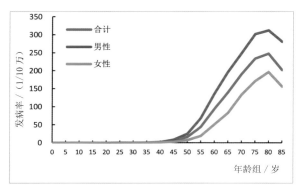

图 5-3e　农村肿瘤登记地区食管癌年龄别发病率

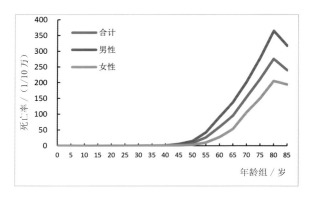

图 5-3f　农村肿瘤登记地区食管癌年龄别死亡率

2016 年江苏省 10 个城市肿瘤登记地区中，男性和女性食管癌中标发病率最高的均是淮安市淮安区，发病率分别为 57.91/10 万和 32.18/10 万，其后均依次为盐城市盐都区和淮安市淮阴区。城市男性食管癌中标死亡率最高的是盐城市盐都区，死亡率为 44.65/10 万，其后依次为淮安市淮安区和淮阴区；女性食管癌中标死亡率最高的是淮安市淮安区，死亡率为 23.58/10 万，其后依次为盐城市盐都区和淮安市淮阴区（图 5-3g）。

同期江苏省 31 个农村肿瘤登记地区中，男性和女性食管癌中标发病率最高的均是淮安市洪泽区，发病率分别为 56.83/10 万和 32.90/10 万，其后均依次为涟水县和泰兴市。农村男性食管癌中标死亡率最高的是涟水县，死亡率为 43.51/10 万，其后依次为淮安市洪泽区和扬中市；女性食管癌中标死亡率最高的是涟水县，死亡率为 25.05/10 万，其后依次为淮安市洪泽区和阜宁县（图 5-3g）。

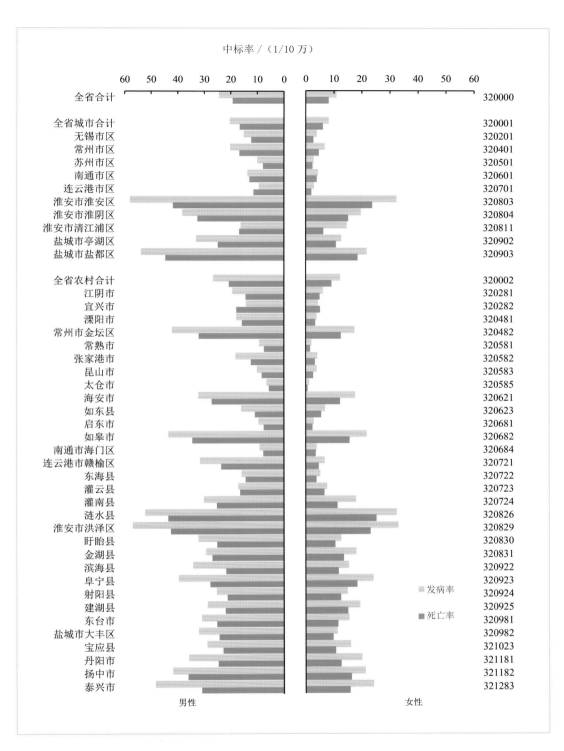

中标率 /（1/10 万）

全省合计 320000
全省城市合计 320001
无锡市区 320201
常州市区 320401
苏州市区 320501
南通市区 320601
连云港市区 320701
淮安市淮安区 320803
淮安市淮阴区 320804
淮安市清江浦区 320811
盐城市亭湖区 320902
盐城市盐都区 320903

全省农村合计 320002
江阴市 320281
宜兴市 320282
溧阳市 320481
常州市金坛区 320482
常熟市 320581
张家港市 320582
昆山市 320583
太仓市 320585
海安市 320621
如东县 320623
启东市 320681
如皋市 320682
南通市海门区 320684
连云港市赣榆区 320721
东海县 320722
灌云县 320723
灌南县 320724
涟水县 320826
淮安市洪泽区 320829
盱眙县 320830
金湖县 320831
滨海县 320922
阜宁县 320923
射阳县 320924
建湖县 320925
东台市 320981
盐城市大丰区 320982
宝应县 321023
丹阳市 321181
扬中市 321182
泰兴市 321283

发病率
死亡率

男性　　女性

图 5-3g　2016 年江苏省肿瘤登记地区食管癌发病率和死亡率

四、胃（C16）

2016 年江苏省肿瘤登记地区胃癌新发病例数为 20 867 例，占全部癌症新发病例数的 14.20%，位居癌症发病谱第 2 位。新发病例中男性 14 592 例，女性 6 275 例，城市地区 7 565 例，农村地区 13 302 例。全省肿瘤登记地区胃癌发病率为 47.46/10 万，中标发病率为 23.70/10 万，世标发病率为 23.49/10 万，0—74 岁累积发病率为 2.93%。全省男性胃癌中标发病率为女性的 2.42 倍，城市胃癌中标发病率为农村的 1.09 倍（表 5-4）。

2016 年江苏省肿瘤登记地区胃癌死亡病例数为 15 620 例，占全部癌症死亡病例数的 16.07%，位居癌症死亡谱第 2 位。死亡病例中男性 10 825 例，女性 4 795 例，城市地区 5 547 例，农村地区 10 073 例。全省肿瘤登记地区胃癌死亡率为 35.53/10 万，中标死亡率为 16.55/10 万，世标死亡率为 16.15/10 万，0—74 岁累积死亡率为 1.81%。全省男性胃癌中标死亡率为女性的 2.45 倍，城市胃癌中标死亡率为农村的 1.05 倍（表 5-4）。

表 5-4　2016 年江苏省肿瘤登记地区胃癌发病和死亡情况

指标	地区	性别	例数	粗率 /（1/10 万）	构成比 /%	中标率 /（1/10 万）	世标率 /（1/10 万）	累积率 0—74 岁 /%	顺位
发病	全省	合计	20 867	47.46	14.20	23.70	23.49	2.93	2
		男性	14 592	65.91	17.44	33.77	33.71	4.27	2
		女性	6 275	28.75	9.92	13.96	13.59	1.60	3
	城市	合计	7 565	49.46	14.26	25.05	24.88	3.13	2
		男性	5 268	69.03	17.59	35.73	35.70	4.54	2
		女性	2 297	29.97	9.94	14.81	14.50	1.72	4
	农村	合计	13 302	46.40	14.17	23.00	22.77	2.84	2
		男性	9 324	64.27	17.35	32.76	32.68	4.13	2
		女性	3 978	28.09	9.91	13.53	13.13	1.54	3
死亡	全省	合计	15 620	35.53	16.07	16.55	16.15	1.81	2
		男性	10 825	48.90	17.54	23.85	23.39	2.65	2
		女性	4 795	21.97	13.50	9.73	9.39	0.97	2
	城市	合计	5 547	36.26	16.53	17.09	16.69	1.85	2
		男性	3 870	50.71	17.97	24.93	24.44	2.75	2
		女性	1 677	21.88	13.94	9.81	9.49	0.96	2
	农村	合计	10 073	35.14	15.82	16.27	15.87	1.79	2
		男性	6 955	47.94	17.31	23.29	22.84	2.59	2
		女性	3 118	22.02	13.28	9.69	9.34	0.98	3

2016 年江苏省肿瘤登记地区胃癌年龄别发病率在 45 岁前处于较低水平，45 岁开始随年龄增长快速升高，至 80—84 岁年龄组达高峰。不同性别、城乡的胃癌年龄别发病率变化趋势与全省一致。无论城乡，45 岁及以上男性的胃癌年龄别发病率均高于女性。同期全省胃癌年龄别死亡率在 50 岁前处于较低水平，50 岁开始随年龄增长快速上升，至 80—84 岁年龄组达高峰。不同性别、城乡的胃癌年龄别死亡率变化趋势与全省一致。无论城乡，50 岁及以上人群中男性的胃癌年龄别死亡率均高于女性（图 5-4a 至图 5-4f）。

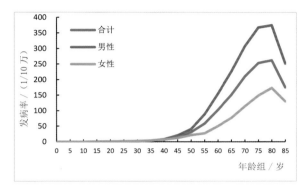

图 5-4a　全省肿瘤登记地区胃癌年龄别发病率

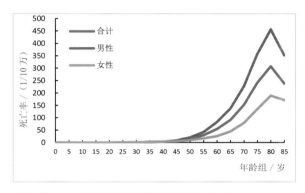

图 5-4b　全省肿瘤登记地区胃癌年龄别死亡率

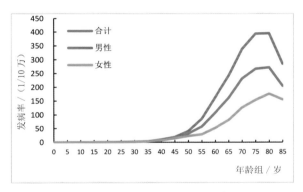

图 5-4c　城市肿瘤登记地区胃癌年龄别发病率

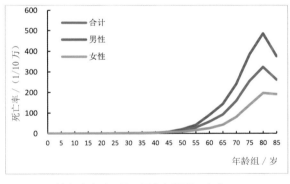

图 5-4d　城市肿瘤登记地区胃癌年龄别死亡率

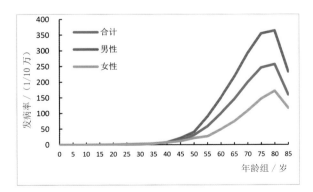

图 5-4e　农村肿瘤登记地区胃癌年龄别发病率

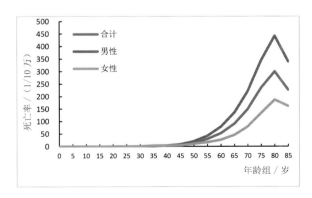

图 5-4f　农村肿瘤登记地区胃癌年龄别死亡率

2016 年江苏省 10 个城市肿瘤登记地区中，男性和女性胃癌中标发病率最高的均是盐城市盐都区，发病率分别为 70.32/10 万和 26.39/10 万，其后男性依次为常州市区和无锡市区，女性依次为常州市区和盐城市亭湖。城市男性和女性胃癌中标死亡率最高的均是盐城市盐都区，死亡率分别为 57.16/10 万和 22.06/10 万，其后男性依次为常州市区和盐城市亭湖区，女性依次为常州市区和淮安市淮安区（图 5-4g）。

同期江苏省 31 个农村肿瘤登记地区中，男性和女性胃癌中标发病率最高的均是丹阳市，发病率分别为 80.22/10 万和 33.69/10 万，其后男性依次为扬中市和常州市金坛区，女性依次为常州市金坛区和扬中市。农村肿瘤登记地区中，男性胃癌中标死亡率最高的是丹阳市，死亡率为 51.31/10 万，其后依次为常州市金坛区和扬中市；女性中标死亡率最高的是扬中市，死亡率为 23.40/10 万，其后依次为丹阳市和建湖县（图 5-4g）。

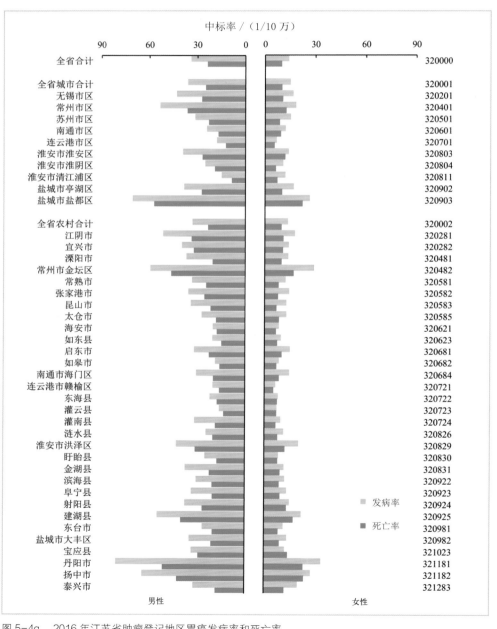

图 5-4g 2016 年江苏省肿瘤登记地区胃癌发病率和死亡率

五、结直肠肛门（C18—C21）

2016 年江苏省肿瘤登记地区新发结直肠肛门恶性肿瘤（以下简称"结直肠癌"）病例 13 822 例，占全部癌症新发病例数的 9.41%，位居癌症发病谱第 5 位。新发病例中男性 7 978 例，女性 5 844 例，城市地区 5 668 例，农村地区 8 154 例。全省肿瘤登记地区结直肠癌发病率为 31.44/10 万，中标发病率为 16.22/10 万，世标发病率为 16.03/10 万，0—74 岁累积发病率为 1.93%。全省男性结直肠癌中标发病率为女性的 1.43 倍，城市结直肠癌中标发病率为农村的 1.32 倍（表 5-5）。

同期全省肿瘤登记地区结直肠癌死亡病例数为 6 504 例，占全部癌症死亡病例数的 6.69%，位居癌症死亡谱第 5 位。死亡病例中男性 3 775 例，女性 2 729 例，城市地区 2 629 例，农村地区 3 875 例。全省肿瘤登记地区结直肠癌死亡率为 14.79/10 万，中标死亡率为 6.92/10 万，世标死亡率为 6.80/10 万，0—74 岁累积死亡率为 0.70%。全省男性结直肠癌中标死亡率为女性的 1.55 倍，城市结直肠癌中标死亡率为农村的 1.27 倍（表 5-5）。

表 5-5　2016 年江苏省肿瘤登记地区结直肠癌发病和死亡情况

指标	地区	性别	例数	粗率 /（1/10 万）	构成比 /%	中标率 /（1/10 万）	世标率 /（1/10 万）	累积率 0—74 岁 /%	顺位
发病	全省	合计	13 822	31.44	9.41	16.22	16.03	1.93	5
		男性	7 978	36.04	9.53	19.17	19.01	2.31	5
		女性	5 844	26.78	9.24	13.36	13.14	1.55	4
	城市	合计	5 668	37.06	10.68	19.31	19.12	2.33	4
		男性	3 308	43.35	11.05	23.21	23.04	2.85	3
		女性	2 360	30.79	10.21	15.54	15.32	1.82	3
	农村	合计	8 154	28.44	8.69	14.61	14.42	1.72	6
		男性	4 670	32.19	8.69	17.07	16.92	2.03	5
		女性	3 484	24.60	8.68	12.22	12.00	1.41	5
死亡	全省	合计	6 504	14.79	6.69	6.92	6.80	0.70	5
		男性	3 775	17.05	6.12	8.48	8.37	0.86	5
		女性	2 729	12.50	7.69	5.47	5.35	0.53	5
	城市	合计	2 629	17.19	7.83	8.04	7.93	0.81	5
		男性	1 546	20.26	7.18	10.11	9.97	1.02	5
		女性	1 083	14.13	9.00	6.13	6.05	0.59	5
	农村	合计	3 875	13.52	6.09	6.34	6.21	0.64	5
		男性	2 229	15.36	5.55	7.65	7.54	0.78	5
		女性	1 646	11.62	7.01	5.13	4.99	0.49	5

2016 年江苏省肿瘤登记地区结直肠癌年龄别发病率在 40 岁前相对较低，40 岁开始随年龄增长而升高，至 80—84 岁年龄组达高峰。不同性别、城乡结直肠癌年龄别发病率变化趋势与全省一致。40 岁及以上各年龄组中，无论城乡，除 40—44 岁年龄组男性和女性结直肠癌发

病率相当外，其他年龄组均为男性高于女性。同期全省结直肠癌年龄别死亡率在 50 岁前处于相对较低水平，50 岁开始随年龄增长快速上升，于 85 岁及以上年龄组达高峰。不同性别、城乡结直肠癌年龄别死亡率变化趋势与全省一致。不同性别比较，无论城乡，50 岁及以上各年龄组男性结直肠癌死亡率均高于女性（图 5-5a 至图 5-5f）。

2016 年江苏省 10 个城市肿瘤登记地区中，男性结直肠癌中标发病率最高的是常州市区，发病率为 30.95/10 万，其后依次为无锡市区和苏州市区；女性结直肠癌中标发病率最高的是无锡市区，发病率为 20.17/10 万，其后依次为常州市区和苏州市区。城市男性结直肠癌中标死亡率最高的是常州市区，死亡率为 13.14/10 万，其后依次为无锡市区和盐城市盐都区；女性结直肠癌中标死亡率最高的是盐城市盐都区，死亡率为 8.30/10 万，其后依次为无锡市区和南通市区（图 5-5g）。

同期全省 31 个农村肿瘤登记地区中，男性结直肠癌中标发病率最高的是启东市，发病率为 29.19/10 万，其后依次为常州市金坛区和江阴市；女性结直肠癌中标发病率最高的是昆山市，发病率为 20.33/10 万，其后依次为启东市和扬中市。农村男性和女性结直肠癌中标死亡率最高的均是启东市，死亡率分别为 13.86/10 万和 9.98/10 万，其后男性依次为南通市海门区和常州市金坛区，女性依次为常州市金坛区和南通市海门区（图 5-5g）。

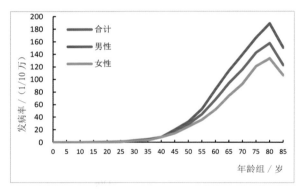

图 5-5a　全省肿瘤登记地区结直肠癌年龄别发病率

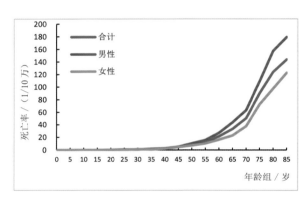

图 5-5b　全省肿瘤登记地区结直肠癌年龄别死亡率

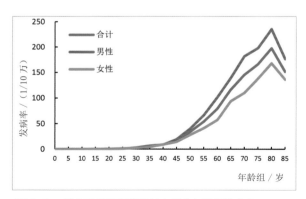

图 5-5c　城市肿瘤登记地区结直肠癌年龄别发病率

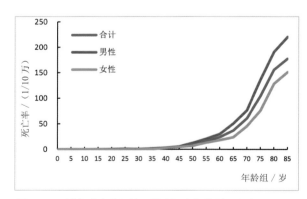

图 5-5d　城市肿瘤登记地区结直肠癌年龄别死亡率

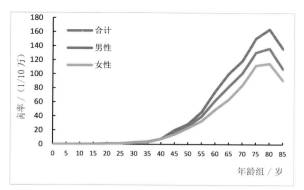

图 5-5e 农村肿瘤登记地区结直肠癌年龄别发病率

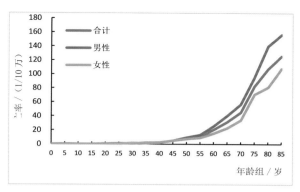

图 5-5f 农村肿瘤登记地区结直肠癌年龄别死亡率

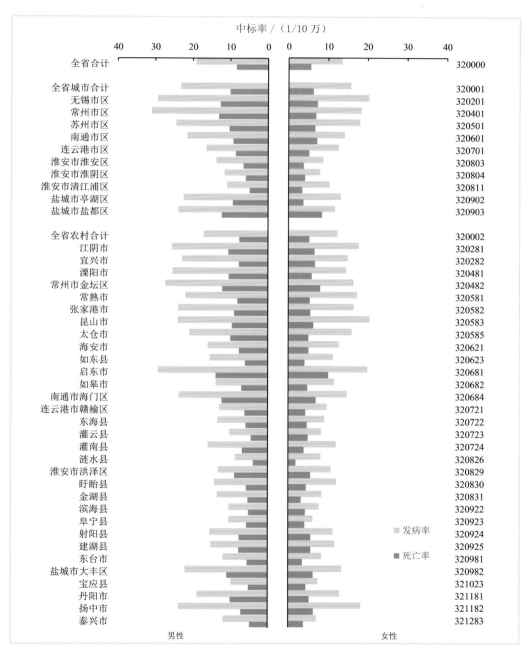

图 5-5g 2016 年江苏省肿瘤登记地区结直肠癌发病率和死亡率

六、肝脏（C22）

2016 年江苏省肿瘤登记地区肝脏恶性肿瘤（以下简称"肝癌"）新发病例数为 13 047 例，占全部癌症新发病例数的 8.88%，位居癌症发病谱第 6 位。新发病例中男性 9 247 例，女性 3 800 例，城市地区 4 098 例，农村地区 8 949 例。全省肿瘤登记地区肝癌发病率为 29.68/10 万，中标发病率为 16.11/10 万，世标发病率为 15.84/10 万，0—74 岁累积发病率为 1.83%。全省男性肝癌中标发病率为女性的 2.79 倍，农村肝癌中标发病率为城市的 1.16 倍（表 5-6）。

同期全省肿瘤登记地区发生肝癌死亡病例 11 749 例，占全部癌症死亡病例数的 12.08%，位居癌症死亡谱第 4 位。死亡病例中男性 8 315 例，女性 3 434 例，城市地区 3 815 例，农村地区 7 934 例。全省肿瘤登记地区肝癌死亡率为 26.72/10 万，中标死亡率为 14.15/10 万，世标死亡率为 13.90/10 万，0—74 岁累积死亡率为 1.58%。全省男性肝癌中标死亡率为女性的 2.84 倍，农村肝癌中标死亡率为城市的 1.11 倍（表 5-6）。

表 5-6　2016 年江苏省肿瘤登记地区肝癌发病和死亡情况

指标	地区	性别	例数	粗率/（1/10 万）	构成比/%	中标率/（1/10 万）	世标率/（1/10 万）	累积率0—74 岁/%	顺位
发病	全省	合计	13 047	29.68	8.88	16.11	15.84	1.83	6
		男性	9 247	41.77	11.05	23.79	23.29	2.67	4
		女性	3 800	17.41	6.01	8.54	8.48	0.98	7
	城市	合计	4 098	26.79	7.72	14.61	14.39	1.67	6
		男性	2 921	38.28	9.75	21.87	21.49	2.48	5
		女性	1 177	15.36	5.09	7.53	7.46	0.86	8
	农村	合计	8 949	31.21	9.53	16.90	16.60	1.91	5
		男性	6 326	43.61	11.77	24.78	24.22	2.77	4
		女性	2 623	18.52	6.54	9.07	9.02	1.04	7
死亡	全省	合计	11 749	26.72	12.08	14.15	13.90	1.58	4
		男性	8 315	37.56	13.47	21.01	20.61	2.33	4
		女性	3 434	15.73	9.67	7.40	7.31	0.82	4
	城市	合计	3 815	24.94	11.37	13.21	12.97	1.46	3
		男性	2 696	35.33	12.52	19.77	19.43	2.20	3
		女性	1 119	14.60	9.30	6.84	6.70	0.73	3
	农村	合计	7 934	27.67	12.46	14.65	14.40	1.64	4
		男性	5 619	38.73	13.98	21.66	21.24	2.40	4
		女性	2 315	16.35	9.86	7.71	7.64	0.87	4

2016 年江苏省肿瘤登记地区的肝癌年龄别发病率在 35 岁前相对较低，35 岁开始随年龄增长快速上升，至 80—84 岁年龄组达高峰。不同性别、城乡肝癌年龄别发病率变化趋势与全省基本一致，仅城市女性发病高峰出现在 85 岁及以上年龄组。35 岁及以上人群中，无论城乡，肝癌年龄别发病率均为男性高于女性。同期全省肿瘤登记地区的肝癌年龄别死亡率在 35 岁前

处于相对较低水平，35 岁后快速升高，至 80—84 岁年龄组达高峰。不同性别、城乡肝癌年龄别死亡率变化趋势与全省基本一致，仅男性死亡高峰延后至 85 岁及以上年龄组。无论城乡，35 岁及上各年龄组肝癌死亡率均为男性高于女性（图 5-6a 至图 5-6f）。

2016 年江苏省 10 个城市肿瘤登记地区中，男性和女性肝癌中标发病率最高的均是盐城市盐都区，发病率分别为 33.65/10 万和 11.15/10 万，其后男性依次为南通市区和淮安市淮阴区，女性依次为淮安市淮阴区和盐城市亭湖区。城市男性和女性肝癌中标死亡率最高的均是南通市区，死亡率分别为 29.82/10 万和 9.54/10 万，其后男性依次为盐城市盐都区和盐城市亭湖区，女性依次为淮安市淮阴区和盐城市盐都区（图 5-6g）。

同期江苏省 31 个农村肿瘤登记地区中，男性和女性肝癌中标发病率最高的均是启东市，发病率分别为 59.33/10 万和 20.16/10 万，其后男性依次为泰兴市和如皋市，女性依次为泰兴市和射阳县。农村男性和女性肝癌中标死亡率最高的均为启东市，死亡率分别为 43.36/10 万和 14.35/10 万，其后男性依次为南通市海门区和如皋市，女性依次为泰兴市和射阳县（图 5-6g）。

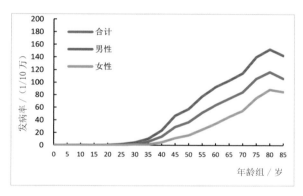

图 5-6a　全省肿瘤登记地区肝癌年龄别发病率

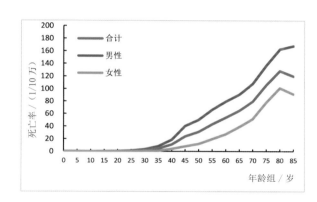

图 5-6b　全省肿瘤登记地区肝癌年龄别死亡率

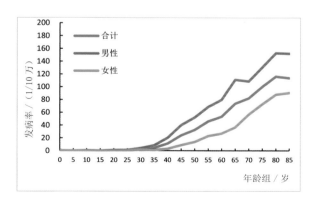

图 5-6c　城市肿瘤登记地区肝癌年龄别发病率

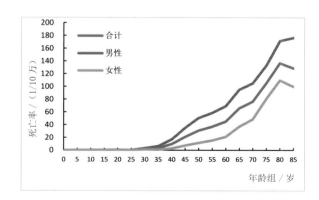

图 5-6d　城市肿瘤登记地区肝癌年龄别死亡率

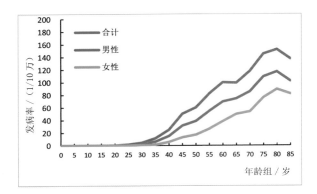

图 5-6e　农村肿瘤登记地区肝癌年龄别发病率

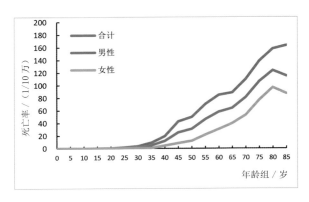

图 5-6f　农村肿瘤登记地区肝癌年龄别死亡率

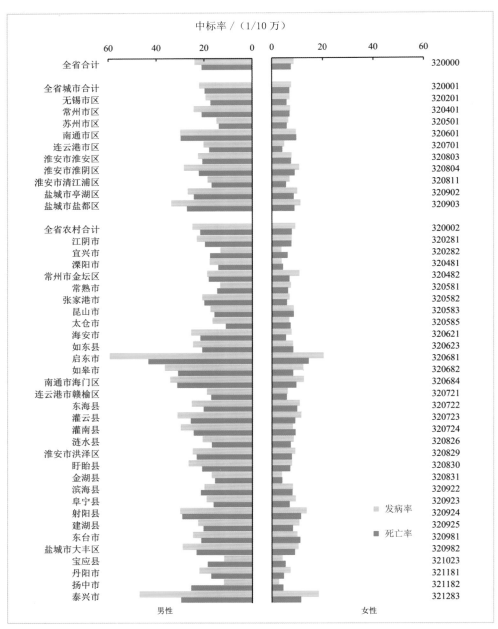

图 5-6g　2016 年江苏省肿瘤登记地区肝癌发病率和死亡率

七、胆囊及其他（C23—C24）

2016年江苏省肿瘤登记地区新发胆囊及其他恶性肿瘤（简称"胆囊癌"）病例2 232例，占全部癌症新发病例数的1.52%，位居癌症发病谱第17位。新发病例中男性963例，女性1 269例，城市地区789例，农村地区1 443例。全省肿瘤登记地区胆囊癌发病率为5.08/10万，中标发病率为2.43/10万，世标发病率为2.41/10万，0—74岁累积发病率为0.28%。全省女性胆囊癌中标发病率为男性的1.20倍，城市胆囊癌中标发病率为农村的1.03倍（表5-7）。

同期全省肿瘤登记地区发生胆囊癌死亡病例1 848例，占全部癌症死亡病例数的1.90%，位居癌症死亡谱第13位。死亡病例中男性783例，女性1 065例，城市地区608例，农村地区1 240例。全省肿瘤登记地区胆囊癌死亡率为4.20/10万，中标死亡率为1.93/10万，世标死亡率为1.91/10万，0—74岁累积死亡率为0.21%。全省女性胆囊癌中标死亡率为男性的1.21倍，农村胆囊癌中标死亡率为城市的1.09倍（表5-7）。

表5-7　2016年江苏省肿瘤登记地区胆囊癌发病和死亡情况

指标	地区	性别	例数	粗率 / (1/10 万)	构成比 / %	中标率 / (1/10 万)	世标率 / (1/10 万)	累积率 0—74 岁 /%	顺位
发病	全省	合计	2 232	5.08	1.52	2.43	2.41	0.28	17
		男性	963	4.35	1.15	2.20	2.18	0.25	13
		女性	1 269	5.81	2.01	2.65	2.63	0.30	15
	城市	合计	789	5.16	1.49	2.48	2.47	0.28	18
		男性	311	4.08	1.04	2.06	2.04	0.23	15
		女性	478	6.24	2.07	2.88	2.87	0.33	14
	农村	合计	1 443	5.03	1.54	2.40	2.38	0.27	17
		男性	652	4.49	1.21	2.27	2.25	0.26	13
		女性	791	5.59	1.97	2.53	2.51	0.29	15
死亡	全省	合计	1 848	4.20	1.90	1.93	1.91	0.21	13
		男性	783	3.54	1.27	1.75	1.72	0.19	12
		女性	1 065	4.88	3.00	2.11	2.10	0.23	9
	城市	合计	608	3.97	1.81	1.83	1.82	0.19	14
		男性	236	3.09	1.10	1.53	1.51	0.17	12
		女性	372	4.85	3.09	2.10	2.10	0.21	8
	农村	合计	1 240	4.33	1.95	1.99	1.96	0.21	13
		男性	547	3.77	1.36	1.86	1.83	0.20	12
		女性	693	4.89	2.95	2.12	2.10	0.23	9

2016年江苏省胆囊癌年龄别发病率在45岁前较低，45岁后开始快速升高，至80—84岁年龄组达发病高峰；不同性别、城乡胆囊癌年龄别发病率变化趋势与全省一致。45岁及以上各年龄组女性的胆囊癌年龄别发病率均高于男性。同期全省胆囊癌年龄别死亡率在45岁前处于较低水平，45岁开始随年龄增长快速上升，至80—84岁年龄组达高峰。不同性别、城乡的

胆囊癌年龄别死亡率总体变化趋势与全省基本一致，仅死亡高峰出现年龄组有所差别。45 岁及以上各年龄组中，除城市 70—74 岁、农村 50—54 岁和 85 岁及以上年龄组男性胆囊癌死亡率高于女性外，无论城乡，女性的胆囊癌死亡率均高于男性（图 5-7a 至图 5-7f）。

2016 年江苏省 10 个城市肿瘤登记地区中，男性胆囊癌中标发病率最高的是苏州市区，发病率为 3.03/10 万，其后依次为盐城市盐都区和无锡市区；女性胆囊癌中标发病率最高的是盐城市亭湖区，发病率为 4.26/10 万，其后依次为苏州市区和无锡市区。城市男性胆囊癌中标死亡率最高的是连云港市区，死亡率为 2.38/10 万，其后依次为淮安市淮阴区和盐城市亭湖区；女性胆囊癌中标死亡率最高的是苏州市区，死亡率为 3.10/10 万，其后依次为无锡市区和盐城市亭湖区（图 5-7g）。

同期全省 31 个农村肿瘤登记地区中，男性胆囊癌中标发病率最高的是常州市金坛区，发病率为 4.71/10 万，其后依次为东海县和昆山市；女性胆囊癌中标发病率最高的是张家港市，发病率为 5.15/10 万，其后依次为常州市金坛区和太仓市。农村男性胆囊癌中标死亡率最高的是东海县，死亡率为 3.00/10 万，其后依次为太仓市和启东市；女性胆囊癌中标死亡率最高的是张家港市，死亡率为 4.79/10 万，其后依次为金湖县和江阴市（图 5-7g）。

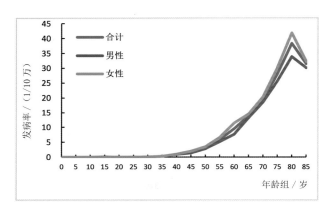

图 5-7a　全省肿瘤登记地区胆囊癌年龄别发病率

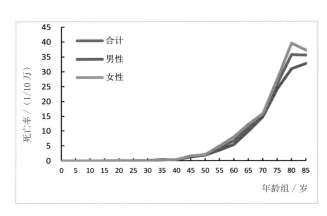

图 5-7b　全省肿瘤登记地区胆囊癌年龄别死亡率

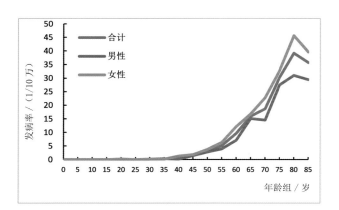

图 5-7c　城市肿瘤登记地区胆囊癌年龄别发病率

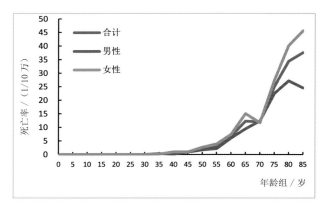

图 5-7d　城市肿瘤登记地区胆囊癌年龄别死亡率

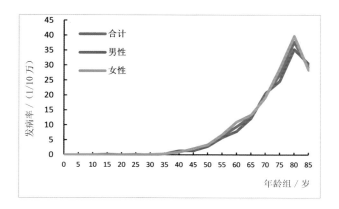

图 5-7e　农村肿瘤登记地区胆囊癌年龄别发病率

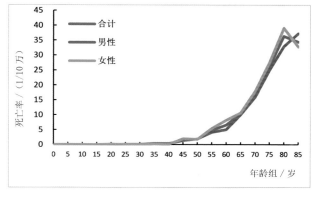

图 5-7f　农村肿瘤登记地区胆囊癌年龄别死亡率

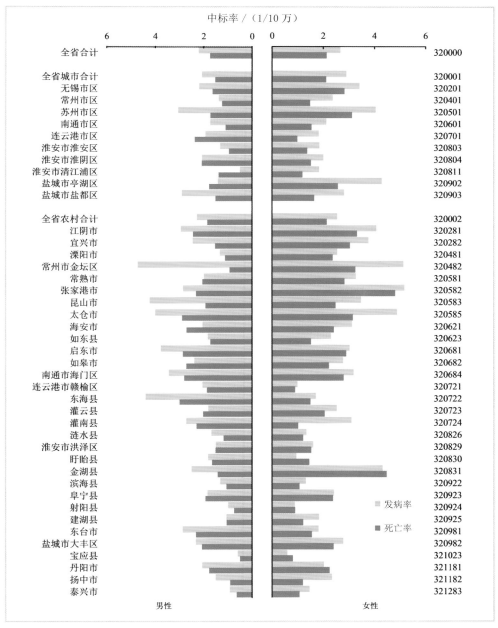

图 5-7g　2016 年江苏省肿瘤登记地区胆囊癌发病率和死亡率

八、胰腺（C25）

2016年江苏省肿瘤登记地区新发胰腺癌病例5 077例，占全部癌症新发病例数的3.46%，位居癌症发病谱第9位。新发病例中男性2 821例，女性2 256例，城市地区1 837例，农村地区3 240例。全省肿瘤登记地区胰腺癌发病率为11.55/10万，中标发病率为5.57/10万，世标发病率为5.53/10万，0—74岁累积发病率为0.65%。全省男性胰腺癌中标发病率为女性的1.39倍，城市胰腺癌中标发病率为农村的1.08倍（表5-8）。

同期全省肿瘤登记地区发生胰腺癌死亡病例4 717例，占全部癌症死亡病例数的4.85%，位居癌症死亡谱第6位。死亡病例中男性2 640例，女性2 077例，城市地区1 783例，农村地区2 934例。全省肿瘤登记地区胰腺癌死亡率为10.73/10万，中标死亡率为5.04/10万，世标死亡率为5.03/10万，0—74岁累积死亡率为0.59%。全省男性胰腺癌中标死亡率为女性的1.46倍，城市胰腺癌中标死亡率为农村的1.17倍（表5-8）。

表 5-8　2016 年江苏省肿瘤登记地区胰腺癌发病和死亡情况

指标	地区	性别	例数	粗率 / (1/10 万)	构成比 / %	中标率 / (1/10 万)	世标率 / (1/10 万)	累积率 0—74 岁 /%	顺位
发病	全省	合计	5 077	11.55	3.46	5.57	5.53	0.65	9
		男性	2 821	12.74	3.37	6.49	6.48	0.78	7
		女性	2 256	10.34	3.57	4.68	4.61	0.53	9
	城市	合计	1 837	12.01	3.46	5.84	5.84	0.69	10
		男性	1 031	13.51	3.44	6.92	6.96	0.85	7
		女性	806	10.52	3.49	4.80	4.77	0.53	9
	农村	合计	3 240	11.30	3.45	5.43	5.37	0.64	9
		男性	1 790	12.34	3.33	6.27	6.23	0.75	7
		女性	1 450	10.24	3.61	4.61	4.54	0.52	9
死亡	全省	合计	4 717	10.73	4.85	5.04	5.03	0.59	6
		男性	2 640	11.92	4.28	5.99	5.98	0.72	6
		女性	2 077	9.52	5.85	4.11	4.10	0.46	7
	城市	合计	1 783	11.66	5.31	5.58	5.55	0.65	6
		男性	998	13.08	4.63	6.65	6.66	0.80	6
		女性	785	10.24	6.53	4.54	4.48	0.50	6
	农村	合计	2 934	10.23	4.61	4.77	4.76	0.56	6
		男性	1 642	11.32	4.09	5.66	5.63	0.67	6
		女性	1 292	9.12	5.50	3.89	3.90	0.44	7

2016年江苏省胰腺癌年龄别发病率在45岁前处于较低水平，45岁后快速升高，至80—84岁年龄组达发病高峰。不同性别、城乡年龄别发病率变化趋势与全省基本一致，仅城市地区胰腺癌年龄别发病高峰延后至85岁及以上年龄组。45岁及以上各年龄组中，无论城乡，男

性胰腺癌年龄别发病率均高于女性。同期全省胰腺癌年龄别死亡率在 45 岁前处于较低水平，45 岁开始随年龄增长快速上升，至 85 岁及以上年龄组达高峰。不同性别、城乡胰腺癌年龄别死亡率变化趋势与全省基本一致，仅死亡峰值出现年龄有所差异。45 岁及以上各年龄组中，无论城乡，除农村地区 85 岁及以上年龄组女性的死亡率高于男性外，其他年龄组死亡率均为男性较高（图 5-8a 至图 5-8f）。

2016 年江苏省 10 个城市肿瘤登记地区中，男性和女性胰腺癌中标发病率最高的均是盐城市盐都区，发病率分别为 9.58/10 万和 6.51/10 万，其后男性依次为无锡市区和苏州市区，女性依次为盐城亭湖区和常州市区。城市男性胰腺癌中标死亡率最高的是无锡市区，死亡率为 8.76/10 万，其后依次为盐城市盐都区和盐城市亭湖区；女性胰腺癌中标死亡率最高的是常州市区，死亡为 5.90/10 万，其后依次为盐城市亭湖区和盐城市盐都区（图 5-8g）。

同期江苏省 31 个农村肿瘤登记地区中，男性胰腺癌中标发病率最高的是启东市，发病率为 12.19/10 万，其后依次为太仓市和常州市金坛区；女性胰腺癌中标发病率最高的是盐城市大丰区，发病率为 7.48/10 万，其后依次为启东市和太仓市。农村男性和女性胰腺癌中标死亡率最高的均是启东市，死亡率分别为 9.13/10 万和 6.59/10 万，其后男性依次为盐城市大丰区和常熟市，女性依次为南通市海门区和盐城市大丰区（图 5-8g）。

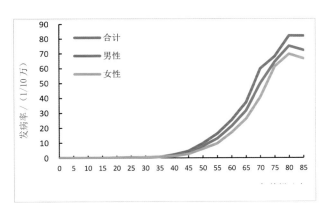

图 5-8a　全省肿瘤登记地区胰腺癌年龄别发病率

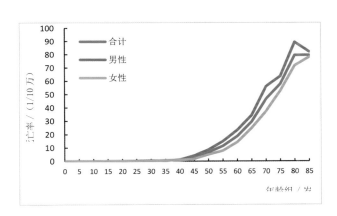

图 5-8b　全省肿瘤登记地区胰腺癌年龄别死亡率

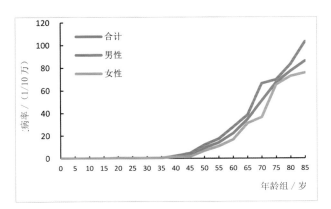

图 5-8c　城市肿瘤登记地区胰腺癌年龄别发病率

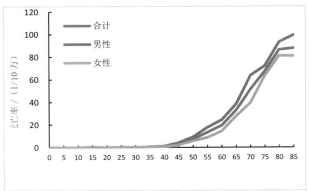

图 5-8d　城市肿瘤登记地区胰腺癌年龄别死亡率

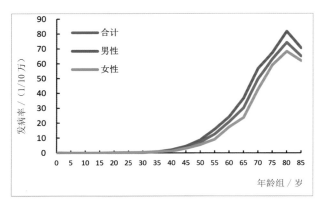

图 5-8e 农村肿瘤登记地区胰腺癌年龄别发病率

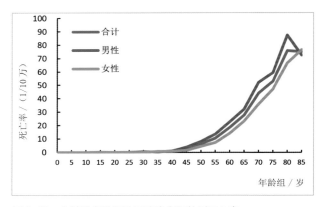

图 5-8f 农村肿瘤登记地区胰腺癌年龄别死亡率

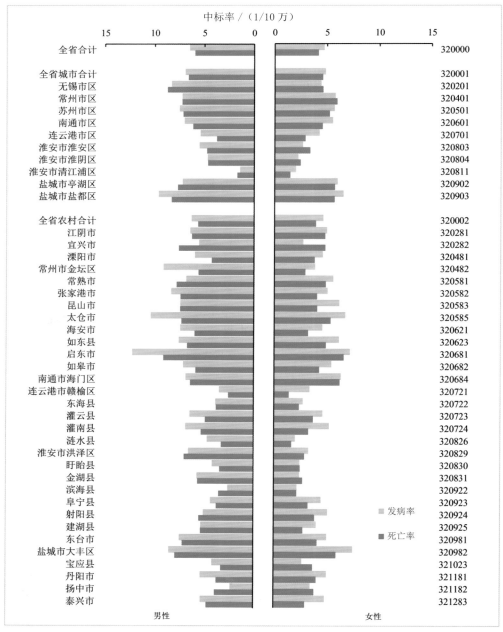

图 5-8g 2016 年江苏省肿瘤登记地区胰腺癌发病率和死亡率

九、喉（C32）

2016年江苏省肿瘤登记地区新发喉癌病例603例，占全部恶性肿瘤新发病例数的0.41%，位居癌症发病谱第22位。新发病例中男性555例，女性48例，城市地区227例，农村地区376例。全省肿瘤登记地区喉癌发病率为1.37/10万，中标发病率为0.70/10万，世标发病率为0.71/10万，0—74岁累积发病率为0.09%。全省男性喉癌中标发病率为女性的11.91倍，城市喉癌中标发病率为农村的1.12倍（表5-9）。

同期全省肿瘤登记地区发生喉癌死亡病例315例，占全部恶性肿瘤死亡病例数的0.32%，位居癌症死亡谱第21位。死亡病例中男性284例，女性31例，城市地区119例，农村地区196例。全省肿瘤登记地区喉癌死亡率为0.72/10万，中标死亡率为0.34/10万，世标死亡率为0.33/10万，0—74岁累积死亡率为0.04%。全省男性喉癌中标死亡率为女性的10.50倍，城市喉癌中标死亡率为农村的1.16倍（表5-9）。

表5-9　2016年江苏省肿瘤登记地区喉癌发病和死亡情况

指标	地区	性别	例数	粗率/（1/10万）	构成比/%	中标率/（1/10万）	世标率/（1/10万）	累积率0—74岁/%	顺位
发病	全省	合计	603	1.37	0.41	0.70	0.71	0.09	22
		男性	555	2.51	0.66	1.31	1.32	0.17	17
		女性	48	0.22	0.08	0.11	0.11	0.01	23
	城市	合计	227	1.48	0.43	0.76	0.77	0.10	22
		男性	206	2.70	0.69	1.41	1.44	0.18	17
		女性	21	0.27	0.09	0.13	0.13	0.02	23
	农村	合计	376	1.31	0.40	0.68	0.68	0.09	22
		男性	349	2.41	0.65	1.26	1.26	0.16	18
		女性	27	0.19	0.07	0.11	0.10	0.01	23
死亡	全省	合计	315	0.72	0.32	0.34	0.33	0.04	21
		男性	284	1.28	0.46	0.63	0.63	0.07	17
		女性	31	0.14	0.09	0.06	0.06	0.00	23
	城市	合计	119	0.78	0.35	0.37	0.37	0.04	21
		男性	106	1.39	0.49	0.70	0.70	0.08	17
		女性	13	0.17	0.11	0.06	0.06	0.00	23
	农村	合计	196	0.68	0.31	0.32	0.31	0.04	21
		男性	178	1.23	0.44	0.59	0.59	0.07	17
		女性	18	0.13	0.08	0.06	0.05	0.01	23

2016年江苏省肿瘤登记地区喉癌年龄别发病率在45岁前处于较低水平，45岁后快速升高，至80—84岁年龄组达高峰。不同性别、城乡的喉癌年龄别发病率变化趋势与全省基本一致，仅发病高峰有所差别。无论城乡，45岁及以上年龄组喉癌发病率均为男性高于女性。同期全省喉癌年龄别死亡率在50岁前处于较低水平，50岁开始随年龄增长快速上升，至80—84岁年龄组达高峰。不同性别、城乡的喉癌年龄别死亡率变化趋势与全省相似，仅死亡率高峰出

现年龄组有所差别。无论城乡，50 岁及以上年龄组喉癌死亡率均为男性高于女性（图 5-9a 至图 5-9f）。

2016 年江苏省 10 个城市肿瘤登记地区中，男性喉癌中标发病率最高是常州市区，发病率为 2.04/10 万，其后依次为无锡市区和盐城市盐都区；女性喉癌中标发病率最高是淮安市淮安区，发病率为 0.22/10 万，其后依次为淮安市清江浦区和淮安市淮阴区。城市男性喉癌中标死亡率最高是淮安市淮阴区，死亡率为 0.91/10 万，其后依次为盐城市亭湖区和无锡市区；城市女性喉癌中标死亡率最高是淮安市淮安区，死亡率为 0.24/10 万，其后依次为淮安市淮阴区和连云港市区（图 5-9g）。

同期全省 31 个农村肿瘤登记地区中，男性喉癌中标发病率最高的是江阴市，发病率为 3.19/10 万，其后依次为启东市和常州市金坛区；女性喉癌中标发病率最高的是阜宁县，发病率为 0.67/10 万，其后依次为灌云县和金湖县。农村男性喉癌中标死亡率最高的是连云港市赣榆区，死亡率为 1.53/10 万，其后依次为常州市金坛区和盱眙县；女性喉癌中标死亡率最高的是淮安市洪泽区，死亡率为 0.45/10 万，其后依次为连云港市赣榆区和射阳县（图 5-9g）。

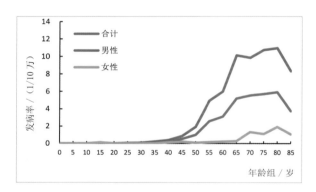

图 5-9a　全省肿瘤登记地区喉癌年龄别发病率

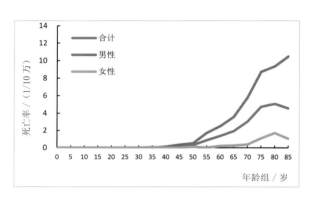

图 5-9b　全省肿瘤登记地区喉癌年龄别死亡率

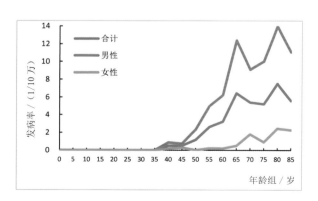

图 5-9c　城市肿瘤登记地区喉癌年龄别发病率

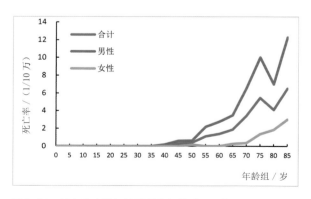

图 5-9d　城市肿瘤登记地区喉癌年龄别死亡率

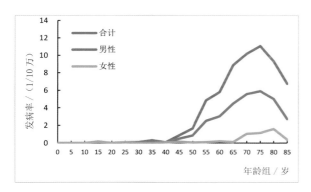

图 5-9e 农村肿瘤登记地区喉癌年龄别发病率

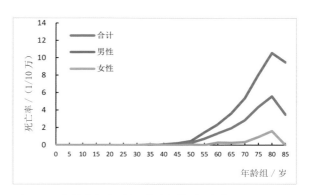

图 5-9f 农村肿瘤登记地区喉癌年龄别死亡率

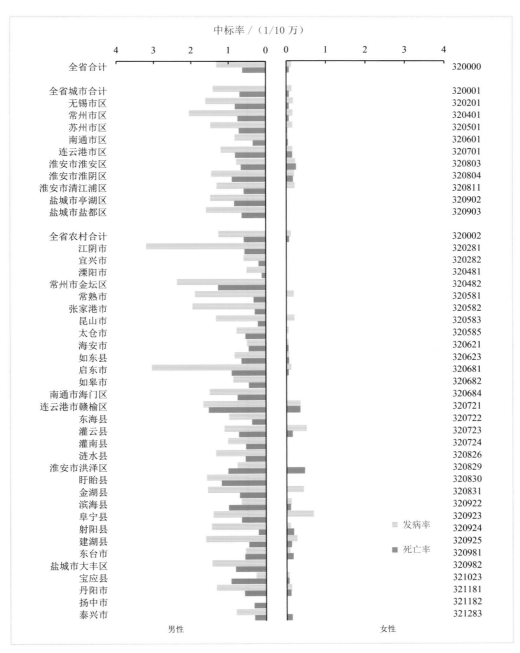

图 5-9g 2016 年江苏省肿瘤登记地区喉癌发病率和死亡率

十、气管、支气管、肺（C33—C34）

2016 年江苏省肿瘤登记地区新发气管、支气管、肺恶性肿瘤（以下简称"肺癌"）病例 27 631 例，占全部恶性肿瘤新发病例数的 18.81%，位居癌症发病谱第 1 位。新发病例中男性 18 532 例，女性 9 099 例，城市地区 9 693 例，农村地区 17 938 例。全省肿瘤登记地区肺癌发病率为 62.85/10 万，中标发病率为 31.28/10 万，世标发病率为 31.18/10 万，0—74 岁累积发病率为 3.89%。全省男性肺癌中标发病率为女性的 2.07 倍，城市肺癌中标发病率为农村的 1.05 倍（表 5-10）。

同期全省肿瘤登记地区发生肺癌死亡病例 22 700 例，占全部恶性肿瘤死亡病例数的 23.35%，位居癌症死亡谱第 1 位。死亡病例中男性 16 027 例，女性 6 673 例，城市地区 7 904 例，农村地区 14 796 例。全省肿瘤登记地区肺癌死亡率为 51.63/10 万，中标死亡率为 24.49/10 万，世标死亡率为 24.27/10 万，0—74 岁累积死亡率为 2.90%。全省男性肺癌中标死亡率为女性的 2.58 倍，城市肺癌中标发生率为农村的 1.02 倍（表 5-10）。

表 5-10　2016 年江苏省肿瘤登记地区肺癌发病和死亡情况

指标	地区	性别	例数	粗率 / (1/10 万)	构成比 / %	中标率 / (1/10 万)	世标率 / (1/10 万)	累积率 0—74 岁 /%	顺位
发病	全省	合计	27 631	62.85	18.81	31.28	31.18	3.89	1
		男性	18 532	83.71	22.14	42.52	42.52	5.36	1
		女性	9 099	41.69	14.39	20.59	20.38	2.43	2
	城市	合计	9 693	63.37	18.27	32.28	32.20	4.06	1
		男性	6 442	84.41	21.51	43.60	43.61	5.56	1
		女性	3 251	42.42	14.07	21.55	21.39	2.56	2
	农村	合计	17 938	62.57	19.11	30.77	30.65	3.81	1
		男性	12 090	83.34	22.50	41.97	41.98	5.25	1
		女性	5 848	41.30	14.57	20.09	19.86	2.36	1
死亡	全省	合计	22 700	51.63	23.35	24.49	24.27	2.90	1
		男性	16 027	72.39	25.97	35.77	35.54	4.27	1
		女性	6 673	30.57	18.79	13.86	13.68	1.54	1
	城市	合计	7 904	51.67	23.55	24.77	24.53	2.92	1
		男性	5 673	74.34	26.35	37.08	36.79	4.40	1
		女性	2 231	29.11	18.55	13.28	13.10	1.45	1
	农村	合计	14 796	51.61	23.24	24.34	24.13	2.89	1
		男性	10 354	71.37	25.77	35.11	34.90	4.20	1
		女性	4 442	31.37	18.92	14.18	14.00	1.58	1

江苏省肺癌年龄别发病率在 40 岁前处于相对较低水平，40 岁后随年龄增长快速升高，至 80—84 岁年龄组达高峰。不同性别、城乡的肺癌年龄别发病率变化趋势与全省一致。无论城乡，40 岁及以上各年龄组中，除 40—49 岁组男性和女性的肺癌发病率差别不明显外，其

他各年龄组均为男性明显高于女性。同期全省肺癌年龄别死亡率在45岁前处于较低水平，45岁开始随年龄增长快速上升，至80—84岁年龄组达高峰。不同性别、城乡肺癌年龄别死亡率变化趋势与全省基本一致，仅城市女性死亡高峰出现年龄延后至85岁及以上年龄组。无论城乡，45岁及以上年龄组男性的肺癌年龄别死亡率均高于女性（图5-10a至图5-10f）。

2016年江苏省10个城市肿瘤登记地区中，男性和女性肺癌中标发病率最高的均是盐城市盐都区，发病率分别为62.49/10万和28.03/10万，其后男性依次为苏州市区和盐城市亭湖区，女性依次为盐城市亭湖区和南通市区。城市男性肺癌中标死亡率最高的是盐城市盐都区，死亡率为50.10/10万，其后依次为盐城市亭湖区和南通市区；女性肺癌中标死亡率最高的是盐城市亭湖区，死亡率为19.79/10万，其后依次为盐城市盐都区和南通市区（图5-10g）。

同期江苏省31个农村肿瘤登记地区中，男性肺癌中标发病率最高的是启东市，发病率为69.94/10万，其后依次为张家港市和南通市海门区；女性肺癌中标发病率最高的是昆山市，发病率为35.23/10万，其后依次为启东市和张家港市。农村男性肺癌中标死亡率最高的是启东市，死亡率为57.48/10万，其后依次为南通市海门区和射阳县；农村女性肺癌中标死亡率最高的是射阳县，死亡率为23.01/10万，其后依次为东海县和启东市（图5-10g）。

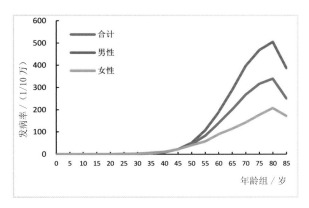

图5-10a　全省肿瘤登记地区肺癌年龄别发病率

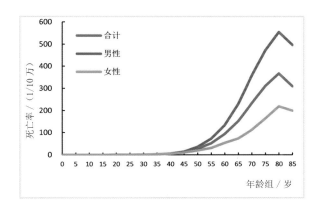

图5-10b　全省肿瘤登记地区肺癌年龄别死亡率

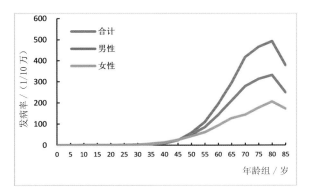

图5-10c　城市肿瘤登记地区肺癌年龄别发病率

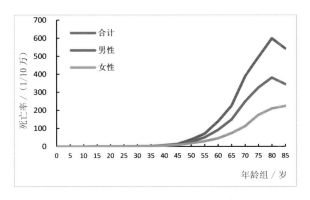

图5-10d　城市肿瘤登记地区肺癌年龄别死亡率

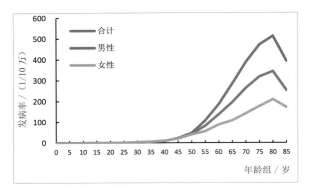

图 5-10e　农村肿瘤登记地区肺癌年龄别发病率

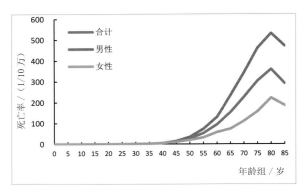

图 5-10f　农村肿瘤登记地区肺癌年龄别死亡率

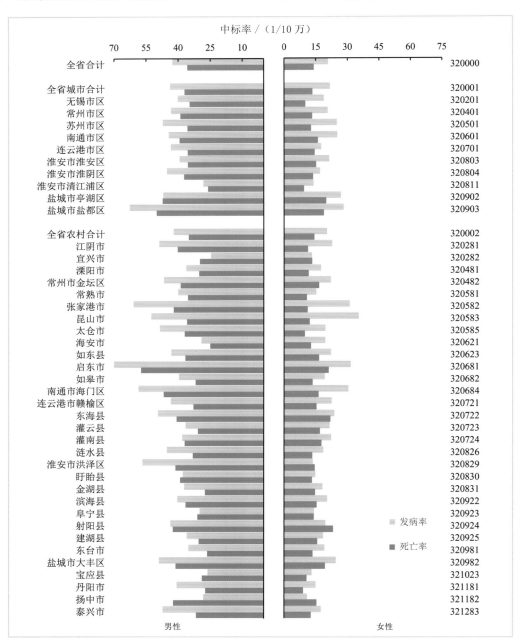

图 5-10g　2016 年江苏省肿瘤登记地区肺癌发病率和死亡率

十一、骨（C40—C41）

2016 年江苏省肿瘤登记地区新发骨癌病例 879 例，占全部癌症新发病例数的 0.60%，位居癌症发病谱第 21 位。新发病例中男性 504 例，女性 375 例，城市地区 255 例，农村地区 624 例。全省肿瘤登记地区骨癌发病率为 2.00/10 万，中标发病率为 1.22/10 万，世标发病率为 1.19/10 万，0—74 岁累积发病率为 0.12%。全省男性骨癌中标发病率为女性的 1.42 倍，农村骨癌中标发病率为城市的 1.27 倍（表 5-11）。

2016 年江苏省肿瘤登记地区发生骨癌死亡病例 817 例，占全部癌症死亡病例数的 0.84%，位居癌症死亡谱第 17 位。死亡病例中男性 468 例，女性 349 例，城市地区 239 例，农村地区 578 例。全省肿瘤登记地区骨癌死亡率为 1.86/10 万，中标死亡率为 1.00/10 万，世标死亡率为 0.97/10 万，0—74 岁累积死亡率为 0.11%。全省男性骨癌中标死亡率为女性的 1.53 倍，农村骨癌中标死亡率为城市的 1.23 倍（表 5-11）。

表 5-11　2016 年江苏省肿瘤登记地区骨癌发病和死亡情况

指标	地区	性别	例数	粗率 /（1/10 万）	构成比 /%	中标率 /（1/10 万）	世标率 /（1/10 万）	累积率 0—74 岁 /%	顺位
发病	全省	合计	879	2.00	0.60	1.22	1.19	0.12	21
		男性	504	2.28	0.60	1.43	1.40	0.15	18
		女性	375	1.72	0.59	1.01	0.98	0.10	19
	城市	合计	255	1.67	0.48	1.03	1.00	0.10	21
		男性	151	1.98	0.50	1.29	1.25	0.13	18
		女性	104	1.36	0.45	0.78	0.75	0.08	20
	农村	合计	624	2.18	0.66	1.31	1.28	0.13	21
		男性	353	2.43	0.66	1.50	1.47	0.16	17
		女性	271	1.91	0.68	1.13	1.10	0.11	19
死亡	全省	合计	817	1.86	0.84	1.00	0.97	0.11	17
		男性	468	2.11	0.76	1.21	1.19	0.13	15
		女性	349	1.60	0.98	0.79	0.76	0.09	15
	城市	合计	239	1.56	0.71	0.87	0.85	0.09	20
		男性	130	1.70	0.60	1.08	1.05	0.11	16
		女性	109	1.42	0.91	0.65	0.64	0.07	15
	农村	合计	578	2.02	0.91	1.07	1.04	0.12	17
		男性	338	2.33	0.84	1.28	1.26	0.14	14
		女性	240	1.69	1.02	0.86	0.83	0.09	15

2016 年江苏省肿瘤登记地区骨癌年龄别发病率在 45 岁前处于相对较低水平，45 岁后快速升高，至 80—84 岁年龄组达高峰。不同性别、城乡骨癌年龄别发病率变化趋势与全省基本一致，仅城市合计和城市男性发病高峰提前出现在 75—79 岁年龄组。无论城乡，45 岁及以上各年龄组骨癌发病率均为男性高于女性。全省骨癌年龄别死亡率在 45 岁前相对较低，45 岁开始随年龄增

长快速上升，至 80—84 岁年龄组达高峰。不同性别、城乡骨癌年龄别死亡率变化趋势与全省基本一致，仅城市男性死亡高峰延后至 85 岁以上年龄组。除城市地区 45—49 岁、55—59 岁和 80 岁及以上年龄组的骨癌死亡率为女性高于男性外，城乡 45 岁及以上各年龄组的骨癌死亡率均为男性较高（图 5-11a 至图 5-11f）。

2016 年江苏省 10 个城市肿瘤登记地区中，男性和女性骨癌中标发病率最高的均是盐城市盐都区，发病率分别为 4.97/10 万和 1.84/10 万，其后均依次为盐城市亭湖区和淮安市淮安区。城市男性骨癌中标死亡率最高的是盐城市盐都区，死亡率为 2.49/10 万，其后依次为盐城市亭湖区和淮安市淮安区；女性骨癌中标死亡率最高盐城市亭湖区，死亡率为 1.56/10 万，其后依次为盐城市盐都区和淮安市淮阴区（图 5-11g）。

同期江苏省 31 个农村肿瘤登记地区中，男性和女性骨癌中标发病率最高的均是盐城市大丰区，发病率分别为 3.25/10 万和 2.64/10 万，其后男性依次为金湖县和如东县，女性依次为如东县和灌南县。农村男性骨癌中标死亡率最高的是盐城市大丰区，死亡率为 2.81/10 万，其后依次为如东县和金湖县；女性骨癌中标死亡率最高的是射阳县，死亡率为 1.71/10 万，其后依次为宜兴市和建湖县（图 5-11g）。

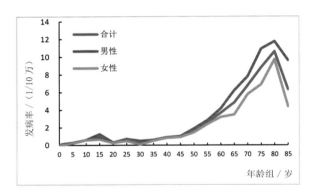

图 5-11a　全省肿瘤登记地区骨癌年龄别发病率

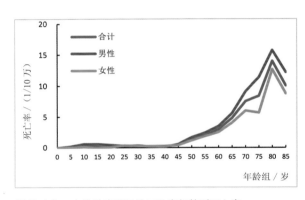

图 5-11b　全省肿瘤登记地区骨癌年龄别死亡率

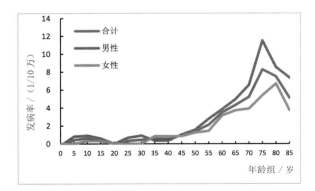

图 5-11c　城市肿瘤登记地区骨癌年龄别发病率

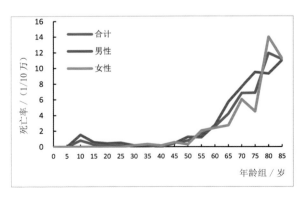

图 5-11d　城市肿瘤登记地区骨癌年龄别死亡率

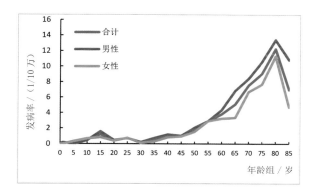

图 5-11e 农村肿瘤登记地区骨癌年龄别发病率

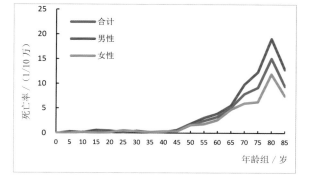

图 5-11f 农村肿瘤登记地区骨癌年龄别死亡率

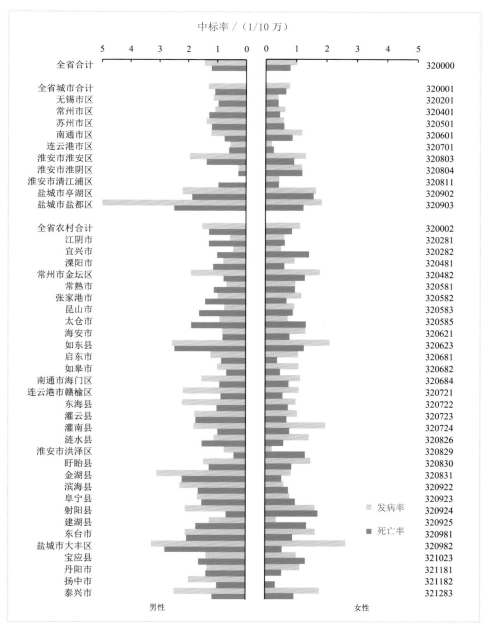

图 5-11g 2016 年江苏省肿瘤登记地区骨癌发病率和死亡率

十二、女性乳房（C50）

2016 年江苏省肿瘤登记地区新发女性乳房恶性肿瘤（以下简称"女性乳腺癌"）病例9 168 例，占女性全部癌症新发病例数的 14.50%，居女性癌症发病谱第 1 位。新发病例中城市地区 3 714 例，农村地区 5 454 例。全省肿瘤登记地区女性乳腺癌发病率为 42.01/10 万，中标发病率为 27.02/10 万，世标发病率为 25.27/10 万，0—74 岁累积发病率为 2.70%。城市女性乳腺癌中标发病率为农村的 1.25 倍（表 5-12）。

同期全省肿瘤登记地区发生女性乳腺癌死亡病例 2 098 例，占女性全部癌症死亡病例数的 5.91%，位居女性癌症死亡谱第 6 位。死亡病例中城市地区 774 例，农村地区 1 324 例。全省肿瘤登记地区女性乳腺癌死亡率为 9.61/10 万，中标死亡率为 5.20/10 万，世标死亡率为 5.07/10 万，0—74 岁累积死亡率为 0.57%。城市女性乳腺癌中标死亡率为农村的 1.10 倍（表 5-12）。

表 5-12　2016 年江苏省肿瘤登记地区女性乳腺癌发病和死亡情况

指标	地区	例数	粗率 /（1/10 万）	构成比 /%	中标率 /（1/10 万）	世标率 /（1/10 万）	累积率 0—74 岁 /%	女性癌症顺位
发病	全省	9 168	42.01	14.50	27.02	25.27	2.70	1
	城市	3 714	48.46	16.07	31.14	29.26	3.19	1
	农村	5 454	38.51	13.59	24.82	23.16	2.44	2
死亡	全省	2 098	9.61	5.91	5.20	5.07	0.57	6
	城市	774	10.10	6.43	5.54	5.36	0.60	7
	农村	1 324	9.35	5.64	5.02	4.93	0.55	6

2016 年江苏省肿瘤登记地区女性乳腺癌年龄别发病率在 25 岁前处于较低水平，25 岁后快速升高，至 50—54 岁年龄组达高峰。城乡女性乳腺癌年龄别发病率变化趋势与全省基本一致，仅城市地区发病高峰延后至 55—59 岁年龄组。城乡 25 岁及以上各年龄组女性乳腺癌发病率比较，除 25—29 岁年龄组为农村地区较高外，其他各年龄组均为城市高于农村。同期全省女性乳腺癌年龄别死亡率在 35 岁前处于较低水平，35 岁开始随年龄增长快速上升，至 85 岁及以上年龄组达高峰。城乡女性乳腺癌年龄别死亡率变化趋势与全省基本一致。城乡 35 岁及以上各年龄组女性乳腺死亡率比较，除 35—39 岁、50—54 岁和 60—64 岁年龄组为农村较高外，其他各年龄组均为城市高于农村（图 5-12a，图 5-12b）。

2016 年江苏省 10 个城市肿瘤登记地区中，女性乳腺癌中标发病率最高的是常州市区，发病率为 38.53/10 万，其后依次为苏州市区和盐城市亭湖区；女性乳腺癌中标死亡率最高的是连云港市区，死亡率为 7.64/10 万，其后依次为淮安市清江浦区和常州市区（图 5-12c）。

同期江苏省 31 个农村肿瘤登记地区中，女性乳腺癌中标发病率最高的是昆山市，发病率为 42.98/10 万，其后依次为连云港市赣榆区和盐城市大丰区；女性乳腺癌中标死亡率最高的是丹阳市，死亡率为 8.52/10 万，其后依次为连云港市赣榆区和盐城市大丰区（图 5-12c）。

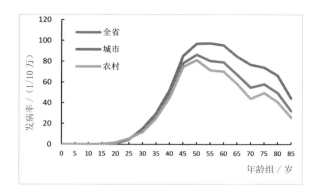

图 5-12a　全省肿瘤登记地区女性乳腺癌年龄别发病率

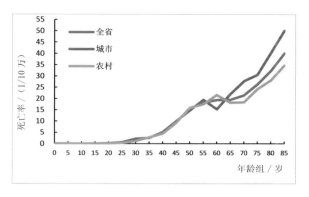

图 5-12b　全省肿瘤登记地区女性乳腺癌年龄别死亡率

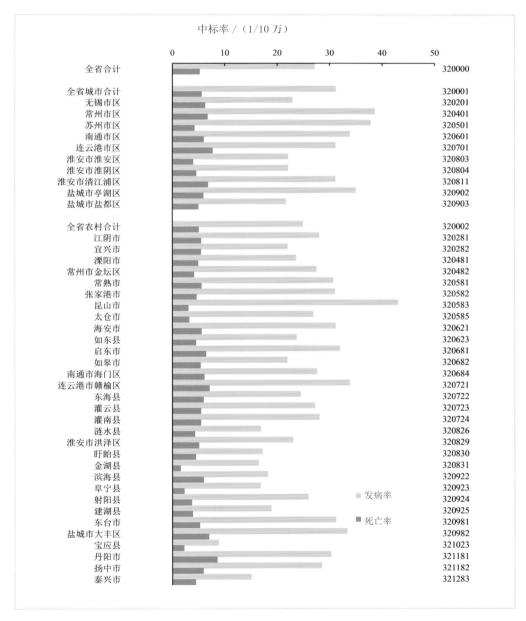

图 5-12c　2016 年江苏省肿瘤登记地区女性乳腺癌发病率和死亡率

十三、子宫颈（C53）

2016 年江苏省肿瘤登记地区新发子宫颈癌病例 3 915 例，占女性全部癌症新发病例数的 6.19%，位居女性癌症发病谱第 6 位。新发病例中城市地区 1 273 例，农村地区 2 642 例。全省肿瘤登记地区子宫颈癌发病率为 17.94/10 万，中标发病率为 11.90/10 万，世标发病率为 10.97/10 万，0—74 岁累积发病率为 1.15%。农村子宫颈癌中标发病率为城市的 1.09 倍（表 5-13）。

2016 年江苏省肿瘤登记地区发生子宫颈癌死亡病例 1 184 例，占女性全部癌症死亡病例数的 3.33%，位居女性癌症死亡谱第 8 位。死亡病例中城市地区 351 例，农村地区 833 例。全省肿瘤登记地区子宫颈癌死亡率为 5.42/10 万，中标死亡率为 2.87/10 万，世标死亡率为 2.75/10 万，0—74 岁累积死亡率为 0.28%。农村子宫颈癌中标死亡率为城市的 1.19 倍（表 5-13）。

表 5-13　2016 年江苏省肿瘤登记地区子宫颈癌发病和死亡情况

指标	地区	例数	粗率 /（1/10 万）	构成比 /%	中标率 /（1/10 万）	世标率 /（1/10 万）	累积率 0—74 岁 /%	女性癌症顺位
发病	全省	3 915	17.94	6.19	11.90	10.97	1.15	6
	城市	1 273	16.61	5.51	11.23	10.38	1.09	7
	农村	2 642	18.66	6.58	12.28	11.30	1.18	6
死亡	全省	1 184	5.42	3.33	2.87	2.75	0.28	8
	城市	351	4.58	2.92	2.55	2.44	0.25	9
	农村	833	5.88	3.55	3.04	2.92	0.30	8

2016 年江苏省肿瘤登记地区子宫颈癌在 25 岁前少见，年龄别发病率从 25 岁开始随年龄增长快速上升，至 50—54 岁年龄组达最高峰，之后逐步下降。城乡子宫颈癌年龄别发病率变化趋势与全省一致。25 岁及以上各年龄组中，除 25—29 岁和 45—49 岁年龄组外，子宫颈癌发病率均为农村高于城市。同期全省肿瘤登记地区子宫颈癌年龄别死亡率在 30 岁前处于较低水平，30 岁开始随年龄增长快速上升，至 80—84 岁年龄组达高峰。城乡子宫颈癌年龄别死亡率变化趋势与全省一致。30 岁及以上各年龄组中，除 40—49 岁年龄段外，其他各年龄组子宫颈癌死亡率均为农村高于城市（图 5-13a，图 5-13b）。

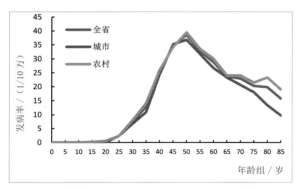

图 5-13a　全省肿瘤登记地区子宫颈癌年龄别发病率

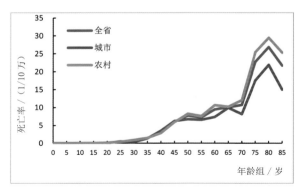

图 5-13b　全省肿瘤登记地区子宫颈癌年龄别死亡率

2016 年江苏省 10 个城市肿瘤登记地区中，子宫颈癌中标发病率和中标死亡率最高的均是盐城市盐都区，发病率和死亡率分别为 22.38/10 万和 6.28/10 万，其后均依次为盐城市亭湖区和南通市区（图 5-13c）。

同期江苏省 31 个农村肿瘤登记地区中，子宫颈癌中标发病率最高的是滨海县，发病率为 18.22/10 万，其后依次为射阳县和金湖县；子宫颈癌中标死亡率最高的是盐城市大丰区，死亡率为 5.04/10 万，其后依次为扬中市和滨海县（图 5-13c）。

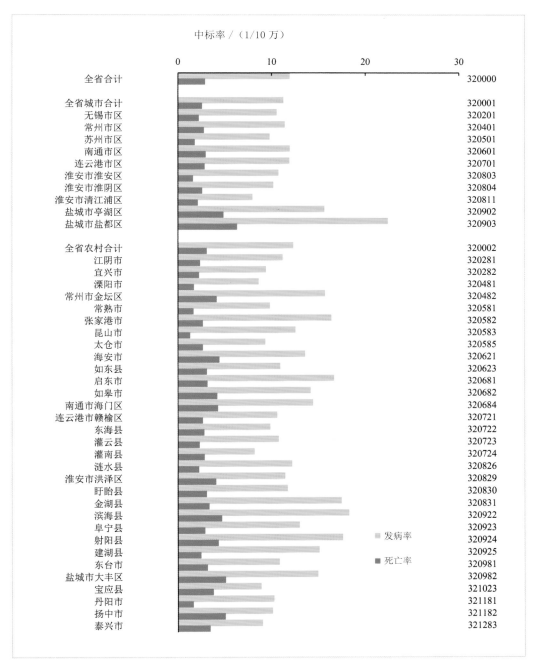

图 5-13c 2016 年江苏省肿瘤登记地区子宫颈癌发病率和死亡率

十四、子宫体及子宫部位不明（C54—C55）

　　2016 年江苏省肿瘤登记地区新发子宫体及子宫部位不明恶性肿瘤（以下简称"子宫体癌"）病例 1 839 例，占女性全部癌症新发病例数的 2.91%，位居女性癌症发病谱第 10 位。新发病例中城市地区 695 例，农村地区 1 144 例。全省肿瘤登记地区子宫体癌发病率为 8.43/10 万，中标发病率为 5.12/10 万，世标发病率为 4.91/10 万，0—74 岁累积发病率为 0.56%。城市子宫体癌中标发病率为农村的 1.18 倍（表 5-14）。

　　同期全省肿瘤登记地区发生子宫体癌死亡病例 469 例，占女性全部癌症死亡病例数的 1.32%，位居女性癌症死亡谱第 14 位。死亡病例中城市地区 128 例，农村地区 341 例。全省肿瘤登记地区子宫体癌死亡率为 2.15/10 万，中标死亡率为 1.06/10 万，世标死亡率为 1.05/10 万，0—74 岁累积死亡率为 0.12%。农村子宫体癌中标死亡率为城市的 1.36 倍（表 5-14）。

表 5-14　2016 年江苏省肿瘤登记地区子宫体癌发病和死亡情况

指标	地区	例数	粗率 /（1/10 万）	构成比 /%	中标率 /（1/10 万）	世标率 /（1/10 万）	累积率 0—74 岁 /%	女性癌症顺位
发病	全省	1 839	8.43	2.91	5.12	4.91	0.56	10
	城市	695	9.07	3.01	5.68	5.45	0.62	10
	农村	1 144	8.08	2.85	4.82	4.62	0.52	10
死亡	全省	469	2.15	1.32	1.06	1.05	0.12	14
	城市	128	1.67	1.06	0.85	0.85	0.09	14
	农村	341	2.41	1.45	1.16	1.15	0.14	14

　　2016 年江苏省肿瘤登记地区子宫体癌 30 岁前少见，30 岁开始岁年龄增长快速上升，至 50—54 岁年龄组达高峰，之后逐渐下降。城市和农村地区的子宫体癌年龄别发病率变化趋势与全省一致。30 岁及以上各年龄组中，除 30—34 岁、40—44 岁和 75 岁及以上各年龄组的子宫体癌发病率为农村较高外，其他各年龄组均为城市高于农村。同期全省子宫体癌年龄别死亡率在 40 岁前处于较低水平，40 岁开始随年龄增长快速上升，至 85 岁及以上年龄组达高峰。城乡子宫体癌的年龄别死亡率变化趋势与全省基本一致。40 岁及以上各年龄组中，除 45—49 岁和 85 岁及以上年龄组子宫体癌死亡率为城市较高外，其他各年龄组均为农村高于城市（图 5-14a，图 5-14b）。

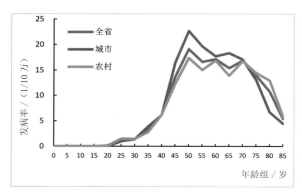

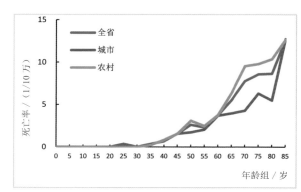

图 5-14a　全省肿瘤登记地区子宫体癌年龄别发病率　　　图 5-14b　全省肿瘤登记地区子宫体癌年龄别死亡率

2016 年江苏省 10 个城市肿瘤登记地区中，子宫体癌中标发病率最高的是盐城市盐都区，
发病率为 7.90/10 万，其后依次为盐城市亭湖区和淮安市淮安区；子宫体癌中标死亡率最高
的是连云港市区，死亡率为 1.51/10 万，其后依次为盐城市盐都区和淮安市淮安区（图 5-14c）。

同期江苏省 31 个农村肿瘤登记地区中，子宫体癌中标发病率最高的是启东市，发病率为
8.06/10 万，其后依次为张家港市和盐城市大丰区；子宫体癌中标死亡率最高的是扬中市，
死亡率为 2.98/10 万，其后依次为灌南县和东台市（图 5-14c）。

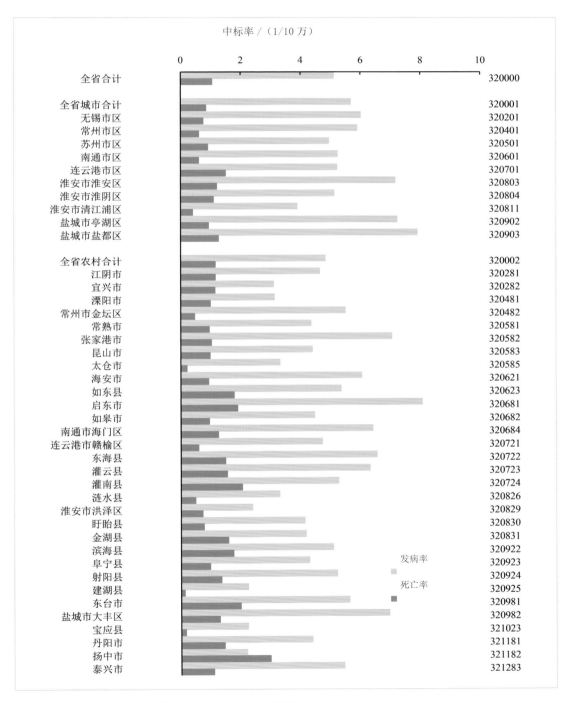

图 5-14c 2016 年江苏省肿瘤登记地区子宫体癌发病率和死亡率

十五、卵巢（C56）

2016 年江苏省肿瘤登记地区新发卵巢癌病例 1 647 例，占女性全部癌症新发病例数的 2.60%，位居女性癌症发病谱第 12 位。新发病例中城市地区 614 例，农村地区 1 033 例。全省肿瘤登记地区卵巢癌发病率为 7.55/10 万，中标发病率为 4.76/10 万，世标发病率为 4.55/10 万，0—74 岁累积发病率为 0.51%。城市卵巢癌中标发病率为农村的 1.11 倍（表 5-15）。

同期全省肿瘤登记地区发生卵巢癌死亡病例 874 例，占女性全部癌症死亡病例数的 2.46%，位居女性癌症死亡谱第 13 位。死亡病例中城市地区 324 例，农村地区 550 例。全省肿瘤登记地区卵巢癌死亡率为 4.00/10 万，中标死亡率为 2.19/10 万，世标死亡率为 2.15/10 万，0—74 岁累积死亡率为 0.25%。城市卵巢癌中标死亡率为农村的 1.10 倍（表 5-15）。

表 5-15　2016 年江苏省肿瘤登记地区卵巢癌发病和死亡情况

指标	地区	例数	粗率 /（1/10 万）	构成比 /%	中标率 /（1/10 万）	世标率 /（1/10 万）	累积率 0—74 岁 /%	女性癌症顺位
发病	全省	1 647	7.55	2.60	4.76	4.55	0.51	12
	城市	614	8.01	2.66	5.09	4.87	0.55	12
	农村	1 033	7.29	2.57	4.59	4.39	0.48	12
死亡	全省	874	4.00	2.46	2.19	2.15	0.25	13
	城市	324	4.23	2.69	2.33	2.30	0.27	12
	农村	550	3.88	2.34	2.11	2.08	0.25	13

2016 年江苏省卵巢癌年龄别发病率在 35 岁前处于较低水平，35 岁后随年龄增长快速升高，至 50—54 岁年龄组出现一个小高峰后稍有下降，并于 65—69 岁年龄组达最高峰，之后逐渐下降。城乡卵巢癌年龄别发病率变化趋势与全省基本一致，但城市发病率在 70 岁后的下降过程中于 80—84 岁年龄组再次出现小高峰。35 岁及以上各年龄组中，除 60—64 岁和 75—59 岁年龄组卵巢癌发病率为农村较高外，其他各年龄组均为城市高于农村。全省卵巢癌年龄别死亡率在 0—39 岁处于较低水平，40 岁开始随年龄增长快速上升，于 80—84 岁年龄组达最高水平。城乡卵巢癌年龄别死亡率变化趋势与全省基本一致，仅农村死亡率高峰提前至 75—79 岁年龄组。40 岁及以上各年龄组中，除 45—49 岁和 70—79 岁年龄组卵巢癌死亡率为农村较高外，其他各年龄组均为城市高于农村（图 5-15a，图 5-15b）。

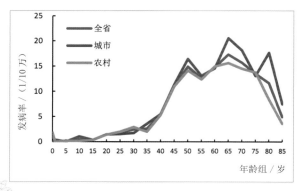

图 5-15a　全省肿瘤登记地区卵巢癌年龄别发病率

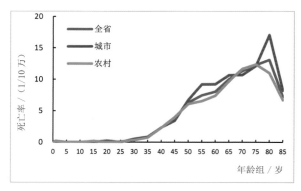

图 5-15b　全省肿瘤登记地区卵巢癌年龄别死亡率

2016 年江苏省 10 个城市肿瘤登记地区中，卵巢癌中标发病率最高的是无锡市区，发病率为 6.64/10 万，其后依次为淮安市淮阴区和南通市区；卵巢癌中标死亡率最高的是盐城市盐都区，死亡率为 2.96/10 万，其后依次为苏州市区和南通市区（图 5-15c）。

同期全省 31 个农村肿瘤登记地区中，卵巢癌中标发病率最高的是昆山市，发病率为 7.24/10 万，其后依次为江阴市和张家港市；卵巢癌中标死亡率最高的是常州市金坛区，死亡率为 3.37/10 万，其后依次为江阴市和东台市（图 5-15c）。

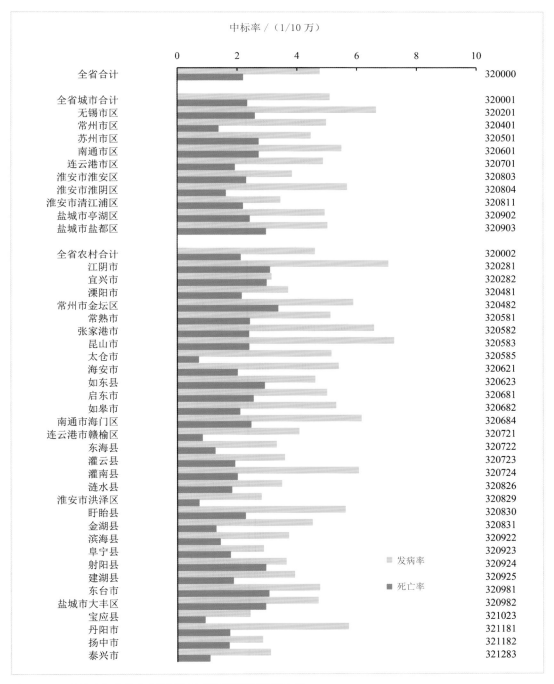

图 5-15c 2016 年江苏省肿瘤登记地区卵巢癌发病率和死亡率

十六、前列腺（C61）

2016 年江苏省肿瘤登记地区新发前列腺癌病例 3 389 例，占男性全部癌症新发病例数的 4.05%，位居男性癌症发病谱第 6 位。新发病例中城市地区 1 585 例，农村地区 1 804 例。全省肿瘤登记地区前列腺癌发病率为 15.31/10 万，中标发病率为 7.21/10 万，世标发病率为 7.02/10 万，0—74 岁累积发病率为 0.76%。城市前列腺癌中标发病率为农村的 1.72 倍（表 5-16）。

同期全省肿瘤登记地区发生前列腺癌死亡病例 1 484 例，占男性全部癌症死亡病例数的 2.40%，位居男性癌症死亡谱第 7 位。死亡病例中城市地区 615 例，农村地区 869 例。全省肿瘤登记地区前列腺癌死亡率为 6.70/10 万，中标死亡率为 2.83/10 万，世标死亡率为 2.87/10 万，0—74 岁累积死亡率为 0.18%。城市前列腺癌中标死亡率为农村的 1.32 倍（表 5-16）。

表 5-16　2016 年江苏省肿瘤登记地区前列腺癌发病和死亡情况

指标	地区	例数	粗率 /（1/10 万）	构成比 /%	中标率 /（1/10 万）	世标率 /（1/10 万）	累积率 0—74 岁 /%	男性癌症顺位
发病	全省	3 389	15.31	4.05	7.21	7.02	0.76	6
	城市	1 585	20.77	5.29	9.95	9.70	1.07	6
	农村	1 804	12.43	3.36	5.80	5.63	0.60	6
死亡	全省	1 484	6.70	2.40	2.83	2.87	0.18	7
	城市	615	8.06	2.86	3.36	3.49	0.23	7
	农村	869	5.99	2.16	2.55	2.53	0.16	8

2016 年江苏省肿瘤登记地区前列腺癌发病在 55 岁前少见，55 岁后年龄别发病率开始随年龄增长而快速上升，并于 80—84 岁年龄组达到高峰。城乡前列腺癌年龄别发病率变化趋势和全省一致。55 岁及以上各年龄组中，城市前列腺癌发病率均高于农村。全省肿瘤登记地区前列腺癌年龄别死亡率在 60 岁前处于较低水平，60 岁开始随年龄增长快速升高，于 85 岁及以上年龄组达到高峰。城乡前列腺癌年龄别死亡率变化趋势与全省一致。60 岁及以上各年龄组中，城市前列腺癌死亡率均高于农村（图 5-16a，图 5-16b）。

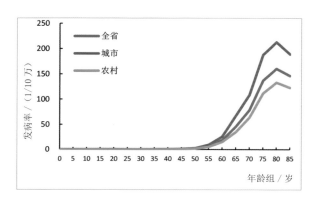

图 5-16a　全省肿瘤登记地区前列腺癌年龄别发病率

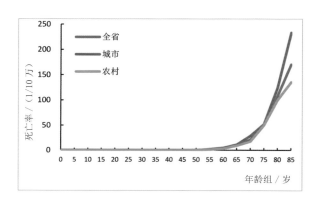

图 5-16b　全省肿瘤登记地区前列腺癌年龄别死亡率

2016 年江苏省 10 个城市肿瘤登记地区中，前列腺癌中标发病率最高的是常州市区，发病率为 15.09/10 万，其后依次为苏州市区和无锡市区；前列腺癌中标死亡率最高的是盐城市盐都区，死亡率为 5.73/10 万，其后依次为无锡市区和苏州市区（图 5-16c）。

同期江苏省 31 个农村肿瘤登记地区中，前列腺癌中标发病率最高的是昆山市，发病率为 15.69/10 万，其后依次太仓市和启东市；前列腺癌中标死亡率最高的是南通市海门区，死亡率为 5.37/10 万，其后依次为太仓市和启东市（图 5-16c）。

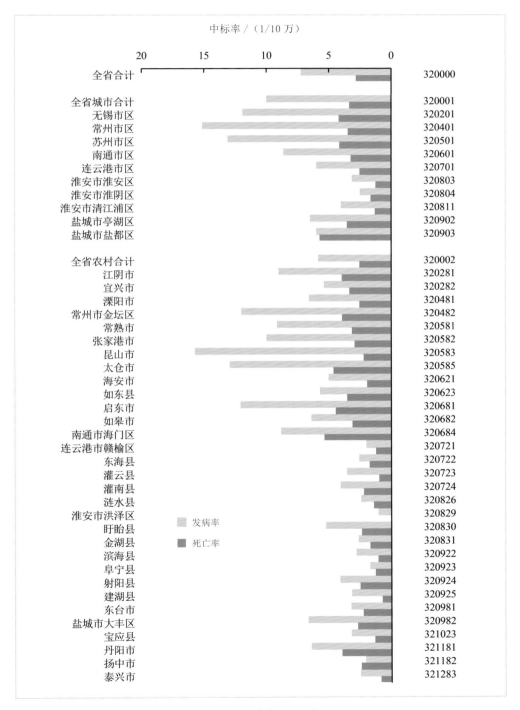

图 5-16c 2016 年江苏省肿瘤登记地区前列腺癌发病率和死亡率

十七、肾及泌尿系统不明（C64—C66，C68）

2016 年江苏省肿瘤登记地区新发肾及泌尿系统不明恶性肿瘤（以下简称"肾癌"）病例 2 081 例，占全部癌症新发病例数的 1.42%，位居癌症发病谱第 18 位。新发病例中男性 1 353 例，女性 728 例，城市地区 959 例，农村地区 1 122 例。全省肿瘤登记地区肾癌发病率为 4.73/10 万，中标发病率为 2.63/10 万，世标发病率为 2.60/10 万，0—74 岁累积发病率为 0.31%。全省男性肾癌中标发病率为女性的 1.91 倍，城市肾癌中标发病率为农村的 1.65 倍（表 5-17）。

同期全省肿瘤登记地区发生肾癌死亡病例 708 例，占全部癌症死亡病例数的 0.73%，位居癌症死亡谱第 20 位。死亡病例中男性 448 例，女性 260 例，城市地区 302 例，农村地区 406 例。全省肿瘤登记地区肾癌死亡率为 1.61/10 万，中标死亡率为 0.80/10 万，世标死亡率为 0.79/10 万，0—74 岁累积死亡率为 0.09%。全省男性肾癌中标死亡率为女性的 1.91 倍，城市肾癌中标死亡率为农村的 1.41 倍（表 5-17）。

表 5-17 2016 年江苏省肿瘤登记地区肾癌发病和死亡情况

指标	地区	性别	病例数	粗率 /（1/10 万）	构成比 /%	中标率 /（1/10 万）	世标率 /（1/10 万）	累积率 0—74 岁 /%	顺位
发病	全省	合计	2 081	4.73	1.42	2.63	2.60	0.31	18
		男性	1 353	6.11	1.62	3.46	3.43	0.41	12
		女性	728	3.34	1.15	1.81	1.78	0.21	16
	城市	合计	959	6.27	1.81	3.54	3.48	0.42	17
		男性	657	8.61	2.19	4.93	4.87	0.59	10
		女性	302	3.94	1.31	2.19	2.14	0.25	16
	农村	合计	1 122	3.91	1.20	2.15	2.14	0.25	18
		男性	696	4.80	1.30	2.69	2.68	0.32	12
		女性	426	3.01	1.06	1.61	1.60	0.19	16
死亡	全省	合计	708	1.61	0.73	0.80	0.79	0.09	20
		男性	448	2.02	0.73	1.05	1.04	0.12	16
		女性	260	1.19	0.73	0.55	0.56	0.06	17
	城市	合计	302	1.97	0.90	0.99	1.01	0.11	16
		男性	195	2.56	0.91	1.33	1.32	0.15	14
		女性	107	1.40	0.89	0.66	0.72	0.07	16
	农村	合计	406	1.42	0.64	0.70	0.68	0.08	20
		男性	253	1.74	0.63	0.91	0.90	0.10	16
		女性	153	1.08	0.65	0.49	0.47	0.05	18

2016 年江苏省肿瘤登记地区肾癌年龄别发病率在 0—44 岁处于较低水平，45 岁后随年龄增长快速升高，至 80—84 岁年龄组达高峰。不同性别、城乡的肾癌年龄别发病率变化趋势与全省基本一致，仅全省男性、城市合计和城市男性的发病高峰出现年龄提前至 75—79 岁年龄组。45 岁及以上各年龄组中，无论城乡，男性的肾癌的发病率均高于女性。同期全省肾癌年龄别死亡率在 50 岁前处于较低水平，50 岁开始随年龄增长快速上升，至 85 岁及以上年龄组达高峰。不同性别、城乡的肾癌年龄别死亡率变化趋势与全省基本一致，仅农村合计和农村女性死亡高峰提前出现在 80—84 岁年龄组。50 岁及以上各年龄组中，无论城乡，男性肾癌死亡率均高于女性（图 5-17a 至图 5-17f）。

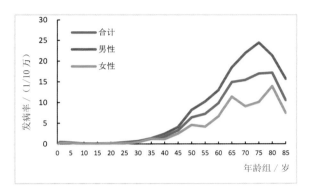

图 5-17a　全省肿瘤登记地区肾癌年龄别发病率

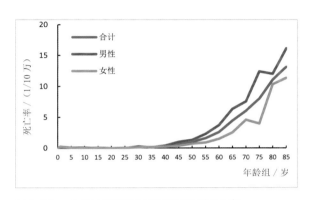

图 5-17b　全省肿瘤登记地区肾癌年龄别死亡率

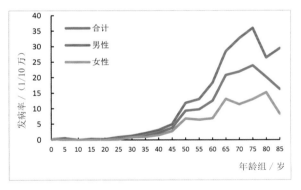

图 5-17c　城市肿瘤登记地区肾癌年龄别发病率

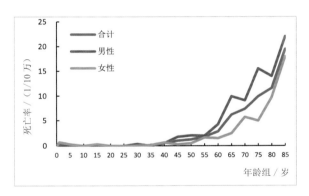

图 5-17d　城市肿瘤登记地区肾癌年龄别死亡率

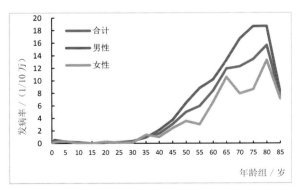

图 5-17e　农村肿瘤登记地区肾癌年龄别发病率

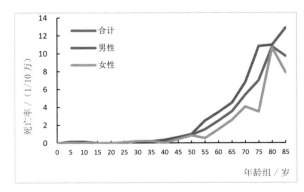

图 5-17f　农村肿瘤登记地区肾癌年龄别死亡率

2016 年江苏省 10 个城市肿瘤登记地区中，男性肾癌中标发病率最高的是常州市区，发病率为 6.81/10 万，其后依次为无锡市区和苏州市区；女性肾癌中标发病率最高的是淮安市清江浦区，发病率为 3.26/10 万，其后依次为常州市区和无锡市区。城市男性肾癌中标死亡率最高的是无锡市区，死亡率为 1.99/10 万，其后依次为盐城市亭湖区和常州市区；女性肾癌中标死亡率最高的是苏州市区，死亡率为 0.89/10 万，其后依次为常州市区和无锡市区（图 5-17g）。

同期江苏省 31 个农村肿瘤登记地区中，男性肾癌中标发病率最高的是张家港市，发病率为 6.86/10 万，其后依次为江阴市和启东市；女性肾癌中标发病率最高的是扬中市，发病率为 3.56/10 万，其后依次为南通市海门区和常熟市。农村男性肾癌中标死亡率最高的是盐城市大丰区，死亡率为 2.16/10 万，其后依次为南通市海门区和常熟市；女性肾癌中标死亡率最高的南通市海门区，死亡率为 1.52/10 万，其后依次为灌南县和启东市（图 5-17g）。

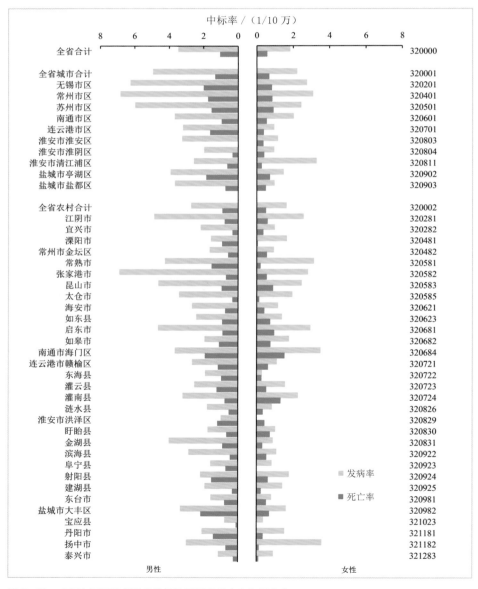

图 5-17g　2016 年江苏省肿瘤登记地区肾癌发病率和死亡率

十八、膀胱（C67）

2016 年江苏省肿瘤登记地区新发膀胱癌病例 2 747 例，占全部癌症新发病例数的 1.87%，位居癌症发病谱第 16 位。新发病例中男性 2 183 例，女性 564 例，城市地区 1 060 例，农村地区 1 687 例。全省肿瘤登记地区膀胱癌发病率为 6.25/10 万，中标发病率为 3.08/10 万，世标发病率为 3.04/10 万，0—74 岁累积发病率为 0.35%。全省男性膀胱癌中标发病率为女性的 4.10 倍，城市膀胱癌中标发病率为农村的 1.19 倍（表 5-18）。

同期全省肿瘤登记地区发生膀胱癌死亡病例 1 242 例，占全部癌症死亡病例数的 1.28%，位居癌症死亡谱第 15 位。死亡病例中男性 981 例，女性 261 例，城市地区 463 例，农村地区 779 例。全省肿瘤登记地区膀胱癌死亡率为 2.82/10 万，中标死亡率为 1.15/10 万，世标死亡率为 1.15/10 万，0—74 岁累积死亡率为 0.10%。全省男性膀胱癌中标死亡率为女性的 4.45 倍，城市膀胱癌中标死亡率为农村的 1.12 倍（表 5-18）。

表 5-18　2016 年江苏省肿瘤登记地区膀胱癌发病和死亡情况

指标	地区	性别	病例数	粗率 / (1/10 万)	构成比 / %	中标率 / (1/10 万)	世标率 / (1/10 万)	累积率 0—74 岁 /%	顺位
发病	全省	合计	2 747	6.25	1.87	3.08	3.04	0.35	16
		男性	2 183	9.86	2.61	5.04	5.01	0.57	8
		女性	564	2.58	0.89	1.23	1.20	0.14	17
	城市	合计	1 060	6.93	2.00	3.44	3.41	0.40	16
		男性	834	10.93	2.78	5.65	5.60	0.65	8
		女性	226	2.95	0.98	1.37	1.35	0.15	17
	农村	合计	1 687	5.88	1.80	2.90	2.85	0.33	16
		男性	1 349	9.30	2.51	4.73	4.70	0.53	8
		女性	338	2.39	0.84	1.16	1.12	0.13	17
死亡	全省	合计	1 242	2.82	1.28	1.15	1.15	0.10	15
		男性	981	4.43	1.59	1.96	2.00	0.16	11
		女性	261	1.20	0.74	0.44	0.43	0.03	16
	城市	合计	463	3.03	1.38	1.23	1.25	0.11	15
		男性	362	4.74	1.68	2.09	2.16	0.18	11
		女性	101	1.32	0.84	0.48	0.48	0.04	17
	农村	合计	779	2.72	1.22	1.10	1.10	0.09	15
		男性	619	4.27	1.54	1.90	1.91	0.15	11
		女性	160	1.13	0.68	0.41	0.41	0.03	16

2016 年江苏省肿瘤登记地区膀胱癌年龄别发病率在 0—44 岁处于较低水平，45 岁后快速升高，男性和女性分别于 85 岁及以上年龄组和 80—84 岁年龄组达高峰。城乡膀胱癌年龄别发病率变化趋势与全省一致。45 岁及以上各年龄组中，无论城乡，男性膀胱癌发病率均高于女性。膀胱癌年龄别死亡率在 55 岁前处于较低水平，55 岁开始随年龄增长快速上升，至 85 岁及以上年龄组达高峰。不同性别、城乡的膀胱癌年龄别死亡率变化趋势与全省一致。55 岁及以上各年龄组中，无论城乡，男性的膀胱癌死亡率均高于女性（图 5-18a 至图 5-18f）。

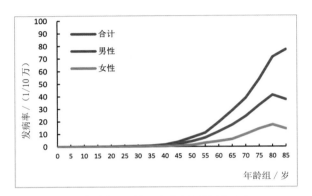

图 5-18a　全省肿瘤登记地区膀胱癌年龄别发病率

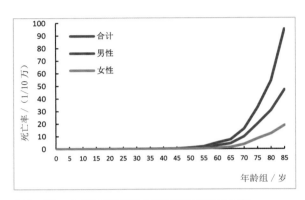

图 5-18b　全省肿瘤登记地区膀胱癌年龄别死亡率

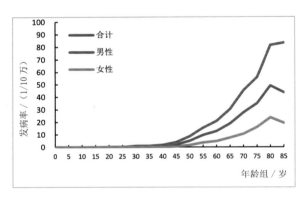

图 5-18c　城市肿瘤登记地区膀胱癌年龄别发病率

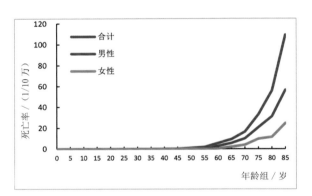

图 5-18d　城市肿瘤登记地区膀胱癌年龄别死亡率

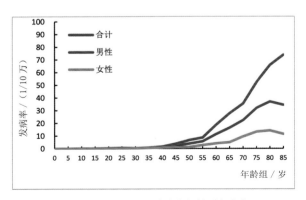

图 5-18e　农村肿瘤登记地区膀胱癌年龄别发病率

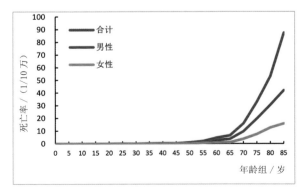

图 5-18f　农村肿瘤登记地区膀胱癌年龄别死亡率

2016 年江苏省 10 个城市肿瘤登记地区中，男性膀胱癌中标发病率最高的是无锡市区，发病率为 6.57/10 万，其后依次为常州市区和南通市区；女性膀胱癌中标发病率最高的是盐城市盐都区，发病率为 1.97/10 万，其后依次为南通市区和淮安市清江浦区。城市男性膀胱癌中标死亡率最高的是盐城市盐都区，死亡率为 3.40/10 万，其后依次为南通市区和连云港市区；女性膀胱癌中标死亡率最高的是连云港市区，死亡率为 0.90/10 万，其后依次为南通市区和无锡市区（图 5-18g）。

同期江苏省 31 个农村肿瘤登记地区中，男性和女性膀胱癌中标发病率最高的均是启东市，发病率分别为 9.09/10 万和 2.81/10 万，其后男性依次为张家港市和昆山市，女性依次为涟水县和常熟市。农村男性膀胱癌中标死亡率最高的是启东市，死亡率为 4.90/10 万，其后依次为南通市海门区和射阳县；女性膀胱癌中标死亡率最高的是南通市海门区，死亡率为 1.31/10 万，其后依次为盐城市大丰区和涟水县（图 5-18g）。

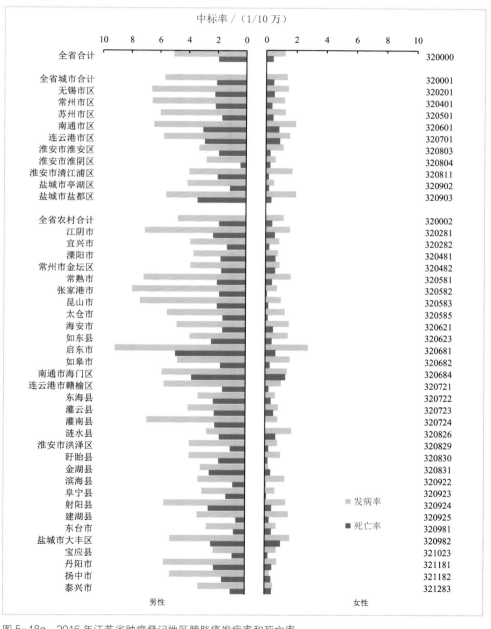

图 5-18g　2016 年江苏省肿瘤登记地区膀胱癌发病率和死亡率

十九、脑、神经系统（C70—C72，D32—D33，D42—D43）

2016 年江苏省肿瘤登记地区新发脑、神经系统肿瘤（以下简称"脑瘤"）病例 3 270 例，占全部癌症新发病例数的 2.23%，居癌症发病谱第 14 位。新发病例中男性 1 537 例，女性 1 733 例，城市地区 1 252 例，农村地区 2 018 例。全省肿瘤登记地区脑瘤发病率为 7.44/10 万，中标发病率为 4.72/10 万，世标发病率为 4.62/10 万，0—74 岁累积发病率为 0.49%。全省女性脑瘤中标发病率为男性的 1.06 倍，城市脑瘤中标发病率为农村的 1.19 倍（表 5-19）。

同期全省肿瘤登记地区发生脑瘤死亡病例 2 248 例，占全部癌症死亡病例数的 2.31%，位居癌症死亡谱第 11 位。死亡病例中男性 1 255 例，女性 993 例，城市地区 760 例，农村地区 1 488 例。全省肿瘤登记地区脑瘤死亡率为 5.11/10 万，中标死亡率为 3.08/10 万，世标死亡率为 3.06/10 万，0—74 岁累积死亡率为 0.33%。全省男性脑瘤中标死亡率为女性的 1.30 倍，城乡脑瘤中标死亡率基本持平（表 5-19）。

表 5-19　2016 年江苏省肿瘤登记地区脑瘤发病和死亡情况

指标	地区	性别	病例数	粗率 /（1/10 万）	构成比 /%	中标率 /（1/10 万）	世标率 /（1/10 万）	累积率 0—74 岁 /%	顺位
发病	全省	合计	3 270	7.44	2.23	4.72	4.62	0.49	14
		男性	1 537	6.94	1.84	4.59	4.49	0.46	11
		女性	1 733	7.94	2.74	4.85	4.74	0.52	11
	城市	合计	1 252	8.19	2.36	5.27	5.15	0.57	12
		男性	574	7.52	1.92	4.99	4.94	0.53	12
		女性	678	8.85	2.93	5.54	5.35	0.61	11
	农村	合计	2 018	7.04	2.15	4.43	4.33	0.46	14
		男性	963	6.64	1.79	4.38	4.24	0.43	11
		女性	1 055	7.45	2.63	4.47	4.42	0.48	11
死亡	全省	合计	2 248	5.11	2.31	3.08	3.06	0.33	11
		男性	1 255	5.67	2.03	3.49	3.48	0.37	10
		女性	993	4.55	2.80	2.69	2.65	0.28	10
	城市	合计	760	4.97	2.26	3.05	3.07	0.33	10
		男性	433	5.67	2.01	3.53	3.58	0.38	10
		女性	327	4.27	2.72	2.59	2.57	0.28	11
	农村	合计	1 488	5.19	2.34	3.10	3.06	0.32	11
		男性	822	5.67	2.05	3.47	3.44	0.36	9
		女性	666	4.70	2.84	2.74	2.69	0.29	10

        2016 年江苏省肿瘤登记地区脑瘤发病率在 0—34 岁处于较低水平，35 岁开始随年龄增长快速上升，男性和女性分别在 80—84 岁和 70—74 岁年龄组达发病高峰。城乡脑瘤年龄别发病率变化趋势与全省基本一致，仅农村女性发病高峰出现在 75—79 岁年龄组。全省脑瘤死亡率在 40 岁前处于较低水平，40 岁后开始随年龄增长快速升高，至 80—84 岁年龄组达到最高。城乡、不同性别的脑瘤年龄别死亡率变化趋势与全省基本一致，仅死亡高峰出现年龄有所变化（图 5-19a 至图 5-19f）。

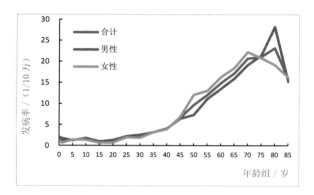

图 5-19a　全省肿瘤登记地区脑瘤年龄别发病率

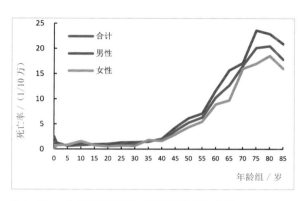

图 5-19b　全省肿瘤登记地区脑瘤年龄别死亡率

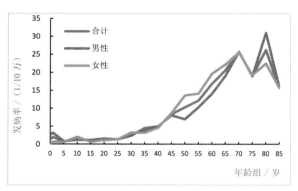

图 5-19c　城市肿瘤登记地区脑瘤年龄别发病率

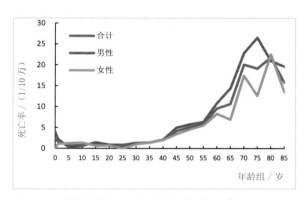

图 5-19d　城市肿瘤登记地区脑瘤年龄别死亡率

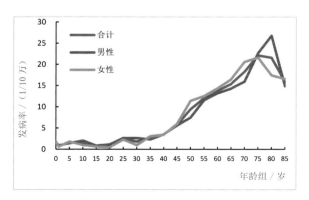

图 5-19e　农村肿瘤登记地区脑瘤年龄别发病率

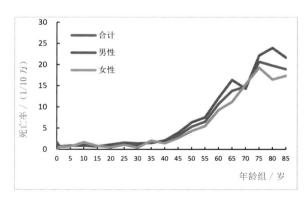

图 5-19f　农村肿瘤登记地区脑瘤年龄别死亡率

2016 年江苏省 10 个城市肿瘤登记地区中，男性脑瘤中标发病率最高的是盐城市亭湖区，发病率为 7.16/10 万，其后依次为盐城市盐都区和南通市区；女性脑瘤中标发病率最高的是盐城市盐都区，发病率为 8.22/10 万，其后依次为南通市区和苏州市区。城市男性和女性的脑瘤中标死亡率最高的均是盐城市盐都区，死亡率分别为 6.73/10 万和 4.46/10 万，其后男性依次为盐城市亭湖区和常州市区，女性依次为盐城市亭湖和淮安市淮阴区（图 5-19g）。

江苏省 31 个农村肿瘤登记地区中，男性和女性的脑瘤中标发病率最高的均是盐城市大丰区，发病率分别为 7.34/10 万和 11.46/10 万，其后男性依次为南通市海门区和连云港市赣榆区，女性依次为南通市海门区和太仓市。农村男性脑瘤中标死亡率最高的是常熟市，死亡率为 5.29/10 万，其后依次为灌南县和如东县；女性脑瘤中标死亡率最高的是东海县，死亡率为 4.82/10 万，其后依次为射阳县和淮安市洪泽区（图 5-19g）。

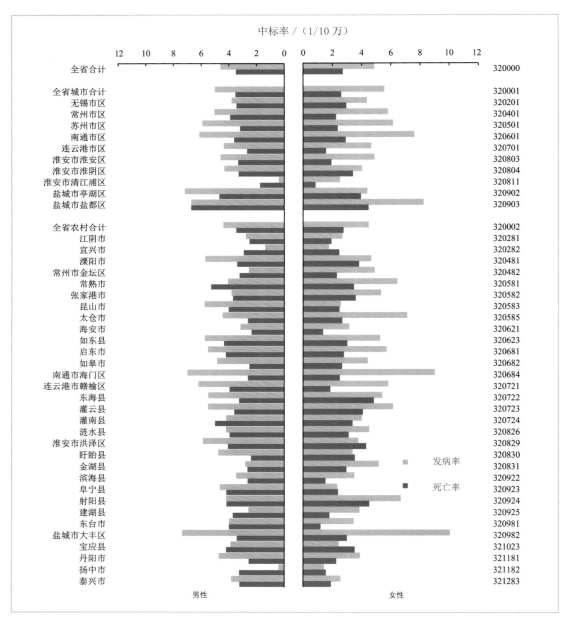

图 5-19g 2016 年江苏省肿瘤登记地区脑瘤发病率和死亡率

二十、甲状腺（C73）

2016年江苏省肿瘤登记地区新发甲状腺癌病例4 115例，占全部癌症新发病例数的2.80%，位居癌症发病谱第10位。新发病例中男性844例，女性3 271例，城市地区1 859例，农村地区2 256例。全省肿瘤登记地区甲状腺癌发病率为9.36/10万，中标发病率为7.56/10万，世标发病率为6.62/10万，0—74岁累积发病率为0.63%。全省女性甲状腺癌中标发病率为男性的3.81倍，城市甲状腺癌中标发病率为农村的1.59倍（表5-20）。

同期全省肿瘤登记地区发生甲状腺癌死亡病例216例，占全部癌症死亡病例数的0.22%，位居癌症死亡谱第22位。死亡病例中男性77例，女性139例，城市地区71例，农村地区145例。全省肿瘤登记地区甲状腺癌死亡率为0.49/10万，中标死亡率为0.24/10万，世标死亡率为0.24/10万，0—74岁累积死亡率为0.03%。全省女性甲状腺癌中标死亡率为男性的1.72倍，城乡甲状腺癌中标死亡率基本持平（表5-20）。

表 5-20　2016 年江苏省肿瘤登记地区甲状腺癌发病和死亡情况

指标	地区	性别	病例数	粗率 /（1/10 万）	构成比 /%	中标率 /（1/10 万）	世标率 /（1/10 万）	累积率 0—74 岁 /%	顺位
发病	全省	合计	4 115	9.36	2.80	7.56	6.62	0.63	10
		男性	844	3.81	1.01	3.15	2.72	0.26	16
		女性	3 271	14.99	5.17	11.99	10.55	1.00	8
	城市	合计	1 859	12.15	3.50	9.96	8.72	0.81	9
		男性	401	5.25	1.34	4.40	3.79	0.36	13
		女性	1 458	19.02	6.31	15.44	13.60	1.26	5
	农村	合计	2 256	7.87	2.40	6.25	5.49	0.53	11
		男性	443	3.05	0.82	2.48	2.15	0.21	16
		女性	1 813	12.80	4.52	10.09	8.88	0.86	8
死亡	全省	合计	216	0.49	0.22	0.24	0.24	0.03	22
		男性	77	0.35	0.12	0.18	0.18	0.02	20
		女性	139	0.64	0.39	0.31	0.30	0.03	20
	城市	合计	71	0.46	0.21	0.24	0.23	0.02	24
		男性	26	0.34	0.12	0.18	0.18	0.02	20
		女性	45	0.59	0.37	0.29	0.28	0.03	20
	农村	合计	145	0.51	0.23	0.25	0.25	0.03	22
		男性	51	0.35	0.13	0.18	0.18	0.02	20
		女性	94	0.66	0.40	0.32	0.31	0.04	20

2016 年江苏省肿瘤登记地区甲状腺癌发病在 20 岁前少见，20 岁后发病率随年龄增长快速升高，至 50—54 岁年龄组达高峰，之后逐年下降。不同性别、城乡的甲状腺癌年龄别发病率变化趋势与全省基本一致，仅城市男性发病高峰提前至 40—44 岁年龄组。同期全省甲状腺癌年龄别死亡率在 54 岁前处于相对较低水平，55 岁开始随年龄增长快速上升，至 85 岁及以上年龄组达高峰。不同性别、城乡的甲状腺癌年龄别死亡率变化趋势与全省基本一致，仅死亡高峰出现年龄有所差别（图 5-20a 至图 5-20f）。

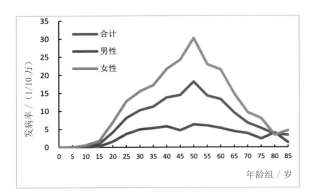

图 5-20a　全省肿瘤登记地区甲状腺癌年龄别发病率

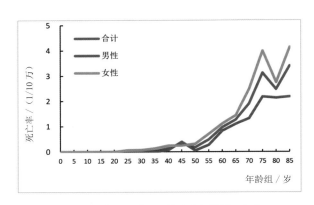

图 5-20b　全省肿瘤登记地区甲状腺癌年龄别死亡率

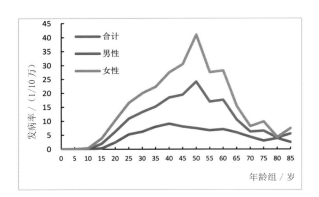

图 5-20c　城市肿瘤登记地区甲状腺癌年龄别发病率

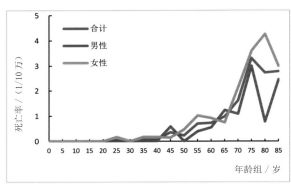

图 5-20d　城市肿瘤登记地区甲状腺癌年龄别死亡率

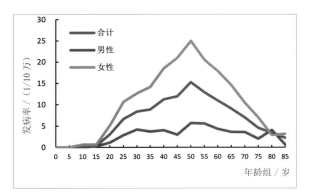

图 5-20e　农村肿瘤登记地区甲状腺癌年龄别发病率

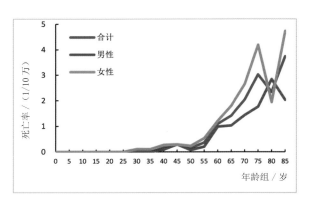

图 5-20f　农村肿瘤登记地区甲状腺癌年龄别死亡率

2016 年江苏省 10 个城市肿瘤登记地区中，男性和女性甲状腺癌中标发病率最高的均是常州市区，发病率分别为 7.02/10 万和 25.91/10 万，其后均依次为苏州市区和南通市区。城市男性和女性甲状腺癌中标死亡率最高的均是连云港市区，死亡率分别为 0.54/10 万和 1.54/10 万，其后男性依次为盐城市亭湖区和淮安市清江浦区，女性依次为淮安市淮阴区和盐城市亭湖区（图 5-20g）。

同期江苏省 31 个农村肿瘤登记地区中，男性和女性甲状腺癌中标发病率最高的均是昆山市，发病率分别为 15.12/10 万和 38.91/10 万，其后均依次为太仓市和张家港市。农村男性甲状腺癌中标死亡率最高的是金湖县，死亡率为 0.75/10 万，其后依次为盱眙县和常州市金坛区；女性甲状腺癌中标死亡率最高的是东海县，死亡率为 0.92/10 万，其后依次为太仓市和启东市（图 5-20g）。

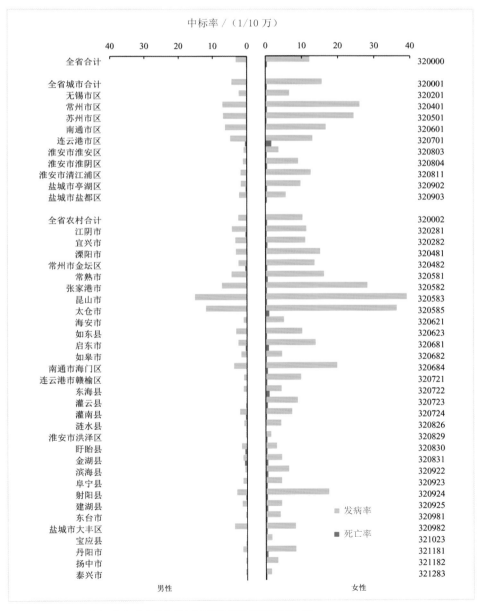

图 5-20g　2016 年江苏省肿瘤登记地区甲状腺癌发病率和死亡率

二十一、淋巴瘤（C81—C86，C88，C90，C96）

2016 年江苏省肿瘤登记地区新发淋巴瘤病例 3 272 例，占全部癌症新发病例数的 2.23%，位居癌症发病谱第 13 位。新发病例中男性 1 879 例，女性 1 393 例，城市地区 1 183 例，农村地区 2 089 例。全省肿瘤登记地区淋巴瘤发病率为 7.44/10 万，中标发病率为 4.26/10 万，世标发病率为 4.18/10 万，0—74 岁累积发病率为 0.49%。全省男性淋巴瘤中标发病率为女性的 1.36 倍，城市淋巴瘤中标发病率为农村的 1.13 倍（表 5-21）。

同期全省肿瘤登记地区发生淋巴瘤死亡病例 2 315 例，占全部癌症死亡病例数的 2.38%，位居癌症死亡谱第 10 位。死亡病例中男性 1 404 例，女性 911 例，城市地区 754 例，农村地区 1 561 例。全省肿瘤登记地区淋巴瘤死亡率为 5.27/10 万，中标死亡率为 2.75/10 万，世标死亡率为 2.71/10 万，0—74 岁累积死亡率为 0.31%。全省男性淋巴瘤中标死亡率为女性的 1.63 倍，农村淋巴瘤中标死亡率为城市的 1.08 倍（表 5-21）。

表 5-21　2016 年江苏省肿瘤登记地区淋巴瘤发病和死亡情况

指标	地区	性别	病例数	粗率 /（1/10 万）	构成比 /%	中标率 /（1/10 万）	世标率 /（1/10 万）	累积率 0—74 岁 /%	顺位
发病	全省	合计	3 272	7.44	2.23	4.26	4.18	0.49	13
		男性	1 879	8.49	2.25	4.92	4.83	0.56	9
		女性	1 393	6.38	2.20	3.63	3.55	0.41	13
	城市	合计	1 183	7.73	2.23	4.61	4.47	0.51	14
		男性	702	9.20	2.34	5.54	5.41	0.61	9
		女性	481	6.28	2.08	3.71	3.56	0.41	13
	农村	合计	2 089	7.29	2.23	4.07	4.03	0.47	13
		男性	1 177	8.11	2.19	4.58	4.53	0.54	9
		女性	912	6.44	2.27	3.59	3.55	0.41	13
死亡	全省	合计	2 315	5.27	2.38	2.75	2.71	0.31	10
		男性	1 404	6.34	2.28	3.43	3.41	0.39	8
		女性	911	4.17	2.57	2.10	2.05	0.24	12
	城市	合计	754	4.93	2.25	2.62	2.56	0.29	11
		男性	468	6.13	2.17	3.34	3.31	0.37	9
		女性	286	3.73	2.38	1.93	1.86	0.20	13
	农村	合计	1 561	5.44	2.45	2.82	2.79	0.33	10
		男性	936	6.45	2.33	3.48	3.46	0.40	7
		女性	625	4.41	2.66	2.17	2.15	0.25	12

2016年江苏省肿瘤登记地区淋巴瘤年龄别发病率在45岁之前处于较低水平，45岁开始快速上升，男性和女性均于75—79岁年龄组达发病高峰，之后缓慢下降。城乡淋巴瘤年龄别发病率变化趋势与全省基本相同，仅城市合计和城市男性发病高峰延后至80—84岁年龄组、城市女性发病高峰提前至70—74岁年龄组。45岁及以上各年龄组中，无论城乡，男性淋巴瘤年龄别发病率均高于女性（图5-21a至图5-21f）。

同期全省淋巴瘤年龄别死亡率在50岁前处于较低水平，50岁开始随年龄增长快速上升，男性和女性均于80—84岁年龄组达高峰。城乡淋巴瘤年龄别死亡率变化趋势与全省基本一致，仅城市男性和农村女性死亡高峰出现年龄有所不同，分别为85岁及以上年龄组和75—79岁年龄组。50岁及以上各年龄组中，无论城乡，男性淋巴瘤年龄别死亡率均高于女性（图5-21a至图5-21f）。

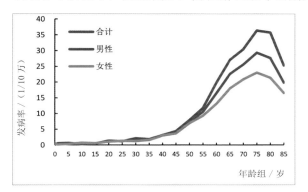

图 5-21a　全省肿瘤登记地区淋巴瘤年龄别发病率

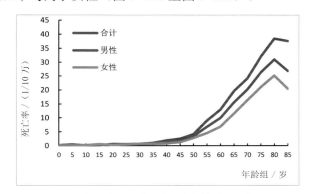

图 5-21b　全省肿瘤登记地区淋巴瘤年龄别死亡率

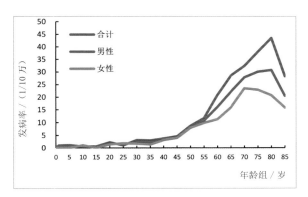

图 5-21c　城市肿瘤登记地区淋巴瘤年龄别发病率

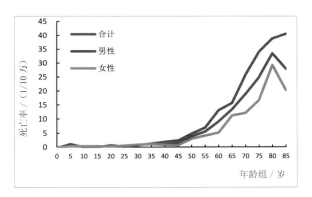

图 5-21d　城市肿瘤登记地区淋巴瘤年龄别死亡率

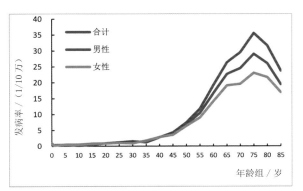

图 5-21e　农村肿瘤登记地区淋巴瘤年龄别发病率

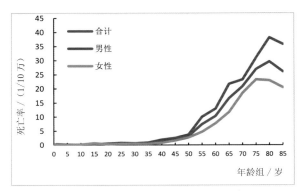

图 5-21f　农村肿瘤登记地区淋巴瘤年龄别死亡率

2016 年江苏省 10 个城市肿瘤登记地区中，男性和女性淋巴瘤中标发病率最高的均是常州市区，发病率分别为 8.51/10 万和 6.02/10 万，其后男性依次为盐城市亭湖区和盐城市盐都区，女性依次为苏州市区和南通市区。城市男性淋巴瘤中标死亡率最高是常州市区，死亡率为 5.49/10 万，其后依次为盐城市亭湖区和南通市区；女性淋巴瘤中标死亡率最高的是南通市区，死亡率为 2.41/10 万，其后依次为常州市区和苏州市区（图 5-21g）。

同期江苏省 31 个农村肿瘤登记地区中，男性和女性淋巴瘤中标发病率最高的均是启东市，发病率分别为 7.96/10 万和 6.41/10 万，其后男性依次为张家港市和太仓市，女性依次为太仓市和昆山市。城市男性和女性淋巴瘤中标死亡率最高的均是启东市，死亡率分别为 5.65/10 万和 3.94/10 万，其后男性依次为张家港市和南通市海门区，女性依次为宜兴市和南通市海门区（图 5-21g）。

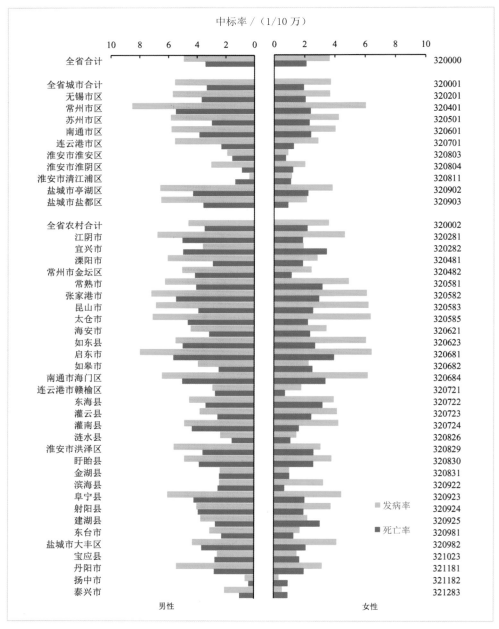

图 5-21g　2016 年江苏省肿瘤登记地区淋巴瘤发病率和死亡率

二十二、白血病（C91—C95，D45—D47）

2016 年江苏省肿瘤登记地区新发白血病病例 2 939 例，占全部癌症新发病例数的 2.00%，位居癌症发病谱第 15 位。新发病例中男性 1 665 例，女性 1 274 例，城市地区 1 109 例，农村地区 1 830 例。全省肿瘤登记地区白血病发病率为 6.68/10 万，中标发病率为 4.66/10 万，世标发病率为 4.73/10 万，0—74 岁累积发病率为 0.46%。全省男性白血病中标发病率为女性的 1.26 倍，城市白血病中标发病率为农村的 1.16 倍（表 5-22）。

同期全省肿瘤登记地区发生白血病死亡病例 2 239 例，占全部癌症死亡病例数的 2.30%，位居癌症死亡谱第 12 位。死亡病例中男性 1 262 例，女性 977 例，城市地区 821 例，农村地区 1 418 例。全省肿瘤登记地区白血病死亡率为 5.09/10 万，中标死亡率为 3.17/10 万，世标死亡率为 3.16/10 万，0—74 岁累积死亡率为 0.32%。全省男性白血病中标死亡率为女性的 1.33 倍，城市白血病中标死亡率为农村的 1.05 倍（表 5-22）。

表 5-22　2016 年江苏省肿瘤登记地区白血病发病和死亡情况

指标	地区	性别	病例数	粗率 /（1/10 万）	构成比 /%	中标率 /（1/10 万）	世标率 /（1/10 万）	累积率 0—74 岁 /%	顺位
发病	全省	合计	2 939	6.68	2.00	4.66	4.73	0.46	15
		男性	1 665	7.52	1.99	5.21	5.31	0.52	10
		女性	1 274	5.84	2.01	4.12	4.17	0.39	14
	城市	合计	1 109	7.25	2.09	5.12	5.27	0.50	15
		男性	642	8.41	2.14	5.82	6.03	0.58	11
		女性	467	6.09	2.02	4.46	4.54	0.42	15
	农村	合计	1 830	6.38	1.95	4.42	4.45	0.44	15
		男性	1 023	7.05	1.90	4.89	4.92	0.49	10
		女性	807	5.70	2.01	3.95	3.98	0.38	14
死亡	全省	合计	2 239	5.09	2.30	3.17	3.16	0.32	12
		男性	1 262	5.70	2.04	3.63	3.61	0.37	9
		女性	977	4.48	2.75	2.72	2.72	0.27	11
	城市	合计	821	5.37	2.45	3.28	3.30	0.34	9
		男性	487	6.38	2.26	3.95	3.96	0.41	8
		女性	334	4.36	2.78	2.62	2.66	0.27	10
	农村	合计	1 418	4.95	2.23	3.11	3.08	0.31	12
		男性	775	5.34	1.93	3.45	3.42	0.35	10
		女性	643	4.54	2.74	2.77	2.75	0.27	11

2016年江苏省肿瘤登记地区白血病年龄别发病率在40岁前处于较低水平，40岁后快速上升，男性和女性均于80—84岁年龄组达发病高峰。城乡白血病年龄别发病率变化趋势与全省一致。40岁及以上各年龄组中，除全省和农村45—49岁年龄组的发病率为女性高于男性外，其他各年龄组发病率均为男性较高（图5-22a至图5-22f）。

同期全省白血病年龄别死亡率在50岁前处于较低水平，50岁开始随年龄增长快速升高，男性和女性分别于80—84岁和75—79岁年龄组达发病高峰。城乡白血病年龄别死亡率变化趋势与全省基本一致，仅城市女性死亡高峰出现年龄延后至85岁及以上年龄组。50岁及以上各年龄组中，无论城乡，男性的白血病死亡率均高于女性（图5-22a至图5-22f）。

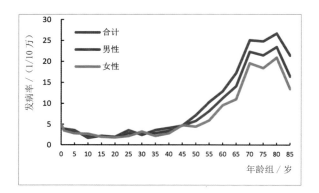

图 5-22a　全省肿瘤登记地区白血病年龄别发病率

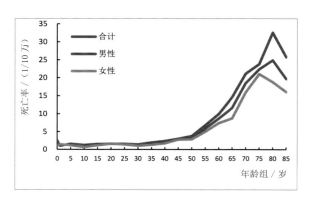

图 5-22b　全省肿瘤登记地区白血病年龄别死亡率

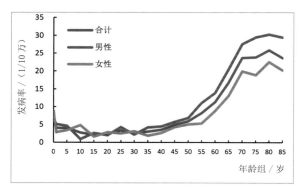

图 5-22c　城市肿瘤登记地区白血病年龄别发病率

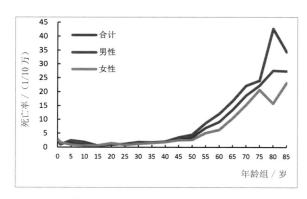

图 5-22d　城市肿瘤登记地区白血病年龄别死亡率

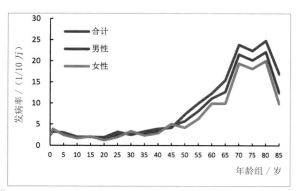

图 5-22e　农村肿瘤登记地区白血病年龄别发病率

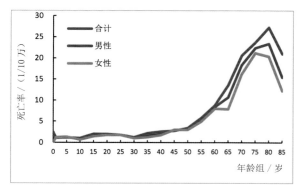

图 5-22f　农村肿瘤登记地区白血病年龄别死亡率

2016 年江苏省 10 个城市肿瘤登记地区中，男性白血病中标发病率最高的是淮安市淮阴区，发病率为 7.52/10 万，其后依次为南通市区和盐城市亭湖区；女性中标发病率最高的是盐城市盐都区，发病率为 5.43/10 万，其后依次为苏州市区和连云港市区。城市男性白血病中标死亡率最高的是南通市区，死亡率为 6.56/10 万，其后依次为常州市区和盐城市盐都区；女性白血病中标死亡率最高的淮安市淮安区，死亡率为 4.07/10 万，其后依次为南通市区和无锡市区（图 5-22g）。

同期江苏省 31 个农村肿瘤登记地区中，男性白血病中标发病率最高的是昆山市，发病率为 11.43/10 万，其后依次为张家港市和启东市；女性白血病中标发病率最高的是启东市，发病率为 6.29/10 万，其后依次为灌云县和昆山市。农村男性和女性白血病中标死亡率最高的均是南通市海门区，死亡率分别为 5.03/10 万和 4.26/10 万，其后男性依次为常熟市和江阴市，女性依次为盐城市大丰区和淮安市洪泽区（图 5-22g）。

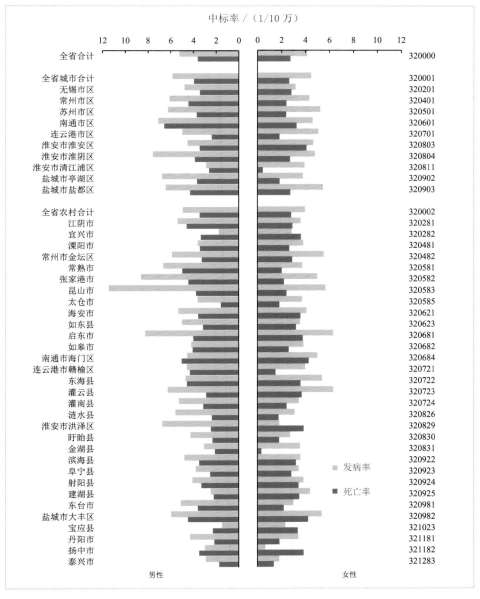

图 5-22g　2016 年江苏省肿瘤登记地区白血病发病率和死亡率

附录

附录一　江苏省肿瘤登记地区 2016 年恶性肿瘤发病情况

附表 1-1　江苏省肿瘤登记地区 2016 年男女合计恶性肿瘤发病主要指标

部位	病例数	构成比/%	_年龄组发病率/（1/10万） 0	1—4	5—9	10—14	15—19	20—24	25—29	30—34	35—39	40—44	45—49	50—54
唇	79	0.05	0.00	0.00	0.00	0.00	0.00	0.00	0.00	0.00	0.00	0.03	0.07	0.00
舌	287	0.20	0.00	0.00	0.00	0.00	0.00	0.00	0.06	0.10	0.26	0.21	0.48	0.82
口	446	0.30	0.00	0.06	0.00	0.00	0.00	0.04	0.03	0.07	0.26	0.15	0.51	0.77
唾液腺	230	0.16	0.00	0.00	0.00	0.11	0.00	0.12	0.18	0.24	0.19	0.27	0.68	0.77
扁桃体	63	0.04	0.00	0.00	0.00	0.00	0.00	0.00	0.00	0.00	0.00	0.15	0.07	0.31
其他口咽	78	0.05	0.00	0.00	0.00	0.00	0.00	0.08	0.00	0.00	0.06	0.03	0.17	0.08
鼻咽	1 269	0.86	0.00	0.06	0.00	0.11	0.05	0.24	0.53	0.78	1.55	2.28	3.51	4.80
下咽	145	0.10	0.00	0.00	0.00	0.00	0.00	0.00	0.00	0.00	0.00	0.15	0.19	0.38
咽，部位不明	108	0.07	0.00	0.00	0.00	0.00	0.00	0.00	0.03	0.03	0.00	0.00	0.15	0.21
食管	16 154	10.99	0.00	0.00	0.05	0.00	0.00	0.04	0.15	0.20	0.19	1.39	5.35	15.27
胃	20 867	14.20	0.00	0.00	0.00	0.00	0.25	0.55	1.51	2.22	3.71	7.75	16.28	31.21
小肠	600	0.41	0.00	0.00	0.00	0.00	0.00	0.24	0.00	0.03	0.24	0.44	0.94	1.05
结肠	7 062	4.81	0.00	0.00	0.00	0.05	0.15	0.55	0.53	1.74	1.94	4.38	8.45	13.78
直肠	6 619	4.50	0.00	0.00	0.00	0.00	0.00	0.28	0.68	0.75	2.16	3.70	8.31	14.71
肛门	141	0.10	0.00	0.00	0.00	0.00	0.00	0.00	0.00	0.10	0.06	0.12	0.29	0.23
肝脏	13 047	8.88	0.27	0.12	0.10	0.21	0.05	0.43	0.98	2.86	5.78	13.94	29.04	36.88
胆囊及其他	2 232	1.52	0.00	0.00	0.00	0.00	0.00	0.04	0.03	0.10	0.29	1.01	1.72	3.16
胰腺	5 077	3.46	0.00	0.06	0.00	0.00	0.00	0.20	0.30	0.38	0.71	1.78	3.54	7.85
鼻、鼻窦及其他	163	0.11	0.00	0.00	0.00	0.05	0.05	0.08	0.06	0.03	0.16	0.21	0.24	0.54
喉	603	0.41	0.00	0.00	0.00	0.00	0.00	0.00	0.00	0.00	0.00	0.24	0.51	0.98
气管、支气管、肺	27 631	18.81	0.00	0.06	0.00	0.00	0.20	0.28	1.24	2.18	5.23	9.59	22.19	45.53
其他胸腔器官	376	0.26	0.54	0.00	0.05	0.11	0.10	0.16	0.18	0.24	0.32	0.50	0.78	1.03
骨	879	0.60	0.00	0.06	0.25	0.58	0.97	0.28	0.59	0.27	0.55	0.86	0.97	1.67
皮肤黑色素瘤	323	0.22	0.00	0.00	0.00	0.05	0.00	0.12	0.21	0.03	0.13	0.15	0.34	0.92
皮肤其他	1 230	0.84	0.27	0.00	0.00	0.00	0.05	0.00	0.05	0.10	0.39	0.44	0.82	1.59
间皮瘤	52	0.04	0.00	0.00	0.00	0.00	0.00	0.00	0.00	0.03	0.03	0.00	0.03	0.10	0.13
卡波西肉瘤	22	0.01	0.00	0.00	0.00	0.05	0.00	0.00	0.00	0.03	0.03	0.03	0.10	0.00
周围神经、其他结缔组织、软组织	257	0.17	1.35	0.12	0.35	0.11	0.31	0.24	0.33	0.17	0.13	0.36	0.46	0.67
乳房	9 278	6.31	0.00	0.00	0.00	0.00	0.00	0.05	0.59	2.66	6.65	13.50	23.97	39.65	43.27
外阴	85	0.06	0.00	0.00	0.00	0.00	0.00	0.00	0.03	0.03	0.16	0.06	0.10	0.18
阴道	76	0.05	0.00	0.00	0.00	0.00	0.00	0.16	0.03	0.07	0.10	0.12	0.22	0.28
子宫颈	3 915	2.66	0.00	0.00	0.00	0.00	0.05	0.16	1.15	3.79	6.43	12.73	17.32	19.17
子宫体	1 439	0.98	0.00	0.00	0.00	0.00	0.00	0.04	0.50	0.44	1.16	2.19	5.47	7.98
子宫，部位不明	400	0.27	0.00	0.00	0.00	0.00	0.00	0.00	0.15	0.27	0.45	0.92	1.40	1.51
卵巢	1 647	1.12	0.54	0.06	0.05	0.21	0.15	0.67	0.89	1.23	1.29	2.69	5.57	7.39
其他女性生殖器	129	0.09	0.00	0.00	0.00	0.00	0.00	0.00	0.12	0.07	0.13	0.03	0.34	0.56
胎盘	5	0.00	0.00	0.00	0.00	0.00	0.05	0.12	0.00	0.03	0.00	0.00	0.00	0.00
阴茎	203	0.14	0.00	0.00	0.00	0.00	0.00	0.00	0.00	0.03	0.03	0.21	0.19	0.46
前列腺	3 389	2.31	0.00	0.00	0.00	0.00	0.05	0.04	0.00	0.07	0.10	0.09	0.29	0.92
睾丸	82	0.06	0.00	0.12	0.10	0.05	0.05	0.12	0.21	0.31	0.16	0.21	0.19	0.15
其他男性生殖器	44	0.03	0.00	0.12	0.00	0.00	0.00	0.00	0.03	0.00	0.06	0.00	0.05	0.00
肾	1 710	1.16	0.00	0.37	0.30	0.05	0.05	0.12	0.27	0.48	1.20	1.72	3.08	5.88
肾盂	164	0.11	0.00	0.00	0.00	0.00	0.00	0.00	0.00	0.00	0.00	0.06	0.19	0.28
输尿管	167	0.11	0.00	0.00	0.00	0.00	0.00	0.04	0.00	0.00	0.00	0.03	0.02	0.18
膀胱	2 747	1.87	0.00	0.00	0.00	0.00	0.00	0.20	0.33	0.44	0.68	1.12	2.42	4.34
其他泌尿器官	40	0.03	0.00	0.00	0.00	0.00	0.00	0.00	0.00	0.03	0.00	0.00	0.00	0.08
眼	45	0.03	0.00	0.12	0.05	0.00	0.00	0.00	0.03	0.00	0.03	0.00	0.07	0.13
脑、神经系统	3 270	2.23	1.61	1.22	1.30	1.58	0.81	1.02	2.10	2.22	3.17	3.97	6.66	9.73
甲状腺	4 115	2.80	0.00	0.00	0.00	0.26	0.97	4.17	8.17	10.30	11.27	13.79	14.49	18.20
肾上腺	114	0.08	0.27	0.18	0.00	0.00	0.00	0.00	0.12	0.07	0.16	0.18	0.22	0.33
其他内分泌腺	92	0.06	0.27	0.00	0.00	0.05	0.15	0.04	0.12	0.07	0.06	0.24	0.15	0.21
霍奇金淋巴瘤	138	0.09	0.00	0.00	0.00	0.16	0.15	0.28	0.18	0.14	0.06	0.15	0.12	0.21
非霍奇金淋巴瘤	2 390	1.63	0.00	0.30	0.50	0.26	0.31	0.90	0.95	1.47	1.55	2.57	3.08	5.62
免疫增生性疾病	48	0.03	0.00	0.00	0.00	0.05	0.00	0.00	0.00	0.00	0.00	0.00	0.07	0.05
多发性骨髓瘤	696	0.47	0.27	0.00	0.00	0.00	0.05	0.00	0.00	0.09	0.10	0.36	0.78	1.51
淋巴样白血病	684	0.47	0.54	1.52	1.80	0.95	0.51	0.43	0.71	0.68	0.68	0.65	0.90	1.21
髓样白血病	1 347	0.92	1.08	0.67	0.75	0.53	0.66	0.67	1.33	1.57	1.36	1.86	2.62	2.80
白血病，未特指	908	0.62	2.96	1.52	0.65	0.68	0.92	0.79	0.83	0.58	0.87	0.95	1.21	1.72
其他或未指明部位	1 525	1.04	0.81	0.37	0.20	0.05	0.05	0.28	0.30	0.51	0.55	1.01	1.67	3.54
所有部位合计	146 932	100.00	10.76	7.19	6.56	6.42	7.38	14.55	29.18	44.60	69.87	122.03	214.81	323.29
所有部位除外 C44	145 702	99.16	10.49	7.19	6.56	6.37	7.33	14.43	29.03	44.50	69.48	121.58	213.99	321.70

年龄组发病率 /（1/10 万）							粗率 /（1/10万）	中标率 /（1/10万）	世标率 /（1/10万）	累积率 /%		截缩率 35—64 岁 /（1/10 万）	ICD-10
55—59	60—64	65—69	70—74	75—79	80—84	≥85				0—64 岁	0—74 岁		
0.07	0.42	0.59	0.95	1.20	0.82	1.30	0.18	0.08	0.09	0.00	0.01	0.08	C00
1.24	1.49	2.04	1.84	2.32	2.24	0.97	0.65	0.37	0.36	0.02	0.04	0.67	C01—C02
1.38	2.20	3.01	4.64	3.68	5.30	4.71	1.01	0.52	0.52	0.03	0.07	0.76	C03—C06
0.90	1.04	1.23	1.07	0.88	1.41	1.78	0.52	0.33	0.31	0.02	0.03	0.59	C07—C08
0.14	0.29	0.59	0.24	0.32	0.82	0.16	0.14	0.08	0.08	0.00	0.01	0.15	C09
0.41	0.42	0.17	0.59	0.56	1.41	0.81	0.18	0.09	0.09	0.01	0.01	0.17	C10
4.91	5.95	7.38	7.08	5.93	5.54	3.41	2.89	1.80	1.71	0.12	0.20	3.60	C11
0.59	1.04	1.14	1.01	1.12	0.82	0.49	0.33	0.17	0.18	0.01	0.02	0.34	C12—C13
0.45	0.65	0.85	1.01	0.56	1.41	0.49	0.25	0.13	0.13	0.01	0.02	0.20	C14
41.21	84.33	127.63	170.89	206.04	227.80	175.90	36.74	17.43	17.56	0.74	2.23	20.00	C15
58.60	103.20	151.33	210.31	253.76	262.45	175.41	47.46	23.70	23.49	1.13	2.93	31.28	C16
1.62	2.94	3.35	4.94	6.89	8.25	5.68	1.36	0.71	0.68	0.04	0.08	1.07	C17
22.47	34.56	46.77	61.30	76.15	80.49	64.10	16.06	8.30	8.18	0.44	0.98	12.44	C18
21.57	33.11	46.68	53.75	65.10	76.25	56.31	15.06	7.75	7.68	0.43	0.93	12.17	C19—C20
0.45	0.71	0.55	1.07	1.60	1.18	2.43	0.32	0.17	0.16	0.01	0.02	0.28	C21
51.83	63.91	74.29	84.61	106.18	116.91	106.45	29.68	16.11	15.84	1.03	1.83	30.32	C22
5.88	9.51	13.91	19.50	28.03	38.30	31.48	5.08	2.43	2.41	0.11	0.28	3.08	C23—C24
13.03	21.33	31.72	50.13	64.46	75.19	72.37	11.55	5.57	5.53	0.25	0.65	6.87	C25
0.38	0.65	1.14	1.07	1.60	1.41	0.81	0.37	0.22	0.21	0.01	0.02	0.34	C30—C31
2.56	3.11	5.17	5.53	5.69	5.89	3.73	1.37	0.70	0.71	0.04	0.09	1.05	C32
82.53	139.64	200.90	268.41	316.38	339.52	251.52	62.85	31.28	31.18	1.54	3.89	43.17	C33—C34
1.42	2.17	2.20	2.38	1.92	2.12	2.12	0.86	0.53	0.52	0.04	0.06	0.94	C37—C38
2.63	3.69	4.83	6.78	8.81	10.61	6.33	2.00	1.22	1.19	0.07	0.12	1.54	C40—C41
0.76	1.33	1.53	2.26	4.00	3.30	6.00	0.73	0.38	0.38	0.02	0.04	0.54	C43
2.59	3.85	6.19	9.28	16.10	22.86	32.78	2.80	1.30	1.29	0.05	0.13	1.41	C44
0.24	0.13	0.38	0.59	0.40	0.24	0.49	0.12	0.07	0.06	0.00	0.01	0.09	C45
0.07	0.06	0.08	0.12	0.24	0.24	0.16	0.05	0.03	0.03	0.00	0.00	0.05	C46
0.69	0.94	1.40	1.43	1.52	2.24	1.78	0.58	0.40	0.42	0.02	0.04	0.50	C47, C49
39.93	39.61	34.22	28.30	31.31	28.75	20.93	21.10	13.68	12.79	1.05	1.36	32.17	C50
0.14	0.29	0.47	0.83	0.96	0.71	1.46	0.19	0.11	0.10	0.00	0.01	0.15	C51
0.35	0.26	0.21	0.30	0.40	0.94	0.16	0.17	0.11	0.11	0.01	0.01	0.21	C52
16.15	14.27	11.87	11.54	10.57	11.08	9.90	8.90	5.97	5.50	0.46	0.57	14.08	C53
6.53	7.09	6.19	6.24	5.45	2.95	1.46	3.27	2.00	1.93	0.16	0.22	4.75	C54
1.62	1.39	1.53	2.26	1.84	3.06	1.95	0.91	0.56	0.53	0.04	0.06	1.17	C55
6.19	7.31	8.65	7.91	7.05	6.48	3.08	3.75	2.38	2.27	0.17	0.25	4.78	C56
0.52	0.71	0.81	0.71	0.48	0.82	0.16	0.29	0.18	0.17	0.01	0.02	0.35	C57
0.00	0.00	0.00	0.00	0.00	0.00	0.00	0.01	0.02	0.02	0.00	0.00	0.00	C58
0.93	0.97	1.44	1.43	2.08	1.65	2.11	0.46	0.24	0.24	0.01	0.03	0.40	C60
3.28	9.35	22.81	38.89	65.58	70.83	54.36	7.71	3.44	3.34	0.07	0.38	1.87	C61
0.07	0.23	0.17	0.30	0.64	0.12	0.65	0.19	0.16	0.15	0.01	0.01	0.17	C62
0.07	0.13	0.30	0.30	0.88	0.71	0.32	0.10	0.06	0.06	0.00	0.01	0.05	C63
6.29	8.28	11.79	11.54	13.21	11.90	6.98	3.89	2.21	2.18	0.14	0.26	3.99	C64
0.48	0.68	1.14	1.66	1.36	2.83	1.62	0.37	0.19	0.18	0.01	0.02	0.25	C65
0.41	0.71	1.70	1.96	2.08	1.77	1.14	0.38	0.19	0.19	0.01	0.03	0.20	C66
7.12	12.01	17.34	24.20	33.07	41.25	37.65	6.25	3.08	3.04	0.14	0.35	3.99	C67
0.07	0.19	0.34	0.30	0.32	0.71	0.81	0.09	0.04	0.04	0.00	0.01	0.05	C68
0.10	0.26	0.13	0.30		0.56	0.49	0.07	0.04	0.07	0.00	0.01	0.09	C69
12.10	14.89	17.22	20.75	21.14	23.22	15.90	7.44	4.72	4.62	0.30	0.49	7.72	C70—C72, D32—D33, D42—D43
14.31	13.33	9.63	6.78	5.29	3.65	3.41	9.36	7.56	6.62	0.55	0.63	14.16	C73
0.31	0.55	0.51	0.59	0.72	0.82	1.14	0.26	0.16	0.17	0.01	0.02	0.27	C74
0.38	0.49	0.51	0.42	0.40	0.59	0.16	0.21	0.15	0.14	0.01	0.01	0.23	C75
0.24	0.58	0.81	0.95	1.20	1.53	1.14	0.31	0.21	0.20	0.01	0.02	0.20	C81
7.88	12.07	15.39	17.48	21.46	19.92	14.60	5.44	3.15	3.08	0.19	0.35	4.88	C82—C86, C96
0.14	0.45	0.38	0.42	0.16	0.24	0.32	0.11	0.06	0.06	0.00	0.01	0.10	C88
2.28	3.40	5.94	6.78	6.57	6.01	3.73	1.58	0.83	0.84	0.04	0.11	1.21	C90
1.69	1.88	3.60	4.88	5.61	4.60	4.06	1.56	1.18	1.25	0.07	0.11	1.10	C91
4.22	5.86	6.87	9.75	8.49	10.49	4.06	3.06	2.03	1.99	0.12	0.21	2.88	C92—C94, D45—D47
2.25	3.49	3.65	7.67	7.37	8.37	5.84	2.07	1.43	1.50	0.08	0.14	1.60	C95
4.53	6.44	9.54	11.54	14.49	18.50	21.58	3.47	1.82	1.83	0.10	0.20	2.61	O&U
461.24	689.83	932.20	1199.74	1452.19	1579.87	1233.26	334.20	179.87	176.18	9.99	20.65	279.39	ALL
458.65	685.98	926.01	1190.46	1436.10	1557.01	1200.48	331.41	178.58	174.89	9.94	20.52	277.98	ALL exc. C44

附表 1-2　江苏省肿瘤登记地区 2016 年男性恶性肿瘤发病主要指标

部位	病例数	构成比 /%	年龄组发病率 / (1/10 万)											
			0	1—4	5—9	10—14	15—19	20—24	25—29	30—34	35—39	40—44	45—49	50—54
唇	38	0.05	0.00	0.00	0.00	0.00	0.00	0.00	0.00	0.00	0.00	0.06	0.10	0.00
舌	171	0.20	0.00	0.00	0.00	0.00	0.00	0.00	0.00	0.14	0.39	0.24	0.73	0.77
口	254	0.30	0.00	0.12	0.00	0.00	0.00	0.00	0.06	0.14	0.39	0.12	0.54	1.07
唾液腺	153	0.18	0.00	0.00	0.00	0.00	0.00	0.15	0.29	0.28	0.19	0.42	0.78	1.02
扁桃体	41	0.05	0.00	0.00	0.00	0.00	0.00	0.00	0.00	0.00	0.00	0.12	0.05	0.41
其他口咽	56	0.07	0.00	0.00	0.00	0.00	0.00	0.08	0.00	0.00	0.13	0.00	0.00	0.15
鼻咽	900	1.08	0.00	0.12	0.00	0.00	0.20	0.00	0.30	0.47	1.17	2.39	3.16	5.16	6.99
下咽	131	0.16	0.00	0.00	0.00	0.00	0.00	0.00	0.00	0.00	0.00	0.00	0.24	0.34	0.77
咽，部位不明	81	0.10	0.00	0.00	0.00	0.00	0.00	0.00	0.06	0.07	0.00	0.00	0.24	0.26
食管	10 844	12.96	0.00	0.00	0.00	0.00	0.00	0.00	0.18	0.21	0.19	1.97	8.13	23.94
胃	14 592	17.44	0.00	0.00	0.00	0.00	0.10	0.53	1.23	1.72	3.43	8.29	20.31	40.69
小肠	327	0.39	0.00	0.00	0.00	0.00	0.00	0.00	0.00	0.14	0.19	0.48	0.73	1.53
结肠	3 946	4.72	0.00	0.00	0.00	0.10	0.19	0.53	0.47	1.93	2.39	4.12	9.89	14.96
直肠	3 955	4.73	0.00	0.00	0.00	0.00	0.00	0.30	0.58	0.90	2.39	3.88	9.64	17.36
肛门	77	0.09	0.00	0.00	0.00	0.00	0.00	0.00	0.00	0.00	0.00	0.00	0.18	0.20
肝脏	9 247	11.05	0.00	0.12	0.00	0.00	0.30	0.00	0.53	1.64	4.41	10.36	23.33	46.75	57.58
胆囊及其他	963	1.15	0.00	0.00	0.00	0.00	0.00	0.00	0.06	0.07	0.32	0.95	1.41	2.81
胰腺	2 821	3.37	0.00	0.00	0.00	0.00	0.00	0.15	0.35	0.28	0.65	2.27	4.53	9.75
鼻、鼻窦及其他	98	0.12	0.00	0.00	0.00	0.00	0.10	0.00	0.06	0.07	0.13	0.18	0.29	0.71
喉	555	0.66	0.00	0.00	0.00	0.00	0.00	0.00	0.06	0.07	0.19	0.36	0.83	1.89
气管、支气管、肺	18 532	22.14	0.00	0.12	0.00	0.10	0.38	0.30	1.40	1.72	4.14	8.53	22.40	50.64
其他胸腔器官	211	0.25	0.51	0.00	0.09	0.20	0.19	0.23	0.12	0.34	0.39	0.36	0.83	0.87
骨	504	0.60	0.00	0.12	0.28	0.59	1.25	0.30	0.70	0.48	0.58	0.89	1.02	1.89
皮肤黑色素瘤	169	0.20	0.00	0.00	0.00	0.00	0.00	0.15	0.00	0.23	0.07	0.06	0.12	0.34	1.07
皮肤其他	642	0.77	0.51	0.00	0.00	0.00	0.08	0.12	0.14	0.26	0.54	1.02	1.63
间皮瘤	22	0.03	0.00	0.00	0.00	0.00	0.00	0.00	0.00	0.07	0.00	0.06	0.10	0.00
卡波西肉瘤	13	0.02	0.00	0.00	0.00	0.09	0.00	0.00	0.00	0.00	0.00	0.00	0.10	0.00
周围神经、其他结缔组织、软组织	140	0.17	2.05	0.00	0.19	0.20	0.38	0.15	0.29	0.14	0.06	0.54	0.63	0.87
乳房	110	0.13	0.00	0.00	0.00	0.00	0.00	0.00	0.12	0.00	0.26	0.18	0.58	0.61
外阴	—	—	—	—	—	—	—	—	—	—	—	—	—	—
阴道	—	—	—	—	—	—	—	—	—	—	—	—	—	—
子宫颈	—	—	—	—	—	—	—	—	—	—	—	—	—	—
子宫体	—	—	—	—	—	—	—	—	—	—	—	—	—	—
子宫，部位不明	—	—	—	—	—	—	—	—	—	—	—	—	—	—
卵巢	—	—	—	—	—	—	—	—	—	—	—	—	—	—
其他女性生殖器	—	—	—	—	—	—	—	—	—	—	—	—	—	—
胎盘	—	—	—	—	—	—	—	—	—	—	—	—	—	—
阴茎	203	0.24	0.00	0.00	0.00	0.00	0.00	0.00	0.00	0.07	0.06	0.42	0.39	0.92
前列腺	3 389	4.05	0.00	0.00	0.00	0.00	0.00	0.08	0.00	0.14	0.19	0.18	0.58	1.84
睾丸	82	0.10	0.00	0.23	0.19	0.10	0.10	0.23	0.41	0.62	0.32	0.42	0.39	0.31
其他男性生殖器	44	0.05	0.00	0.23	0.00	0.00	0.00	0.00	0.06	0.00	0.06	0.00	0.10	0.00
肾	1 130	1.35	0.00	0.46	0.38	0.10	0.10	0.08	0.41	0.55	1.29	2.45	3.85	7.50
肾盂	109	0.13	0.00	0.00	0.00	0.00	0.00	0.00	0.00	0.07	0.00	0.00	0.24	0.41
输尿管	87	0.10	0.00	0.00	0.00	0.00	0.00	0.08	0.00	0.00	0.00	0.00	0.00	0.20
膀胱	2 183	2.61	0.00	0.00	0.00	0.10	0.10	0.23	0.47	0.62	0.91	1.73	3.90	7.35
其他泌尿器官	27	0.03	0.00	0.00	0.00	0.00	0.00	0.00	0.00	0.07	0.00	0.00	0.00	0.10
眼	26	0.03	0.00	0.12	0.00	0.00	0.00	0.00	0.06	0.00	0.06	0.00	0.05	0.15
脑、神经系统	1 537	1.84	2.05	1.73	1.22	1.77	0.96	1.29	2.22	2.55	3.17	4.06	6.43	7.35
甲状腺	844	1.01	0.00	0.00	0.00	0.00	0.29	1.59	3.69	4.96	5.31	5.79	4.68	6.28
肾上腺	58	0.07	0.00	0.00	0.35	0.00	0.00	0.00	0.06	0.14	0.19	0.12	0.10	0.46
其他内分泌腺	45	0.05	0.00	0.00	0.00	0.00	0.10	0.00	0.08	0.12	0.00	0.06	0.30	0.20
霍奇金淋巴瘤	92	0.11	0.00	0.00	0.00	0.00	0.00	0.23	0.12	0.07	0.06	0.12	0.19	0.41
非霍奇金淋巴瘤	1 368	1.63	0.00	0.46	0.66	0.10	0.19	1.14	0.88	2.00	1.81	2.68	3.41	6.02
免疫增生性疾病	29	0.03	0.00	0.00	0.00	0.00	0.00	0.00	0.00	0.00	0.00	0.00	0.10	0.00
多发性骨髓瘤	390	0.47	0.00	0.12	0.00	0.00	0.10	0.00	0.00	0.18	0.07	0.00	0.36	0.68	1.43
淋巴样白血病	384	0.46	0.00	1.85	1.98	0.59	0.48	0.53	0.94	0.55	0.91	0.84	1.02	1.53
髓样白血病	775	0.93	1.03	0.58	0.94	0.49	0.67	0.53	1.70	1.38	1.55	2.33	2.43	3.57
白血病，未特指	506	0.60	3.08	1.50	0.66	0.59	1.06	0.91	0.94	0.48	1.17	0.95	1.22	2.04
其他或未指明部位	788	0.94	0.51	0.58	0.38	0.10	0.00	0.30	0.41	0.55	0.26	1.07	1.46	3.68
所有部位合计	83 689	100.00	9.74	8.77	7.06	5.81	7.50	11.05	21.12	29.50	47.12	85.37	169.23	292.30
所有部位除外 C44	83 047	99.23	9.23	8.77	7.06	5.81	7.40	10.98	21.00	29.37	46.86	84.83	168.20	290.67

55—59	60—64	65—69	70—74	75—79	80—84	≥85	粗率/(1/10万)	中标率/(1/10万)	世标率/(1/10万)	0—64岁	0—74岁	截缩率35—64岁/(1/10万)	ICD-10
0.00	0.45	0.68	0.96	0.84	1.07	1.31	0.17	0.09	0.09	0.00	0.01	0.09	C00
1.63	1.99	2.38	1.92	2.85	3.20	0.44	0.77	0.45	0.43	0.03	0.05	0.85	C01—C02
1.29	2.50	4.07	4.68	4.52	6.13	6.55	1.15	0.62	0.62	0.03	0.07	0.86	C03—C06
1.50	1.47	1.70	1.32	0.84	2.67	2.18	0.69	0.43	0.42	0.03	0.05	0.82	C07—C08
0.14	0.45	0.93	0.24	0.50	1.33	0.00	0.19	0.10	0.10	0.01	0.01	0.17	C09
0.54	0.77	0.34	0.84	0.84	1.60	1.75	0.25	0.14	0.14	0.01	0.02	0.26	C10
7.68	8.20	11.71	9.72	6.37	7.47	3.93	4.07	2.57	2.46	0.18	0.29	5.25	C11
1.16	1.86	2.21	1.68	1.84	1.60	0.87	0.59	0.32	0.32	0.02	0.04	0.62	C12—C13
0.61	1.03	1.27	1.56	1.01	2.40	0.44	0.37	0.20	0.20	0.01	0.03	0.30	C14
65.25	124.54	179.75	226.28	269.64	290.69	244.40	48.98	24.38	24.72	1.12	3.15	30.34	C15
88.83	155.11	225.91	307.63	368.01	374.96	251.82	65.91	33.77	33.71	1.60	4.27	44.24	C16
1.50	3.14	4.24	5.28	8.38	11.20	5.24	1.48	0.78	0.75	0.04	0.09	1.12	C17
26.78	40.89	54.74	71.63	86.81	90.94	72.01	17.82	9.54	9.42	0.51	1.14	14.32	C18
25.56	42.56	58.64	67.31	77.93	96.01	74.63	17.86	9.45	9.41	0.52	1.15	14.67	C19—C20
0.61	0.90	0.51	0.84	2.01	1.87	3.93	0.35	0.18	0.18	0.01	0.02	0.31	C21
77.62	92.94	103.37	114.94	140.27	152.55	142.71	41.77	23.79	23.29	1.58	2.67	46.86	C22
5.17	7.63	13.24	18.60	25.64	33.87	30.11	4.35	2.20	2.18	0.09	0.25	2.62	C23—C24
16.31	25.45	37.26	59.87	68.04	82.14	82.05	12.74	6.49	6.48	0.30	0.78	8.40	C25
0.41	0.83	1.87	1.20	1.68	1.87	0.87	0.44	0.26	0.25	0.01	0.03	0.39	C30—C31
4.89	5.96	10.10	9.84	10.73	10.93	8.29	2.51	1.31	1.32	0.07	0.17	1.97	C32
107.45	189.02	287.95	397.01	469.07	505.91	386.68	83.71	42.52	42.52	1.93	5.36	53.21	C33—C34
1.56	2.56	2.72	2.88	2.68	2.40	2.18	0.95	0.61	0.60	0.04	0.07	0.98	C37—C38
2.85	4.17	6.20	7.80	10.89	11.73	9.60	2.28	1.43	1.40	0.08	0.15	1.69	C40—C41
0.68	1.41	2.21	2.40	4.69	4.27	3.93	0.76	0.42	0.41	0.02	0.04	0.54	C43
2.51	4.68	7.64	10.08	18.43	25.87	34.04	2.90	1.44	1.44	0.06	0.14	1.54	C44
0.07	0.13	0.42	0.24	0.50	0.27	0.87	0.10	0.06	0.05	0.00	0.01	0.07	C45
0.07	0.06	0.08	0.24	0.50	0.27	0.00	0.06	0.04	0.04	0.00	0.00	0.05	C46
0.88	0.83	1.70	1.68	0.84	2.93	1.31	0.63	0.45	0.46	0.03	0.04	0.60	C47, C49
0.88	0.83	1.10	1.32	2.18	2.40	2.18	0.50	0.29	0.27	0.02	0.03	0.52	C50
—	—	—	—	—	—	—	—	—	—	—	—	—	C51
—	—	—	—	—	—	—	—	—	—	—	—	—	C52
—	—	—	—	—	—	—	—	—	—	—	—	—	C53
—	—	—	—	—	—	—	—	—	—	—	—	—	C54
—	—	—	—	—	—	—	—	—	—	—	—	—	C55
—	—	—	—	—	—	—	—	—	—	—	—	—	C56
—	—	—	—	—	—	—	—	—	—	—	—	—	C57
—	—	—	—	—	—	—	—	—	—	—	—	—	C58
1.84	1.92	2.89	2.88	4.36	3.73	5.67	0.92	0.48	0.49	0.03	0.06	0.80	C60
6.46	18.52	45.66	78.47	137.25	160.28	146.21	15.31	7.21	7.02	0.14	0.76	3.71	C61
0.14	0.45	0.34	0.60	1.34	0.27	1.75	0.37	0.33	0.30	0.02	0.02	0.34	C62
0.14	0.26	0.59	0.60	1.84	1.60	0.87	0.20	0.11	0.12	0.00	0.01	0.09	C63
9.11	11.15	14.34	17.16	18.77	15.47	11.78	5.10	2.93	2.91	0.19	0.34	5.29	C64
0.61	0.90	1.70	2.52	2.35	3.47	1.75	0.49	0.25	0.25	0.01	0.03	0.31	C65
0.48	0.77	1.87	1.68	2.85	1.33	1.75	0.44	0.20	0.20	0.01	0.03	0.28	C66
11.08	19.55	28.77	38.75	53.63	71.21	77.25	9.86	5.04	5.01	0.23	0.57	6.40	C67
0.07	0.19	0.59	0.60	0.50	1.07	0.44	0.12	0.06	0.06	0.00	0.01	0.05	C68
0.07	0.32	0.08	0.36	1.01	0.00	1.31	0.12	0.07	0.07	0.00	0.01	0.10	C69
11.15	13.52	15.95	19.20	21.45	28.27	15.28	6.94	4.59	4.49	0.29	0.46	7.01	C70—C72, D32—D33, D42—D43
5.98	5.32	4.41	3.84	2.35	4.00	1.31	3.81	3.15	2.72	0.22	0.26	5.52	C73
0.41	0.77	0.42	0.72	0.50	0.53	0.87	0.26	0.17	0.18	0.01	0.02	0.31	C74
0.27	0.51	0.51	0.48	0.34	0.80	0.00	0.20	0.15	0.14	0.01	0.01	0.22	C75
0.48	0.58	1.19	1.56	1.68	2.67	2.18	0.42	0.26	0.25	0.01	0.03	0.28	C81
8.56	14.81	17.99	21.00	26.65	24.00	17.89	6.18	3.65	3.56	0.21	0.41	5.52	C82—C86, C96
0.14	0.51	0.59	0.60	0.34	0.53	0.44	0.13	0.07	0.07	0.00	0.01	0.10	C88
2.58	3.91	7.30	7.32	7.71	8.53	4.80	1.76	0.94	0.95	0.05	0.12	1.27	C90
1.97	2.56	4.58	4.92	5.53	5.07	4.36	1.73	1.30	1.38	0.08	0.12	1.37	C91
5.51	6.54	8.32	11.40	10.89	12.53	8.29	3.50	2.33	2.27	0.14	0.24	3.35	C92—C94, D45—D47
2.85	3.78	4.33	8.76	8.38	9.07	8.73	2.29	1.58	1.65	0.09	0.16	1.83	C95
4.35	7.31	11.03	12.60	16.42	18.93	22.69	3.56	1.95	1.98	0.10	0.22	2.64	O&U
518.65	836.51	1 198.39	1 565.96	1 914.64	2 103.90	1 709.96	378.02	201.12	199.73	10.20	24.02	280.40	ALL
516.13	831.83	1 190.75	1 555.88	1 896.21	2 078.03	1 675.92	375.12	199.67	198.30	10.15	23.88	278.86	ALL exc. C44

附表 1-3 江苏省肿瘤登记地区 2016 年女性恶性肿瘤发病主要指标

部位	病例数	构成比/%	年龄组发病率/（1/10万）											
			0	1—4	5—9	10—14	15—19	20—24	25—29	30—34	35—39	40—44	45—49	50—54
唇	41	0.06	0.00	0.00	0.00	0.00	0.00	0.00	0.00	0.00	0.00	0.00	0.05	0.00
舌	116	0.18	0.00	0.00	0.00	0.00	0.00	0.00	0.12	0.07	0.13	0.18	0.24	0.88
口	192	0.30	0.00	0.00	0.00	0.00	0.00	0.08	0.00	0.00	0.13	0.18	0.48	0.46
唾液腺	77	0.12	0.00	0.00	0.00	0.23	0.00	0.08	0.06	0.20	0.19	0.12	0.58	0.52
扁桃体	22	0.03	0.00	0.00	0.00	0.00	0.00	0.00	0.00	0.00	0.00	0.18	0.10	0.21
其他口咽	22	0.03	0.00	0.00	0.00	0.00	0.00	0.08	0.00	0.00	0.00	0.06	0.14	0.00
鼻咽	369	0.58	0.00	0.00	0.00	0.00	0.11	0.16	0.60	0.40	0.71	1.41	1.88	2.58
下咽	14	0.02	0.00	0.00	0.00	0.00	0.00	0.00	0.00	0.00	0.00	0.06	0.05	0.00
咽，部位不明	27	0.04	0.00	0.00	0.00	0.00	0.00	0.00	0.00	0.00	0.00	0.00	0.05	0.15
食管	5 310	8.40	0.00	0.00	0.11	0.00	0.00	0.08	0.12	0.20	0.19	0.82	2.60	6.50
胃	6 275	9.92	0.00	0.00	0.00	0.00	0.43	0.57	1.80	2.70	4.00	7.22	12.29	21.63
小肠	273	0.43	0.00	0.00	0.00	0.00	0.00	0.00	0.06	0.34	0.19	0.41	1.16	0.57
结肠	3 116	4.93	0.00	0.00	0.00	0.00	0.11	0.57	0.60	1.55	1.48	4.64	7.04	12.59
直肠	2 664	4.21	0.00	0.00	0.00	0.00	0.00	0.25	0.78	0.61	1.93	3.52	6.99	12.03
肛门	64	0.10	0.00	0.00	0.00	0.00	0.00	0.00	0.00	0.13	0.13	0.06	0.34	0.26
肝脏	3 800	6.01	0.57	0.13	0.21	0.11	0.00	0.33	0.30	1.35	1.23	4.70	11.52	15.95
胆囊及其他	1 269	2.01	0.00	0.00	0.00	0.00	0.00	0.08	0.00	0.13	0.26	1.06	2.02	3.51
胰腺	2 256	3.57	0.00	0.13	0.00	0.00	0.00	0.25	0.24	0.47	0.77	1.29	2.55	5.94
鼻、鼻窦及其他	65	0.10	0.00	0.00	0.00	0.11	0.00	0.16	0.06	0.00	0.19	0.23	0.19	0.36
喉	48	0.08	0.00	0.00	0.00	0.00	0.00	0.11	0.00	0.06	0.00	0.12	0.19	0.05
气管、支气管、肺	9 099	14.39	0.00	0.00	0.00	0.00	0.00	0.25	1.08	2.63	6.32	10.63	21.98	40.36
其他胸腔器官	165	0.26	0.57	0.00	0.00	0.00	0.00	0.08	0.24	0.13	0.26	0.65	0.72	1.19
骨	375	0.59	0.00	0.00	0.21	0.57	0.65	0.25	0.48	0.07	0.52	0.82	0.92	1.45
皮肤黑色素瘤	154	0.24	0.00	0.00	0.00	0.00	0.11	0.00	0.18	0.00	0.19	0.18	0.34	0.77
皮肤其他	588	0.93	0.00	0.00	0.00	0.00	0.11	0.00	0.00	0.00	0.52	0.35	0.63	1.55
间皮瘤	30	0.05	0.00	0.00	0.00	0.00	0.00	0.00	0.06	0.00	0.00	0.00	0.10	0.15
卡波西肉瘤	9	0.01	0.00	0.00	0.00	0.00	0.00	0.00	0.07	0.00	0.00	0.06	0.10	0.00
周围神经、其他结缔组织、软组织	117	0.19	0.57	0.26	0.54	0.00	0.22	0.08	0.36	0.20	0.19	0.18	0.29	0.46
乳房	9 168	14.50	0.00	0.00	0.00	0.00	0.11	1.23	5.27	13.16	26.70	47.40	78.32	86.40
外阴	85	0.13	0.00	0.00	0.00	0.00	0.00	0.00	0.06	0.07	0.32	0.12	0.19	0.36
阴道	76	0.12	0.00	0.00	0.00	0.00	0.00	0.33	0.06	0.13	0.19	0.23	0.43	0.57
子宫颈	3 915	6.19	0.00	0.00	0.00	0.00	0.11	0.33	2.34	7.49	12.83	25.26	34.46	38.55
子宫体	1 439	2.28	0.00	0.00	0.00	0.00	0.00	0.08	1.02	0.88	2.32	4.35	10.89	16.05
子宫，部位不明	400	0.63	0.00	0.00	0.00	0.00	0.00	0.00	0.30	0.54	0.90	1.82	2.80	3.05
卵巢	1 647	2.60	1.13	0.13	0.11	0.45	0.32	1.39	1.80	2.43	2.58	5.35	11.09	14.86
其他女性生殖器	129	0.20	0.00	0.00	0.00	0.00	0.00	0.00	0.24	0.13	0.26	0.06	0.67	1.14
胎盘	5	0.01	0.00	0.00	0.00	0.00	0.11	0.25	0.00	0.07	0.00	0.00	0.00	0.00
阴茎	—	—	—	—	—	—	—	—	—	—	—	—	—	—
前列腺	—	—	—	—	—	—	—	—	—	—	—	—	—	—
睾丸	—	—	—	—	—	—	—	—	—	—	—	—	—	—
其他男性生殖器	—	—	—	—	—	—	—	—	—	—	—	—	—	—
肾	580	0.92	0.00	0.26	0.21	0.00	0.00	0.16	0.12	0.40	1.10	1.00	2.31	4.23
肾盂	55	0.09	0.00	0.00	0.00	0.00	0.00	0.00	0.00	0.06	0.12	0.14	0.15	
输尿管	80	0.13	0.00	0.00	0.00	0.00	0.00	0.00	0.00	0.06	0.06	0.05	0.15	
膀胱	564	0.89	0.00	0.00	0.00	0.00	0.00	0.16	0.18	0.27	0.45	0.53	0.96	1.29
其他泌尿器官	13	0.02	0.00	0.00	0.00	0.00	0.00	0.00	0.00	0.00	0.00	0.00	0.00	0.05
眼	19	0.03	0.00	0.13	0.11	0.00	0.00	0.00	0.00	0.00	0.00	0.00	0.10	0.10
脑、神经系统	1 733	2.74	1.13	0.64	1.39	1.36	0.65	0.74	1.98	1.89	3.16	3.88	6.89	12.13
甲状腺	3 271	5.17	0.00	0.00	0.00	0.57	1.73	6.95	12.76	15.52	17.22	21.67	24.19	30.24
肾上腺	56	0.09	0.57	0.00	0.00	0.00	0.00	0.00	0.18	0.00	0.13	0.23	0.34	0.21
其他内分泌腺	47	0.07	0.57	0.00	0.00	0.00	0.11	0.00	0.12	0.13	0.06	0.18	0.19	0.21
霍奇金淋巴瘤	46	0.07	0.00	0.00	0.00	0.23	0.11	0.33	0.24	0.20	0.06	0.18	0.05	0.00
非霍奇金淋巴瘤	1 022	1.62	0.00	0.13	0.32	0.45	0.43	0.65	1.02	0.94	1.29	2.47	2.75	5.21
免疫增生性疾病	19	0.03	0.00	0.00	0.00	0.00	0.00	0.00	0.06	0.00	0.06	0.00	0.05	0.10
多发性骨髓瘤	306	0.48	0.57	0.00	0.00	0.00	0.00	0.00	0.00	0.00	0.19	0.35	0.87	1.60
淋巴样白血病	300	0.47	1.13	1.16	1.61	1.36	0.54	0.33	0.48	0.81	0.45	0.47	0.77	1.03
髓样白血病	572	0.90	1.13	0.77	0.54	0.57	0.65	0.82	0.96	1.75	1.16	1.41	2.80	2.01
白血病，未特指	402	0.64	2.83	1.55	0.64	0.79	0.76	0.65	0.72	0.67	0.58	0.94	1.20	1.39
其他或未指明部位	737	1.17	1.13	0.13	0.00	0.11	0.00	0.25	0.18	0.47	0.84	0.94	1.88	3.41
所有部位合计	63 243	100.00	11.89	5.41	6.00	7.12	7.26	18.32	37.44	59.38	92.54	158.13	259.92	354.62
所有部位除外 C44	62 655	99.07	11.89	5.41	6.00	7.01	7.26	18.16	37.26	59.32	92.02	157.77	259.29	353.07

年龄组发病率 /（1/10 万）							粗率 /（1/10万）	中标率 /（1/10万）	世标率 /（1/10万）	累积率 /%		截缩率 35—64 岁 /（1/10 万）	ICD-10
55—59	60—64	65—69	70—74	75—79	80—84	≥ 85				0—64 岁	0—74 岁		
0.14	0.39	0.51	0.94	1.53	0.63	1.29	0.19	0.08	0.08	0.00	0.01	0.08	C00
0.84	0.98	1.69	1.77	1.84	1.48	1.29	0.53	0.29	0.28	0.02	0.03	0.08	C01—C02
1.48	1.90	1.95	4.60	2.91	4.65	3.62	0.88	0.43	0.43	0.02	0.06	0.66	C03—C06
0.28	0.59	0.76	0.83	0.92	0.42	1.55	0.35	0.23	0.22	0.01	0.02	0.37	C07—C08
0.14	0.13	0.25	0.24	0.15	0.42	0.26	0.10	0.06	0.05	0.00	0.01	0.12	C09
0.28	0.07	0.00	0.35	0.31	1.27	0.26	0.10	0.05	0.05	0.00	0.00	0.08	C10
2.04	3.66	3.05	4.48	5.52	4.01	3.10	1.69	1.02	0.96	0.07	0.11	1.93	C11
0.00	0.20	0.08	0.35	0.46	0.21	0.26	0.06	0.03	0.03	0.00	0.00	0.00	C12—C13
0.28	0.26	0.42	0.47	0.15	0.63	0.52	0.12	0.06	0.06	0.00	0.01	0.10	C14
16.33	43.33	75.59	116.47	147.83	178.01	135.36	24.33	10.68	10.61	0.35	1.31	9.45	C15
27.30	50.26	76.86	114.70	149.21	173.36	130.19	28.75	13.96	13.59	0.64	1.60	18.05	C16
1.76	2.75	2.46	4.60	5.52	5.91	5.94	1.25	0.64	0.62	0.04	0.07	1.01	C17
18.01	28.10	38.81	51.16	66.40	72.22	59.41	14.28	7.09	6.97	0.37	0.82	10.53	C18
17.45	23.46	34.74	40.43	53.37	60.60	45.46	12.21	6.11	6.02	0.34	0.71	9.63	C19—C20
0.28	0.52	0.59	1.30	1.23	0.63	1.55	0.29	0.16	0.15	0.01	0.02	0.25	C21
25.12	34.31	45.25	54.82	74.99	88.69	84.99	17.41	8.54	8.48	0.48	0.98	13.62	C22
6.61	11.44	14.58	20.39	30.21	41.81	32.29	5.81	2.62	2.63	0.13	0.30	3.54	C23—C24
9.64	17.12	26.18	40.55	61.19	69.68	66.64	10.34	4.68	4.61	0.19	0.53	5.31	C25
0.35	0.46	0.42	0.94	1.53	1.06	0.77	0.30	0.18	0.17	0.01	0.02	0.28	C30—C31
0.14	0.20	0.25	1.30	1.07	1.90	1.03	0.22	0.11	0.11	0.00	0.01	0.11	C32
56.72	89.28	113.98	142.05	176.66	207.78	171.52	41.69	20.59	20.38	1.15	2.43	32.88	C33—C34
1.27	1.76	1.69	1.89	1.23	1.90	1.55	0.76	0.45	0.44	0.03	0.05	0.90	C37—C38
2.39	3.20	3.47	5.78	6.90	9.71	4.39	1.72	1.01	0.98	0.06	0.10	1.39	C40—C41
0.84	1.24	0.85	2.12	3.37	2.53	7.23	0.71	0.35	0.35	0.02	0.03	0.53	C43
2.67	3.01	4.75	8.49	13.96	20.48	32.03	2.69	1.16	1.15	0.05	0.11	1.27	C44
0.42	0.13	0.34	0.94	0.31	0.21	0.26	0.14	0.08	0.07	0.00	0.01	0.11	C45
0.07	0.07	0.08	0.00	0.00	0.21	0.26	0.04	0.03	0.02	0.00	0.00	0.05	C46
0.49	1.05	1.10	1.18	2.15	1.69	2.07	0.54	0.36	0.38	0.02	0.03	0.40	C47, C49
80.36	79.15	67.28	54.82	57.97	49.62	32.03	42.01	27.02	25.27	2.09	2.70	64.02	C50
0.28	0.59	0.93	1.65	1.84	1.27	2.32	0.39	0.21	0.20	0.01	0.02	0.29	C51
0.70	0.52	0.42	0.59	0.77	1.69	0.26	0.35	0.22	0.21	0.02	0.02	0.42	C52
32.86	28.82	23.73	22.87	20.24	19.85	15.76	17.94	11.90	10.97	0.92	1.15	28.22	C53
13.30	14.31	12.37	12.38	10.43	5.28	2.32	6.59	4.00	3.86	0.32	0.44	9.55	C54
3.31	2.81	3.05	4.48	3.53	5.49	3.10	1.41	1.12	1.04	0.08	0.12	2.35	C55
12.60	14.77	17.29	15.68	13.50	11.61	4.91	7.55	4.76	4.55	0.34	0.51	9.61	C56
1.06	1.44	1.61	1.41	0.92	1.48	0.26	0.59	0.35	0.34	0.02	0.04	0.70	C57
0.00	0.00	0.00	0.00	0.00	0.00	0.00	0.02	0.03	0.03	0.00	0.00	0.00	C58
—	—	—	—	—	—	—	—	—	—	—	—	—	C60
—	—	—	—	—	—	—	—	—	—	—	—	—	C61
—	—	—	—	—	—	—	—	—	—	—	—	—	C62
—	—	—	—	—	—	—	—	—	—	—	—	—	C63
3.38	5.36	9.24	6.01	8.13	9.08	4.13	2.66	1.49	1.46	0.09	0.17	2.66	C64
0.35	0.46	0.59	0.83	0.46	2.32	1.55	0.25	0.12	0.12	0.01	0.01	0.19	C65
0.35	0.65	1.53	2.24	1.38	2.11	0.77	0.37	0.18	0.18	0.01	0.03	0.19	C66
3.03	4.31	5.93	9.90	14.26	17.53	14.21	2.58	1.23	1.20	0.06	0.14	1.53	C67
0.07	0.20	0.08	0.00	0.15	0.42	1.03	0.06	0.02	0.02	0.00	0.00	0.04	C68
0.14	0.20	0.17	0.24	0.15	0.63	0.00	0.09	0.05	0.06	0.00	0.01	0.08	C69
13.09	16.27	18.47	22.28	20.86	19.22	16.27	7.94	4.85	4.74	0.32	0.52	8.44	C70—C72, D32—D33, D42—D43
22.94	21.50	14.83	9.67	7.97	3.38	4.65	14.99	11.99	10.55	0.88	1.00	22.82	C73
0.21	0.33	0.59	0.47	0.92	1.06	1.29	0.26	0.15	0.15	0.01	0.01	0.24	C74
0.49	0.46	0.51	0.35	0.46	0.42	0.26	0.22	0.15	0.15	0.01	0.01	0.24	C75
0.00	0.59	0.42	0.59	0.77	0.63	0.52	0.20	0.16	0.16	0.01	0.01	0.13	C81
7.18	9.28	12.80	14.03	16.72	16.68	12.66	4.68	2.67	2.60	0.16	0.29	4.22	C82—C86, C96
0.14	0.39	0.17	0.24	0.00	0.00	0.26	0.09	0.06	0.05	0.00	0.01	0.11	C88
1.97	2.88	4.58	6.25	5.52	4.01	3.10	1.40	0.73	0.73	0.04	0.09	1.16	C90
1.41	1.18	2.63	4.83	5.67	4.22	3.87	1.37	1.07	1.11	0.06	0.10	0.83	C91
2.89	5.16	5.42	8.13	6.29	8.87	5.42	2.62	1.77	1.72	0.11	0.18	2.40	C92—C94, D45—D47
1.62	3.20	2.97	6.60	6.44	7.81	4.13	1.84	1.28	1.34	0.07	0.12	1.37	C95
4.71	5.56	8.05	10.49	12.73	18.16	20.92	3.38	1.70	1.69	0.09	0.19	2.58	O&U
401.80	540.26	666.40	839.91	1 029.01	1 164.96	951.11	289.76	160.38	154.43	9.75	17.28	277.58	ALL
399.13	537.26	661.66	831.43	1 015.05	1 144.48	919.08	287.07	159.22	153.28	9.70	17.17	276.30	ALL exc. C44

附表 2-1 江苏省城市肿瘤登记地区 2016 年男女合计恶性肿瘤发病主要指标

部位	病例数	构成比 /%	年龄组发病率 /（1/10 万）											
			0	1—4	5—9	10—14	15—19	20—24	25—29	30—34	35—39	40—44	45—49	50—54
唇	21	0.04	0.00	0.00	0.00	0.00	0.00	0.00	0.00	0.00	0.00	0.00	0.00	0.00
舌	109	0.21	0.00	0.00	0.00	0.00	0.00	0.00	0.08	0.27	0.17	0.17	0.65	1.17
口	175	0.33	0.00	0.00	0.00	0.00	0.00	0.00	0.18	0.43	0.17	0.43	0.94
唾液腺	93	0.18	0.00	0.00	0.00	0.00	0.00	0.34	0.17	0.27	0.26	0.25	0.58	0.94
扁桃体	24	0.05	0.00	0.00	0.00	0.00	0.00	0.00	0.00	0.00	0.08	0.14	0.23
其他口咽	23	0.04	0.00	0.00	0.00	0.00	0.00	0.00	0.00	0.00	0.00	0.07	0.16
鼻咽	438	0.83	0.00	0.00	0.00	0.00	0.00	0.11	0.42	0.89	1.20	2.28	3.89	5.30
下咽	56	0.11	0.00	0.00	0.00	0.00	0.00	0.00	0.00	0.00	0.08	0.07	0.70
咽，部位不明	30	0.06	0.00	0.00	0.00	0.00	0.00	0.08	0.00	0.00	0.00	0.07	0.23
食管	4 423	8.34	0.00	0.00	0.00	0.00	0.00	0.08	0.00	0.17	0.93	4.90	13.73
胃	7 565	14.26	0.00	0.00	0.00	0.00	0.31	0.80	1.52	2.13	3.61	8.52	16.59	31.90
小肠	240	0.45	0.00	0.00	0.00	0.00	0.00	0.00	0.00	0.18	0.17	0.59	1.25
结肠	3 209	6.05	0.00	0.00	0.00	0.00	0.31	0.34	0.51	2.31	2.67	5.06	8.80	17.01
直肠	2 400	4.52	0.00	0.00	0.00	0.00	0.23	0.67	0.44	2.93	3.80	7.57	17.08
肛门	59	0.11	0.00	0.00	0.00	0.00	0.00	0.00	0.00	0.09	0.17	0.43	0.31
肝脏	4 098	7.72	0.70	0.17	0.14	0.32	0.00	0.46	0.76	2.84	4.65	11.47	24.01	32.84
胆囊及其他	789	1.49	0.00	0.00	0.00	0.00	0.11	0.00	0.18	0.26	0.76	1.66	3.28
胰腺	1 837	3.46	0.00	0.00	0.00	0.00	0.23	0.34	0.27	0.43	1.94	3.03	9.28
鼻、鼻窦及其他	62	0.12	0.00	0.00	0.00	0.16	0.00	0.11	0.17	0.00	0.09	0.17	0.07	0.70
喉	227	0.43	0.00	0.00	0.00	0.00	0.00	0.00	0.00	0.00	0.00	0.51	0.50	1.17
气管、支气管、肺	9 693	18.27	0.00	0.00	0.00	0.16	0.15	0.11	1.26	2.49	5.16	10.38	23.51	50.00
其他胸腔器官	168	0.32	1.41	0.00	0.14	0.16	0.00	0.11	0.34	0.18	0.43	0.67	0.58	0.94
骨	255	0.48	0.00	0.00	0.43	0.64	0.46	0.00	0.34	0.44	0.60	0.59	0.94	1.40
皮肤黑色素瘤	115	0.22	0.00	0.00	0.00	0.16	0.00	0.11	0.08	0.00	0.26	0.08	0.36	1.01
皮肤其他	430	0.81	0.70	0.00	0.00	0.16	0.00	0.00	0.17	0.00	0.34	0.59	0.87	1.33
间皮瘤	22	0.04	0.00	0.00	0.00	0.00	0.00	0.00	0.00	0.00	0.00	0.00	0.07	0.16
卡波西肉瘤	9	0.02	0.00	0.00	0.00	0.00	0.00	0.00	0.00	0.09	0.00	0.07	0.00
周围神经、其他结缔组织、软组织	102	0.19	2.11	0.00	0.29	0.16	0.46	0.23	0.34	0.18	0.34	0.25	0.43	0.70
乳房	3 757	7.08	0.00	0.00	0.00	0.00	0.00	0.23	2.36	7.82	15.06	26.66	43.70	48.91
外阴	32	0.06	0.00	0.00	0.00	0.00	0.00	0.08	0.00	0.17	0.00	0.00	0.16
阴道	24	0.05	0.00	0.00	0.00	0.00	0.00	0.11	0.00	0.00	0.17	0.17	0.07	0.16
子宫颈	1 273	2.40	0.00	0.00	0.00	0.00	0.00	1.18	3.47	5.51	12.32	17.88	18.33
子宫体	584	1.10	0.00	0.00	0.00	0.00	0.00	0.25	0.44	1.55	2.45	6.20	10.14
子宫，部位不明	111	0.21	0.00	0.00	0.00	0.00	0.00	0.25	0.27	0.43	0.67	2.16	1.17
卵巢	614	1.16	0.00	0.17	0.00	0.48	0.15	0.68	0.76	0.89	1.81	2.78	5.77	8.19
其他女性生殖器	59	0.11	0.00	0.00	0.00	0.00	0.00	0.00	0.17	0.09	0.09	0.00	0.43	0.62
胎盘	2	0.00	0.00	0.00	0.00	0.00	0.00	0.11	0.00	0.09	0.00	0.00	0.00
阴茎	63	0.12	0.00	0.00	0.00	0.00	0.00	0.00	0.00	0.00	0.00	0.00	0.22	0.55
前列腺	1 585	2.99	0.00	0.00	0.00	0.00	0.15	0.11	0.00	0.00	0.09	0.17	0.43	1.25
睾丸	35	0.07	0.00	0.00	0.29	0.16	0.00	0.11	0.34	0.36	0.26	0.17	0.14	0.23
其他男性生殖器	25	0.05	0.00	0.00	0.00	0.00	0.00	0.00	0.08	0.00	0.17	0.00	0.07	0.00
肾	795	1.50	0.00	0.00	0.33	0.29	0.00	0.15	0.00	0.51	0.98	1.46	2.19	3.61	8.74
肾盂	71	0.13	0.00	0.00	0.00	0.00	0.00	0.00	0.00	0.00	0.00	0.00	0.14	0.16
输尿管	69	0.13	0.00	0.00	0.00	0.00	0.00	0.11	0.00	0.00	0.09	0.08	0.00	0.16
膀胱	1 060	2.00	0.00	0.00	0.00	0.00	0.00	0.11	0.25	0.62	0.69	0.93	2.24	5.15
其他泌尿器官	24	0.05	0.00	0.00	0.00	0.00	0.00	0.00	0.00	0.00	0.00	0.00	0.00	0.23
眼	21	0.04	0.00	0.00	0.00	0.00	0.00	0.00	0.00	0.00	0.00	0.00	0.07	0.39
脑、神经系统	1 252	2.36	1.41	2.00	0.72	1.61	0.92	1.37	1.35	2.84	3.87	4.81	8.37	10.30
甲状腺	1 859	3.50	0.00	0.00	0.00	0.16	1.99	6.28	10.96	13.33	15.23	18.47	19.47	24.18
肾上腺	39	0.07	0.00	0.00	0.00	0.00	0.00	0.00	0.08	0.00	0.00	0.00	0.14	0.23
其他内分泌腺	31	0.06	0.00	0.00	0.00	0.16	0.15	0.00	0.08	0.09	0.09	0.25	0.07	0.23
霍奇金淋巴瘤	49	0.09	0.00	0.00	0.00	0.32	0.15	0.57	0.25	0.18	0.09	0.25	0.14	0.31
非霍奇金淋巴瘤	837	1.58	0.00	0.33	0.58	0.32	0.15	1.26	1.10	2.13	2.07	2.87	3.17	5.93
免疫增生性疾病	18	0.03	0.00	0.00	0.00	0.00	0.00	0.00	0.00	0.00	0.00	0.00	0.00	0.16
多发性骨髓瘤	279	0.53	0.00	0.00	0.00	0.17	0.00	0.00	0.00	0.00	0.00	0.34	0.94	1.95
淋巴样白血病	263	0.50	1.41	2.34	2.74	1.45	0.46	0.46	0.59	0.62	0.86	0.51	1.08	1.33
髓样白血病	534	1.01	2.11	0.67	0.72	0.80	0.92	0.91	1.69	1.51	1.55	2.02	2.60	2.89
白血病，未特指	312	0.59	4.22	1.00	0.58	0.48	0.77	1.03	1.10	0.53	0.60	1.01	1.30	1.72
其他或未指明部位	707	1.33	2.11	0.33	0.29	0.00	0.15	0.23	0.34	0.71	0.60	0.93	2.52	4.99
所有部位合计	53 056	100.00	16.18	7.51	7.20	8.04	7.81	17.01	31.18	50.56	76.94	129.74	224.14	352.51
所有部位除外 C44	52 626	99.19	15.48	7.51	7.20	7.88	7.81	17.01	31.01	50.56	76.59	129.14	223.27	351.19

年龄组发病率/（1/10万）							粗率/(1/10万)	中标率/(1/10万)	世标率/(1/10万)	累积率/%		截缩率35—64岁/(1/10万)	ICD-10
55—59	60—64	65—69	70—74	75—79	80—84	≥85				0—64岁	0—74岁		
0.10	0.37	0.12	1.26	1.18	0.68	0.46	0.14	0.07	0.07	0.00	0.01	0.06	C00
1.61	1.56	1.24	2.52	2.84	1.71	1.39	0.71	0.42	0.40	0.03	0.05	0.79	C01—C02
1.31	2.75	2.97	5.75	6.15	4.09	5.11	1.14	0.61	0.59	0.03	0.07	0.87	C03—C06
1.11	1.19	2.10	1.62	0.71	0.68	1.86	0.61	0.39	0.38	0.03	0.04	0.66	C07—C08
0.10	0.55	0.74	0.18	0.71	0.34	0.00	0.16	0.09	0.09	0.01	0.01	0.17	C09
0.30	0.37	0.12	0.72	0.24	2.05	0.46	0.15	0.07	0.07	0.00	0.01	0.13	C10
6.53	4.95	7.92	6.83	4.50	4.09	3.25	2.86	1.80	1.72	0.13	0.20	3.77	C11
1.00	1.19	1.36	0.18	1.42	0.68	0.93	0.37	0.19	0.20	0.02	0.02	0.43	C12—C13
0.20	0.46	0.62	1.26	0.00	1.02	0.93	0.20	0.11	0.11	0.01	0.02	0.14	C14
36.28	67.62	105.70	132.05	152.36	190.36	128.25	28.92	14.01	14.14	0.62	1.81	16.78	C15
57.98	108.54	162.14	231.59	267.82	272.92	204.92	49.46	25.05	24.88	1.16	3.13	32.19	C16
1.81	2.84	4.08	5.21	8.04	10.23	12.08	1.57	0.79	0.78	0.04	0.09	1.12	C17
29.85	43.86	66.84	85.34	97.48	120.08	86.89	20.98	10.89	10.75	0.55	1.31	15.45	C18
23.41	34.87	49.39	58.93	67.19	76.42	62.26	15.69	8.22	8.17	0.46	1.00	13.04	C19—C20
0.90	0.83	0.50	1.44	1.66	1.36	2.32	0.39	0.21	0.20	0.01	0.02	0.41	C21
46.13	53.40	73.77	82.29	100.08	116.33	113.84	26.79	14.61	14.39	0.89	1.67	25.91	C22
5.13	9.63	15.97	18.69	30.28	39.23	35.78	5.16	2.48	2.47	0.11	0.28	2.95	C23—C24
13.97	22.11	34.66	51.02	67.19	77.10	85.96	12.01	5.84	5.84	0.26	0.69	7.20	C25
0.50	0.64	1.61	0.90	2.13	1.71	0.46	0.41	0.24	0.24	0.01	0.03	0.32	C30—C31
2.61	3.21	6.44	5.39	5.21	7.51	5.58	1.48	0.76	0.77	0.04	0.10	1.14	C32
85.01	143.50	210.41	278.84	313.25	331.93	249.99	63.37	32.28	32.20	1.61	4.06	45.11	C33—C34
2.21	2.29	2.97	3.95	3.07	3.07	3.25	1.10	0.67	0.67	0.04	0.08	1.06	C37—C38
2.11	3.49	4.33	5.21	8.28	7.51	5.11	1.67	1.03	1.00	0.06	0.10	1.36	C40—C41
1.11	1.01	1.49	2.16	4.97	2.73	6.97	0.75	0.40	0.39	0.02	0.04	0.57	C43
2.71	3.58	8.54	9.88	15.14	21.49	32.06	2.81	1.34	1.34	0.05	0.14	1.37	C44
0.20	0.18	0.74	1.08	0.24	0.34	0.46	0.14	0.08	0.08	0.00	0.01	0.09	C45
0.10	0.00	0.00	0.18	0.71	0.68	0.00	0.06	0.03	0.03	0.00	0.00	0.04	C46
0.80	1.01	1.73	2.52	1.42	1.36	2.79	0.67	0.48	0.50	0.03	0.05	0.55	C47, C49
48.44	48.17	42.95	38.99	40.46	38.55	27.88	24.56	15.89	14.92	1.21	1.62	36.89	C50
0.30	0.37	0.62	0.54	1.18	1.02	1.86	0.21	0.11	0.11	0.01	0.01	0.14	C51
0.50	0.09	0.37	0.36	0.47	0.68	0.46	0.16	0.10	0.09	0.01	0.01	0.18	C52
15.58	13.30	11.63	10.42	9.46	7.51	6.04	8.32	5.68	5.24	0.44	0.55	13.59	C53
8.54	8.26	8.05	7.19	5.21	2.39	1.86	3.82	2.37	2.30	0.19	0.27	5.78	C54
1.11	0.55	1.11	1.44	1.66	1.36	0.93	0.73	0.50	0.45	0.03	0.05	1.04	C55
6.43	7.25	10.27	9.16	6.86	9.89	4.65	4.01	2.56	2.45	0.18	0.27	5.09	C56
0.50	1.19	0.87	1.26	0.71	1.71	0.46	0.39	0.22	0.22	0.02	0.03	0.42	C57
0.00	0.00	0.00	0.00	0.00	0.00	0.00	0.01	0.02	0.01	0.00	0.00	0.00	C58
0.70	1.28	0.99	1.08	2.13	1.71	1.86	0.41	0.21	0.21	0.01	0.02	0.39	C60
4.62	12.75	33.42	53.72	88.96	93.47	71.56	10.36	4.75	4.61	0.10	0.53	2.58	C61
0.10	0.09	0.50	0.54	0.71	0.68	0.46	0.23	0.21	0.19	0.01	0.02	0.17	C62
0.20	0.18	0.37	0.54	1.42	1.36	0.46	0.16	0.09	0.08	0.00	0.01	0.10	C63
8.74	10.74	15.72	16.53	18.69	14.33	11.15	5.20	3.00	2.94	0.19	0.35	5.33	C64
0.50	0.83	1.73	2.87	1.66	3.41	2.32	0.46	0.23	0.23	0.01	0.03	0.22	C65
0.40	0.73	2.72	1.80	2.84	1.36	1.86	0.45	0.23	0.23	0.01	0.03	0.20	C66
9.75	12.94	19.06	27.85	35.02	49.12	43.68	6.93	3.44	3.41	0.16	0.40	4.50	C67
0.10	0.28	0.62	0.72	0.71	1.02	0.93	0.16	0.08	0.08	0.00	0.01	0.09	C68
0.20	0.09	0.25	0.54	0.71	0.68	1.39	0.14	0.07	0.07	0.00	0.01	8.71	C69
12.16	16.88	20.67	25.69	19.16	26.27	15.80	8.19	5.27	5.15	0.34	0.57	8.71	C70—C72, D32—D33, D42—D43
16.98	17.62	10.64	6.29	6.62	4.09	5.58	12.15	9.96	8.72	0.72	0.81	18.66	C73
0.20	0.64	0.50	0.90	0.71	1.71	1.39	0.25	0.14	0.14	0.01	0.02	0.22	C74
0.00	0.46	0.62	0.72	0.24	1.02	0.46	0.20	0.15	0.14	0.01	0.01	0.18	C75
0.20	0.83	0.62	0.72	0.47	1.36	0.00	0.32	0.26	0.25	0.02	0.02	0.28	C81
7.03	11.38	14.61	17.79	21.77	22.17	15.80	5.47	3.30	3.17	0.19	0.35	4.90	C82—C86, C96
0.10	0.46	0.12	0.90	0.24	0.00	0.46	0.12	0.07	0.07	0.00	0.01	0.10	C88
3.42	3.39	6.81	8.44	7.57	7.16	4.18	1.82	0.97	0.98	0.05	0.13	1.44	C90
1.61	1.56	4.70	5.21	5.68	4.43	6.04	1.72	1.38	1.52	0.08	0.13	1.10	C91
4.52	6.42	8.66	10.78	10.41	12.96	11.15	3.49	2.34	2.29	0.14	0.23	3.07	C92—C94, D45—D47
2.11	3.39	3.47	7.73	7.81	8.53	6.51	2.04	1.40	1.46	0.08	0.14	1.55	C95
7.03	7.89	11.51	16.89	19.87	29.00	26.02	4.62	2.46	2.46	0.13	0.27	3.52	O&U
487.18	706.04	1 002.69	1 274.54	1 484.14	1 646.03	1 326.14	346.87	190.59	186.62	10.54	21.92	294.20	ALL
484.46	702.46	994.15	1 264.66	1 468.99	1 624.54	1 294.08	344.06	189.26	185.28	10.49	21.78	292.83	ALL exc. C44

附表 2-2　江苏省城市肿瘤登记地区 2016 年男性恶性肿瘤发病主要指标

部位	病例数	构成比/%	年龄组发病率/（1/10万）											
			0	1—4	5—9	10—14	15—19	20—24	25—29	30—34	35—39	40—44	45—49	50—54
唇	11	0.04	0.00	0.00	0.00	0.00	0.00	0.00	0.00	0.00	0.00	0.00	0.00	0.00
舌	67	0.22	0.00	0.00	0.00	0.00	0.00	0.00	0.00	0.37	0.35	0.34	0.88	1.09
口	106	0.35	0.00	0.00	0.00	0.00	0.00	0.00	0.00	0.37	0.87	0.17	0.44	1.25
唾液腺	61	0.20	0.00	0.00	0.00	0.00	0.00	0.44	0.34	0.37	0.35	0.17	0.59	1.56
扁桃体	14	0.05	0.00	0.00	0.00	0.00	0.00	0.00	0.00	0.00	0.00	0.00	0.15	0.00
其他口咽	17	0.06	0.00	0.00	0.00	0.00	0.00	0.00	0.00	0.00	0.00	0.00	0.15	0.31
鼻咽	309	1.03	0.00	0.00	0.00	0.00	0.00	0.00	0.34	1.47	2.09	3.61	5.29	7.32
下咽	50	0.17	0.00	0.00	0.00	0.00	0.00	0.00	0.00	0.00	0.00	0.17	0.00	1.40
咽，部位不明	21	0.07	0.00	0.00	0.00	0.00	0.00	0.00	0.17	0.18	0.00	0.00	0.15	0.31
食管	3 062	10.22	0.00	0.00	0.00	0.00	0.00	0.00	0.00	0.00	0.00	1.89	7.49	22.12
胃	5 268	17.59	0.00	0.00	0.00	0.00	0.00	0.88	1.53	1.84	3.31	9.80	18.94	40.96
小肠	119	0.40	0.00	0.00	0.00	0.00	0.00	0.00	0.00	0.18	0.17	0.69	0.59	1.87
结肠	1 829	6.11	0.00	0.00	0.00	0.00	0.00	0.29	0.22	0.17	2.76	3.31	4.99	10.57	19.78
直肠	1 446	4.83	0.00	0.00	0.00	0.00	0.00	0.00	0.22	0.68	0.55	3.49	3.61	8.22	20.56
肛门	33	0.11	0.00	0.00	0.00	0.00	0.00	0.00	0.00	0.00	0.00	0.17	0.44	0.16
肝脏	2 921	9.75	0.00	0.32	0.00	0.00	0.61	0.00	0.88	1.19	4.23	8.37	20.29	39.94	52.02
胆囊及其他	311	1.04	0.00	0.00	0.00	0.00	0.00	0.00	0.00	0.18	0.35	0.17	1.47	2.80
胰腺	1 031	3.44	0.00	0.00	0.00	0.00	0.00	0.00	0.34	0.18	0.35	2.41	4.55	11.84
鼻、鼻窦及其他	43	0.14	0.00	0.00	0.00	0.00	0.00	0.00	0.17	0.00	0.17	0.17	0.15	0.78
喉	206	0.69	0.00	0.00	0.00	0.00	0.00	0.00	0.00	0.00	0.00	0.86	0.73	2.34
气管、支气管、肺	6 442	21.51	0.00	0.00	0.00	0.00	0.30	0.29	0.00	1.53	2.76	3.84	8.42	22.32	57.94
其他胸腔器官	94	0.31	1.34	0.00	0.00	0.27	0.30	0.00	0.34	0.00	0.70	0.34	1.03	0.93
骨	151	0.50	0.00	0.00	0.00	0.82	0.91	0.58	0.00	0.68	0.92	0.35	0.34	1.03	1.56
皮肤黑色素瘤	60	0.20	0.00	0.00	0.00	0.00	0.00	0.00	0.17	0.00	0.17	0.17	0.59	0.93
皮肤其他	228	0.76	1.34	0.00	0.00	0.00	0.00	0.00	0.17	0.00	0.35	1.03	0.88	1.56
间皮瘤	10	0.03	0.00	0.00	0.00	0.00	0.00	0.00	0.00	0.00	0.00	0.00	0.15	0.00
卡波西肉瘤	7	0.02	0.00	0.00	0.00	0.00	0.00	0.00	0.00	0.00	0.17	0.00	0.15	0.00
周围神经、其他结缔组织、软组织	62	0.21	2.69	0.00	0.54	0.30	0.29	0.22	0.17	0.37	0.17	0.52	0.59	0.93
乳房	43	0.14	0.00	0.00	0.00	0.00	0.00	0.00	0.00	0.00	0.00	0.34	0.59	1.09
外阴	—												—	
阴道	—												—	
子宫颈	—												—	
子宫体	—												—	
子宫，部位不明	—												—	
卵巢	—												—	
其他女性生殖器	—												—	
胎盘	—												—	
阴茎	63	0.21	0.00	0.00	0.00	0.00	0.00	0.00	0.00	0.00	0.00	0.00	0.44	1.09
前列腺	1 585	5.29	0.00	0.00	0.00	0.00	0.29	0.22	0.00	0.00	0.17	0.34	0.88	2.49
睾丸	35	0.12	0.00	0.00	0.54	0.30	0.00	0.22	0.68	0.73	0.52	0.34	0.29	0.47
其他男性生殖器	25	0.08	0.00	0.00	0.00	0.00	0.00	0.00	0.17	0.00	0.35	0.00	0.15	0.00
肾	550	1.84	0.00	0.32	0.54	0.00	0.29	0.00	0.85	1.10	2.09	3.09	4.70	11.37
肾盂	49	0.16	0.00	0.00	0.00	0.00	0.00	0.00	0.00	0.00	0.18	0.00	0.15	0.16
输尿管	40	0.13	0.00	0.00	0.00	0.00	0.00	0.00	0.22	0.00	0.00	0.00	0.00	0.00
膀胱	834	2.78	0.00	0.00	0.00	0.00	0.00	0.00	0.17	1.10	1.05	1.89	3.96	8.72
其他泌尿器官	18	0.06	0.00	0.00	0.00	0.00	0.00	0.00	0.00	0.00	0.00	0.00	0.00	0.31
眼	12	0.04	0.00	0.00	0.00	0.00	0.00	0.00	0.00	0.00	0.00	0.00	0.15	0.47
脑、神经系统	574	1.92	2.69	3.18	0.82	1.22	1.17	1.55	1.36	2.39	4.53	4.99	8.08	7.01
甲状腺	401	1.34	0.00	0.00	0.00	0.00	0.29	2.43	5.27	6.25	8.02	9.11	8.08	7.48
肾上腺	19	0.06	0.00	0.00	0.00	0.00	0.00	0.00	0.00	0.18	0.17	0.00	0.00	0.47
其他内分泌腺	19	0.06	0.00	0.00	0.00	0.30	0.29	0.00	0.00	0.00	0.17	0.34	0.15	0.31
霍奇金淋巴瘤	32	0.11	0.00	0.00	0.00	0.30	0.29	0.66	0.17	0.00	0.00	0.34	0.29	0.62
非霍奇金淋巴瘤	495	1.65	0.00	0.64	1.09	0.00	0.29	1.55	0.85	3.12	2.97	3.09	3.52	5.92
免疫增生性疾病	12	0.04	0.00	0.00	0.00	0.00	0.00	0.00	0.00	0.00	0.00	0.00	0.00	0.00
多发性骨髓瘤	163	0.54	0.00	0.00	0.32	0.00	0.30	0.00	0.00	0.00	0.00	0.34	0.73	2.18
淋巴样白血病	156	0.52	0.00	3.18	3.53	0.00	0.58	0.66	0.85	0.55	1.40	0.52	1.32	1.40
髓样白血病	314	1.05	2.69	0.32	0.54	0.61	1.46	0.44	2.04	1.10	1.92	2.75	2.94	3.74
白血病，未特指	172	0.57	4.03	1.59	0.54	0.30	0.58	0.88	1.36	0.55	0.87	1.20	1.47	1.71
其他或未明确部位	358	1.20	1.34	0.64	0.54	0.00	0.29	0.22	0.34	0.73	0.35	0.69	2.20	5.30
所有部位合计	29 948	100.00	16.14	10.48	9.78	5.79	7.31	11.95	22.12	34.72	53.55	89.74	167.55	314.46
所有部位除外 C44	29 720	99.24	14.79	10.48	9.78	5.79	7.31	11.95	21.95	34.72	53.20	88.71	166.67	312.90

55—59	60—64	65—69	70—74	75—79	80—84	≥85	粗率/(1/10万)	中标率/(1/10万)	世标率/(1/10万)	0—64岁	0—74岁	截缩率35—64岁/(1/10万)	ICD-10
0.00	0.37	0.00	1.82	1.00	0.78	1.23	0.14	0.07	0.07	0.00	0.01	0.05	C00
2.18	2.38	1.73	2.54	3.50	2.33	0.00	0.88	0.53	0.50	0.04	0.06	1.07	C01—C02
1.58	3.29	3.22	6.90	7.00	6.21	8.59	1.39	0.78	0.75	0.04	0.09	1.12	C03—C06
1.78	1.46	2.48	2.18	0.50	1.55	2.45	0.80	0.52	0.50	0.04	0.06	0.88	C07—C08
0.20	0.91	1.24	0.00	1.00	0.00	0.00	0.18	0.10	0.10	0.01	0.01	0.17	C09
0.59	0.73	0.25	1.09	0.00	1.55	1.23	0.22	0.12	0.12	0.01	0.02	0.25	C10
10.48	6.77	11.89	8.35	5.00	6.21	4.91	4.05	2.58	2.46	0.19	0.29	5.53	C11
1.98	2.01	2.48	0.36	2.00	1.55	2.45	0.66	0.34	0.36	0.03	0.04	0.77	C12—C13
0.20	0.73	0.99	1.82	0.00	1.55	0.00	0.28	0.17	0.16	0.01	0.02	0.20	C14
60.31	104.63	148.67	181.60	206.50	249.93	179.12	40.12	20.26	20.57	0.98	2.63	26.67	C15
86.22	164.07	242.83	338.49	394.51	395.86	285.85	69.03	35.73	35.70	1.64	4.54	45.11	C16
1.38	3.11	5.70	4.00	8.50	10.87	9.81	1.56	0.82	0.81	0.04	0.09	1.16	C17
37.57	54.69	78.05	104.24	114.00	135.83	85.88	23.97	12.87	12.71	0.67	1.58	18.75	C18
27.68	45.91	60.96	76.27	82.00	97.80	88.33	18.95	10.11	10.10	0.55	1.24	15.78	C19—C20
1.38	1.10	0.50	1.45	2.00	2.33	2.45	0.43	0.23	0.23	0.02	0.03	0.46	C21
68.62	79.75	111.01	108.59	130.50	152.91	152.13	38.28	21.87	21.49	1.38	2.48	40.81	C22
3.95	7.13	15.12	14.53	27.50	31.05	29.44	4.08	2.06	2.04	0.08	0.23	2.27	C23—C24
17.20	27.62	38.41	66.10	69.50	83.05	103.05	13.51	6.92	6.96	0.32	0.85	9.11	C25
0.79	1.28	2.97	1.09	2.50	1.55	1.23	0.56	0.32	0.31	0.02	0.04	0.49	C30—C31
4.94	6.22	12.39	9.08	10.00	13.97	11.04	2.70	1.41	1.44	0.08	0.18	2.13	C32
108.76	194.26	294.13	416.94	465.51	492.88	377.86	84.41	43.60	43.61	2.00	5.56	55.14	C33—C34
2.57	2.38	3.72	4.36	5.00	3.10	4.91	1.23	0.76	0.76	0.04	0.09	1.16	C37—C38
2.77	3.84	4.96	6.54	11.50	8.54	7.36	1.98	1.29	1.25	0.07	0.13	1.44	C40—C41
1.38	1.28	2.73	2.18	4.50	3.10	3.68	0.79	0.44	0.43	0.02	0.05	0.68	C43
2.57	3.66	10.65	11.26	21.00	24.06	26.99	2.99	1.53	1.52	0.05	0.16	1.49	C44
0.00	0.18	0.99	0.36	0.50	0.78	1.23	0.13	0.07	0.07	0.00	0.01	0.05	C45
0.00	0.00	0.00	0.36	1.50	0.78	0.00	0.09	0.06	0.05	0.00	0.00	0.06	C46
1.19	1.10	2.23	3.27	1.00	2.33	3.68	0.81	0.58	0.61	0.03	0.06	0.69	C47, C49
1.19	1.28	1.24	0.36	3.00	3.10	1.23	0.56	0.31	0.31	0.02	0.03	0.67	C50
—	—	—	—	—	—	—	—	—	—	—	—	—	C51
—	—	—	—	—	—	—	—	—	—	—	—	—	C52
—	—	—	—	—	—	—	—	—	—	—	—	—	C53
—	—	—	—	—	—	—	—	—	—	—	—	—	C54
—	—	—	—	—	—	—	—	—	—	—	—	—	C55
—	—	—	—	—	—	—	—	—	—	—	—	—	C56
—	—	—	—	—	—	—	—	—	—	—	—	—	C57
—	—	—	—	—	—	—	—	—	—	—	—	—	C58
1.38	2.56	1.98	2.18	4.50	3.88	4.91	0.83	0.42	0.43	0.03	0.05	0.77	C60
9.10	25.43	66.90	108.59	188.00	212.68	188.93	20.77	9.95	9.70	0.19	1.07	5.13	C61
0.20	0.18	0.99	1.09	1.50	0.00	1.23	0.46	0.43	0.38	0.02	0.03	0.35	C62
0.40	0.37	0.74	1.09	3.00	3.10	1.23	0.33	0.19	0.17	0.01	0.02	0.19	C63
12.06	15.73	21.06	25.42	27.50	19.40	22.08	7.21	4.20	4.14	0.26	0.49	7.33	C64
0.59	1.10	2.97	3.63	3.00	4.66	3.68	0.64	0.33	0.33	0.01	0.04	0.27	C65
0.40	0.91	3.47	2.18	4.50	0.00	3.68	0.52	0.27	0.28	0.01	0.04	0.17	C66
15.62	21.04	30.48	45.40	56.00	81.50	83.42	10.93	5.65	5.60	0.27	0.65	7.47	C67
0.00	0.55	0.99	1.45	1.00	2.33	0.00	0.24	0.12	0.12	0.00	0.02	0.12	C68
0.00	0.18	0.25	0.73	1.00	0.00	2.45	0.16	0.08	0.08	0.00	0.01	0.13	C69
10.28	14.08	19.08	25.79	19.00	31.05	15.95	7.52	4.99	4.94	0.30	0.53	7.68	C70—C72, D32—D33, D42—D43
6.72	7.13	5.95	4.36	3.00	3.88	2.45	5.25	4.40	3.79	0.30	0.36	7.87	C73
0.20	0.91	0.50	1.09	0.50	0.78	1.23	0.25	0.15	0.14	0.01	0.02	0.25	C74
0.00	0.73	0.74	0.73	0.00	1.55	0.00	0.25	0.19	0.18	0.01	0.02	0.27	C75
0.40	0.91	0.99	1.09	0.50	2.33	0.00	0.42	0.31	0.31	0.02	0.03	0.39	C81
6.92	14.82	18.58	22.15	27.00	30.27	20.86	6.49	4.00	3.84	0.22	0.43	5.61	C82—C86, C96
0.20	0.91	0.25	1.09	0.50	0.00	1.23	0.16	0.08	0.08	0.01	0.01	0.14	C88
4.15	4.21	8.67	7.99	10.00	10.87	6.13	2.14	1.15	1.17	0.06	0.14	1.64	C90
1.78	2.56	5.95	6.54	7.00	4.66	7.36	2.04	1.55	1.74	0.09	0.15	1.41	C91
6.33	7.50	10.90	11.62	14.50	16.30	14.72	4.11	2.72	2.66	0.16	0.27	3.86	C92—C94, D45—D47
2.97	3.84	3.72	9.44	8.00	9.31	7.36	2.25	1.55	1.63	0.09	0.16	1.84	C95
5.73	8.96	13.38	17.80	23.00	29.50	30.67	4.69	2.82	2.60	0.13	0.29	—	O&U
534.90	856.77	1 280.08	1 677.58	1 984.04	2 203.61	1 815.71	392.43	211.74	210.29	10.60	25.39	290.45	ALL
532.33	853.11	1 269.43	1 666.32	1 963.04	2 179.55	1 788.72	389.45	210.22	208.77	10.55	25.23	288.96	ALL exc. C44

附表 2-3　江苏省城市肿瘤登记地区 2016 年女性恶性肿瘤发病主要指标

部位	病例数	构成比 /%	年龄组发病率 /（1/10 万）											
			0	1—4	5—9	10—14	15—19	20—24	25—29	30—34	35—39	40—44	45—49	50—54
唇	10	0.04	0.00	0.00	0.00	0.00	0.00	0.00	0.00	0.00	0.00	0.00	0.00	0.00
舌	42	0.18	0.00	0.00	0.00	0.00	0.00	0.00	0.17	0.17	0.00	0.00	0.43	1.25
口	69	0.30	0.00	0.00	0.00	0.00	0.00	0.00	0.00	0.00	0.00	0.17	0.43	0.63
唾液腺	32	0.14	0.00	0.00	0.00	0.00	0.00	0.24	0.00	0.17	0.17	0.33	0.57	0.31
扁桃体	10	0.04	0.00	0.00	0.00	0.00	0.00	0.00	0.00	0.00	0.00	0.17	0.14	0.47
其他口咽	6	0.03	0.00	0.00	0.00	0.00	0.00	0.00	0.00	0.00	0.00	0.00	0.00	0.00
鼻咽	129	0.56	0.00	0.00	0.00	0.00	0.00	0.24	0.50	0.34	0.34	0.99	2.55	3.28
下咽	6	0.03	0.00	0.00	0.00	0.00	0.00	0.00	0.00	0.00	0.00	0.00	0.14	0.00
咽，部位不明	9	0.04	0.00	0.00	0.00	0.00	0.00	0.00	0.00	0.00	0.00	0.00	0.00	0.16
食管	1 361	5.89	0.00	0.00	0.00	0.00	0.00	0.00	0.17	0.00	0.34	0.00	2.41	5.31
胃	2 297	9.94	0.00	0.00	0.00	0.00	0.64	0.71	1.50	2.41	3.91	7.29	14.31	22.82
小肠	121	0.52	0.00	0.00	0.00	0.00	0.00	0.00	0.17	0.17	0.50	1.13	0.63
结肠	1 380	5.97	0.00	0.00	0.00	0.00	0.32	0.47	0.83	1.89	2.04	5.13	7.09	14.22
直肠	954	4.13	0.00	0.00	0.00	0.00	0.00	0.24	0.67	0.34	2.38	3.97	6.94	13.60
肛门	26	0.11	0.00	0.00	0.00	0.00	0.00	0.00	0.00	0.00	0.17	0.17	0.43	0.47
肝脏	1 177	5.09	1.47	0.00	0.31	0.00	0.00	0.00	0.33	1.55	1.02	2.98	8.64	13.60
胆囊及其他	478	2.07	0.00	0.00	0.00	0.00	0.00	0.24	0.00	0.17	0.17	1.32	1.84	3.75
胰腺	806	3.49	0.00	0.00	0.00	0.00	0.00	0.47	0.33	0.34	0.51	1.49	1.56	6.72
鼻、鼻窦及其他	19	0.08	0.00	0.00	0.00	0.34	0.00	0.00	0.24	0.17	0.00	0.17	0.00	0.63
喉	21	0.09	0.00	0.00	0.00	0.00	0.00	0.00	0.00	0.00	0.00	0.17	0.28	0.31
气管、支气管、肺	3 251	14.07	0.00	0.00	0.00	0.00	0.00	0.24	1.00	2.24	6.46	12.26	24.66	42.04
其他胸腔器官	74	0.32	1.47	0.00	0.00	0.00	0.00	0.24	0.33	0.34	0.17	0.99	0.14	1.09
骨	104	0.45	0.00	0.00	0.00	0.00	0.34	0.32	0.00	0.00	0.00	0.85	0.83	0.85	1.25
皮肤黑色素瘤	55	0.24	0.00	0.00	0.00	0.00	0.34	0.00	0.24	0.00	0.00	0.34	0.00	0.14	1.09
皮肤其他	202	0.87	0.00	0.00	0.00	0.00	0.34	0.00	0.00	0.00	0.00	0.34	0.17	0.85	1.09
间皮瘤	12	0.05	0.00	0.00	0.00	0.00	0.00	0.00	0.00	0.00	0.00	0.00	0.00	0.31
卡波西肉瘤	2	0.01	0.00	0.00	0.00	0.00	0.00	0.00	0.00	0.00	0.00	0.00	0.00	0.00
周围神经、其他结缔组织、软组织	40	0.17	1.47	0.00	0.00	0.00	0.64	0.24	0.50	0.00	0.51	0.00	0.28	0.47
乳房	3 714	16.07	0.00	0.00	0.00	0.00	0.00	0.47	4.68	15.14	29.73	52.00	85.31	96.89
外阴	32	0.14	0.00	0.00	0.00	0.00	0.00	0.17	0.00	0.34	0.00	0.00	0.00	0.31
阴道	24	0.10	0.00	0.00	0.00	0.00	0.00	0.24	0.00	0.00	0.34	0.33	0.14	0.31
子宫颈	1 273	5.51	0.00	0.00	0.00	0.00	0.00	0.00	2.34	6.71	10.87	24.18	35.14	36.73
子宫体	584	2.53	0.00	0.00	0.00	0.00	0.00	0.00	0.50	0.86	3.06	4.80	12.19	20.32
子宫，部位不明	111	0.48	0.00	0.00	0.00	0.00	0.00	0.00	0.50	0.52	0.85	1.32	4.25	2.34
卵巢	614	2.66	0.00	0.35	0.00	0.00	1.02	0.32	1.41	1.50	1.72	3.57	5.47	11.34	16.41
其他女性生殖器	59	0.26	0.00	0.00	0.00	0.00	0.00	0.00	0.00	0.33	0.17	0.17	0.85	1.25
胎盘	2	0.01	0.00	0.00	0.00	0.00	0.00	0.24	0.00	0.17	0.00	0.00	0.00	0.00
阴茎	—	—	—	—	—	—	—	—	—	—	—	—	—	—
前列腺	—	—	—	—	—	—	—	—	—	—	—	—	—	—
睾丸	—	—	—	—	—	—	—	—	—	—	—	—	—	—
其他男性生殖器	—	—	—	—	—	—	—	—	—	—	—	—	—	—
肾	245	1.06	0.00	0.35	0.00	0.00	0.00	0.00	0.17	0.86	0.85	1.32	2.55	6.09
肾盂	22	0.10	0.00	0.00	0.00	0.00	0.00	0.00	0.00	0.00	0.00	0.00	0.14	0.16
输尿管	29	0.13	0.00	0.00	0.00	0.00	0.00	0.00	0.00	0.00	0.17	0.17	0.00	0.16
膀胱	226	0.98	0.00	0.00	0.00	0.00	0.00	0.24	0.33	0.17	0.34	0.00	0.57	1.56
其他泌尿器官	6	0.03	0.00	0.00	0.00	0.00	0.00	0.00	0.00	0.00	0.00	0.00	0.00	0.16
眼	9	0.04	0.00	0.00	0.00	0.00	0.00	0.00	0.00	0.00	0.00	0.00	0.00	0.31
脑、神经系统	678	2.93	0.00	0.70	0.61	2.04	0.64	1.18	1.34	3.27	3.23	4.64	8.64	13.60
甲状腺	1 458	6.31	0.00	0.00	0.00	0.34	3.86	10.38	16.53	19.96	22.25	27.49	30.47	40.95
肾上腺	20	0.09	0.00	0.00	0.00	0.00	0.00	0.00	0.17	0.00	0.00	0.33	0.28	0.00
其他内分泌腺	12	0.05	0.00	0.00	0.00	0.00	0.00	0.00	0.17	0.17	0.00	0.17	0.00	0.16
霍奇金淋巴瘤	17	0.07	0.00	0.00	0.00	0.34	0.00	0.00	0.47	0.33	0.34	0.17	0.17	0.00
非霍奇金淋巴瘤	342	1.48	0.00	0.00	0.00	0.68	0.00	0.94	1.34	1.20	1.19	2.65	2.83	5.94
免疫增生性疾病	6	0.03	0.00	0.00	0.00	0.00	0.00	0.00	0.17	0.17	0.00	0.00	0.00	0.00
多发性骨髓瘤	116	0.50	0.00	0.00	0.00	0.00	0.00	0.00	0.00	0.00	0.00	0.33	1.13	1.72
淋巴样白血病	107	0.46	2.95	1.41	1.84	3.06	0.32	0.24	0.33	0.69	0.34	0.50	0.85	1.25
髓样白血病	220	0.95	1.47	1.05	0.92	1.02	0.32	1.41	1.34	1.89	1.19	1.32	2.27	2.03
白血病，未特指	140	0.61	4.42	0.35	0.61	0.68	0.96	1.18	0.83	0.52	0.34	0.83	1.13	1.72
其他或未指明部位	349	1.51	2.95	0.00	0.00	0.00	0.00	0.24	0.33	0.69	0.85	1.16	2.83	4.69
所有部位合计	23 108	100.00	16.22	4.22	4.29	10.55	8.36	22.40	40.08	65.39	99.72	168.27	278.74	390.70
所有部位除外 C44	22 906	99.13	16.22	4.22	4.29	10.21	8.36	22.40	39.91	65.39	99.38	168.10	277.89	389.60

年龄组发病率 /（1/10万）							粗率 /(1/10万)	中标率 /(1/10万)	世标率 /(1/10万)	累积率 /%		截缩率 35—64 岁 /(1/10 万)	ICD-10
55—59	60—64	65—69	70—74	75—79	80—84	≥85				0—64 岁	0—74 岁		
0.20	0.37	0.25	0.71	1.35	0.61	0.00	0.13	0.06	0.06	0.00	0.01	0.07	C00
1.02	0.74	0.74	2.49	2.25	1.22	2.24	0.55	0.31	0.29	0.02	0.04	0.51	C01—C02
1.02	2.21	2.72	4.62	5.39	2.43	2.99	0.90	0.45	0.45	0.02	0.06	0.63	C03—C06
0.41	0.92	1.73	1.07	0.90	0.00	1.50	0.42	0.26	0.25	0.02	0.03	0.43	C07—C08
0.00	0.18	0.25	0.36	0.45	0.61	0.00	0.13	0.07	0.07	0.00	0.01	0.16	C09
0.00	0.00	0.00	0.36	0.45	2.43	0.00	0.08	0.03	0.02	0.00	0.00	0.00	C10
2.45	3.13	3.96	5.33	4.04	2.43	2.24	1.68	1.03	0.99	0.07	0.12	2.00	C11
0.00	0.37	0.25	0.00	0.90	0.00	0.00	0.08	0.04	0.04	0.00	0.00	0.07	C12—C13
0.20	0.18	0.25	0.00	0.00	0.61	1.50	0.10	0.05	0.05	0.00	0.01	0.07	C14
11.44	30.38	62.82	83.55	103.74	143.64	97.23	17.76	7.97	7.91	0.25	0.98	6.79	C15
28.81	52.65	81.61	126.93	154.04	176.51	155.57	29.97	14.81	14.50	0.68	1.72	19.13	C16
2.25	2.58	2.47	6.40	7.63	9.74	13.46	1.58	0.75	0.74	0.04	0.08	1.07	C17
21.86	32.95	55.64	66.84	82.63	107.73	87.51	18.01	8.95	8.81	0.43	1.05	12.13	C18
19.00	23.75	37.84	41.95	53.89	59.65	46.37	12.45	6.41	6.32	0.35	0.75	10.28	C19—C20
0.41	0.55	0.49	1.42	1.35	0.61	2.24	0.34	0.18	0.18	0.01	0.02	0.35	C21
22.88	26.88	36.60	56.53	72.75	87.65	90.50	15.36	7.53	7.46	0.39	0.86	11.06	C22
6.33	12.15	16.82	22.75	32.78	45.65	39.64	6.24	2.88	2.87	0.13	0.33	3.64	C23—C24
10.62	16.57	30.91	36.27	65.12	72.43	75.54	10.52	4.80	4.77	0.19	0.53	5.28	C25
0.20	0.00	0.25	0.71	1.80	1.83	0.00	0.25	0.17	0.16	0.01	0.01	0.16	C30—C31
0.20	0.18	0.49	1.78	0.90	2.43	2.24	0.27	0.13	0.13	0.00	0.02	0.14	C32
60.48	92.42	126.87	143.64	176.49	205.73	172.03	42.42	21.55	21.39	1.21	2.56	34.90	C33—C34
1.84	2.21	2.23	3.56	2.25	3.04	2.24	0.97	0.58	0.58	0.04	0.07	0.95	C37—C38
1.43	3.13	3.71	3.91	5.39	6.70	3.74	1.36	0.78	0.75	0.04	0.08	1.28	C40—C41
0.82	0.74	0.25	2.13	5.39	2.43	8.98	0.72	0.37	0.36	0.02	0.03	0.47	C43
2.86	3.50	6.43	8.53	9.88	19.48	35.15	2.64	1.15	1.17	0.05	0.12	1.26	C44
0.41	0.18	0.49	1.78	0.00	0.00	0.00	0.16	0.09	0.09	0.00	0.02	0.13	C45
0.20	0.00	0.00	0.00	0.00	0.61	0.00	0.03	0.01	0.01	0.00	0.00	0.03	C46
0.41	0.92	1.24	1.78	1.80	0.61	2.24	0.52	0.37	0.38	0.02	0.04	0.40	C47, C49
97.26	95.36	84.58	76.80	74.10	66.34	44.13	48.46	31.14	29.26	2.38	3.19	72.81	C50
0.61	0.74	1.24	1.07	2.25	1.83	2.99	0.42	0.22	0.21	0.01	0.02	0.29	C51
1.02	0.18	0.74	0.71	0.90	1.22	0.75	0.31	0.20	0.19	0.01	0.02	0.36	C52
31.67	26.69	23.25	20.62	17.96	13.39	9.72	16.61	11.23	10.38	0.87	1.09	27.04	C53
17.37	16.57	16.07	14.22	9.88	4.26	2.99	7.62	4.70	4.57	0.38	0.53	11.54	C54
2.25	1.10	2.23	2.84	3.14	2.43	1.50	1.45	0.98	0.88	0.07	0.09	2.05	C55
13.08	14.54	20.53	18.13	13.02	17.65	7.48	8.01	5.09	4.87	0.35	0.55	10.15	C56
1.02	2.39	1.73	2.49	1.35	3.04	0.75	0.77	0.44	0.43	0.03	0.05	0.84	C57
0.00	0.00	0.00	0.00	0.00	0.00	0.00	0.03	0.04	0.03	0.00	0.00	0.00	C58
—	—	—	—	—	—	—	—	—	—	—	—	—	C60
—	—	—	—	—	—	—	—	—	—	—	—	—	C61
—	—	—	—	—	—	—	—	—	—	—	—	—	C62
—	—	—	—	—	—	—	—	—	—	—	—	—	C63
5.31	5.71	10.39	7.82	10.78	10.35	4.49	3.20	1.83	1.78	0.12	0.21	3.32	C64
0.41	0.55	0.49	2.13	0.45	2.43	1.50	0.29	0.14	0.14	0.01	0.02	0.18	C65
0.41	0.55	1.98	1.42	1.35	2.43	0.75	0.38	0.20	0.19	0.01	0.03	0.24	C66
3.68	4.79	7.67	10.67	16.17	23.74	19.45	2.95	1.37	1.35	0.06	0.15	1.52	C67
0.20	0.00	0.25	0.00	0.45	0.00	1.50	0.08	0.03	0.04	0.00	0.00	0.05	C68
0.41	0.00	0.25	0.36	0.45	1.22	0.00	0.12	0.06	0.06	0.00	0.01	0.10	C69
14.10	19.70	22.26	25.60	19.31	22.52	15.71	8.85	5.54	5.35	0.37	0.61	9.75	C70—C72, D32—D33, D42—D43
27.58	28.17	15.33	8.18	9.88	4.26	7.48	19.02	15.44	13.60	1.14	1.26	29.32	C73
0.20	0.37	0.49	0.71	0.90	2.43	1.50	0.26	0.14	0.13	0.01	0.01	0.19	C74
0.00	0.18	0.49	0.71	0.45	0.61	0.75	0.16	0.10	0.09	0.00	0.01	0.08	C75
0.00	0.74	0.25	0.36	0.45	0.61	0.00	0.22	0.21	0.19	0.01	0.02	0.16	C81
7.15	7.92	10.63	13.51	17.07	15.83	12.72	4.46	2.64	2.52	0.16	0.28	4.19	C82—C86, C96
0.00	0.00	0.00	0.71	0.00	0.00	0.00	0.08	0.06	0.05	0.00	0.01	0.00	C88
2.66	2.58	4.95	8.89	5.39	4.26	2.99	1.51	0.80	0.80	0.04	0.11	1.24	C90
1.43	0.55	3.46	3.91	4.49	4.26	5.24	1.40	1.22	1.30	0.07	0.10	0.78	C91
2.66	5.34	6.43	9.96	6.74	10.35	8.98	2.87	1.98	1.95	0.11	0.20	2.28	C92—C94, D45—D47
1.23	2.95	3.21	6.04	7.63	7.91	5.98	1.83	1.26	1.30	0.07	0.12	1.26	C95
8.38	6.81	9.64	16.00	17.07	28.61	23.19	4.55	2.35	2.33	0.13	0.26	3.65	O&U
437.86	554.33	725.83	879.98	1 035.15	1 208.79	1 027.67	301.50	171.20	164.78	10.44	18.47	296.86	ALL
435.00	550.83	719.40	871.44	1 025.27	1 189.32	992.52	298.86	170.05	163.61	10.39	18.34	295.60	ALL exc. C44

附表 3-1　江苏省农村肿瘤登记地区 2016 年男女合计恶性肿瘤发病主要指标

部位	病例数	构成比 /%	年龄组发病率 /（1/10 万）											
			0	1—4	5—9	10—14	15—19	20—24	25—29	30—34	35—39	40—44	45—49	50—54
唇	58	0.06	0.00	0.00	0.00	0.00	0.00	0.00	0.00	0.00	0.00	0.05	0.11	0.00
舌	178	0.19	0.00	0.00	0.00	0.00	0.00	0.00	0.05	0.00	0.31	0.23	0.40	0.65
口	271	0.29	0.00	0.10	0.00	0.00	0.00	0.06	0.05	0.00	0.16	0.14	0.55	0.69
唾液腺	137	0.15	0.00	0.00	0.00	0.16	0.00	0.00	0.18	0.22	0.16	0.27	0.73	0.69
扁桃体	39	0.04	0.00	0.00	0.00	0.00	0.00	0.00	0.00	0.00	0.18	0.04	0.34
其他口咽	55	0.06	0.00	0.00	0.00	0.00	0.00	0.12	0.00	0.10	0.05	0.22	0.04
鼻咽	831	0.89	0.00	0.10	0.00	0.16	0.08	0.30	0.59	0.72	1.76	2.28	3.32	4.55
下咽	89	0.09	0.00	0.00	0.00	0.00	0.00	0.00	0.00	0.00	0.00	0.18	0.26	0.23
咽，部位不明	78	0.08	0.00	0.00	0.00	0.00	0.00	0.00	0.00	0.00	0.00	0.00	0.18	0.19
食管	11 731	12.50	0.00	0.00	0.08	0.00	0.00	0.06	0.18	0.33	0.21	1.64	5.58	16.03
胃	13 302	14.17	0.00	0.00	0.00	0.00	0.23	0.42	1.51	2.27	3.77	7.34	16.12	30.87
小肠	360	0.38	0.00	0.00	0.00	0.00	0.00	0.00	0.05	0.28	0.21	0.36	0.98	0.96
结肠	3 853	4.10	0.00	0.00	0.00	0.08	0.08	0.66	0.55	1.38	1.50	4.01	8.28	12.20
直肠	4 219	4.49	0.00	0.00	0.00	0.00	0.00	0.30	0.68	0.94	1.71	3.65	8.68	13.54
肛门	82	0.09	0.00	0.00	0.00	0.00	0.00	0.00	0.00	0.17	0.05	0.09	0.22	0.19
肝脏	8 949	9.53	0.00	0.10	0.08	0.16	0.08	0.42	1.09	2.88	6.46	15.27	31.59	38.86
胆囊及其他	1 443	1.54	0.00	0.00	0.00	0.00	0.08	0.00	0.05	0.06	0.31	1.14	1.75	3.10
胰腺	3 240	3.45	0.00	0.10	0.00	0.00	0.00	0.18	0.27	0.44	0.88	1.69	3.79	7.15
鼻、鼻窦及其他	101	0.11	0.00	0.00	0.00	0.00	0.08	0.06	0.00	0.06	0.21	0.23	0.33	0.46
喉	376	0.40	0.00	0.00	0.00	0.00	0.08	0.00	0.09	0.06	0.16	0.09	0.51	0.88
气管、支气管、肺	17 938	19.11	0.00	0.10	0.00	0.00	0.23	0.36	1.23	1.99	5.27	9.16	21.52	43.33
其他胸腔器官	208	0.22	0.00	0.00	0.00	0.08	0.15	0.18	0.09	0.28	0.26	0.41	0.88	1.07
骨	624	0.66	0.00	0.10	0.00	0.55	1.22	0.42	0.73	0.17	0.16	1.00	0.98	1.80
皮肤黑色素瘤	208	0.22	0.00	0.00	0.00	0.00	0.00	0.12	0.27	0.06	0.05	0.18	0.33	0.88
皮肤其他	800	0.85	0.00	0.00	0.00	0.00	0.08	0.18	0.14	0.17	0.41	0.36	0.80	1.72
间皮瘤	30	0.03	0.00	0.00	0.00	0.00	0.00	0.00	0.05	0.06	0.00	0.05	0.11	0.11
卡波西肉瘤	13	0.01	0.00	0.00	0.00	0.08	0.00	0.00	0.00	0.06	0.00	0.05	0.11	0.00
周围神经、其他结缔组织、软组织	155	0.17	0.87	0.19	0.38	0.08	0.23	0.06	0.32	0.17	0.00	0.41	0.47	0.65
乳房	5 521	5.88	0.00	0.00	0.00	0.00	0.08	0.78	2.83	5.92	12.57	22.52	37.61	40.50
外阴	53	0.06	0.00	0.00	0.00	0.00	0.00	0.00	0.00	0.06	0.16	0.09	0.15	0.19
阴道	52	0.06	0.00	0.00	0.00	0.00	0.00	0.18	0.05	0.11	0.05	0.09	0.29	0.34
子宫颈	2 642	2.81	0.00	0.00	0.00	0.00	0.08	0.24	1.14	3.98	6.98	12.95	17.03	19.58
子宫体	855	0.91	0.00	0.00	0.00	0.00	0.00	0.06	0.64	0.44	0.93	2.05	5.11	6.92
子宫，部位不明	289	0.31	0.00	0.00	0.00	0.00	0.00	0.09	0.28	0.47	1.05	1.02	1.68
卵巢	1 033	1.10	0.87	0.00	0.08	0.08	0.15	0.66	0.96	1.44	0.98	2.64	5.47	7.00
其他女性生殖器	70	0.07	0.00	0.00	0.00	0.00	0.00	0.00	0.09	0.06	0.16	0.05	0.29	0.54
胎盘	3	0.00	0.00	0.00	0.00	0.00	0.08	0.12	0.00	0.00	0.00	0.00	0.00	0.00
阴茎	140	0.15	0.00	0.00	0.00	0.00	0.00	0.00	0.00	0.06	0.05	0.32	0.18	0.42
前列腺	1 804	1.92	0.00	0.00	0.00	0.00	0.00	0.00	0.00	0.11	0.10	0.05	0.22	0.76
睾丸	47	0.05	0.00	0.19	0.00	0.00	0.08	0.12	0.14	0.28	0.23	0.22	0.11
其他男性生殖器	19	0.02	0.00	0.00	0.00	0.00	0.00	0.00	0.00	0.00	0.00	0.00	0.04	0.00
肾	915	0.97	0.00	0.38	0.31	0.08	0.00	0.18	0.14	0.17	1.03	1.46	2.81	4.47
肾盂	93	0.10	0.00	0.00	0.00	0.00	0.00	0.00	0.00	0.00	0.05	0.09	0.22	0.34
输尿管	98	0.10	0.00	0.00	0.00	0.00	0.00	0.00	0.00	0.00	0.05	0.00	0.04	0.19
膀胱	1 687	1.80	0.00	0.00	0.00	0.08	0.08	0.24	0.36	0.33	0.67	1.23	2.52	3.94
其他泌尿器官	16	0.02	0.00	0.00	0.00	0.00	0.00	0.00	0.00	0.06	0.00	0.00	0.00	0.00
眼	24	0.03	0.00	0.19	0.08	0.00	0.00	0.00	0.05	0.00	0.05	0.00	0.07	0.00
脑、神经系统	2 018	2.15	1.74	0.77	1.61	1.56	0.76	0.84	2.51	1.83	2.74	3.51	5.80	9.45
甲状腺	2 256	2.40	0.00	0.00	0.00	0.00	0.31	0.46	3.06	6.66	8.41	8.89	11.26	11.96	15.26
肾上腺	75	0.08	0.44	0.29	0.00	0.00	0.00	0.00	0.00	0.06	0.05	0.18	0.26	0.38
其他内分泌腺	61	0.06	0.44	0.00	0.00	0.00	0.15	0.06	0.14	0.06	0.05	0.23	0.18	0.19
霍奇金淋巴瘤	89	0.09	0.00	0.00	0.00	0.08	0.15	0.12	0.14	0.11	0.05	0.09	0.11	0.15
非霍奇金淋巴瘤	1 553	1.65	0.00	0.29	0.46	0.23	0.38	0.72	0.87	1.05	1.24	2.42	3.03	5.47
免疫增生性疾病	30	0.03	0.00	0.00	0.00	0.00	0.00	0.00	0.00	0.00	0.05	0.00	0.11	0.00
多发性骨髓瘤	417	0.44	0.44	0.00	0.00	0.00	0.08	0.06	0.14	0.06	0.16	0.36	0.69	1.30
淋巴样白血病	421	0.45	0.00	1.05	1.31	0.70	0.53	0.42	0.78	0.72	0.57	0.73	0.80	1.26
髓样白血病	813	0.87	0.44	0.67	0.77	0.39	0.53	0.54	1.14	1.60	1.24	1.78	2.63	2.75
白血病，未特指	596	0.63	2.18	1.82	0.69	0.78	0.99	0.46	0.68	0.61	1.03	0.91	1.17	1.72
其他或未指明部位	818	0.87	0.00	0.38	0.15	0.00	0.00	0.30	0.27	0.39	0.52	1.05	1.24	2.83
所有部位合计	93 876	100.00	7.41	7.00	6.22	5.63	7.17	13.25	28.10	40.89	65.62	117.86	210.09	308.96
所有部位除外 C44	93 076	99.15	7.41	7.00	6.22	5.63	7.10	13.07	27.96	40.73	65.21	117.50	209.29	307.24

年龄组发病率 /（1/10 万）							粗率 /	中标率 /	世标率 /	累积率 /%		35—64 岁截	ICD-10
55—59	60—64	65—69	70—74	75—79	80—84	≥85	(1/10 万)	(1/10 万)	(1/10 万)	0—64 岁	0—74 岁	缩率 /（1/10 万）	
0.05	0.45	0.84	0.80	1.21	0.90	1.75	0.20	0.09	0.10	0.00	0.01	0.09	C00
1.05	1.45	2.45	1.51	2.06	2.52	0.75	0.62	0.34	0.33	0.02	0.04	0.61	C01—C02
1.42	1.90	3.03	4.09	2.42	5.94	4.49	0.95	0.48	0.48	0.03	0.06	0.70	C03—C06
0.79	0.95	0.77	0.80	0.97	1.80	1.75	0.48	0.30	0.28	0.02	0.03	0.56	C07—C08
0.16	0.15	0.52	0.27	0.12	1.08	0.25	0.14	0.07	0.07	0.00	0.01	0.14	C09
0.47	0.45	0.19	0.53	0.73	1.08	1.00	0.19	0.11	0.10	0.01	0.01	0.20	C10
4.06	6.50	7.09	7.20	6.66	6.30	3.49	2.90	1.80	1.71	0.12	0.19	3.52	C11
0.37	0.95	1.03	1.42	0.97	0.90	0.25	0.31	0.16	0.17	0.01	0.02	0.29	C12—C13
0.58	0.75	0.97	0.89	0.85	1.62	0.25	0.27	0.14	0.14	0.01	0.02	0.24	C14
43.80	93.44	139.05	190.10	233.50	247.56	201.47	40.92	19.20	19.34	0.81	2.45	21.73	C15
58.93	100.29	145.70	199.79	246.57	256.92	159.58	46.40	23.00	22.77	1.11	2.84	30.79	C16
1.53	3.00	2.97	4.80	6.29	7.20	2.24	1.26	0.66	0.64	0.04	0.08	1.04	C17
18.61	29.50	36.31	49.41	65.24	59.59	51.86	13.44	6.95	6.84	0.38	0.81	10.84	C18
20.61	32.15	45.28	51.19	64.03	76.16	53.11	14.72	7.51	7.43	0.41	0.89	11.71	C19—C20
0.21	0.65	0.58	0.89	1.57	1.08	2.49	0.29	0.15	0.14	0.01	0.02	0.21	C21
54.81	69.64	74.56	85.76	109.30	117.21	102.48	31.21	16.90	16.60	1.11	1.91	32.65	C22
6.27	9.45	12.83	19.91	26.87	37.81	29.17	5.03	2.40	2.38	0.11	0.27	3.15	C23—C24
12.54	20.90	30.18	49.68	63.06	74.18	65.08	11.30	5.43	5.37	0.24	0.64	6.70	C25
0.32	0.65	0.90	1.16	1.33	1.26	1.00	0.35	0.21	0.20	0.01	0.02	0.35	C30—C31
2.53	3.05	4.51	5.60	5.93	5.04	2.74	1.31	0.68	0.68	0.04	0.09	1.01	C32
81.22	137.53	195.94	263.24	317.99	343.52	252.34	62.57	30.77	30.65	1.51	3.81	42.18	C33—C34
1.00	2.10	1.81	1.60	1.09	1.62	1.00	0.73	0.45	0.44	0.03	0.05	0.87	C37—C38
2.90	3.80	5.10	7.55	9.08	12.24	6.98	2.18	1.31	1.28	0.07	0.13	1.64	C40—C41
0.58	1.50	1.55	2.31	3.51	3.60	5.49	0.73	0.37	0.37	0.02	0.04	0.52	C43
2.53	4.00	4.97	8.98	16.58	23.59	33.16	2.79	1.28	1.26	0.05	0.12	1.43	C44
0.26	0.10	0.19	0.36	0.48	0.18	0.50	0.10	0.06	0.06	0.00	0.01	0.10	C45
0.05	0.10	0.13	0.09	0.00	0.00	0.25	0.05	0.03	0.03	0.00	0.00	0.05	C46
0.63	0.90	1.23	0.89	1.57	2.70	1.25	0.54	0.37	0.38	0.02	0.03	0.47	C47, C49
35.47	34.95	29.67	23.02	26.63	23.59	17.21	19.26	12.52	11.67	0.97	1.23	29.69	C50
0.05	0.25	0.39	0.98	0.85	0.54	1.25	0.18	0.10	0.10	0.00	0.01	0.15	C51
0.26	0.35	0.13	0.27	0.36	1.08	0.00	0.18	0.12	0.11	0.01	0.01	0.22	C52
16.44	14.80	12.00	12.09	11.14	12.96	11.97	9.22	6.13	5.64	0.47	0.59	14.34	C53
5.48	6.45	5.22	5.78	5.57	3.24	1.25	2.98	1.81	1.74	0.14	0.20	4.22	C54
1.90	1.85	1.74	2.67	1.94	3.96	2.49	1.01	0.60	0.57	0.04	0.06	1.25	C55
6.06	7.35	7.80	7.29	7.14	4.68	2.24	3.60	2.29	2.18	0.17	0.24	4.62	C56
0.53	0.45	0.77	0.44	0.36	0.36	0.00	0.24	0.15	0.14	0.01	0.02	0.31	C57
0.00	0.00	0.00	0.00	0.00	0.00	0.00	0.01	0.02	0.02	0.00	0.00	0.00	C58
1.05	0.80	1.68	1.60	2.06	1.62	2.24	0.49	0.26	0.25	0.01	0.03	0.41	C60
2.58	7.50	17.29	31.55	53.62	58.87	45.13	6.29	2.77	2.68	0.06	0.30	1.50	C61
0.05	0.30	0.19	0.18	0.61	0.18	0.75	0.16	0.14	0.13	0.01	0.01	0.17	C62
0.00	0.10	0.26	0.18	0.61	0.36	0.25	0.07	0.04	0.04	0.00	0.00	0.02	C63
5.01	6.95	9.74	9.07	10.41	10.62	4.74	3.19	1.79	1.78	0.11	0.21	3.29	C64
0.47	0.60	0.84	1.07	1.21	2.52	1.25	0.32	0.16	0.16	0.01	0.02	0.26	C65
0.42	0.70	1.16	2.04	1.69	1.98	0.75	0.34	0.17	0.17	0.01	0.02	0.19	C66
5.75	11.50	16.45	22.40	32.08	37.09	34.41	5.88	2.90	2.85	0.13	0.33	3.72	C67
0.05	0.15	0.19	0.09	0.12	0.54	0.75	0.06	0.03	0.03	0.00	0.00	0.07	C68
0.05	0.35	0.06	0.18	0.48	0.18	0.25	0.08	0.06	0.07	0.00	0.01	0.08	C69
12.07	13.80	15.41	18.31	22.15	21.61	15.96	7.04	4.43	4.33	0.29	0.46	7.19	C70—C72, D32—D33, D42—D43
12.91	11.00	9.09	7.02	4.60	3.42	2.24	7.87	6.25	5.49	0.45	0.53	11.76	C73
0.37	0.50	0.52	0.44	0.73	0.36	1.00	0.26	0.17	0.18	0.01	0.02	0.30	C74
0.58	0.50	0.45	0.27	0.48	0.36	0.00	0.21	0.15	0.15	0.01	0.01	0.26	C75
0.26	0.45	0.90	1.07	1.57	1.62	1.75	0.31	0.19	0.18	0.01	0.02	0.17	C81
8.33	12.45	15.80	17.33	21.30	18.72	13.96	5.42	3.07	3.02	0.18	0.35	4.86	C82—C86, C96
0.16	0.45	0.52	0.18	0.12	0.36	0.25	0.10	0.06	0.06	0.00	0.01	0.11	C88
1.69	3.40	5.48	5.95	6.05	5.40	3.49	1.45	0.76	0.77	0.04	0.10	1.10	C90
1.74	2.05	3.03	4.71	5.57	4.68	2.99	1.47	1.08	1.10	0.06	0.10	1.10	C91
4.06	5.55	5.93	7.47	7.50	9.18	3.99	2.84	1.90	1.83	0.12	0.19	2.78	C92—C94, D45—D47
2.32	3.55	3.74	7.64	7.14	8.28	5.49	2.08	1.44	1.51	0.09	0.14	1.64	C95
3.22	5.65	8.51	8.89	11.74	12.96	19.20	2.85	1.49	1.50	0.08	0.17	2.14	O&U
447.64	681.00	895.47	1 162.74	1 435.85	1 544.96	1 183.41	327.45	174.24	170.71	9.70	19.99	271.64	ALL
445.11	677.00	890.50	1 153.76	1 419.26	1 521.37	1 150.25	324.66	172.96	169.45	9.65	19.87	270.21	ALL exc. C44

附表 3-2 江苏省农村肿瘤登记地区 2016 年男性恶性肿瘤发病主要指标

部位	病例数	构成比/%	年龄组发病率/（1/10万）											
			0	1—4	5—9	10—14	15—19	20—24	25—29	30—34	35—39	40—44	45—49	50—54
唇	27	0.05	0.00	0.00	0.00	0.00	0.00	0.00	0.00	0.00	0.00	0.09	0.15	0.00
舌	104	0.19	0.00	0.00	0.00	0.00	0.00	0.00	0.00	0.00	0.41	0.18	0.66	0.61
口	148	0.28	0.00	0.18	0.00	0.00	0.00	0.09	0.00	0.10	0.09	0.58	0.99
唾液腺	92	0.17	0.00	0.00	0.00	0.00	0.00	0.00	0.27	0.22	0.10	0.55	0.87	0.76
扁桃体	27	0.05	0.00	0.00	0.00	0.00	0.00	0.00	0.00	0.00	0.00	0.18	0.00	0.61
其他口咽	39	0.07	0.00	0.00	0.00	0.00	0.00	0.12	0.00	0.00	0.21	0.00	0.22	0.08
鼻咽	591	1.10	0.00	0.00	0.18	0.00	0.29	0.00	0.46	0.53	0.99	2.57	2.92	5.10	6.83
下咽	81	0.15	0.00	0.00	0.00	0.00	0.00	0.00	0.00	0.00	0.00	0.27	0.51	0.46
咽，部位不明	60	0.11	0.00	0.00	0.00	0.00	0.00	0.00	0.00	0.00	0.00	0.00	0.29	0.23
食管	7 782	14.48	0.00	0.00	0.00	0.00	0.00	0.00	0.27	0.33	0.31	2.01	8.45	24.83
胃	9 324	17.35	0.00	0.00	0.00	0.00	0.14	0.35	1.07	1.65	3.50	7.49	20.98	40.55
小肠	208	0.39	0.00	0.00	0.00	0.00	0.00	0.00	0.00	0.11	0.21	0.37	0.80	1.37
结肠	2 117	3.94	0.00	0.00	0.00	0.15	0.14	0.69	0.62	1.43	1.85	3.65	9.54	12.61
直肠	2 509	4.67	0.00	0.00	0.00	0.00	0.00	0.35	0.53	1.10	1.75	4.02	10.35	15.80
肛门	44	0.08	0.00	0.00	0.00	0.00	0.00	0.00	0.00	0.11	0.00	0.18	0.15	0.23
肝脏	6 326	11.77	0.00	0.00	0.00	0.00	0.15	0.14	0.35	1.87	4.52	11.53	24.94	50.13	60.29
胆囊及其他	652	1.21	0.00	0.00	0.00	0.00	0.00	0.00	0.09	0.00	0.31	1.37	1.38	2.81
胰腺	1 790	3.33	0.00	0.00	0.00	0.00	0.23	0.36	0.33	0.82	2.19	4.52	8.73
鼻、鼻窦及其他	55	0.10	0.00	0.00	0.00	0.00	0.14	0.00	0.00	0.11	0.10	0.18	0.36	0.68
喉	349	0.65	0.00	0.00	0.00	0.00	0.00	0.00	0.09	0.11	0.31	0.09	0.87	1.67
气管、支气管、肺	12 090	22.50	0.00	0.18	0.00	0.00	0.43	0.46	1.34	1.10	4.32	8.59	22.44	47.08
其他胸腔器官	117	0.22	0.00	0.00	0.00	0.15	0.29	0.35	0.00	0.55	0.21	0.37	0.73	0.91
骨	353	0.66	0.00	0.18	0.00	0.44	1.58	0.46	0.71	0.22	0.72	1.19	1.02	2.05
皮肤黑色素瘤	109	0.20	0.00	0.00	0.00	0.00	0.00	0.23	0.27	0.11	0.00	0.09	0.22	1.14
皮肤其他	414	0.77	0.00	0.00	0.00	0.00	0.00	0.00	0.09	0.22	0.21	0.27	1.09	1.67
间皮瘤	12	0.02	0.00	0.00	0.00	0.00	0.00	0.00	0.00	0.11	0.00	0.00	0.07	0.15
卡波西肉瘤	6	0.01	0.00	0.00	0.00	0.14	0.00	0.00	0.00	0.00	0.00	0.00	0.07	0.00
周围神经、其他结缔组织、软组织	78	0.15	1.66	0.00	0.00	0.15	0.43	0.12	0.36	0.00	0.00	0.55	0.66	0.84
乳房	67	0.12	0.00	0.00	0.00	0.00	0.00	0.00	0.18	0.00	0.41	0.09	0.58	0.38
外阴	—	—												
阴道	—	—												
子宫颈	—	—												
子宫体	—	—												
子宫，部位不明	—	—												
卵巢	—	—												
其他女性生殖器	—	—												
胎盘	—	—												
阴茎	140	0.26	0.00	0.00	0.00	0.00	0.00	0.00	0.00	0.11	0.10	0.64	0.36	0.84
前列腺	1 804	3.36	0.00	0.00	0.00	0.00	0.00	0.00	0.00	0.22	0.21	0.09	0.44	1.52
睾丸	47	0.09	0.00	0.36	0.00	0.00	0.14	0.23	0.27	0.55	0.21	0.46	0.44	0.23
其他男性生殖器	19	0.04	0.00	0.36	0.00	0.00	0.00	0.00	0.00	0.00	0.00	0.00	0.07	0.00
肾	580	1.08	0.00	0.54	0.29	0.15	0.00	0.12	0.18	0.22	0.82	2.10	3.42	5.62
肾盂	60	0.11	0.00	0.00	0.00	0.00	0.00	0.00	0.00	0.00	0.00	0.00	0.29	0.53
输尿管	47	0.09	0.00	0.00	0.00	0.00	0.00	0.00	0.00	0.00	0.00	0.00	0.00	0.30
膀胱	1 349	2.51	0.00	0.00	0.00	0.15	0.14	0.35	0.62	0.33	0.82	1.64	3.86	6.68
其他泌尿器官	9	0.02	0.00	0.00	0.00	0.00	0.00	0.00	0.00	0.11	0.00	0.00	0.00	0.00
眼	14	0.03	0.00	0.18	0.00	0.00	0.00	0.00	0.09	0.00	0.10	0.00	0.00	0.00
脑、神经系统	963	1.79	1.66	0.91	1.44	2.03	0.86	1.15	2.67	2.65	2.37	3.56	5.61	7.52
甲状腺	443	0.82	0.00	0.00	0.00	0.00	0.29	1.15	2.85	4.19	3.70	4.02	2.99	5.70
肾上腺	39	0.07	0.00	0.54	0.00	0.00	0.00	0.00	0.09	0.11	0.21	0.18	0.15	0.46
其他内分泌腺	26	0.05	0.00	0.00	0.00	0.00	0.14	0.12	0.18	0.00	0.00	0.27	0.07	0.15
霍奇金淋巴瘤	60	0.11	0.00	0.00	0.00	0.00	0.14	0.00	0.09	0.11	0.10	0.00	0.15	0.30
非霍奇金淋巴瘤	873	1.62	0.00	0.36	0.43	0.15	0.14	0.92	0.89	1.32	1.13	2.47	3.35	6.08
免疫增生性疾病	17	0.03	0.00	0.00	0.00	0.00	0.14	0.00	0.00	0.00	0.00	0.00	0.15	0.00
多发性骨髓瘤	227	0.42	0.00	0.00	0.00	0.00	0.14	0.00	0.27	0.11	0.00	0.37	0.66	1.06
淋巴样白血病	228	0.42	0.00	1.09	1.15	0.87	0.43	0.46	0.98	0.55	0.62	1.00	0.87	1.59
髓样白血病	461	0.86	0.00	0.73	1.15	0.44	0.29	0.58	1.52	1.54	1.34	2.10	2.19	3.49
白血病，未特指	334	0.62	2.48	1.45	0.72	0.73	1.29	0.92	0.71	0.44	1.34	0.82	1.09	2.20
其他或未指明部位	430	0.80	0.00	0.54	0.29	0.00	0.00	0.35	0.45	0.44	0.21	1.28	1.09	2.89
所有部位合计	53 741	100.00	5.80	7.80	5.62	5.81	7.59	10.59	20.59	26.37	43.32	83.04	170.06	281.50
所有部位除外 C44	53 327	99.23	5.80	7.80	5.62	5.81	7.45	10.47	20.51	26.15	43.12	82.77	168.97	279.83

年龄组发病率 /（1/10 万）							粗率 /(1/10万)	中标率 /(1/10万)	世标率 /(1/10万)	累积率 /%		截缩率 35—64 岁 /(1/10 万)	ICD-10
55—59	60—64	65—69	70—74	75—79	80—84	≥85				0—64 岁	0—74 岁		
0.00	0.49	1.03	0.54	0.76	1.22	1.35	0.19	0.09	0.10	0.00	0.01	0.11	C00
1.35	1.78	2.71	1.61	2.52	3.66	0.68	0.72	0.40	0.39	0.02	0.05	0.74	C01—C02
1.14	2.07	4.52	3.58	3.28	6.09	5.42	1.02	0.53	0.55	0.03	0.07	0.72	C03—C06
1.35	1.48	1.29	0.90	1.01	3.25	2.03	0.63	0.39	0.37	0.03	0.04	0.78	C07—C08
0.10	0.20	0.77	0.36	0.25	2.03	0.00	0.19	0.10	0.10	0.01	0.01	0.17	C09
0.52	0.79	0.39	0.72	1.26	1.63	2.03	0.27	0.15	0.15	0.01	0.02	0.26	C10
6.21	8.98	11.62	10.39	7.06	8.13	3.39	4.07	2.57	2.45	0.18	0.29	5.11	C11
0.72	1.78	2.07	2.33	1.76	1.63	0.00	0.56	0.30	0.30	0.02	0.04	0.55	C12—C13
0.83	1.18	1.42	1.43	1.51	2.84	0.68	0.41	0.21	0.21	0.01	0.03	0.35	C14
67.83	135.28	195.93	248.32	301.47	312.02	280.46	53.64	26.50	26.87	1.20	3.42	32.30	C15
90.20	150.28	217.10	292.40	354.66	364.03	233.04	64.27	32.76	32.68	1.58	4.13	43.76	C16
1.55	3.16	3.48	5.91	8.32	11.38	2.71	1.43	0.75	0.72	0.04	0.08	1.09	C17
21.13	33.45	42.59	55.54	73.10	67.44	64.36	14.59	7.81	7.71	0.43	0.92	11.99	C18
24.44	40.75	57.44	62.89	75.87	95.07	67.07	17.29	9.10	9.05	0.50	1.10	14.08	C19—C20
0.21	0.79	0.52	0.54	2.02	1.63	4.74	0.30	0.16	0.16	0.01	0.01	0.23	C21
82.33	100.05	99.39	118.07	145.19	152.35	137.52	43.61	24.78	24.22	1.68	2.77	50.02	C22
5.80	7.89	12.26	20.60	24.70	35.35	30.48	4.49	2.27	2.25	0.10	0.26	2.81	C23—C24
15.84	24.27	36.66	56.80	67.30	81.66	70.45	12.34	6.27	6.23	0.29	0.75	8.04	C25
0.21	0.59	1.29	1.25	1.26	2.03	0.68	0.38	0.22	0.21	0.01	0.02	0.34	C30—C31
4.87	5.82	8.91	10.21	11.09	9.34	6.77	2.41	1.26	1.26	0.07	0.16	1.90	C32
106.77	186.19	284.73	387.18	470.86	512.72	391.55	83.34	41.97	41.98	1.89	5.25	52.24	C33—C34
1.04	2.66	2.19	2.15	1.51	2.03	0.68	0.81	0.53	0.51	0.04	0.06	0.88	C37—C38
2.90	4.34	6.84	8.42	10.59	13.41	10.84	2.43	1.50	1.47	0.08	0.16	1.83	C40—C41
0.31	1.48	1.94	2.51	4.79	4.88	4.06	0.75	0.41	0.39	0.02	0.04	0.47	C43
2.49	5.23	6.07	9.50	17.14	26.81	37.94	2.85	1.40	1.40	0.06	0.14	1.57	C44
0.10	0.10	0.13	0.18	0.50	0.00	0.68	0.08	0.05	0.05	0.00	0.00	0.08	C45
0.10	0.10	0.13	0.18	0.00	0.00	0.00	0.04	0.03	0.03	0.00	0.00	0.04	C46
0.72	0.69	1.42	0.90	0.76	3.25	0.00	0.54	0.37	0.38	0.02	0.04	0.55	C47, C49
0.72	0.59	1.03	1.79	1.76	2.03	2.71	0.46	0.28	0.26	0.01	0.03	0.44	C50
—	—	—	—	—	—	—	—	—	—	—	—	—	C51
—	—	—	—	—	—	—	—	—	—	—	—	—	C52
—	—	—	—	—	—	—	—	—	—	—	—	—	C53
—	—	—	—	—	—	—	—	—	—	—	—	—	C54
—	—	—	—	—	—	—	—	—	—	—	—	—	C55
—	—	—	—	—	—	—	—	—	—	—	—	—	C56
—	—	—	—	—	—	—	—	—	—	—	—	—	C57
—	—	—	—	—	—	—	—	—	—	—	—	—	C58
2.07	1.58	3.36	3.22	4.29	3.66	6.10	0.97	0.52	0.52	0.03	0.06	0.82	C60
5.07	14.80	34.59	63.60	111.67	132.85	122.61	12.43	5.80	5.63	0.11	0.60	2.95	C61
0.10	0.59	0.00	0.36	1.26	0.41	2.03	0.32	0.27	0.26	0.02	0.02	0.34	C62
0.00	0.20	0.52	0.36	1.26	0.81	0.68	0.13	0.07	0.09	0.00	0.01	0.04	C63
7.56	8.68	10.84	13.08	14.37	13.41	6.10	4.00	2.28	2.27	0.15	0.27	4.23	C64
0.62	0.79	1.03	1.97	2.02	2.84	0.68	0.41	0.21	0.21	0.01	0.03	0.32	C65
0.52	0.69	1.03	1.43	2.02	2.03	0.68	0.32	0.17	0.16	0.01	0.02	0.22	C66
8.70	18.75	27.88	35.47	52.43	65.82	73.84	9.30	4.73	4.70	0.21	0.53	5.84	C67
0.10	0.00	0.39	0.18	0.25	0.41	0.68	0.06	0.04	0.03	0.00	0.00	0.01	C68
0.10	0.39	0.00	0.18	1.01	0.00	0.68	0.10	0.06	0.07	0.00	0.01	0.08	C69
11.60	13.22	14.33	15.95	22.69	26.81	14.90	6.64	4.38	4.24	0.28	0.43	6.65	C70—C72, D32—D33, D42—D43
5.59	4.34	3.61	3.58	2.02	4.06	0.68	3.05	2.48	2.15	0.17	0.21	4.27	C73
0.52	0.69	0.39	0.54	0.50	0.41	0.68	0.27	0.18	0.20	0.01	0.02	0.33	C74
0.41	0.39	0.52	0.50	2.27	0.00	0.00	0.18	0.12	0.12	0.01	0.01	0.20	C75
0.52	0.39	1.29	1.79	2.27	2.84	3.39	0.41	0.23	0.22	0.01	0.02	0.21	C81
9.42	14.80	17.68	20.42	26.47	20.72	16.26	6.02	3.45	3.41	0.21	0.40	5.45	C82—C86, C96
0.10	0.30	0.77	0.36	0.25	0.81	0.00	0.12	0.06	0.06	0.00	0.01	0.08	C88
1.76	3.75	6.58	6.99	6.55	7.31	4.06	1.56	0.84	0.84	0.04	0.11	1.08	C90
2.07	2.57	3.87	4.12	4.79	5.28	2.71	1.57	1.16	1.19	0.07	0.11	1.34	C91
5.07	6.02	6.97	11.29	9.07	10.56	4.74	3.18	2.13	2.07	0.13	0.22	3.08	C92—C94, D45—D47
2.80	3.75	4.65	8.42	8.57	8.94	9.48	2.30	1.60	1.66	0.09	0.16	1.83	C95
3.62	6.41	9.81	10.03	13.11	13.41	18.29	2.96	1.63	1.66	0.09	0.19	2.26	O&U
510.13	825.58	1 155.84	1 510.90	1 879.65	2 051.71	1 651.57	370.44	195.57	194.23	9.99	23.32	275.13	ALL
507.65	820.35	1 149.77	1 501.40	1 862.51	2 024.90	1 613.64	367.58	194.17	192.83	9.93	23.19	273.56	ALL exc. C44

部位	病例数	构成比 /%	年龄组发病率 /（1/10 万）											
			0	1—4	5—9	10—14	15—19	20—24	25—29	30—34	35—39	40—44	45—49	50—54
唇	31	0.08	0.00	0.00	0.00	0.00	0.00	0.00	0.00	0.00	0.00	0.00	0.07	0.00
舌	74	0.18	0.00	0.00	0.00	0.00	0.00	0.00	0.09	0.00	0.21	0.27	0.15	0.69
口	123	0.31	0.00	0.00	0.00	0.00	0.00	0.13	0.00	0.00	0.21	0.18	0.51	0.39
唾液腺	45	0.11	0.00	0.00	0.00	0.34	0.00	0.00	0.09	0.22	0.21	0.00	0.58	0.62
扁桃体	12	0.03	0.00	0.00	0.00	0.00	0.00	0.00	0.00	0.00	0.00	0.18	0.07	0.08
其他口咽	16	0.04	0.00	0.00	0.00	0.00	0.00	0.13	0.00	0.00	0.00	0.09	0.22	0.00
鼻咽	240	0.60	0.00	0.00	0.00	0.00	0.00	0.16	0.13	0.65	0.44	0.94	1.64	1.53	2.23
下咽	8	0.02	0.00	0.00	0.00	0.00	0.00	0.00	0.00	0.00	0.00	0.00	0.09	0.00
咽，部位不明	18	0.04	0.00	0.00	0.00	0.00	0.00	0.00	0.00	0.00	0.00	0.00	0.07	0.15
食管	3 949	9.84	0.00	0.00	0.16	0.00	0.00	0.13	0.09	0.33	0.10	1.27	2.70	7.09
胃	3 978	9.91	0.00	0.00	0.00	0.00	0.33	0.50	1.96	2.89	4.05	7.19	11.25	21.04
小肠	152	0.38	0.00	0.00	0.00	0.00	0.00	0.00	0.09	0.44	0.21	0.36	1.17	0.54
结肠	1 736	4.33	0.00	0.00	0.00	0.00	0.00	0.00	0.63	0.47	1.33	1.14	4.37	7.01	11.79
直肠	1 710	4.26	0.00	0.00	0.00	0.00	0.00	0.25	0.84	0.78	1.66	3.28	7.01	11.25
肛门	38	0.09	0.00	0.00	0.00	0.00	0.00	0.00	0.00	0.22	0.10	0.00	0.29	0.15
肝脏	2 623	6.54	0.00	0.20	0.16	0.17	0.00	0.50	0.28	1.22	1.35	4.10	13.00	17.11
胆囊及其他	791	1.97	0.00	0.00	0.00	0.00	0.00	0.00	0.00	0.11	0.31	0.91	2.12	3.39
胰腺	1 450	3.61	0.00	0.20	0.00	0.00	0.00	0.13	0.19	0.56	0.94	1.18	3.07	5.55
鼻、鼻窦及其他	46	0.11	0.00	0.00	0.00	0.00	0.00	0.13	0.00	0.00	0.31	0.27	0.29	0.23
喉	27	0.07	0.00	0.00	0.00	0.00	0.16	0.00	0.09	0.00	0.00	0.09	0.15	0.08
气管、支气管、肺	5 848	14.57	0.00	0.00	0.00	0.00	0.00	0.25	1.12	2.89	6.24	9.74	20.60	39.53
其他胸腔器官	91	0.23	0.00	0.00	0.00	0.00	0.00	0.00	0.19	0.00	0.31	0.46	1.02	1.23
骨	271	0.68	0.00	0.00	0.33	0.68	0.82	0.38	0.75	0.11	0.31	0.82	0.95	1.54
皮肤黑色素瘤	99	0.25	0.00	0.00	0.00	0.00	0.00	0.00	0.28	0.00	0.10	0.27	0.44	0.62
皮肤其他	386	0.96	0.00	0.00	0.00	0.00	0.00	0.00	0.19	0.11	0.62	0.46	0.51	1.77
间皮瘤	18	0.04	0.00	0.00	0.00	0.00	0.00	0.00	0.00	0.00	0.00	0.00	0.15	0.00
卡波西肉瘤	7	0.02	0.00	0.00	0.00	0.00	0.00	0.00	0.00	0.11	0.00	0.09	0.15	0.00
周围神经、其他结缔组织、软组织	77	0.19	0.00	0.41	0.82	0.00	0.00	0.00	0.28	0.33	0.00	0.27	0.29	0.46
乳房	5 454	13.59	0.00	0.00	0.00	0.00	0.16	1.63	5.61	11.88	24.84	44.87	74.72	81.22
外阴	53	0.13	0.00	0.00	0.00	0.00	0.00	0.00	0.00	0.11	0.31	0.18	0.29	0.39
阴道	52	0.13	0.00	0.00	0.00	0.00	0.00	0.38	0.09	0.22	0.10	0.18	0.58	0.69
子宫颈	2 642	6.58	0.00	0.00	0.00	0.00	0.16	0.50	2.34	7.99	14.03	25.85	34.11	39.45
子宫体	855	2.13	0.00	0.00	0.00	0.00	0.00	0.13	1.31	0.89	1.87	4.10	10.23	13.95
子宫，部位不明	289	0.72	0.00	0.00	0.00	0.00	0.00	0.00	0.19	0.56	0.94	2.09	2.05	3.39
卵巢	1 033	2.57	1.84	0.00	0.16	0.17	0.33	1.38	1.96	2.89	1.97	5.28	10.96	14.10
其他女性生殖器	70	0.17	0.00	0.00	0.00	0.00	0.00	0.00	0.19	0.11	0.31	0.09	0.58	1.08
胎盘	3	0.01	0.00	0.00	0.00	0.00	0.16	0.25	0.00	0.00	0.00	0.00	0.00	0.00
阴茎	—	—	—	—	—	—	—	—	—	—	—	—	—	—
前列腺	—	—	—	—	—	—	—	—	—	—	—	—	—	—
睾丸	—	—	—	—	—	—	—	—	—	—	—	—	—	—
其他男性生殖器	—	—	—	—	—	—	—	—	—	—	—	—	—	—
肾	335	0.83	0.00	0.20	0.33	0.00	0.00	0.25	0.09	0.11	1.25	0.82	2.19	3.31
肾盂	33	0.08	0.00	0.00	0.00	0.00	0.00	0.00	0.00	0.00	0.10	0.18	0.15	0.15
输尿管	51	0.13	0.00	0.00	0.00	0.00	0.00	0.00	0.00	0.00	0.00	0.00	0.07	0.08
膀胱	338	0.84	0.00	0.00	0.00	0.00	0.00	0.13	0.09	0.33	0.52	0.82	1.17	1.16
其他泌尿器官	7	0.02	0.00	0.00	0.00	0.00	0.00	0.00	0.00	0.00	0.00	0.00	0.00	0.00
眼	10	0.02	0.00	0.20	0.16	0.00	0.00	0.00	0.00	0.00	0.00	0.00	0.15	0.00
脑、神经系统	1 055	2.63	1.84	0.61	1.81	1.02	0.65	0.50	2.34	1.00	3.12	3.46	5.99	11.40
甲状腺	1 813	4.52	0.00	0.00	0.00	0.68	0.65	5.13	10.65	12.66	14.14	18.48	20.96	24.97
肾上腺	36	0.09	0.92	0.00	0.00	0.00	0.00	0.00	0.19	0.00	0.21	0.18	0.37	0.31
其他内分泌腺	35	0.09	0.92	0.00	0.00	0.00	0.16	0.00	0.00	0.11	0.10	0.18	0.29	0.23
霍奇金淋巴瘤	29	0.07	0.00	0.00	0.00	0.00	0.17	0.16	0.25	0.19	0.11	0.00	0.18	0.07
非霍奇金淋巴瘤	680	1.69	0.00	0.20	0.49	0.34	0.65	0.50	0.84	0.78	1.35	2.37	2.70	4.85
免疫增生性疾病	13	0.03	0.00	0.00	0.00	0.00	0.00	0.00	0.00	0.00	0.10	0.00	0.07	0.00
多发性骨髓瘤	190	0.47	0.92	0.00	0.00	0.00	0.00	0.13	0.00	0.00	0.31	0.36	0.73	1.54
淋巴样白血病	193	0.48	0.00	1.02	1.48	0.51	0.65	0.38	0.56	0.89	0.52	0.46	0.73	0.92
髓样白血病	352	0.88	0.92	0.61	0.33	0.34	0.82	0.50	0.75	1.67	1.14	1.46	3.07	2.00
白血病，未特指	262	0.65	1.84	2.24	0.66	0.85	0.65	0.38	0.65	0.78	0.73	1.00	1.24	1.23
其他或未指明部位	388	0.97	0.00	0.20	0.00	0.17	0.00	0.25	0.09	0.33	0.83	0.82	1.39	2.77
所有部位合计	40 135	100.00	9.19	6.10	6.91	5.42	6.70	16.15	35.97	55.51	88.14	152.55	250.22	336.83
所有部位除外 C44	39 749	99.04	9.19	6.10	6.91	5.42	6.70	15.90	35.78	55.40	87.52	152.10	249.71	335.06

年龄组发病率 /（1/10 万）							粗率 /（1/10 万）	中标率 /（1/10 万）	世标率 /（1/10 万）	累积率 /%		截缩率 35—64 岁 /（1/10 万）	ICD-10
55—59	60—64	65—69	70—74	75—79	80—84	≥ 85				0—64 岁	0—74 岁		
0.11	0.41	0.64	1.06	1.63	0.65	1.97	0.22	0.09	0.09	0.00	0.01	0.08	C00
0.75	1.11	2.19	1.41	1.63	1.62	0.79	0.52	0.28	0.28	0.02	0.03	0.47	C01—C02
1.72	1.72	1.55	4.59	1.63	5.82	3.95	0.87	0.43	0.42	0.02	0.05	0.68	C03—C06
0.21	0.41	0.26	0.71	0.93	0.65	1.58	0.32	0.22	0.20	0.01	0.02	0.33	C07—C08
0.21	0.10	0.26	0.18	0.00	0.32	0.39	0.08	0.05	0.05	0.00	0.01	0.10	C09
0.43	0.10	0.00	0.35	0.23	0.65	0.39	0.11	0.07	0.06	0.00	0.01	0.13	C10
1.82	3.95	2.58	4.06	6.29	4.85	3.55	1.69	1.02	0.96	0.07	0.10	1.90	C11
0.00	0.10	0.00	0.53	0.23	0.32	0.39	0.06	0.03	0.03	0.00	0.01	0.03	C12—C13
0.32	0.30	0.52	0.35	0.23	0.65	0.00	0.13	0.06	0.07	0.00	0.01	0.12	C14
18.89	50.47	82.25	132.79	170.70	196.26	155.47	27.89	12.09	12.02	0.41	1.48	10.88	C15
26.51	48.95	74.38	108.63	146.71	171.69	116.80	28.09	13.53	13.13	0.62	1.54	17.48	C16
1.50	2.84	2.45	3.70	4.42	3.88	1.97	1.07	0.59	0.56	0.04	0.07	0.98	C17
15.99	25.44	30.04	43.38	57.99	53.35	44.59	12.26	6.11	6.00	0.34	0.71	9.67	C18
16.64	23.31	33.13	39.68	53.10	61.11	44.98	12.08	5.96	5.86	0.33	0.69	9.28	C19—C20
0.21	0.51	0.64	1.23	1.16	0.65	1.18	0.27	0.15	0.14	0.01	0.02	0.19	C21
26.30	38.41	49.76	53.96	76.15	89.24	82.07	18.52	9.15	9.02	0.52	1.04	14.98	C22
6.76	11.05	13.41	19.22	28.88	39.77	28.41	5.59	2.53	2.51	0.12	0.26	3.49	C23—C24
9.12	17.43	23.72	42.68	59.15	68.22	61.95	10.24	4.61	4.54	0.19	0.52	5.32	C25
0.43	0.71	0.52	1.06	1.40	0.65	1.18	0.32	0.19	0.18	0.01	0.02	0.35	C30—C31
0.11	0.20	0.13	1.06	1.16	1.62	0.39	0.19	0.11	0.10	0.00	0.01	0.10	C32
54.74	87.55	107.26	141.26	176.75	208.87	171.25	41.30	20.09	19.86	1.11	2.36	31.82	C33—C34
0.97	1.52	1.42	1.06	0.70	1.29	1.18	0.64	0.38	0.37	0.03	0.04	0.87	C37—C38
2.90	3.24	3.35	6.70	7.68	11.32	4.74	1.91	1.13	1.10	0.06	0.11	1.44	C40—C41
0.86	1.52	1.16	2.12	2.33	2.59	6.31	0.70	0.34	0.34	0.02	0.04	0.56	C43
2.58	2.74	3.87	8.46	16.07	21.02	30.38	2.73	1.17	1.14	0.05	0.11	1.28	C44
0.43	0.10	0.26	0.53	0.47	0.32	0.39	0.13	0.07	0.07	0.00	0.01	0.11	C45
0.00	0.10	0.13	0.00	0.00	0.00	0.39	0.05	0.04	0.03	0.00	0.00	0.06	C46
0.54	1.11	1.03	0.88	2.33	2.26	1.97	0.54	0.36	0.38	0.02	0.03	0.40	C47, C49
71.48	70.23	58.27	43.91	49.60	40.74	25.65	38.51	24.82	23.16	1.93	2.44	59.34	C50
0.11	0.51	0.77	1.94	1.63	0.97	1.97	0.37	0.21	0.19	0.01	0.02	0.29	C51
0.54	0.71	0.26	0.53	0.70	1.94	0.00	0.37	0.24	0.22	0.02	0.02	0.44	C52
33.49	30.00	23.98	23.98	21.42	23.28	18.94	18.66	12.28	11.30	0.94	1.18	28.88	C53
11.16	13.07	10.44	11.46	10.71	5.82	3.55	6.04	3.63	3.49	0.28	0.39	8.51	C54
3.86	3.75	3.48	5.29	3.73	7.11	3.95	2.04	1.19	1.13	0.08	0.13	2.51	C55
12.34	14.90	15.60	14.46	13.74	8.41	3.55	7.29	4.59	4.39	0.33	0.48	9.31	C56
1.07	0.91	1.55	0.88	0.70	0.65	0.00	0.49	0.30	0.29	0.02	0.03	0.62	C57
0.00	0.00	0.00	0.00	0.00	0.00	0.00	0.02	0.03	0.03	0.00	0.00	0.00	C58
—	—	—	—	—	—	—	—	—	—	—	—	—	C60
—	—	—	—	—	—	—	—	—	—	—	—	—	C61
—	—	—	—	—	—	—	—	—	—	—	—	—	C62
—	—	—	—	—	—	—	—	—	—	—	—	—	C63
2.36	5.17	8.64	5.11	6.75	8.41	3.95	2.37	1.32	1.30	0.08	0.15	2.33	C64
0.32	0.41	0.64	0.18	0.47	2.26	1.58	0.23	0.11	0.11	0.01	0.01	0.20	C65
0.32	0.71	1.29	2.65	1.40	1.94	0.79	0.36	0.17	0.17	0.01	0.03	0.16	C66
2.68	4.05	5.03	9.52	13.27	14.23	11.44	2.39	1.16	1.12	0.05	0.13	1.54	C67
0.00	0.30	0.00	0.00	0.00	0.65	0.79	0.05	0.02	0.02	0.00	0.00	0.04	C68
0.00	0.30	0.13	0.18	0.00	0.32	0.00	0.07	0.05	0.07	0.00	0.01	0.07	C69
12.56	14.39	16.50	20.63	21.66	17.46	16.57	7.45	4.47	4.42	0.30	0.48	7.75	C70—C72, D32—D33, D42—D43
20.50	17.84	14.57	10.40	6.99	2.91	3.16	12.80	10.09	8.88	0.73	0.86	19.34	C73
0.21	0.30	0.64	0.35	0.93	0.32	1.18	0.25	0.16	0.16	0.01	0.01	0.26	C74
0.75	0.61	0.52	0.18	0.47	0.32	0.00	0.25	0.17	0.18	0.01	0.02	0.11	C75
0.00	0.51	0.52	0.35	0.93	0.65	0.79	0.20	0.15	0.15	0.01	0.01	0.11	C81
7.19	10.03	13.92	14.28	16.53	17.14	12.63	4.80	2.69	2.65	0.16	0.30	4.25	C82—C86, C96
0.21	0.61	0.26	0.00	0.00	0.00	0.39	0.09	0.05	0.05	0.00	0.01	0.14	C88
1.61	3.04	4.38	4.94	5.59	3.88	3.16	1.34	0.69	0.70	0.04	0.09	1.12	C90
1.40	1.52	2.19	5.29	6.29	4.20	3.16	1.36	0.99	1.01	0.05	0.09	0.86	C91
3.01	5.07	4.90	7.23	6.05	8.08	3.55	2.49	1.66	1.59	0.10	0.16	2.46	C92—C94, D45—D47
1.82	3.34	2.84	6.88	5.82	7.76	3.16	1.85	1.29	1.37	0.08	0.13	1.44	C95
2.79	4.86	7.22	7.76	10.48	12.61	19.73	2.74	1.36	1.35	0.07	0.15	2.02	O&U
382.86	532.52	635.42	820.04	1 025.83	1 141.67	910.72	283.41	154.64	148.98	9.38	16.66	267.46	ALL
380.29	529.79	631.55	811.58	1 009.76	1 120.66	880.33	280.68	153.47	147.84	9.34	16.55	266.18	ALL exc. C44

附表 4-1　江苏省肿瘤登记地区 2016 年男女合计恶性肿瘤死亡主要指标

部位	病例数	构成比 /%	年龄组死亡率 /（1/10 万）											
			0	1—4	5—9	10—14	15—19	20—24	25—29	30—34	35—39	40—44	45—49	50—54
唇	27	0.03	0.00	0.00	0.00	0.00	0.00	0.00	0.00	0.00	0.00	0.00	0.00	0.03
舌	152	0.16	0.00	0.00	0.00	0.00	0.00	0.00	0.00	0.00	0.00	0.15	0.29	0.26
口	271	0.28	0.00	0.00	0.00	0.00	0.00	0.00	0.00	0.03	0.09	0.17	0.49
唾液腺	70	0.07	0.00	0.00	0.00	0.00	0.00	0.00	0.03	0.03	0.00	0.03	0.07	0.10
扁桃体	24	0.02	0.00	0.00	0.00	0.00	0.00	0.00	0.00	0.00	0.00	0.03	0.00	0.03
其他口咽	50	0.05	0.00	0.00	0.00	0.00	0.00	0.00	0.00	0.00	0.00	0.03	0.02	0.10
鼻咽	778	0.80	0.00	0.00	0.00	0.05	0.10	0.04	0.27	0.24	0.42	0.83	0.82	2.00
下咽	94	0.10	0.00	0.00	0.00	0.00	0.00	0.00	0.00	0.00	0.06	0.17	0.15
咽，部位不明	59	0.06	0.00	0.00	0.00	0.00	0.00	0.00	0.00	0.03	0.00	0.00	0.02	0.03
食管	13 146	13.52	0.00	0.00	0.00	0.00	0.00	0.00	0.03	0.03	0.26	0.59	2.76	8.14
胃	15 620	16.07	0.00	0.00	0.00	0.00	0.10	0.20	0.74	1.23	2.62	3.94	7.15	15.76
小肠	394	0.41	0.00	0.00	0.00	0.00	0.00	0.05	0.28	0.36	0.75	0.71	1.12	2.23	3.67
结肠	2 942	3.03	0.00	0.00	0.00	0.00	0.05	0.28	0.36	0.75	0.71	1.12	2.23	3.67
直肠	3 487	3.59	0.00	0.00	0.00	0.00	0.00	0.20	0.36	0.27	0.74	1.36	2.79	5.16
肛门	75	0.08	0.00	0.00	0.00	0.05	0.00	0.00	0.00	0.07	0.00	0.03	0.02	0.03
肝脏	11 749	12.08	0.00	0.12	0.10	0.05	0.10	0.28	0.86	2.15	4.59	11.19	23.96	31.08
胆囊及其他	1 848	1.90	0.00	0.00	0.00	0.00	0.00	0.04	0.03	0.03	0.29	0.36	1.43	1.95
胰腺	4 717	4.85	0.00	0.00	0.00	0.00	0.10	0.08	0.12	0.24	0.52	0.95	2.88	6.67
鼻、鼻窦及其他	92	0.09	0.27	0.00	0.00	0.00	0.05	0.00	0.00	0.07	0.03	0.06	0.10	0.28
喉	315	0.32	0.00	0.00	0.00	0.00	0.00	0.00	0.00	0.00	0.00	0.03	0.17	0.31
气管、支气管、肺	22 700	23.35	0.00	0.00	0.05	0.00	0.20	0.31	0.56	1.16	2.33	5.30	12.28	27.51
其他胸腔器官	207	0.21	0.00	0.00	0.00	0.05	0.00	0.16	0.06	0.20	0.00	0.03	0.31	0.44
骨	817	0.84	0.00	0.00	0.10	0.37	0.31	0.28	0.33	0.31	0.23	0.21	0.51	1.44
皮肤黑色素瘤	201	0.21	0.00	0.00	0.00	0.00	0.05	0.00	0.09	0.03	0.13	0.03	0.17	0.49
皮肤其他	434	0.45	0.00	0.00	0.06	0.00	0.00	0.00	0.03	0.10	0.13	0.03	0.12	0.21
间皮瘤	46	0.05	0.00	0.00	0.00	0.00	0.00	0.00	0.00	0.00	0.00	0.09	0.10	0.08
卡波西肉瘤	9	0.01	0.00	0.00	0.00	0.00	0.00	0.00	0.00	0.03	0.00	0.03	0.00	0.00
周围神经、其他结缔组织、软组织	130	0.13	0.00	0.24	0.25	0.05	0.10	0.04	0.09	0.10	0.13	0.12	0.17	0.21
乳房	2 132	2.19	0.00	0.00	0.00	0.00	0.00	0.08	0.24	0.82	1.36	2.40	4.80	7.80
外阴	33	0.03	0.00	0.00	0.00	0.00	0.00	0.00	0.03	0.00	0.00	0.00	0.05	0.05
阴道	30	0.03	0.00	0.00	0.00	0.00	0.00	0.00	0.00	0.00	0.00	0.06	0.00	0.10
子宫颈	1 184	1.22	0.00	0.00	0.00	0.00	0.00	0.04	0.21	0.34	0.71	1.54	3.03	3.85
子宫体	246	0.25	0.00	0.00	0.00	0.00	0.00	0.00	0.00	0.00	0.06	0.12	0.34	0.64
子宫，部位不明	223	0.23	0.00	0.00	0.00	0.00	0.00	0.00	0.06	0.00	0.06	0.27	0.44	0.67
卵巢	874	0.90	0.00	0.06	0.00	0.00	0.05	0.04	0.03	0.20	0.39	1.15	1.89	3.13
其他女性生殖器	49	0.05	0.00	0.00	0.00	0.00	0.00	0.00	0.03	0.00	0.00	0.00	0.10	0.15
胎盘	0	0.00	0.00	0.00	0.00	0.00	0.00	0.00	0.00	0.00	0.00	0.00	0.00	0.00
阴茎	59	0.06	0.00	0.00	0.00	0.00	0.00	0.00	0.00	0.00	0.00	0.00	0.05	0.05
前列腺	1 484	1.53	0.00	0.00	0.00	0.00	0.00	0.00	0.00	0.03	0.03	0.00	0.05	0.23
睾丸	23	0.02	0.00	0.00	0.00	0.00	0.05	0.04	0.06	0.10	0.00	0.00	0.00	0.13
其他男性生殖器	7	0.01	0.00	0.00	0.00	0.00	0.05	0.00	0.00	0.00	0.00	0.00	0.00	0.00
肾	525	0.54	0.00	0.12	0.10	0.05	0.05	0.00	0.03	0.14	0.16	0.33	0.68	0.80
肾盂	69	0.07	0.00	0.00	0.00	0.00	0.00	0.00	0.00	0.00	0.00	0.00	0.02	0.18
输尿管	93	0.10	0.00	0.00	0.00	0.00	0.00	0.00	0.00	0.00	0.00	0.00	0.03
膀胱	1 242	1.28	0.00	0.00	0.00	0.00	0.00	0.00	0.03	0.00	0.06	0.15	0.27	0.62
其他泌尿器官	21	0.02	0.00	0.00	0.00	0.00	0.00	0.00	0.03	0.00	0.00	0.00	0.00	0.03
眼	27	0.03	0.00	0.00	0.00	0.00	0.00	0.00	0.00	0.00	0.00	0.00	0.00	0.00
脑、神经系统	2 248	2.31	1.35	1.04	0.75	1.16	0.87	0.83	1.04	1.02	1.65	1.86	3.61	5.29
甲状腺	216	0.22	0.00	0.00	0.00	0.00	0.00	0.00	0.03	0.03	0.06	0.15	0.31	0.18
肾上腺	79	0.08	0.00	0.12	0.05	0.00	0.00	0.00	0.06	0.00	0.06	0.03	0.10	0.08
其他内分泌腺	43	0.04	0.00	0.06	0.00	0.00	0.05	0.00	0.00	0.00	0.06	0.03	0.02	0.00
霍奇金淋巴瘤	106	0.11	0.00	0.00	0.00	0.05	0.05	0.04	0.09	0.07	0.03	0.03	0.05	0.08
非霍奇金淋巴瘤	1 631	1.68	0.00	0.18	0.20	0.11	0.25	0.35	0.41	0.58	0.71	1.07	1.57	2.72
免疫增生性疾病	28	0.03	0.00	0.00	0.00	0.00	0.00	0.00	0.00	0.00	0.00	0.00	0.00	0.00
多发性骨髓瘤	550	0.57	0.00	0.00	0.10	0.00	0.00	0.05	0.04	0.00	0.10	0.27	0.27	0.64
淋巴样白血病	524	0.54	0.27	0.43	0.50	0.63	0.41	0.35	0.18	0.20	0.48	0.56	0.82	0.67
髓样白血病	744	0.77	0.00	0.24	0.30	0.11	0.31	0.31	0.53	0.48	0.45	0.59	0.92	1.18
白血病，未特指	971	1.00	1.61	0.55	0.60	0.26	0.66	0.94	0.80	0.58	0.74	0.92	1.19	1.49
其他或未指明部位	1 306	1.34	0.27	0.00	0.15	0.05	0.05	0.31	0.15	0.10	0.55	0.71	1.04	1.87
所有部位合计	97 221	100.00	3.77	3.29	3.31	3.05	4.18	5.27	7.96	11.90	20.96	39.04	80.86	139.77
所有部位除外 C44	96 787	99.55	3.77	3.23	3.31	3.05	4.18	5.27	7.93	11.80	20.83	39.01	80.74	139.56

55—59	60—64	65—69	70—74	75—79	80—84	≥85	粗率/(1/10万)	中标率/(1/10万)	世标率/(1/10万)	0—64岁	0—74岁	截缩率35—64岁/(1/10万)	ICD-10
0.00	0.03	0.17	0.30	0.24	0.82	0.97	0.06	0.02	0.03	0.00	0.00	0.01	C00
0.38	0.74	1.10	1.07	1.84	2.00	1.14	0.35	0.17	0.17	0.01	0.02	0.27	C01—C02
0.83	1.07	1.27	2.20	3.20	5.77	4.54	0.62	0.29	0.28	0.01	0.03	0.38	C03—C06
0.14	0.32	0.34	0.65	0.80	1.30	0.97	0.16	0.08	0.08	0.00	0.01	0.10	C07—C08
0.00	0.10	0.30	0.12	0.32	0.47	0.32	0.05	0.03	0.03	0.00	0.00	0.02	C09
0.17	0.19	0.30	0.42	0.80	0.71	0.49	0.11	0.06	0.05	0.00	0.01	0.07	C10
3.01	3.88	5.17	6.66	5.37	7.42	5.52	1.77	0.97	0.96	0.06	0.12	1.61	C11
0.45	0.55	0.81	0.59	0.88	0.94	0.16	0.21	0.11	0.11	0.01	0.01	0.20	C12—C13
0.07	0.32	0.34	0.65	0.48	1.53	0.97	0.13	0.06	0.06	0.00	0.01	0.06	C14
24.44	54.07	86.16	141.28	196.67	249.72	214.85	29.90	13.54	13.47	0.45	1.59	12.14	C15
30.01	54.92	91.93	153.47	242.31	308.17	239.19	35.53	16.55	16.15	0.58	1.81	16.15	C16
0.97	1.52	2.20	4.32	4.32	7.07	6.49	0.90	0.43	0.42	0.02	0.05	0.54	C17
6.12	9.71	14.76	24.08	41.00	56.10	62.80	6.69	3.16	3.09	0.12	0.32	3.42	C18
6.85	11.81	18.40	25.45	48.37	67.06	77.73	7.93	3.68	3.63	0.15	0.37	4.19	C19—C20
0.17	0.16	0.34	0.95	0.56	0.94	3.25	0.17	0.08	0.08	0.00	0.01	0.06	C21
43.25	53.56	64.70	79.56	106.10	128.34	119.92	26.72	14.15	13.90	0.86	1.58	25.19	C22
4.18	6.63	11.02	15.34	25.86	35.71	35.54	4.20	1.93	1.91	0.07	0.21	2.11	C23—C24
11.37	18.80	29.55	46.44	57.90	79.43	79.51	10.73	5.04	5.03	0.21	0.59	5.81	C25
0.17	0.42	0.76	0.42	0.88	1.18	0.97	0.21	0.11	0.12	0.01	0.01	0.16	C30—C31
0.86	1.36	1.91	3.03	4.72	5.07	4.54	0.86	0.42	0.41	0.02	0.05	0.39	C32
51.89	93.52	151.71	233.50	311.02	366.98	309.94	51.63	24.49	24.27	0.98	2.90	27.05	C33—C34
0.76	1.04	1.27	1.25	1.76	2.47	2.11	0.47	0.27	0.26	0.02	0.03	0.37	C37—C38
2.18	3.04	4.83	7.55	8.41	14.02	10.06	1.86	1.00	0.97	0.05	0.11	1.09	C40—C41
0.31	0.78	1.19	1.01	2.00	3.77	4.87	0.46	0.22	0.22	0.01	0.02	0.28	C43
0.38	0.68	1.10	1.84	4.40	11.78	27.10	0.99	0.37	0.39	0.01	0.02	0.22	C44
0.03	0.32	0.25	0.42	0.32	0.35	0.81	0.10	0.05	0.05	0.00	0.01	0.09	C45
0.00	0.06	0.04	0.06	0.08	0.12	0.16	0.02	0.01	0.01	0.00	0.00	0.01	C46
0.28	0.42	0.51	0.89	1.12	2.00	1.46	0.35	0.19	0.20	0.01	0.02	0.20	C47, C49
8.99	9.68	9.88	11.00	13.85	18.97	26.29	4.85	2.66	2.61	0.18	0.29	5.32	C50
0.17	0.03	0.08	0.24	0.32	0.59	1.14	0.08	0.04	0.04	0.00	0.01	0.04	C51
0.14	0.06	0.04	0.48	0.48	0.35	0.00	0.07	0.04	0.03	0.00	0.00	0.05	C52
3.56	4.69	5.05	5.41	11.85	14.97	13.63	2.69	1.46	1.40	0.09	0.14	2.71	C53
0.69	1.23	1.57	2.38	2.16	2.12	3.41	0.56	0.28	0.28	0.02	0.04	0.45	C54
0.45	0.61	1.19	1.55	2.32	2.71	4.54	0.51	0.26	0.25	0.01	0.03	0.39	C55
3.66	3.98	5.00	5.71	6.41	7.31	4.54	1.99	1.10	1.08	0.07	0.13	2.16	C56
0.07	0.29	0.21	0.71	0.56	0.35	0.00	0.11	0.06	0.06	0.00	0.01	0.09	C57
0.00	0.00	0.00	0.00	0.00	0.00	0.00	0.00	0.00	0.00	0.00	0.00	0.00	C58
0.10	0.29	0.51	0.59	0.48	0.82	1.30	0.13	0.06	0.06	0.00	0.01	0.07	C60
0.83	1.88	4.92	10.47	24.18	47.73	63.29	3.38	1.29	1.28	0.02	0.09	0.40	C61
0.07	0.10	0.08	0.00	0.00	0.00	0.65	0.05	0.04	0.04	0.00	0.00	0.04	C62
0.03	0.00	0.08	0.00	0.16	0.12	0.00	0.02	0.01	0.01	0.00	0.00	0.00	C63
1.49	2.07	3.26	4.22	5.45	6.72	9.57	1.19	0.61	0.61	0.03	0.07	0.81	C64
0.10	0.19	0.30	0.71	0.88	1.30	1.62	0.16	0.07	0.07	0.00	0.01	0.07	C65
0.03	0.36	0.72	1.01	1.52	2.36	1.14	0.21	0.09	0.09	0.00	0.01	0.05	C66
1.24	2.91	4.41	9.87	20.10	30.76	47.22	2.82	1.15	1.15	0.03	0.10	0.73	C67
0.00	0.00	0.17	0.12	0.16	0.71	0.81	0.05	0.02	0.02	0.00	0.00	0.00	C68
0.10	0.13	0.04	0.00	0.24	0.00	0.00	0.05	0.04	0.04	0.00	0.00	0.05	C69
6.33	10.32	12.72	16.59	20.18	20.51	17.85	5.11	3.08	3.06	0.18	0.33	4.38	C70—C72, D32—D33, D42—D43
0.48	0.97	1.27	1.90	3.12	2.47	3.41	0.49	0.24	0.24	0.01	0.03	0.32	C73
0.28	0.23	0.34	0.59	0.80	1.41	1.46	0.18	0.10	0.10	0.00	0.01	0.11	C74
0.07	0.26	0.42	0.18	0.64	0.47	0.32	0.10	0.06	0.06	0.00	0.01	0.07	C75
0.45	0.26	0.85	0.77	0.96	2.24	0.97	0.24	0.13	0.13	0.01	0.01	0.13	C81
4.32	7.02	9.88	14.03	18.02	21.57	20.93	3.71	1.96	1.93	0.10	0.22	2.55	C82—C86, C96
0.14	0.16	0.17	0.42	0.24	0.47	0.16	0.06	0.03	0.03	0.00	0.00	0.04	C88
1.87	2.46	4.66	4.99	7.05	6.72	4.71	1.25	0.63	0.63	0.03	0.08	0.78	C90
1.56	1.88	2.59	3.81	5.77	5.19	4.54	1.19	0.78	0.79	0.04	0.07	0.91	C91
1.94	3.17	4.20	5.95	7.85	8.49	7.30	1.69	0.99	0.97	0.05	0.10	1.23	C92—C94, D45—D47
2.42	3.62	4.88	8.80	8.73	11.20	7.79	2.21	1.40	1.40	0.07	0.14	1.57	C95
3.39	4.98	7.42	10.82	15.05	21.57	23.85	2.97	1.47	1.46	0.07	0.16	1.83	O&U
234.27	383.90	579.38	876.27	1 251.28	1 602.50	1 489.48	221.13	107.55	106.21	4.69	11.97	129.57	ALL
233.89	383.22	578.27	874.43	1 246.88	1 590.72	1 462.38	220.15	107.18	105.81	4.68	11.94	129.34	ALL exc. C44

附表 4-2　江苏省肿瘤登记地区 2016 年男性恶性肿瘤死亡主要指标

部位	病例数	构成比 /%	年龄组死亡率 /（1/10 万）											
			0	1—4	5—9	10—14	15—19	20—24	25—29	30—34	35—39	40—44	45—49	50—54
唇	13	0.02	0.00	0.00	0.00	0.00	0.00	0.00	0.00	0.00	0.00	0.00	0.00	0.00
舌	91	0.15	0.00	0.00	0.00	0.00	0.00	0.00	0.00	0.00	0.00	0.24	0.29	0.36
口	162	0.26	0.00	0.00	0.00	0.00	0.00	0.00	0.00	0.00	0.06	0.06	0.29	0.77
唾液腺	45	0.07	0.00	0.00	0.00	0.00	0.00	0.00	0.00	0.07	0.00	0.06	0.10	0.15
扁桃体	20	0.03	0.00	0.00	0.00	0.00	0.00	0.00	0.00	0.00	0.00	0.06	0.00	0.05
其他口咽	39	0.06	0.00	0.00	0.00	0.00	0.00	0.00	0.00	0.00	0.00	0.06	0.00	0.15
鼻咽	560	0.91	0.00	0.00	0.00	0.10	0.19	0.08	0.41	0.34	0.65	1.01	1.17	3.01
下咽	87	0.14	0.00	0.00	0.00	0.00	0.00	0.00	0.00	0.00	0.00	0.06	0.34	0.31
咽，部位不明	42	0.07	0.00	0.00	0.00	0.00	0.00	0.00	0.07	0.00	0.00	0.00	0.05	0.00
食管	8 845	14.33	0.00	0.00	0.00	0.00	0.00	0.06	0.07	0.39	1.07	4.58	13.99
胃	10 825	17.54	0.00	0.00	0.00	0.00	0.00	0.00	0.41	1.03	1.81	3.70	8.77	20.83
小肠	220	0.36	0.00	0.00	0.00	0.00	0.00	0.00	0.00	0.07	0.06	0.18	0.49	0.77
结肠	1 624	2.63	0.00	0.00	0.00	0.00	0.00	0.30	0.53	0.55	0.91	1.01	2.09	3.68
直肠	2 110	3.42	0.00	0.00	0.00	0.00	0.00	0.23	0.47	0.34	1.04	1.67	3.07	6.69
肛门	41	0.07	0.00	0.00	0.00	0.00	0.00	0.00	0.00	0.00	0.00	0.00	0.05	0.05
肝脏	8 315	13.47	0.00	0.12	0.00	0.10	0.19	0.38	1.17	3.38	8.22	18.61	40.13	50.08
胆囊及其他	783	1.27	0.00	0.00	0.00	0.00	0.00	0.00	0.06	0.07	0.39	0.30	1.22	1.84
胰腺	2 640	4.28	0.00	0.00	0.00	0.00	0.10	0.08	0.18	0.41	0.39	1.13	4.04	8.47
鼻、鼻窦及其他	63	0.10	0.00	0.00	0.00	0.00	0.00	0.00	0.00	0.14	0.06	0.00	0.15	0.31
喉	284	0.46	0.00	0.00	0.00	0.00	0.00	0.00	0.00	0.00	0.00	0.12	0.34	0.51
气管、支气管、肺	16 027	25.97	0.00	0.00	0.09	0.00	0.29	0.38	0.41	1.17	2.20	5.73	14.03	35.53
其他胸腔器官	134	0.22	0.00	0.00	0.00	0.00	0.10	0.19	0.15	0.00	0.21	0.00	0.44	0.51
骨	468	0.76	0.00	0.00	0.19	0.59	0.58	0.45	0.29	0.34	0.19	0.12	0.58	1.68
皮肤黑色素瘤	118	0.19	0.00	0.00	0.00	0.00	0.00	0.00	0.00	0.06	0.00	0.00	0.29	0.66
皮肤其他	216	0.35	0.00	0.00	0.00	0.00	0.00	0.00	0.00	0.14	0.13	0.06	0.15	0.15
间皮瘤	25	0.04	0.00	0.00	0.00	0.00	0.00	0.00	0.00	0.00	0.18	0.00	0.00	0.10
卡波西肉瘤	5	0.01	0.00	0.00	0.00	0.00	0.00	0.00	0.00	0.00	0.00	0.00	0.00	0.00
周围神经、其他结缔组织、软组织	70	0.11	0.00	0.23	0.19	0.00	0.19	0.00	0.06	0.14	0.06	0.12	0.15	0.15
乳房	34	0.06	0.00	0.00	0.00	0.00	0.00	0.00	0.00	0.00	0.00	0.06	0.10	0.20
外阴	—	—	—	—	—	—	—	—	—	—	—	—	—	—
阴道	—	—	—	—	—	—	—	—	—	—	—	—	—	—
子宫颈	—	—	—	—	—	—	—	—	—	—	—	—	—	—
子宫体	—	—	—	—	—	—	—	—	—	—	—	—	—	—
子宫，部位不明	—	—	—	—	—	—	—	—	—	—	—	—	—	—
卵巢	—	—	—	—	—	—	—	—	—	—	—	—	—	—
其他女性生殖器	—	—	—	—	—	—	—	—	—	—	—	—	—	—
胎盘	—	—	—	—	—	—	—	—	—	—	—	—	—	—
阴茎	59	0.10	0.00	0.00	0.00	0.00	0.00	0.00	0.00	0.00	0.00	0.00	0.10	0.10
前列腺	1 484	2.40	0.00	0.00	0.00	0.00	0.00	0.00	0.00	0.07	0.06	0.00	0.10	0.46
睾丸	23	0.04	0.00	0.00	0.00	0.00	0.10	0.08	0.12	0.21	0.00	0.00	0.00	0.26
其他男性生殖器	7	0.01	0.00	0.00	0.00	0.00	0.00	0.00	0.00	0.00	0.00	0.00	0.00	0.00
肾	342	0.55	0.00	0.00	0.00	0.09	0.10	0.00	0.00	0.14	0.13	0.42	0.97	1.07
肾盂	39	0.06	0.00	0.00	0.00	0.00	0.00	0.00	0.00	0.00	0.00	0.00	0.05	0.00
输尿管	54	0.09	0.00	0.00	0.00	0.00	0.00	0.00	0.00	0.00	0.00	0.00	0.00	0.05
膀胱	981	1.59	0.00	0.00	0.00	0.00	0.00	0.00	0.00	0.00	0.13	0.24	0.34	1.02
其他泌尿器官	13	0.02	0.00	0.00	0.00	0.00	0.00	0.00	0.00	0.07	0.00	0.00	0.00	0.00
眼	13	0.02	0.00	0.00	0.00	0.00	0.10	0.00	0.06	0.00	0.00	0.00	0.00	0.00
脑、神经系统	1 255	2.03	2.56	1.27	0.66	0.79	0.96	1.06	1.35	1.38	1.49	2.09	4.29	6.18
甲状腺	77	0.12	0.00	0.00	0.00	0.00	0.00	0.00	0.00	0.00	0.00	0.06	0.39	0.05
肾上腺	41	0.07	0.00	0.12	0.09	0.00	0.00	0.00	0.00	0.00	0.13	0.00	0.10	0.15
其他内分泌腺	26	0.04	0.00	0.00	0.00	0.00	0.10	0.00	0.00	0.00	0.06	0.00	0.00	0.00
霍奇金淋巴瘤	75	0.12	0.00	0.00	0.00	0.00	0.00	0.08	0.06	0.14	0.00	0.06	0.10	0.10
非霍奇金淋巴瘤	983	1.59	0.00	0.23	0.28	0.10	0.10	0.53	0.53	0.55	0.91	1.55	2.09	3.32
免疫增生性疾病	23	0.04	0.00	0.00	0.00	0.00	0.00	0.00	0.00	0.00	0.06	0.00	0.00	0.00
多发性骨髓瘤	323	0.52	0.00	0.00	0.00	0.19	0.00	0.00	0.00	0.00	0.13	0.30	0.29	0.66
淋巴样白血病	293	0.47	0.51	0.35	0.85	0.79	0.58	0.30	0.29	0.28	0.58	0.72	0.78	0.82
髓样白血病	431	0.70	0.00	0.12	0.28	0.10	0.29	0.30	0.53	0.55	0.45	0.72	0.93	1.43
白血病，未特指	538	0.87	2.05	0.58	0.47	0.39	0.67	0.98	0.76	0.62	0.97	0.95	1.31	1.53
其他或未指明部位	727	1.18	0.00	0.00	0.19	0.10	0.00	0.45	0.18	0.14	0.39	0.72	0.83	2.14
所有部位合计	61 713	100.00	5.13	3.00	3.67	3.25	5.00	5.83	8.01	12.75	22.07	43.43	95.55	170.55
所有部位除外 C44	61 497	99.65	5.13	3.00	3.67	3.25	5.00	5.83	8.01	12.61	21.94	43.37	95.40	170.40

55—59	60—64	65—69	70—74	75—79	80—84	≥85	粗率/ (1/10万)	中标率/ (1/10万)	世标率/ (1/10万)	0—64岁	0—74岁	截缩率35—64岁/ (1/10万)	ICD-10
0.00	0.06	0.25	0.36	0.00	0.80	1.31	0.06	0.03	0.03	0.00	0.00	0.01	C00
0.54	0.77	1.44	1.56	2.85	1.60	0.44	0.41	0.22	0.22	0.01	0.03	0.33	C01—C02
1.22	1.22	1.44	2.40	3.85	8.00	5.24	0.73	0.36	0.36	0.02	0.04	0.52	C03—C06
0.14	0.51	0.51	0.84	0.84	2.13	0.87	0.20	0.11	0.10	0.01	0.01	0.14	C07—C08
0.00	0.19	0.51	0.12	0.67	0.80	0.44	0.09	0.04	0.04	0.00	0.00	0.04	C09
0.34	0.32	0.59	0.60	1.01	1.07	1.31	0.18	0.09	0.09	0.00	0.01	0.12	C10
4.76	6.15	8.23	9.36	7.21	9.07	6.98	2.53	1.44	1.43	0.09	0.18	2.44	C11
0.88	1.03	1.61	1.08	1.34	1.87	0.44	0.39	0.21	0.21	0.01	0.03	0.37	C12—C13
0.07	0.51	0.42	1.08	0.50	2.40	2.18	0.28	0.13	0.09	0.00	0.01	0.08	C14
40.24	83.84	126.11	190.17	264.11	333.63	284.99	39.95	19.35	19.35	0.72	2.30	19.43	C15
42.61	83.07	138.93	228.44	358.46	457.10	352.64	48.90	23.85	23.39	0.81	2.65	22.34	C16
1.16	1.47	2.63	4.68	5.03	9.07	6.98	0.99	0.50	0.49	0.02	0.06	0.60	C17
7.48	11.60	18.76	29.03	48.43	65.87	72.89	7.34	3.68	3.61	0.14	0.38	3.83	C18
8.16	15.19	24.61	33.11	60.16	90.94	101.69	9.53	4.72	4.66	0.18	0.47	5.21	C19—C20
0.14	0.19	0.59	1.20	0.34	0.80	4.80	0.19	0.09	0.10	0.00	0.01	0.06	C21
66.13	79.41	90.64	108.22	136.75	162.68	168.03	37.56	21.01	20.61	1.34	2.33	39.82	C22
3.47	5.38	9.84	14.76	24.13	30.94	32.73	3.54	1.75	1.72	0.06	0.19	1.81	C23—C24
14.88	23.27	34.29	55.91	63.68	89.34	82.05	11.92	5.99	5.98	0.26	0.72	7.37	C25
0.27	0.77	1.19	0.72	1.34	0.80	1.31	0.28	0.16	0.16	0.01	0.02	0.22	C30—C31
1.70	2.50	3.56	5.76	8.71	9.33	10.47	1.28	0.63	0.63	0.03	0.07	0.71	C32
72.45	133.45	230.41	357.54	472.42	554.71	496.67	72.39	35.77	35.54	1.33	4.27	36.55	C33—C34
0.88	1.35	2.04	1.92	2.35	2.67	3.93	0.61	0.35	0.35	0.02	0.04	0.45	C37—C38
2.45	3.53	5.60	9.12	11.40	15.73	12.22	2.11	1.21	1.19	0.06	0.13	1.22	C40—C41
0.41	1.03	1.36	1.20	2.35	5.33	6.11	0.53	0.27	0.27	0.01	0.03	0.36	C43
0.41	0.58	1.70	1.92	5.87	14.13	28.80	0.98	0.43	0.44	0.01	0.03	0.22	C44
0.07	0.38	0.42	0.48	0.34	0.00	0.87	0.11	0.06	0.06	0.00	0.01	0.11	C45
0.00	0.13	0.00	0.12	0.17	0.00	0.44	0.02	0.01	0.01	0.00	0.00	0.02	C46
0.34	0.51	0.85	1.20	1.51	2.13	0.87	0.32	0.21	0.21	0.01	0.02	0.20	C47, C49
0.14	0.19	0.25	0.36	0.17	2.13	3.06	0.15	0.07	0.08	0.00	0.01	0.11	C50
—	—	—	—	—	—	—	—	—	—	—	—	—	C51
—	—	—	—	—	—	—	—	—	—	—	—	—	C52
—	—	—	—	—	—	—	—	—	—	—	—	—	C53
—	—	—	—	—	—	—	—	—	—	—	—	—	C54
—	—	—	—	—	—	—	—	—	—	—	—	—	C55
—	—	—	—	—	—	—	—	—	—	—	—	—	C56
—	—	—	—	—	—	—	—	—	—	—	—	—	C57
—	—	—	—	—	—	—	—	—	—	—	—	—	C58
0.20	0.58	1.02	1.20	1.01	1.87	3.49	0.27	0.13	0.13	0.00	0.02	0.14	C60
1.63	3.72	9.84	21.12	50.61	108.01	170.21	6.70	2.83	2.87	0.03	0.18	0.80	C61
0.14	0.19	0.17	0.00	0.00	0.00	1.75	0.10	0.08	0.08	0.01	0.01	0.08	C62
0.07	0.00	0.17	0.00	0.34	0.27	0.00	0.03	0.02	0.02	0.00	0.00	0.01	C63
2.17	3.01	4.84	5.64	8.55	6.93	12.22	1.54	0.82	0.82	0.04	0.09	1.14	C64
0.07	0.26	0.51	0.72	1.17	1.33	1.75	0.18	0.09	0.09	0.00	0.01	0.08	C65
0.07	0.45	0.93	0.96	2.35	2.67	0.87	0.24	0.12	0.11	0.00	0.01	0.07	C66
2.04	5.00	7.47	16.08	33.01	54.14	95.14	4.43	1.96	2.00	0.04	0.16	1.21	C67
0.00	0.00	0.08	0.24	0.34	1.07	1.31	0.06	0.03	0.03	0.00	0.00	0.00	C68
0.00	0.19	0.00	0.00	0.34	1.33	0.44	0.06	0.03	0.03	0.00	0.00	0.02	C69
7.14	11.67	15.70	17.16	23.63	22.94	20.95	5.67	3.49	3.48	0.20	0.37	4.94	C70—C72, D32—D33, D42—D43
0.27	0.83	1.10	1.32	2.18	2.13	2.18	0.35	0.18	0.18	0.01	0.02	0.24	C73
0.48	0.19	0.42	0.48	0.84	2.13	0.00	0.19	0.11	0.11	0.01	0.01	0.15	C74
0.14	0.38	0.51	0.36	0.67	0.53	0.44	0.12	0.07	0.07	0.00	0.01	0.08	C75
0.75	0.45	1.19	1.08	1.34	3.47	1.75	0.34	0.18	0.18	0.01	0.02	0.20	C81
6.18	9.42	12.14	16.20	21.62	25.60	27.50	4.44	2.44	2.42	0.13	0.27	3.43	C82—C86, C96
0.20	0.26	0.25	0.72	0.34	1.07	0.44	0.14	0.05	0.05	0.00	0.01	0.06	C88
1.84	2.82	6.03	6.12	8.71	8.27	7.86	1.46	0.75	0.76	0.03	0.09	0.85	C90
1.90	1.99	3.31	3.72	5.53	6.67	5.67	1.32	0.92	0.93	0.05	0.09	1.04	C91
2.38	3.78	5.26	7.08	9.05	12.53	8.73	1.95	1.15	1.11	0.06	0.12	1.43	C92—C94, D45—D47
2.51	4.17	6.03	10.32	9.22	13.33	11.35	2.43	1.56	1.57	0.08	0.16	1.74	C95
4.42	6.35	8.66	12.84	19.61	21.60	27.93	3.28	1.71	1.71	0.08	0.19	2.11	O&U
305.91	514.30	794.43	1 186.59	1 686.39	2 172.97	2 092.72	278.76	141.41	140.15	5.97	15.87	164.51	ALL
305.51	513.72	792.73	1 184.67	1 680.53	2 158.84	2 063.91	277.78	140.98	139.71	5.96	15.85	164.30	ALL exc. C44

附表 4-3　江苏省肿瘤登记地区 2016 年女性恶性肿瘤死亡主要指标

部位	病例数	构成比/%	年龄组死亡率 /（1/10 万）											
			0	1—4	5—9	10—14	15—19	20—24	25—29	30—34	35—39	40—44	45—49	50—54
唇	14	0.04	0.00	0.00	0.00	0.00	0.00	0.00	0.00	0.00	0.00	0.00	0.00	0.05
舌	61	0.17	0.00	0.00	0.00	0.00	0.00	0.00	0.00	0.00	0.00	0.06	0.29	0.15
口	109	0.31	0.00	0.00	0.00	0.00	0.00	0.00	0.00	0.00	0.00	0.12	0.05	0.21
唾液腺	25	0.07	0.00	0.00	0.00	0.00	0.00	0.00	0.06	0.00	0.00	0.00	0.05	0.05
扁桃体	4	0.01	0.00	0.00	0.00	0.00	0.00	0.00	0.00	0.00	0.00	0.00	0.00	0.00
其他口咽	11	0.03	0.00	0.00	0.00	0.00	0.00	0.00	0.00	0.00	0.00	0.00	0.05	0.05
鼻咽	218	0.61	0.00	0.00	0.00	0.00	0.00	0.00	0.12	0.13	0.19	0.65	0.48	0.98
下咽	7	0.02	0.00	0.00	0.00	0.00	0.00	0.00	0.00	0.00	0.00	0.00	0.06	0.00
咽，部位不明	17	0.05	0.00	0.00	0.00	0.00	0.00	0.00	0.00	0.00	0.00	0.00	0.00	0.05
食管	4 301	12.11	0.00	0.00	0.00	0.00	0.00	0.00	0.00	0.00	0.13	0.12	0.96	2.22
胃	4 795	13.50	0.00	0.00	0.00	0.00	0.22	0.41	1.08	1.42	3.42	4.17	5.54	10.63
小肠	174	0.49	0.00	0.00	0.00	0.00	0.00	0.00	0.00	0.00	0.00	0.06	0.58	0.31
结肠	1 318	3.71	0.00	0.00	0.00	0.00	0.11	0.25	0.18	0.94	0.52	1.23	2.36	3.66
直肠	1 377	3.88	0.00	0.00	0.00	0.00	0.00	0.16	0.24	0.20	0.45	1.06	2.51	3.61
肛门	34	0.10	0.00	0.00	0.00	0.00	0.00	0.00	0.00	0.13	0.00	0.06	0.00	0.00
肝脏	3 434	9.67	0.00	0.13	0.21	0.00	0.00	0.16	0.54	0.94	0.97	3.88	7.95	11.87
胆囊及其他	1 065	3.00	0.00	0.00	0.00	0.00	0.00	0.08	0.00	0.00	0.19	0.41	1.64	2.06
胰腺	2 077	5.85	0.00	0.00	0.00	0.00	0.11	0.08	0.06	0.07	0.64	0.76	1.74	4.85
鼻、鼻窦及其他	29	0.08	0.57	0.00	0.00	0.00	0.00	0.00	0.00	0.00	0.00	0.12	0.05	0.26
喉	31	0.09	0.00	0.00	0.00	0.00	0.00	0.00	0.00	0.00	0.06	0.00	0.00	0.10
气管、支气管、肺	6 673	18.79	0.00	0.00	0.00	0.00	0.11	0.25	0.72	1.15	2.45	4.88	10.55	19.41
其他胸腔器官	73	0.21	0.00	0.00	0.00	0.00	0.16	0.12	0.20	0.00	0.06	0.19	0.36
骨	349	0.98	0.00	0.00	0.00	0.11	0.00	0.08	0.36	0.27	0.26	0.29	0.43	1.19
皮肤黑色素瘤	83	0.23	0.00	0.00	0.00	0.11	0.00	0.00	0.06	0.07	0.19	0.06	0.05	0.31
皮肤其他	218	0.61	0.00	0.00	0.00	0.00	0.00	0.00	0.06	0.07	0.13	0.00	0.10	0.26
间皮瘤	21	0.06	0.00	0.00	0.00	0.00	0.00	0.00	0.00	0.00	0.00	0.00	0.19	0.05
卡波西肉瘤	4	0.01	0.00	0.00	0.00	0.00	0.00	0.00	0.00	0.07	0.00	0.06	0.00	0.00
周围神经、其他结缔组织、软组织	60	0.17	0.00	0.26	0.32	0.11	0.00	0.08	0.12	0.07	0.19	0.12	0.19	0.26
乳房	2 098	5.91	0.00	0.00	0.00	0.00	0.00	0.16	0.48	1.62	2.71	4.70	9.45	15.48
外阴	33	0.09	0.00	0.00	0.00	0.00	0.00	0.00	0.06	0.00	0.00	0.00	0.10	0.10
阴道	30	0.08	0.00	0.00	0.00	0.00	0.00	0.00	0.00	0.00	0.00	0.12	0.00	0.21
子宫颈	1 184	3.33	0.00	0.00	0.00	0.00	0.00	0.08	0.42	0.67	1.42	3.05	6.02	7.74
子宫体	246	0.69	0.00	0.00	0.00	0.00	0.00	0.00	0.00	0.00	0.13	0.23	0.67	1.29
子宫，部位不明	223	0.63	0.00	0.00	0.00	0.00	0.00	0.00	0.12	0.00	0.13	0.53	0.87	1.34
卵巢	874	2.46	0.00	0.13	0.00	0.00	0.11	0.08	0.06	0.40	0.77	2.29	3.76	6.30
其他女性生殖器	49	0.14	0.00	0.00	0.00	0.00	0.00	0.00	0.06	0.00	0.00	0.00	0.19	0.31
胎盘	0	0.00	0.00	0.00	0.00	0.00	0.00	0.00	0.00	0.00	0.00	0.00	0.00	0.00
阴茎	—	—	—	—	—	—	—	—	—	—	—	—	—	—
前列腺	—	—	—	—	—	—	—	—	—	—	—	—	—	—
睾丸	—	—	—	—	—	—	—	—	—	—	—	—	—	—
其他男性生殖器	—	—	—	—	—	—	—	—	—	—	—	—	—	—
肾	183	0.52	0.00	0.26	0.11	0.00	0.11	0.00	0.06	0.13	0.19	0.23	0.39	0.52
肾盂	30	0.08	0.00	0.00	0.00	0.00	0.00	0.00	0.00	0.00	0.00	0.00	0.00	0.15
输尿管	39	0.11	0.00	0.00	0.00	0.00	0.00	0.00	0.00	0.00	0.00	0.00	0.00	0.00
膀胱	261	0.74	0.00	0.00	0.00	0.00	0.00	0.00	0.00	0.00	0.00	0.06	0.19	0.21
其他泌尿器官	8	0.02	0.00	0.00	0.00	0.00	0.00	0.00	0.00	0.00	0.00	0.00	0.00	0.05
眼	14	0.04	0.00	0.13	0.00	0.00	0.00	0.00	0.00	0.00	0.00	0.00	0.00	0.00
脑、神经系统	993	2.80	0.00	0.77	0.86	1.58	0.76	0.57	0.72	0.67	1.81	1.64	2.94	4.39
甲状腺	139	0.39	0.00	0.00	0.00	0.00	0.00	0.00	0.06	0.07	0.13	0.23	0.24	0.31
肾上腺	38	0.11	0.00	0.13	0.00	0.00	0.00	0.00	0.12	0.00	0.00	0.06	0.10	0.00
其他内分泌腺	17	0.05	0.00	0.13	0.00	0.00	0.00	0.00	0.00	0.00	0.06	0.06	0.05	0.00
霍奇金淋巴瘤	31	0.09	0.00	0.00	0.00	0.00	0.11	0.11	0.00	0.12	0.00	0.06	0.00	0.00
非霍奇金淋巴瘤	648	1.82	0.00	0.13	0.11	0.00	0.00	0.43	0.16	0.30	0.61	0.52	0.59	1.06	2.12
免疫增生性疾病	5	0.01	0.00	0.00	0.00	0.00	0.00	0.00	0.00	0.00	0.00	0.06	0.00	0.00
多发性骨髓瘤	227	0.64	0.00	0.00	0.00	0.00	0.00	0.00	0.00	0.00	0.06	0.23	0.24	0.62
淋巴样白血病	231	0.65	0.00	0.52	0.11	0.45	0.22	0.41	0.06	0.13	0.39	0.41	0.87	0.52
髓样白血病	313	0.88	0.00	0.39	0.32	0.11	0.32	0.33	0.54	0.40	0.45	0.47	0.92	0.93
白血病，未特指	433	1.22	1.13	0.52	0.75	0.11	0.65	0.90	0.84	0.54	0.52	0.88	1.06	1.45
其他或未指明部位	579	1.63	0.57	0.00	0.11	0.00	0.00	0.16	0.12	0.07	0.71	0.70	1.25	1.60
所有部位合计	35 508	100.00	2.27	3.61	2.89	2.83	3.25	4.66	7.91	11.07	19.86	34.72	66.32	108.64
所有部位除外 C44	35 290	99.39	2.27	3.48	2.89	2.83	3.25	4.66	7.85	11.00	19.73	34.72	66.22	108.38

| 年龄组死亡率 /（1/10 万） | | | | | | | 粗率 /（1/10万） | 中标率 /（1/10万） | 世标率 /（1/10万） | 累积率 /% | | 截缩率 35—64 岁 /（1/10 万） | ICD-10 |
55—59	60—64	65—69	70—74	75—79	80—84	≥85				0—64 岁	0—74 岁		
0.00	0.00	0.08	0.24	0.46	0.84	0.77	0.06	0.02	0.02	0.00	0.00	0.01	C00
0.21	0.72	0.76	0.59	0.92	2.32	1.55	0.28	0.13	0.13	0.01	0.01	0.21	C01—C02
0.42	0.92	1.10	2.00	2.61	4.01	4.13	0.50	0.21	0.21	0.01	0.02	0.24	C03—C06
0.14	0.13	0.17	0.47	0.77	0.63	1.03	0.11	0.05	0.05	0.00	0.01	0.05	C07—C08
0.00	0.00	0.08	0.12	0.00	0.21	0.26	0.02	0.01	0.01	0.00	0.00	0.00	C09
0.00	0.07	0.00	0.24	0.61	0.42	0.00	0.05	0.02	0.02	0.00	0.00	0.03	C10
1.20	1.57	2.12	4.01	3.68	6.12	4.65	1.00	0.51	0.49	0.03	0.06	0.77	C11
0.00	0.07	0.00	0.12	0.46	0.21	0.00	0.03	0.02	0.01	0.00	0.00	0.02	C12—C13
0.07	0.13	0.25	0.24	0.46	0.84	0.26	0.08	0.03	0.03	0.00	0.00	0.03	C14
8.09	23.73	46.27	93.25	134.95	183.29	173.33	19.71	7.98	7.84	0.18	0.87	4.70	C15
16.96	26.21	45.00	79.81	136.03	190.25	172.04	21.97	9.73	9.39	0.35	0.97	9.83	C16
0.77	1.57	1.78	2.95	3.68	5.49	6.20	0.80	0.35	0.35	0.02	0.04	0.48	C17
4.71	7.78	10.76	19.21	34.20	48.36	56.83	6.04	2.68	2.61	0.11	0.26	3.00	C18
5.49	8.37	12.20	17.92	37.57	48.14	63.55	6.31	2.71	2.68	0.11	0.26	3.15	C19—C20
0.21	0.13	0.08	0.71	0.77	1.06	2.32	0.16	0.07	0.07	0.00	0.01	0.06	C21
19.56	27.19	38.81	51.40	78.06	101.14	91.44	15.73	7.40	7.31	0.37	0.82	10.42	C22
4.93	7.91	12.20	15.91	27.45	39.49	37.20	4.88	2.11	2.10	0.09	0.23	2.42	C23—C24
7.74	14.25	24.83	37.13	52.60	71.58	78.01	9.52	4.11	4.10	0.15	0.46	4.23	C25
0.07	0.07	0.34	0.12	0.46	1.48	0.77	0.13	0.07	0.07	0.00	0.01	0.09	C30—C31
0.00	0.20	0.25	0.35	1.07	1.69	1.03	0.14	0.06	0.06	0.00	0.00	0.05	C32
30.61	52.81	73.13	111.63	163.32	218.34	199.42	30.57	13.86	13.68	0.61	1.54	17.35	C33—C34
0.63	0.72	0.51	0.59	1.23	2.32	1.03	0.33	0.19	0.18	0.01	0.02	0.28	C37—C38
1.90	2.55	4.07	6.01	5.67	12.67	8.78	1.60	0.79	0.76	0.04	0.09	0.96	C40—C41
0.21	0.52	1.02	0.83	1.69	2.53	4.13	0.38	0.19	0.18	0.01	0.02	0.20	C43
0.35	0.78	0.51	1.77	3.07	9.92	26.09	1.00	0.33	0.35	0.01	0.02	0.23	C44
0.00	0.26	0.08	0.35	0.31	0.63	0.77	0.10	0.04	0.04	0.00	0.00	0.08	C45
0.00	0.00	0.08	0.00	0.00	0.21	0.00	0.02	0.01	0.01	0.00	0.00	0.01	C46
0.21	0.33	0.17	0.59	0.77	1.90	1.81	0.27	0.19	0.19	0.01	0.01	0.21	C47, C49
18.16	19.35	19.49	21.45	26.38	32.31	40.04	9.61	5.20	5.07	0.36	0.57	10.60	C50
0.35	0.07	0.17	0.47	0.61	1.06	1.81	0.15	0.07	0.07	0.00	0.01	0.09	C51
0.28	0.13	0.08	0.94	0.92	0.63	0.00	0.14	0.07	0.07	0.00	0.01	0.11	C52
7.25	9.48	10.08	10.73	22.70	26.82	21.70	5.42	2.87	2.75	0.18	0.28	5.44	C53
1.41	2.48	3.14	4.72	4.14	3.80	5.42	1.13	0.55	0.56	0.03	0.07	0.91	C54
0.91	1.24	2.37	3.06	4.45	4.86	7.23	1.02	0.50	0.50	0.03	0.05	0.79	C55
7.46	8.04	10.00	11.32	12.27	13.09	7.23	4.00	2.19	2.15	0.15	0.25	4.34	C56
0.14	0.59	0.42	1.41	1.07	0.63	0.00	0.22	0.12	0.12	0.01	0.02	0.18	C57
0.00	0.00	0.00	0.00	0.00	0.00	0.00	0.00	0.00	0.00	0.00	0.00	0.00	C58
—	—	—	—	—	—	—	—	—	—	—	—	—	C60
—	—	—	—	—	—	—	—	—	—	—	—	—	C61
—	—	—	—	—	—	—	—	—	—	—	—	—	C62
—	—	—	—	—	—	—	—	—	—	—	—	—	C63
0.77	1.11	1.69	2.83	2.61	6.55	8.01	0.84	0.41	0.41	0.02	0.04	0.48	C64
0.14	0.13	0.08	0.71	0.61	1.27	1.55	0.14	0.06	0.06	0.00	0.01	0.06	C65
0.00	0.26	0.51	1.06	0.77	2.11	1.29	0.18	0.07	0.07	0.00	0.01	0.03	C66
0.42	0.78	1.36	3.77	8.28	12.25	18.86	1.20	0.44	0.43	0.01	0.03	0.24	C67
0.00	0.00	0.25	0.00	0.00	0.42	0.52	0.04	0.01	0.01	0.00	0.00	0.01	C68
0.21	0.07	0.08	0.00	0.15	0.84	0.77	0.06	0.03	0.04	0.00	0.00	0.04	C69
5.49	8.95	9.75	16.03	17.02	18.58	16.02	4.55	2.69	2.65	0.16	0.28	3.81	C70—C72, D32—D33, D42—D43
0.70	1.11	1.44	2.48	3.99	2.75	4.13	0.64	0.31	0.30	0.01	0.03	0.40	C73
0.07	0.26	0.25	0.71	0.77	0.84	2.32	0.17	0.08	0.09	0.00	0.01	0.07	C74
0.00	0.13	0.34	0.00	0.61	0.42	0.26	0.08	0.04	0.05	0.00	0.00	0.00	C75
0.00	0.07	0.51	0.47	0.61	1.27	0.52	0.14	0.07	0.07	0.00	0.01	0.07	C81
2.39	4.58	7.63	11.91	14.72	18.37	17.05	2.97	1.49	1.45	0.07	0.16	1.66	C82—C86, C96
0.07	0.07	0.08	0.12	0.15	0.00	0.00	0.02	0.01	0.01	0.00	0.00	0.02	C88
1.90	2.09	3.30	3.89	5.52	5.49	2.84	1.04	0.50	0.50	0.03	0.06	0.72	C90
1.20	1.76	1.86	3.77	5.98	4.01	3.87	1.06	0.64	0.64	0.03	0.06	0.79	C91
1.48	2.55	3.14	4.83	6.75	5.28	6.46	1.43	0.85	0.84	0.05	0.09	1.02	C92—C94, D45—D47
2.32	3.07	3.73	7.31	8.28	9.50	5.68	1.98	1.24	1.24	0.07	0.12	1.40	C95
2.32	3.59	6.19	8.84	10.89	21.54	21.44	2.65	1.23	1.21	0.05	0.13	1.54	O&U
160.09	250.92	364.64	571.38	853.11	1 150.81	1 132.44	162.69	75.64	74.35	3.38	8.06	93.95	ALL
159.74	250.13	364.13	569.61	850.04	1 140.89	1 106.36	161.69	75.32	73.99	3.37	8.04	93.72	ALL exc. C44

附录五　江苏省城市肿瘤登记地区 2016 年恶性肿瘤死亡情况

附表 5-1　江苏省城市肿瘤登记地区 2016 年男女合计恶性肿瘤死亡主要指标

部位	病例数	构成比 /%	年龄组死亡率 /（1/10 万）											
			0	1—4	5—9	10—14	15—19	20—24	25—29	30—34	35—39	40—44	45—49	50—54
唇	5	0.01	0.00	0.00	0.00	0.00	0.00	0.00	0.00	0.00	0.00	0.00	0.00	0.08
舌	53	0.16	0.00	0.00	0.00	0.00	0.00	0.00	0.00	0.00	0.00	0.08	0.58	0.23
口	102	0.30	0.00	0.00	0.00	0.00	0.00	0.00	0.00	0.00	0.00	0.08	0.14	0.55
唾液腺	26	0.08	0.00	0.00	0.00	0.00	0.00	0.00	0.00	0.00	0.00	0.08	0.14	0.08
扁桃体	7	0.02	0.00	0.00	0.00	0.00	0.00	0.00	0.00	0.00	0.00	0.08	0.00	0.00
其他口咽	12	0.04	0.00	0.00	0.00	0.00	0.00	0.00	0.00	0.00	0.00	0.00	0.00	0.00
鼻咽	284	0.85	0.00	0.00	0.00	0.00	0.00	0.00	0.25	0.18	0.17	1.35	0.94	2.03
下咽	40	0.12	0.00	0.00	0.00	0.00	0.00	0.00	0.00	0.00	0.00	0.08	0.22	0.39
咽，部位不明	21	0.06	0.00	0.00	0.00	0.00	0.00	0.00	0.00	0.00	0.00	0.00	0.07	0.00
食管	3 694	11.01	0.00	0.00	0.00	0.00	0.00	0.00	0.00	0.09	0.17	0.84	1.95	6.94
胃	5 547	16.53	0.00	0.00	0.00	0.00	0.00	0.31	0.34	0.76	1.51	2.15	3.46	7.43	14.74
小肠	135	0.40	0.00	0.00	0.00	0.00	0.00	0.00	0.00	0.09	0.00	0.00	0.36	0.78
结肠	1 328	3.96	0.00	0.00	0.00	0.00	0.15	0.11	0.51	0.80	0.60	1.43	2.45	3.98
直肠	1 276	3.80	0.00	0.00	0.00	0.00	0.00	0.11	0.34	0.00	0.77	1.69	2.81	5.77
肛门	25	0.07	0.00	0.00	0.00	0.00	0.00	0.00	0.00	0.00	0.00	0.00	0.00	0.08
肝脏	3 815	11.37	0.00	0.00	0.00	0.14	0.16	0.15	0.23	0.17	2.04	3.61	9.70	20.91	30.97
胆囊及其他	608	1.81	0.00	0.00	0.00	0.00	0.00	0.00	0.00	0.00	0.26	0.59	0.94	2.18
胰腺	1 783	5.31	0.00	0.00	0.00	0.00	0.15	0.00	0.00	0.25	0.18	0.52	0.93	3.10	7.41
鼻、鼻窦及其他	30	0.09	0.70	0.00	0.00	0.00	0.00	0.00	0.00	0.00	0.00	0.08	0.14	0.16
喉	119	0.35	0.00	0.00	0.00	0.00	0.00	0.00	0.00	0.00	0.00	0.08	0.29	0.39
气管、支气管、肺	7 904	23.55	0.00	0.00	0.00	0.00	0.15	0.34	0.59	0.98	2.32	5.82	10.89	27.38
其他胸腔器官	94	0.28	0.00	0.00	0.00	0.00	0.23	0.00	0.18	0.00	0.00	0.00	0.58	0.55
骨	239	0.71	0.00	0.00	0.00	0.00	0.80	0.31	0.23	0.25	0.18	0.26	0.08	0.50	0.78
皮肤黑色素瘤	76	0.23	0.00	0.00	0.00	0.00	0.00	0.16	0.00	0.00	0.09	0.00	0.07	0.55
皮肤其他	133	0.40	0.00	0.00	0.17	0.00	0.00	0.00	0.00	0.00	0.17	0.00	0.22	0.31
间皮瘤	23	0.07	0.00	0.00	0.00	0.00	0.00	0.00	0.00	0.00	0.00	0.08	0.22	0.08
卡波西肉瘤	5	0.01	0.00	0.00	0.00	0.00	0.00	0.00	0.00	0.00	0.00	0.00	0.00	0.00
周围神经、其他结缔组织、软组织	45	0.13	0.00	0.50	0.58	0.16	0.00	0.11	0.00	0.27	0.09	0.08	0.07	0.00
乳房	786	2.34	0.00	0.00	0.00	0.00	0.00	0.11	0.34	1.16	1.29	2.61	5.19	7.49
外阴	15	0.04	0.00	0.00	0.00	0.00	0.00	0.00	0.08	0.00	0.00	0.00	0.07	0.00
阴道	7	0.02	0.00	0.00	0.00	0.00	0.00	0.00	0.00	0.00	0.00	0.08	0.00	0.16
子宫颈	351	1.05	0.00	0.00	0.00	0.00	0.00	0.00	0.00	0.25	0.18	0.69	1.77	3.17	3.35
子宫体	82	0.24	0.00	0.00	0.00	0.00	0.00	0.00	0.00	0.00	0.09	0.08	0.29	0.55
子宫，部位不明	46	0.14	0.00	0.00	0.00	0.00	0.00	0.00	0.17	0.00	0.09	0.25	0.50	0.31
卵巢	324	0.97	0.00	0.00	0.00	0.00	0.00	0.11	0.00	0.27	0.43	1.18	1.73	3.35
其他女性生殖器	21	0.06	0.00	0.00	0.00	0.00	0.00	0.00	0.08	0.00	0.00	0.00	0.14	0.08
胎盘	0	0.00												
阴茎	15	0.04	0.00	0.00	0.00	0.00	0.00	0.00	0.00	0.00	0.00	0.00	0.07	0.08
前列腺	615	1.83	0.00	0.00	0.00	0.00	0.00	0.00	0.00	0.00	0.00	0.00	0.00	0.00
睾丸	9	0.03	0.00	0.00	0.00	0.00	0.00	0.11	0.00	0.00	0.00	0.00	0.00	0.16
其他男性生殖器	5	0.01	0.00	0.00	0.00	0.00	0.15	0.00	0.00	0.00	0.00	0.00	0.00	0.00
肾	227	0.68	0.00	0.33	0.14	0.00	0.00	0.00	0.00	0.00	0.09	0.09	0.59	0.94	1.09
肾盂	33	0.10	0.00	0.00	0.00	0.00	0.00	0.00	0.00	0.00	0.00	0.00	0.07	0.00
输尿管	32	0.10	0.00	0.00	0.00	0.00	0.00	0.00	0.00	0.00	0.00	0.00	0.00	0.08
膀胱	463	1.38	0.00	0.00	0.00	0.00	0.00	0.00	0.00	0.00	0.00	0.17	0.29	0.78
其他泌尿器官	10	0.03	0.00	0.00	0.00	0.00	0.00	0.00	0.00	0.00	0.00	0.00	0.00	0.08
眼	9	0.03	0.00	0.00	0.00	0.00	0.15	0.00	0.00	0.00	0.00	0.00	0.00	0.00
脑、神经系统	760	2.26	2.11	1.67	0.72	0.96	1.07	0.80	0.42	1.16	1.38	2.02	4.18	5.15
甲状腺	71	0.21	0.00	0.00	0.00	0.00	0.00	0.00	0.08	0.00	0.09	0.08	0.36	0.23
肾上腺	31	0.09	0.00	0.00	0.17	0.14	0.00	0.00	0.00	0.00	0.00	0.00	0.07	0.16
其他内分泌腺	17	0.05	0.00	0.00	0.00	0.00	0.00	0.00	0.00	0.00	0.00	0.00	0.07	0.00
霍奇金淋巴瘤	34	0.10	0.00	0.00	0.00	0.00	0.00	0.00	0.11	0.08	0.09	0.00	0.00	0.08
非霍奇金淋巴瘤	516	1.54	0.00	0.00	0.00	0.43	0.16	0.15	0.34	0.25	0.71	1.12	1.27	1.15	3.12
免疫增生性疾病	10	0.03	0.00	0.00	0.00	0.00	0.00	0.00	0.00	0.00	0.00	0.00	0.00	0.00
多发性骨髓瘤	194	0.58	0.00	0.00	0.00	0.29	0.00	0.00	0.00	0.00	0.00	0.00	0.08	0.29	0.70
淋巴样白血病	197	0.59	0.00	0.50	0.72	1.13	0.15	0.23	0.08	0.27	0.60	0.59	0.94	0.94
髓样白血病	270	0.80	0.00	0.50	0.14	0.00	0.31	0.00	0.17	0.53	0.34	0.67	1.01	1.25
白血病，未特指	354	1.05	2.81	0.33	0.86	0.16	0.15	0.91	0.76	0.71	0.69	0.67	1.08	1.40
其他或未指明部位	630	1.88	0.70	0.00	0.14	0.16	0.00	0.34	0.25	0.09	0.69	0.67	1.59	2.96
所有部位合计	33 563	100.00	6.33	4.17	4.32	3.86	3.68	4.79	6.32	11.99	18.85	39.56	78.32	139.94
所有部位除外 C44	33 430	99.60	6.33	4.00	4.32	3.86	3.68	4.79	6.32	11.99	18.67	39.56	78.10	139.63

年龄组死亡率/（1/10 万）							粗率/ (1/10 万)	中标率/ (1/10 万)	世标率/ (1/10 万)	累积率 /%		截缩率 35—64 岁 / (1/10 万)	ICD-10
55—59	60—64	65—69	70—74	75—79	80—84	≥85				0—64 岁	0—74 岁		
0.00	0.00	0.25	0.18	0.00	0.00	0.46	0.03	0.02	0.02	0.00	0.00	0.01	C00
0.40	0.64	0.87	1.08	2.37	1.36	1.39	0.35	0.18	0.18	0.01	0.02	0.30	C01—C02
0.80	1.38	0.99	2.69	4.73	5.12	5.11	0.67	0.31	0.31	0.01	0.03	0.41	C03—C06
0.10	0.18	0.50	0.72	1.66	0.68	0.93	0.17	0.09	0.08	0.00	0.01	0.09	C07—C08
0.00	0.09	0.50	0.00	0.00	0.00	0.46	0.05	0.02	0.03	0.00	0.00	0.03	C09
0.40	0.28	0.00	0.18	0.47	0.68	0.00	0.08	0.04	0.04	0.00	0.00	0.09	C10
3.42	4.22	5.57	7.19	5.44	7.85	5.11	1.86	1.02	1.02	0.06	0.13	1.79	C11
0.90	0.64	1.11	0.36	0.71	0.34	0.00	0.26	0.15	0.15	0.01	0.02	0.32	C12—C13
0.10	0.18	0.25	0.72	0.47	1.02	2.32	0.14	0.07	0.07	0.00	0.01	0.05	C14
20.90	44.13	68.94	117.32	168.45	200.93	169.60	24.15	11.17	11.08	0.38	1.31	10.08	C15
29.44	57.90	93.32	159.54	255.52	323.75	261.60	36.26	17.09	16.69	0.59	1.85	16.17	C16
1.00	1.47	1.98	3.77	3.79	7.51	8.36	0.88	0.42	0.42	0.02	0.05	0.51	C17
8.44	12.57	19.93	32.52	49.21	85.63	83.64	8.68	4.08	4.01	0.16	0.42	4.22	C18
8.44	11.56	17.08	27.13	54.42	69.59	91.07	8.34	3.88	3.84	0.16	0.38	4.53	C19—C20
0.20	0.00	0.25	1.44	0.71	0.68	2.79	0.16	0.08	0.08	0.00	0.01	0.05	C21
37.08	45.05	65.97	76.36	105.28	136.80	128.71	24.94	13.21	12.97	0.75	1.46	22.22	C22
3.01	6.70	12.25	12.04	25.08	34.46	37.64	3.97	1.82	1.82	0.07	0.19	1.95	C23—C24
13.16	19.36	33.05	51.38	67.43	86.31	87.82	11.66	5.58	5.55	0.23	0.65	6.27	C25
0.10	0.28	0.50	0.36	1.18	1.71	1.39	0.20	0.11	0.11	0.00	0.01	0.12	C30—C31
1.11	1.38	1.86	3.41	5.44	4.09	6.51	0.78	0.37	0.37	0.02	0.04	0.46	C32
49.44	91.02	147.79	247.76	324.84	380.04	343.85	51.67	24.77	24.53	0.94	2.92	26.22	C33—C34
1.31	1.10	1.61	1.62	2.84	2.73	3.72	0.61	0.33	0.33	0.02	0.04	0.51	C37—C38
1.61	2.57	4.21	6.83	6.86	11.94	11.15	1.56	0.87	0.85	0.04	0.09	0.83	C40—C41
0.30	0.92	1.61	1.08	1.89	5.80	4.18	0.50	0.24	0.24	0.01	0.02	0.28	C43
0.40	0.55	0.74	1.08	3.55	10.92	25.09	0.87	0.33	0.35	0.01	0.02	0.25	C44
0.00	0.64	0.50	0.54	0.24	0.00	1.39	0.15	0.08	0.08	0.01	0.01	0.15	C45
0.00	0.09	0.00	0.18	0.24	0.34	0.46	0.03	0.01	0.01	0.00	0.00	0.01	C46
0.20	0.64	0.74	0.90	0.24	1.36	2.32	0.29	0.22	0.25	0.01	0.02	0.16	C47, C49
9.65	7.71	11.14	14.19	16.09	23.54	31.60	5.14	2.86	2.77	0.18	0.30	5.21	C50
0.30	0.09	0.00	0.18	0.71	0.34	1.86	0.10	0.05	0.05	0.00	0.00	0.06	C51
0.20	0.00	0.00	0.00	0.00	0.68	0.00	0.05	0.03	0.02	0.00	0.00	0.07	C52
3.22	3.67	4.95	4.13	9.23	12.28	9.29	2.29	1.30	1.24	0.08	0.13	2.52	C53
0.80	1.47	1.49	1.62	1.89	2.39	4.18	0.54	0.27	0.27	0.02	0.03	0.47	C54
0.20	0.37	0.50	0.54	1.42	0.68	3.72	0.30	0.16	0.16	0.01	0.01	0.29	C55
4.52	4.59	5.32	5.39	6.39	9.55	5.11	2.12	1.18	1.16	0.08	0.13	2.36	C56
0.10	0.28	0.12	1.44	0.24	1.02	0.00	0.14	0.08	0.07	0.00	0.01	0.09	C57
0.00	0.00	0.00	0.00	0.00	0.00	0.00	0.00	0.00	0.00	0.00	0.00	0.00	C58
0.10	0.18	0.50	0.36	0.00	0.68	0.93	0.10	0.05	0.05	0.00	0.01	0.06	C60
1.11	2.39	5.57	14.19	24.61	54.58	88.29	4.02	1.52	1.55	0.02	0.12	0.45	C61
0.20	0.18	0.00	0.00	0.00	0.00	0.93	0.06	0.03	0.04	0.00	0.00	0.07	C62
0.10	0.00	0.12	0.00	0.24	0.34	0.00	0.03	0.03	0.03	0.00	0.00	0.01	C63
1.81	2.20	4.70	5.39	6.39	6.82	13.94	1.48	0.77	0.79	0.04	0.09	1.01	C64
0.00	0.37	0.37	0.90	1.42	2.05	2.79	0.22	0.10	0.10	0.00	0.01	0.07	C65
0.00	0.28	0.99	0.90	1.66	2.05	1.39	0.21	0.09	0.09	0.00	0.01	0.04	C66
1.00	3.03	5.69	10.24	20.82	31.04	56.69	3.03	1.23	1.25	0.03	0.11	0.73	C67
0.00	0.00	0.12	0.18	0.47	0.68	1.39	0.07	0.03	0.03	0.00	0.00	0.01	C68
0.10	0.09	0.12	0.00	0.47	1.02	0.00	0.06	0.04	0.04	0.00	0.00	0.02	C69
5.93	9.54	10.64	20.12	19.16	21.83	15.80	4.97	3.05	3.07	0.18	0.33	4.29	C70—C72, D32—D33, D42—D43
0.70	0.73	0.99	1.62	3.31	2.73	2.79	0.46	0.24	0.23	0.01	0.02	0.33	C73
0.20	0.18	0.37	0.54	0.95	2.05	1.86	0.20	0.11	0.12	0.01	0.01	0.09	C74
0.00	0.37	0.37	0.36	0.95	0.34	0.46	0.11	0.06	0.06	0.00	0.01	0.08	C75
0.30	0.55	0.99	0.95	0.95	2.05	1.39	0.22	0.12	0.12	0.01	0.01	0.14	C81
3.42	6.33	8.05	12.76	14.67	22.86	20.91	3.37	1.83	1.78	0.09	0.20	2.45	C82—C86, C96
0.00	0.09	0.12	0.54	0.71	0.34	0.46	0.07	0.03	0.03	0.00	0.00	0.01	C88
1.81	2.11	4.21	5.21	8.52	8.19	6.51	1.27	0.63	0.63	0.03	0.07	0.69	C90
2.01	1.93	2.97	3.41	4.26	6.48	6.97	1.29	0.87	0.88	0.05	0.08	1.07	C91
1.81	3.67	5.20	6.11	7.10	9.21	10.69	1.77	0.98	0.99	0.05	0.11	1.30	C92—C94, D45—D47
3.12	3.58	5.32	9.16	10.88	11.94	9.76	2.31	1.42	1.44	0.07	0.15	1.56	C95
6.03	5.78	9.78	14.73	22.48	29.00	36.71	4.12	2.06	2.05	0.10	0.22	2.57	O&U
231.03	367.29	573.07	892.93	1 279.01	1 648.42	1 622.13	219.43	107.80	106.60	4.57	11.90	126.24	ALL
230.63	366.74	572.33	891.85	1 275.46	1 637.50	1 597.04	218.56	107.47	106.25	4.56	11.88	125.99	ALL exc. C44

附表 5-2　江苏省城市肿瘤登记地区 2016 年男性恶性肿瘤死亡主要指标

部位	病例数	构成比/%	年龄组死亡率/（1/10 万）											
			0	1—4	5—9	10—14	15—19	20—24	25—29	30—34	35—39	40—44	45—49	50—54
唇	2	0.01	0.00	0.00	0.00	0.00	0.00	0.00	0.00	0.00	0.00	0.00	0.00	0.00
舌	30	0.14	0.00	0.00	0.00	0.00	0.00	0.00	0.00	0.00	0.00	0.00	0.59	0.31
口	59	0.27	0.00	0.00	0.00	0.00	0.00	0.00	0.00	0.00	0.00	0.00	0.29	0.93
唾液腺	17	0.08	0.00	0.00	0.00	0.00	0.00	0.00	0.00	0.00	0.00	0.17	0.15	0.00
扁桃体	5	0.02	0.00	0.00	0.00	0.00	0.00	0.00	0.00	0.00	0.00	0.17	0.00	0.00
其他口咽	10	0.05	0.00	0.00	0.00	0.00	0.00	0.00	0.00	0.00	0.00	0.00	0.00	0.00
鼻咽	206	0.96	0.00	0.00	0.00	0.00	0.00	0.00	0.51	0.18	0.35	1.38	1.32	2.96
下咽	38	0.18	0.00	0.00	0.00	0.00	0.00	0.00	0.00	0.00	0.00	0.00	0.44	0.78
咽，部位不明	16	0.07	0.00	0.00	0.00	0.00	0.00	0.00	0.00	0.00	0.00	0.00	0.15	0.00
食管	2 582	11.99	0.00	0.00	0.00	0.00	0.00	0.00	0.00	0.18	0.35	1.72	3.23	12.62
胃	3 870	17.97	0.00	0.00	0.00	0.00	0.00	0.00	0.17	1.29	1.92	2.92	8.22	20.09
小肠	70	0.33	0.00	0.00	0.00	0.00	0.00	0.00	0.00	0.18	0.00	0.00	0.29	1.25
结肠	740	3.44	0.00	0.00	0.00	0.00	0.00	0.22	0.51	0.73	0.87	1.55	2.79	3.89
直肠	791	3.67	0.00	0.00	0.00	0.00	0.00	0.22	0.51	0.00	1.22	1.89	2.94	8.41
肛门	15	0.07	0.00	0.00	0.00	0.00	0.00	0.00	0.00	0.00	0.00	0.00	0.00	0.16
肝脏	2 696	12.52	0.00	0.00	0.00	0.30	0.29	0.44	0.17	3.12	6.28	17.02	35.10	50.46
胆囊及其他	236	1.10	0.00	0.00	0.00	0.00	0.00	0.00	0.00	0.00	0.35	0.17	0.88	1.71
胰腺	998	4.63	0.00	0.00	0.00	0.00	0.00	0.00	0.34	0.18	0.52	1.20	4.11	9.19
鼻、鼻窦及其他	16	0.07	0.00	0.00	0.00	0.00	0.00	0.00	0.00	0.18	0.00	0.00	0.15	0.00
喉	106	0.49	0.00	0.00	0.00	0.00	0.00	0.00	0.00	0.00	0.00	0.17	0.59	0.62
气管、支气管、肺	5 673	26.35	0.00	0.00	0.00	0.00	0.29	0.22	0.51	1.10	2.44	7.05	13.07	37.54
其他胸腔器官	61	0.28	0.00	0.00	0.00	0.00	0.00	0.00	0.00	0.00	0.00	0.00	0.73	0.78
骨	130	0.60	0.00	0.00	0.00	1.52	0.58	0.44	0.51	0.18	0.17	0.00	0.44	1.25
皮肤黑色素瘤	49	0.23	0.00	0.00	0.00	0.00	0.00	0.00	0.00	0.00	0.17	0.00	0.15	0.62
皮肤其他	63	0.29	0.00	0.00	0.00	0.00	0.00	0.00	0.00	0.00	0.00	0.00	0.15	0.16
间皮瘤	14	0.07	0.00	0.00	0.00	0.00	0.00	0.00	0.00	0.00	0.00	0.17	0.00	0.16
卡波西肉瘤	4	0.02	0.00	0.00	0.00	0.00	0.00	0.00	0.00	0.00	0.00	0.00	0.00	0.00
周围神经、其他结缔组织、软组织	20	0.09	0.00	0.64	0.54	0.00	0.00	0.00	0.00	0.37	0.00	0.00	0.15	0.00
乳房	12	0.06	0.00	0.00	0.00	0.00	0.00	0.00	0.00	0.00	0.00	0.00	0.29	0.31
外阴	—	—	—	—	—	—	—	—	—	—	—	—	—	—
阴道	—	—	—	—	—	—	—	—	—	—	—	—	—	—
子宫颈	—	—	—	—	—	—	—	—	—	—	—	—	—	—
子宫体	—	—	—	—	—	—	—	—	—	—	—	—	—	—
子宫，部位不明	—	—	—	—	—	—	—	—	—	—	—	—	—	—
卵巢	—	—	—	—	—	—	—	—	—	—	—	—	—	—
其他女性生殖器	—	—	—	—	—	—	—	—	—	—	—	—	—	—
胎盘	—	—	—	—	—	—	—	—	—	—	—	—	—	—
阴茎	15	0.07	0.00	0.00	0.00	0.00	0.00	0.00	0.00	0.00	0.00	0.00	0.15	0.16
前列腺	615	2.86	0.00	0.00	0.00	0.00	0.00	0.00	0.00	0.00	0.00	0.00	0.00	0.00
睾丸	9	0.04	0.00	0.00	0.00	0.00	0.00	0.22	0.00	0.00	0.00	0.00	0.00	0.31
其他男性生殖器	5	0.02	0.00	0.00	0.00	0.00	0.29	0.00	0.00	0.00	0.00	0.00	0.00	0.00
肾	153	0.71	0.00	0.00	0.00	0.00	0.00	0.00	0.00	0.18	0.00	0.52	1.62	1.87
肾盂	18	0.08	0.00	0.00	0.00	0.00	0.00	0.00	0.00	0.18	0.00	0.00	0.15	0.16
输尿管	17	0.08	0.00	0.00	0.00	0.00	0.00	0.00	0.00	0.00	0.00	0.00	0.00	0.00
膀胱	362	1.68	0.00	0.00	0.00	0.00	0.00	0.00	0.00	0.00	0.00	0.17	0.29	1.09
其他泌尿器官	7	0.03	0.00	0.00	0.00	0.00	0.00	0.00	0.00	0.00	0.00	0.00	0.00	0.00
眼	5	0.02	0.00	0.00	0.00	0.00	0.29	0.00	0.00	0.00	0.00	0.00	0.00	0.00
脑、神经系统	433	2.01	4.03	2.22	0.27	0.61	1.46	0.88	0.85	1.29	1.40	2.06	4.99	5.76
甲状腺	26	0.12	0.00	0.00	0.00	0.00	0.00	0.00	0.00	0.00	0.00	0.00	0.59	0.00
肾上腺	16	0.07	0.00	0.00	0.27	0.00	0.00	0.00	0.00	0.00	0.00	0.00	0.15	0.31
其他内分泌腺	10	0.05	0.00	0.00	0.00	0.00	0.00	0.00	0.22	0.00	0.00	0.00	0.00	0.00
霍奇金淋巴瘤	26	0.12	0.00	0.00	0.00	0.00	0.00	0.00	0.22	0.18	0.00	0.00	0.00	0.16
非霍奇金淋巴瘤	315	1.46	0.00	0.00	0.54	0.00	0.00	0.44	0.17	0.55	1.22	1.89	1.91	4.05
免疫增生性疾病	8	0.04	0.00	0.00	0.00	0.00	0.00	0.00	0.00	0.00	0.00	0.00	0.00	0.00
多发性骨髓瘤	119	0.55	0.00	0.00	0.54	0.00	0.00	0.00	0.00	0.00	0.00	0.00	0.29	0.62
淋巴样白血病	123	0.57	0.00	0.32	1.36	1.52	0.29	0.22	0.17	0.37	0.70	0.69	1.17	1.25
髓样白血病	167	0.78	0.00	0.32	0.00	1.00	0.29	0.00	0.17	0.73	0.17	0.86	1.17	1.71
白血病，未特指	197	0.91	2.69	0.32	1.09	0.30	0.00	0.66	0.85	0.73	0.87	0.52	1.17	1.56
其他或未指明部位	358	1.66	0.00	0.00	0.00	0.30	0.29	0.44	0.34	0.18	0.70	1.03	1.32	3.27
所有部位合计	21 533	100.00	6.72	3.81	4.62	4.57	4.39	4.65	5.78	12.31	19.71	43.32	91.34	176.47
所有部位除外 C44	21 470	99.71	6.72	3.81	4.62	4.57	4.39	4.65	5.78	12.31	19.71	43.32	91.19	176.31

年龄组死亡率 /（1/10 万）							粗率 /（1/10 万）	中标率 /（1/10 万）	世标率 /（1/10 万）	累积率 /%		截缩率 35—64 岁 /（1/10 万）	ICD-10
55—59	60—64	65—69	70—74	75—79	80—84	≥85				0—64 岁	0—74 岁		
0.00	0.00	0.25	0.36	0.00	0.00	0.00	0.03	0.01	0.01	0.00	0.00	0.00	C00
0.40	0.73	1.24	1.09	4.00	1.55	0.00	0.39	0.21	0.20	0.01	0.02	0.31	C01—C02
1.19	1.46	0.99	2.54	5.50	7.76	6.13	0.77	0.38	0.38	0.02	0.04	0.55	C03—C06
0.20	0.37	0.99	0.73	2.00	0.78	1.23	0.22	0.12	0.12	0.00	0.01	0.13	C07—C08
0.00	0.18	0.74	0.00	0.00	0.00	0.00	0.07	0.04	0.04	0.00	0.01	0.06	C09
0.79	0.55	0.00	0.00	1.00	0.78	0.00	0.13	0.07	0.07	0.01	0.01	0.17	C10
5.54	7.13	8.92	10.17	6.00	11.64	7.36	2.70	1.51	1.52	0.10	0.19	2.70	C11
1.78	1.28	2.23	0.73	0.50	0.78	0.00	0.50	0.27	0.28	0.02	0.04	0.61	C12—C13
0.20	0.18	0.00	1.45	0.50	2.33	4.91	0.21	0.11	0.11	0.00	0.01	0.08	C14
36.58	70.97	104.07	167.07	237.00	274.77	226.96	33.83	16.66	16.60	0.63	1.98	16.94	C15
41.92	89.99	143.97	240.43	384.51	485.90	376.64	50.71	24.93	24.44	0.83	2.75	22.79	C16
0.59	1.10	2.48	4.36	4.50	10.09	7.36	0.92	0.47	0.45	0.02	0.05	0.48	C17
10.68	15.91	25.27	38.50	63.00	97.02	90.79	9.70	4.86	4.77	0.19	0.50	5.07	C18
9.89	14.08	25.03	35.96	72.50	93.92	125.14	10.37	5.14	5.09	0.20	0.50	5.62	C19—C20
0.20	0.00	0.50	2.18	0.50	0.00	4.91	0.20	0.10	0.10	0.00	0.02	0.05	C21
58.34	69.14	94.90	104.96	133.00	171.54	176.66	35.33	19.77	19.43	1.20	2.20	35.89	C22
2.18	6.04	9.42	12.35	22.50	27.17	24.54	3.09	1.53	1.51	0.06	0.17	1.61	C23—C24
17.60	24.33	38.41	63.56	72.00	93.14	99.37	13.08	6.65	6.66	0.29	0.80	8.02	C25
0.20	0.55	0.99	0.73	1.50	0.78	0.00	0.21	0.12	0.11	0.01	0.01	0.12	C30—C31
2.18	2.74	3.47	6.54	10.00	6.99	12.27	1.39	0.70	0.70	0.03	0.08	0.88	C32
70.00	137.92	223.51	387.16	494.01	598.44	542.26	74.34	37.08	36.79	1.35	4.40	37.25	C33—C34
1.38	1.46	2.73	3.27	4.00	2.33	6.13	0.80	0.42	0.43	0.02	0.05	0.64	C37—C38
1.19	2.74	5.70	7.63	9.50	9.31	11.04	1.70	1.08	1.05	0.05	0.11	0.83	C40—C41
0.59	1.10	2.23	1.82	2.50	6.99	7.36	0.64	0.32	0.32	0.01	0.03	0.38	C43
0.20	0.55	1.24	1.09	6.00	10.87	28.22	0.83	0.34	0.36	0.01	0.02	0.15	C44
0.00	0.91	0.99	0.73	0.00	0.00	1.23	0.18	0.10	0.11	0.01	0.01	0.18	C45
0.00	0.18	0.00	0.36	0.50	0.00	1.23	0.05	0.02	0.03	0.00	0.00	0.02	C46
0.20	0.37	0.99	1.09	0.50	0.78	1.23	0.26	0.20	0.24	0.01	0.02	0.10	C47, C49
0.20	0.18	0.25	0.36	0.00	2.33	1.23	0.16	0.08	0.08	0.00	0.01	0.16	C50
—	—	—	—	—	—	—	—	—	—	—	—	—	C51
—	—	—	—	—	—	—	—	—	—	—	—	—	C52
—	—	—	—	—	—	—	—	—	—	—	—	—	C53
—	—	—	—	—	—	—	—	—	—	—	—	—	C54
—	—	—	—	—	—	—	—	—	—	—	—	—	C55
—	—	—	—	—	—	—	—	—	—	—	—	—	C56
—	—	—	—	—	—	—	—	—	—	—	—	—	C57
—	—	—	—	—	—	—	—	—	—	—	—	—	C58
0.20	0.37	0.99	0.73	0.00	1.55	2.45	0.20	0.10	0.10	0.00	0.01	0.13	C60
2.18	4.76	11.15	28.69	52.00	124.19	233.10	8.06	3.36	3.49	0.03	0.23	0.89	C61
0.40	0.37	0.00	0.00	0.00	0.00	2.45	0.12	0.07	0.08	0.01	0.01	0.15	C62
0.20	0.00	0.25	0.00	0.50	0.78	0.00	0.07	0.05	0.05	0.00	0.00	0.03	C63
1.98	3.48	7.68	7.26	11.00	8.54	15.95	2.00	1.06	1.06	0.05	0.12	1.42	C64
0.00	0.37	0.74	0.73	1.50	2.33	2.45	0.24	0.13	0.12	0.00	0.01	0.10	C65
0.00	0.37	1.49	0.73	2.00	1.55	1.23	0.22	0.11	0.11	0.00	0.01	0.05	C66
1.98	5.67	9.42	16.71	33.00	55.89	109.19	4.74	2.09	2.16	0.05	0.18	1.25	C67
0.00	0.00	0.00	0.36	1.00	1.55	2.45	0.09	0.04	0.04	0.00	0.00	0.00	C68
0.00	0.00	0.00	0.00	0.50	2.33	0.00	0.07	0.05	0.04	0.00	0.00	0.00	C69
6.33	10.79	14.37	22.88	26.50	20.96	19.63	5.67	3.53	3.58	0.20	0.38	4.77	C70—C72,D32—D33,D42—D43
0.40	0.55	1.24	1.09	3.00	0.78	2.45	0.34	0.18	0.18	0.01	0.02	0.24	C73
0.40	0.00	0.50	0.36	1.50	3.10	0.00	0.21	0.12	0.12	0.01	0.01	0.13	C74
0.00	0.55	0.74	0.73	0.50	0.78	0.00	0.13	0.07	0.07	0.00	0.01	0.07	C75
0.59	1.10	1.24	0.00	1.50	3.88	0.00	0.34	0.19	0.18	0.01	0.02	0.27	C81
4.55	8.60	9.42	17.80	18.50	24.84	29.44	4.13	2.29	2.26	0.12	0.26	3.32	C82—C86, C96
0.00	0.18	0.00	1.09	1.00	0.78	1.23	0.10	0.05	0.05	0.00	0.01	0.02	C88
1.78	3.11	4.96	6.90	13.00	9.31	9.81	1.56	0.80	0.81	0.03	0.09	0.79	C90
2.37	2.93	3.72	4.36	4.50	8.54	9.81	1.61	1.14	1.15	0.07	0.11	1.38	C91
2.57	4.76	6.19	6.90	9.50	17.85	12.27	2.19	1.22	1.20	0.06	0.13	1.65	C92—C94,D45—D47
3.76	4.39	6.69	10.90	10.00	16.30	12.27	2.58	1.60	1.62	0.08	0.17	1.80	C95
8.50	7.68	11.89	18.16	28.00	31.05	39.26	4.69	2.49	2.47	0.12	0.27	3.21	O&U
302.35	512.16	794.17	1243.57	1757.04	2254.84	2269.63	282.16	144.03	142.92	5.93	16.12	163.44	ALL
302.16	511.61	792.93	1242.48	1751.04	2243.97	2241.42	281.34	143.69	142.56	5.93	16.10	163.29	ALL exc. C44

附表 5-3　江苏省城市肿瘤登记地区 2016 年女性恶性肿瘤死亡主要指标

部位	病例数	构成比 /%	年龄组死亡率 /（1/10 万）											
			0	1—4	5—9	10—14	15—19	20—24	25—29	30—34	35—39	40—44	45—49	50—54
唇	3	0.02	0.00	0.00	0.00	0.00	0.00	0.00	0.00	0.00	0.00	0.00	0.00	0.16
舌	23	0.19	0.00	0.00	0.00	0.00	0.00	0.00	0.00	0.00	0.00	0.17	0.57	0.16
口	43	0.36	0.00	0.00	0.00	0.00	0.00	0.00	0.00	0.00	0.00	0.17	0.00	0.16
唾液腺	9	0.07	0.00	0.00	0.00	0.00	0.00	0.00	0.00	0.00	0.00	0.00	0.14	0.16
扁桃体	2	0.02	0.00	0.00	0.00	0.00	0.00	0.00	0.00	0.00	0.00	0.00	0.00	0.00
其他口咽	2	0.02	0.00	0.00	0.00	0.00	0.00	0.00	0.00	0.00	0.00	0.00	0.00	0.00
鼻咽	78	0.65	0.00	0.00	0.00	0.00	0.00	0.00	0.00	0.17	0.00	1.32	0.57	1.09
下咽	2	0.02	0.00	0.00	0.00	0.00	0.00	0.00	0.00	0.00	0.00	0.17	0.00	0.00
咽，部位不明	5	0.04	0.00	0.00	0.00	0.00	0.00	0.00	0.00	0.00	0.00	0.00	0.00	0.00
食管	1 112	9.24	0.00	0.00	0.00	0.00	0.00	0.00	0.00	0.00	0.00	0.00	0.71	1.25
胃	1 677	13.94	0.00	0.00	0.00	0.00	0.64	0.71	1.34	1.72	2.38	3.97	6.66	9.38
小肠	65	0.54	0.00	0.00	0.00	0.00	0.32	0.00	0.50	0.86	0.34	0.00	0.43	0.31
结肠	588	4.89	0.00	0.00	0.00	0.00	0.32	0.00	0.50	0.86	0.34	1.32	2.13	4.06
直肠	485	4.03	0.00	0.00	0.00	0.00	0.00	0.17	0.00	0.34	1.49	2.69	3.13
肛门	10	0.08	0.00	0.00	0.00	0.00	0.00	0.00	0.00	0.00	0.00	0.17	0.00	0.00
肝脏	1 119	9.30	0.00	0.00	0.31	0.00	0.00	0.00	0.17	1.03	1.02	2.65	7.23	11.41
胆囊及其他	372	3.09	0.00	0.00	0.00	0.00	0.00	0.00	0.00	0.00	0.17	0.99	0.99	2.66
胰腺	785	6.53	0.00	0.00	0.00	0.00	0.00	0.00	0.17	0.17	0.51	0.66	2.13	5.63
鼻、鼻窦及其他	14	0.12	1.47	0.00	0.00	0.00	0.00	0.00	0.00	0.00	0.00	0.17	0.14	0.31
喉	13	0.11	0.00	0.00	0.00	0.00	0.00	0.00	0.00	0.00	0.00	0.00	0.00	0.16
气管、支气管、肺	2 231	18.55	0.00	0.00	0.00	0.00	0.00	0.47	0.67	0.86	2.21	4.64	8.79	17.19
其他胸腔器官	33	0.27	0.00	0.00	0.00	0.00	0.00	0.47	0.00	0.34	0.00	0.00	0.43	0.31
骨	109	0.91	0.00	0.00	0.00	0.00	0.00	0.00	0.00	0.17	0.34	0.17	0.57	0.31
皮肤黑色素瘤	27	0.22	0.00	0.00	0.00	0.00	0.00	0.34	0.00	0.00	0.00	0.00	0.00	0.47
皮肤其他	70	0.58	0.00	0.00	0.35	0.00	0.00	0.00	0.00	0.00	0.34	0.00	0.28	0.47
间皮瘤	9	0.07	0.00	0.00	0.00	0.00	0.00	0.00	0.00	0.00	0.00	0.00	0.43	0.00
卡波西肉瘤	1	0.01	0.00	0.00	0.00	0.00	0.00	0.00	0.00	0.00	0.00	0.00	0.00	0.00
周围神经、其他结缔组织、软组织	25	0.21	0.00	0.35	0.61	0.34	0.00	0.24	0.00	0.17	0.17	0.17	0.00	0.00
乳房	774	6.43	0.00	0.00	0.00	0.00	0.00	0.24	0.67	2.24	2.55	5.13	9.92	14.69
外阴	15	0.12	0.00	0.00	0.00	0.00	0.00	0.00	0.17	0.00	0.00	0.00	0.14	0.00
阴道	7	0.06	0.00	0.00	0.00	0.00	0.00	0.00	0.00	0.00	0.00	0.17	0.00	0.31
子宫颈	351	2.92	0.00	0.00	0.00	0.00	0.00	0.00	0.50	0.34	1.36	3.48	6.24	6.72
子宫体	82	0.68	0.00	0.00	0.00	0.00	0.00	0.00	0.00	0.17	0.17	0.57	1.09
子宫，部位不明	46	0.38	0.00	0.00	0.00	0.00	0.00	0.00	0.33	0.00	0.17	0.50	0.99	0.63
卵巢	324	2.69	0.00	0.00	0.00	0.00	0.00	0.24	0.00	0.52	0.85	2.32	3.40	6.72
其他女性生殖器	21	0.17	0.00	0.00	0.00	0.00	0.00	0.00	0.17	0.00	0.00	0.00	0.28	0.16
胎盘	0	0.00	0.00	0.00	0.00	0.00	0.00	0.00	0.00	0.00	0.00	0.00	0.00	0.00
阴茎	—	—	—	—	—	—	—	—	—	—	—	—	—	—
前列腺	—	—	—	—	—	—	—	—	—	—	—	—	—	—
睾丸	—	—	—	—	—	—	—	—	—	—	—	—	—	—
其他男性生殖器	—	—	—	—	—	—	—	—	—	—	—	—	—	—
肾	74	0.62	0.00	0.70	0.31	0.00	0.32	0.00	0.00	0.00	0.17	0.66	0.28	0.31
肾盂	15	0.12	0.00	0.00	0.00	0.00	0.00	0.00	0.00	0.00	0.00	0.00	0.00	0.00
输尿管	15	0.12	0.00	0.00	0.00	0.00	0.00	0.00	0.00	0.00	0.00	0.00	0.00	0.00
膀胱	101	0.84	0.00	0.00	0.00	0.00	0.00	0.00	0.00	0.00	0.00	0.17	0.28	0.47
其他泌尿器官	3	0.02	0.00	0.00	0.00	0.00	0.00	0.00	0.00	0.00	0.00	0.00	0.00	0.16
眼	4	0.03	0.00	0.00	0.00	0.00	0.00	0.00	0.00	0.00	0.00	0.00	0.00	0.00
脑、神经系统	327	2.72	0.00	1.05	1.23	1.36	0.64	0.71	0.00	1.03	1.36	1.99	3.40	4.53
甲状腺	45	0.37	0.00	0.00	0.00	0.00	0.00	0.00	0.17	0.00	0.17	0.17	0.14	0.47
肾上腺	15	0.12	0.00	0.35	0.00	0.00	0.00	0.00	0.33	0.00	0.00	0.00	0.00	0.00
其他内分泌腺	7	0.06	0.00	0.00	0.00	0.00	0.00	0.00	0.00	0.00	0.17	0.00	0.14	0.00
霍奇金淋巴瘤	8	0.07	0.00	0.00	0.00	0.00	0.00	0.00	0.17	0.00	0.00	0.00	0.00	0.00
非霍奇金淋巴瘤	201	1.67	0.00	0.00	0.31	0.34	0.32	0.24	0.33	0.86	1.02	0.66	0.43	2.19
免疫增生性疾病	2	0.02	0.00	0.00	0.00	0.00	0.00	0.00	0.00	0.00	0.00	0.00	0.00	0.00
多发性骨髓瘤	75	0.62	0.00	0.00	0.00	0.00	0.00	0.00	0.00	0.00	0.00	0.17	0.28	0.78
淋巴样白血病	74	0.62	0.00	0.70	0.00	0.68	0.00	0.24	0.00	0.17	0.51	0.50	0.71	0.63
髓样白血病	103	0.86	0.00	0.70	0.31	0.00	0.32	0.00	0.17	0.34	0.51	0.50	0.85	0.78
白血病，未特指	157	1.31	2.95	0.35	0.61	0.00	0.32	1.18	0.67	0.69	0.51	0.83	0.99	1.25
其他或未指明部位	272	2.26	1.47	0.00	0.31	0.00	0.00	0.24	0.17	0.00	0.68	0.33	1.84	2.66
所有部位合计	12 030	100.00	5.90	4.57	3.98	3.06	2.89	4.95	6.85	11.70	18.01	35.94	65.75	103.30
所有部位除外 C44	11 960	99.42	5.90	4.22	3.98	3.06	2.89	4.95	6.85	11.70	17.67	35.94	65.47	102.83

年龄组死亡率 / （1/10 万）							粗率 / (1/10万)	中标率/ (1/10万)	世标率/ (1/10万)	累积率 /%		截缩率 35—64 岁 / (1/10万)	ICD-10
55—59	60—64	65—69	70—74	75—79	80—84	≥ 85				0—64 岁	0—74 岁		
0.00	0.00	0.25	0.00	0.00	0.00	0.75	0.04	0.02	0.02	0.00	0.00	0.03	C00
0.41	0.55	0.49	1.07	0.90	1.22	2.24	0.30	0.15	0.15	0.01	0.02	0.29	C01—C02
0.41	1.29	0.99	2.84	4.04	3.04	4.49	0.56	0.25	0.25	0.01	0.03	0.28	C03—C06
0.00	0.00	0.00	0.71	1.35	0.61	0.75	0.12	0.06	0.05	0.00	0.01	0.05	C07—C08
0.00	0.00	0.25	0.00	0.00	0.00	0.75	0.03	0.01	0.01	0.00	0.00	0.00	C09
0.00	0.00	0.00	0.36	0.00	0.61	0.00	0.03	0.01	0.01	0.00	0.00	0.00	C10
1.23	1.29	2.23	4.27	4.94	4.87	3.74	1.02	0.54	0.52	0.03	0.06	0.87	C11
0.00	0.00	0.00	0.00	0.45	0.00	0.00	0.03	0.02	0.01	0.00	0.00	0.03	C12—C13
0.00	0.18	0.49	0.00	0.45	0.00	0.75	0.07	0.03	0.03	0.00	0.00	0.02	C14
4.70	17.12	33.88	68.62	106.88	143.03	134.63	14.51	5.95	5.82	0.12	0.63	3.15	C15
16.55	25.59	42.78	80.35	139.67	196.60	191.47	21.88	9.81	9.49	0.34	0.96	9.47	C16
1.43	1.84	1.48	3.20	3.14	5.48	8.98	0.85	0.37	0.38	0.02	0.04	0.55	C17
6.13	9.21	14.59	26.67	36.83	76.69	79.28	7.67	3.35	3.28	0.12	0.33	3.37	C18
6.95	9.02	9.15	18.49	38.17	50.52	70.31	6.33	2.73	2.71	0.12	0.26	3.44	C19—C20
0.20	0.00	0.00	0.71	0.90	1.22	1.50	0.13	0.06	0.05	0.00	0.01	0.06	C21
15.12	20.80	37.10	48.35	80.39	109.56	99.48	14.60	6.84	6.70	0.30	0.73	8.58	C22
3.88	7.36	15.09	11.73	27.39	40.17	45.62	4.85	2.10	2.10	0.08	0.21	2.30	C23—C24
8.58	14.36	27.70	39.47	63.32	80.95	80.78	10.24	4.54	4.48	0.16	0.50	4.51	C25
0.00	0.00	0.00	0.00	0.90	2.43	2.24	0.18	0.09	0.10	0.00	0.00	0.11	C30—C31
0.00	0.00	0.25	0.36	1.35	1.83	2.99	0.17	0.06	0.06	0.00	0.00	0.03	C32
28.20	43.82	72.21	111.29	172.90	208.77	222.89	29.11	13.28	13.10	0.53	1.45	15.09	C33—C34
1.23	0.74	0.49	0.00	1.80	3.04	2.24	0.43	0.25	0.24	0.02	0.02	0.39	C37—C38
2.04	2.39	2.72	6.04	4.49	14.00	11.22	1.42	0.65	0.64	0.03	0.07	0.83	C40—C41
0.00	0.74	0.99	0.36	1.35	4.87	2.24	0.35	0.17	0.17	0.01	0.01	0.17	C43
0.61	0.55	0.25	1.07	1.35	10.96	23.19	0.91	0.32	0.35	0.01	0.02	0.35	C44
0.00	0.37	0.00	0.36	0.45	0.00	1.50	0.12	0.06	0.06	0.00	0.01	0.13	C45
0.00	0.00	0.00	0.00	0.00	0.61	0.00	0.01	0.01	0.01	0.00	0.00	0.00	C46
0.20	0.92	0.49	0.71	0.00	1.83	2.99	0.33	0.24	0.27	0.02	0.02	0.21	C47, C49
19.41	15.28	22.01	27.73	30.54	40.17	50.11	10.10	5.54	5.36	0.35	0.60	10.25	C50
0.61	0.18	0.00	0.36	1.35	0.61	2.99	0.20	0.09	0.09	0.01	0.01	0.13	C51
0.41	0.00	0.00	0.00	0.00	1.22	0.00	0.09	0.05	0.05	0.00	0.00	0.14	C52
6.54	7.36	9.89	8.18	17.51	21.91	14.96	4.58	2.55	2.44	0.16	0.25	5.02	C53
1.63	2.95	2.97	3.20	3.59	4.26	6.73	1.07	0.52	0.54	0.03	0.06	0.94	C54
0.41	0.74	0.99	1.07	2.69	1.22	5.98	0.60	0.33	0.32	0.02	0.03	0.57	C55
9.19	9.21	10.63	10.67	12.13	17.04	8.23	4.23	2.33	2.30	0.16	0.27	4.73	C56
0.20	0.55	0.25	2.84	0.45	1.83	0.00	0.27	0.15	0.15	0.01	0.02	0.18	C57
0.00	0.00	0.00	0.00	0.00	0.00	0.00	0.00	0.00	0.00	0.00	0.00	0.00	C58
—	—	—	—	—	—	—	—	—	—	—	—	—	C60
—	—	—	—	—	—	—	—	—	—	—	—	—	C61
—	—	—	—	—	—	—	—	—	—	—	—	—	C62
—	—	—	—	—	—	—	—	—	—	—	—	—	C63
1.63	0.92	1.73	3.56	2.25	5.48	12.72	0.97	0.49	0.55	0.03	0.05	0.60	C64
0.00	0.37	0.00	1.07	1.35	1.83	2.99	0.20	0.07	0.07	0.00	0.01	0.05	C65
0.00	0.18	0.49	1.07	1.35	2.43	1.50	0.20	0.08	0.08	0.00	0.01	0.02	C66
0.00	0.37	1.98	3.91	9.88	11.56	24.68	1.32	0.48	0.48	0.01	0.04	0.21	C67
0.00	0.00	0.25	0.00	0.45	0.00	0.75	0.04	0.02	0.02	0.00	0.00	0.03	C68
0.20	0.18	0.25	0.00	0.45	0.00	0.75	0.05	0.03	0.03	0.00	0.00	0.05	C69
5.52	8.28	6.92	17.42	12.57	22.52	13.46	4.27	2.59	2.57	0.15	0.28	3.82	C70—C72, D32—D33, D42—D43
1.02	0.92	0.74	2.13	3.59	4.26	2.99	0.59	0.29	0.28	0.02	0.03	0.42	C73
0.00	0.37	0.25	0.71	0.45	1.22	2.99	0.20	0.10	0.12	0.00	0.01	0.05	C74
0.00	0.18	0.00	0.00	1.35	0.00	0.75	0.09	0.06	0.04	0.00	0.00	0.08	C75
0.00	0.00	0.74	0.71	0.45	0.61	0.00	0.10	0.06	0.06	0.00	0.01	0.00	C81
2.25	4.05	6.68	7.82	11.23	21.30	15.71	2.62	1.39	1.33	0.06	0.14	1.57	C82—C86, C96
0.00	0.00	0.25	0.00	0.45	0.00	0.00	0.03	0.01	0.01	0.00	0.00	0.00	C88
1.84	1.10	3.46	3.56	4.49	7.30	4.49	0.98	0.46	0.46	0.02	0.06	0.76	C90
1.63	0.92	2.23	2.49	4.04	4.87	5.24	0.97	0.60	0.60	0.03	0.06	0.76	C91
1.02	2.58	4.20	5.33	4.94	2.43	9.72	1.34	0.77	0.80	0.04	0.09	0.95	C92—C94, D45—D47
2.45	2.76	3.96	7.47	11.68	8.52	8.23	2.05	1.25	1.26	0.07	0.12	1.33	C95
3.47	3.87	7.67	11.38	17.51	27.39	35.15	3.55	1.64	1.64	0.07	0.16	1.93	O&U
157.33	221.47	352.41	549.68	849.67	1 172.88	1 227.37	156.96	73.92	72.72	3.20	7.71	88.71	ALL
156.72	220.92	352.16	548.61	848.33	1 161.93	1 204.19	156.05	73.59	72.37	3.19	7.69	88.36	ALL exc. C44

附表 6-1　江苏省农村肿瘤登记地区 2016 年男女合计恶性肿瘤死亡主要指标

部位	病例数	构成比 /%	年龄组死亡率 / （1/10 万）											
			0	1—4	5—9	10—14	15—19	20—24	25—29	30—34	35—39	40—44	45—49	50—54
唇	22	0.03	0.00	0.00	0.00	0.00	0.00	0.00	0.00	0.00	0.00	0.00	0.00	0.00
舌	99	0.16	0.00	0.00	0.00	0.00	0.00	0.00	0.00	0.00	0.00	0.18	0.15	0.27
口	169	0.27	0.00	0.00	0.00	0.00	0.00	0.00	0.00	0.05	0.09	0.18	0.46
唾液腺	44	0.07	0.00	0.00	0.00	0.00	0.00	0.00	0.05	0.06	0.00	0.00	0.04	0.11
扁桃体	17	0.03	0.00	0.00	0.00	0.00	0.00	0.00	0.00	0.00	0.00	0.00	0.00	0.04
其他口咽	38	0.06	0.00	0.00	0.00	0.00	0.00	0.00	0.00	0.00	0.00	0.05	0.04	0.15
鼻咽	494	0.78	0.00	0.00	0.00	0.08	0.15	0.06	0.27	0.28	0.57	0.55	0.77	1.99
下咽	54	0.08	0.00	0.00	0.00	0.00	0.00	0.00	0.00	0.00	0.00	0.00	0.15	0.04
咽，部位不明	38	0.06	0.00	0.00	0.00	0.00	0.00	0.00	0.00	0.00	0.00	0.00	0.00	0.04
食管	9 452	14.85	0.00	0.00	0.00	0.00	0.00	0.00	0.05	0.00	0.31	0.46	3.17	8.72
胃	10 073	15.82	0.00	0.00	0.00	0.00	0.00	0.12	0.73	1.05	2.90	4.19	7.00	16.26
小肠	259	0.41	0.00	0.00	0.00	0.00	0.00	0.00	0.00	0.00	0.05	0.18	0.62	0.42
结肠	1 614	2.54	0.00	0.00	0.00	0.00	0.00	0.36	0.27	0.72	0.78	0.96	2.12	3.52
直肠	2 211	3.47	0.00	0.00	0.00	0.00	0.00	0.24	0.36	0.44	0.72	1.19	2.77	4.86
肛门	50	0.08	0.00	0.00	0.00	0.00	0.00	0.00	0.00	0.11	0.00	0.00	0.04	0.00
肝脏	7 934	12.46	0.00	0.19	0.08	0.00	0.08	0.30	1.23	2.21	5.17	11.99	25.50	31.13
胆囊及其他	1 240	1.95	0.00	0.00	0.00	0.00	0.00	0.06	0.05	0.06	0.31	0.23	1.68	1.84
胰腺	2 934	4.61	0.00	0.00	0.00	0.00	0.08	0.12	0.05	0.28	0.52	0.96	2.77	6.31
鼻、鼻窦及其他	62	0.10	0.00	0.00	0.00	0.00	0.08	0.00	0.00	0.06	0.05	0.05	0.07	0.34
喉	196	0.31	0.00	0.00	0.00	0.00	0.00	0.00	0.00	0.00	0.05	0.05	0.11	0.27
气管、支气管、肺	14 796	23.24	0.00	0.00	0.08	0.00	0.23	0.30	0.55	1.27	2.33	5.02	12.98	27.58
其他胸腔器官	113	0.18	0.00	0.00	0.00	0.00	0.08	0.15	0.12	0.09	0.22	0.00	0.05	0.38
骨	578	0.91	0.00	0.00	0.00	0.15	0.16	0.31	0.30	0.36	0.39	0.21	0.27	0.51	1.76
皮肤黑色素瘤	125	0.20	0.00	0.00	0.00	0.00	0.00	0.00	0.14	0.06	0.16	0.05	0.22	0.46
皮肤其他	301	0.47	0.00	0.00	0.00	0.00	0.00	0.00	0.05	0.17	0.10	0.05	0.07	0.15
间皮瘤	23	0.04	0.00	0.00	0.00	0.00	0.00	0.00	0.00	0.00	0.00	0.09	0.04	0.08
卡波西肉瘤	4	0.01	0.00	0.00	0.00	0.00	0.00	0.00	0.06	0.00	0.05	0.00	0.00
周围神经、其他结缔组织、软组织	85	0.13	0.00	0.10	0.08	0.00	0.15	0.00	0.14	0.00	0.16	0.14	0.22	0.31
乳房	1 346	2.11	0.00	0.00	0.00	0.00	0.00	0.06	0.18	0.61	1.40	2.28	4.60	7.96
外阴	18	0.03	0.00	0.00	0.00	0.00	0.00	0.00	0.00	0.00	0.00	0.00	0.04	0.08
阴道	23	0.04	0.00	0.00	0.00	0.00	0.00	0.00	0.00	0.00	0.00	0.05	0.00	0.08
子宫颈	833	1.31	0.00	0.00	0.00	0.00	0.00	0.06	0.18	0.44	0.72	1.41	2.95	4.09
子宫体	164	0.26	0.00	0.00	0.00	0.00	0.00	0.00	0.00	0.00	0.05	0.14	0.36	0.69
子宫，部位不明	177	0.28	0.00	0.00	0.00	0.00	0.00	0.00	0.00	0.00	0.05	0.27	0.40	0.84
卵巢	550	0.86	0.00	0.00	0.10	0.00	0.00	0.08	0.00	0.05	0.17	0.36	1.14	1.97	3.02
其他女性生殖器	28	0.04	0.00	0.00	0.00	0.00	0.00	0.00	0.00	0.00	0.00	0.00	0.07	0.19
胎盘	0	0.00	0.00	0.00	0.00	0.00	0.00	0.00	0.00	0.00	0.00	0.00	0.00	0.00
阴茎	44	0.07	0.00	0.00	0.00	0.00	0.00	0.00	0.00	0.00	0.00	0.00	0.04	0.04
前列腺	869	1.37	0.00	0.00	0.00	0.00	0.00	0.00	0.00	0.06	0.05	0.00	0.07	0.34
睾丸	14	0.02	0.00	0.00	0.00	0.00	0.08	0.00	0.09	0.17	0.00	0.00	0.00	0.11
其他男性生殖器	2	0.00	0.00	0.00	0.00	0.00	0.00	0.00	0.00	0.00	0.00	0.00	0.00	0.00
肾	298	0.47	0.00	0.00	0.08	0.08	0.00	0.00	0.05	0.17	0.21	0.18	0.55	0.65
肾盂	36	0.06	0.00	0.00	0.00	0.00	0.00	0.00	0.00	0.00	0.00	0.00	0.00	0.23
输尿管	61	0.10	0.00	0.00	0.00	0.00	0.00	0.00	0.00	0.00	0.00	0.00	0.00	0.04
膀胱	779	1.22	0.00	0.00	0.00	0.00	0.00	0.00	0.05	0.00	0.00	0.10	0.14	0.26	0.54
其他泌尿器官	11	0.02	0.00	0.00	0.00	0.00	0.00	0.00	0.06	0.00	0.00	0.00	0.00
眼	18	0.03	0.00	0.10	0.00	0.00	0.00	0.00	0.05	0.00	0.00	0.00	0.00	0.00
脑、神经系统	1 488	2.34	0.87	0.67	0.77	1.25	0.76	0.84	1.37	0.94	1.81	1.78	3.32	5.35
甲状腺	145	0.23	0.00	0.00	0.00	0.00	0.00	0.00	0.00	0.06	0.05	0.18	0.29	0.15
肾上腺	48	0.08	0.00	0.10	0.00	0.00	0.00	0.08	0.00	0.00	0.10	0.05	0.11	0.04
其他内分泌腺	26	0.04	0.00	0.10	0.00	0.00	0.08	0.00	0.00	0.00	0.05	0.05	0.00	0.00
霍奇金淋巴瘤	72	0.11	0.00	0.00	0.00	0.00	0.00	0.00	0.09	0.06	0.05	0.05	0.04	0.08
非霍奇金淋巴瘤	1 115	1.75	0.00	0.29	0.08	0.08	0.31	0.00	0.50	0.50	0.47	0.96	1.79	2.52
免疫增生性疾病	18	0.03	0.00	0.00	0.00	0.08	0.00	0.06	0.00	0.00	0.00	0.00	0.00	0.00
多发性骨髓瘤	356	0.56	0.00	0.00	0.00	0.00	0.08	0.00	0.06	0.00	0.16	0.36	0.26	0.61
淋巴样白血病	327	0.51	0.44	0.38	0.38	0.39	0.53	0.42	0.23	0.17	0.41	0.55	0.77	0.54
髓样白血病	474	0.74	0.00	0.10	0.38	0.16	0.31	0.48	0.73	0.44	0.52	0.55	0.88	1.15
白血病，未特指	617	0.97	0.87	0.67	0.46	0.31	0.92	0.96	0.82	0.50	0.78	1.05	1.24	1.53
其他或未指明部位	676	1.06	0.00	0.00	0.15	0.00	0.00	0.30	0.09	0.11	0.47	0.73	0.77	1.34
所有部位合计	63 658	100.00	2.18	2.78	2.77	2.66	4.43	5.52	8.85	11.84	22.24	38.76	82.14	139.68
所有部位除外 C44	63 357	99.53	2.18	2.78	2.77	2.66	4.43	5.52	8.80	11.68	22.13	38.71	82.07	139.53

年龄组死亡率 /（1/10万）							粗率 /（1/10万）	中标率 /（1/10万）	世标率 /（1/10万）	累积率 /%		截缩率 35—64 岁 /（1/10万）	ICD-10
55—59	60—64	65—69	70—74	75—79	80—84	≥85				0—64 岁	0—74 岁		
0.00	0.05	0.13	0.36	0.36	1.26	1.25	0.08	0.03	0.03	0.00	0.00	0.01	C00
0.37	0.80	1.23	1.07	1.57	2.34	1.00	0.35	0.17	0.17	0.01	0.02	0.26	C01—C02
0.84	0.90	1.42	1.96	2.42	6.12	4.24	0.59	0.27	0.27	0.01	0.03	0.36	C03—C06
0.16	0.40	0.26	0.62	0.36	1.62	1.00	0.15	0.08	0.07	0.00	0.01	0.10	C07—C08
0.00	0.10	0.19	0.18	0.48	0.72	0.25	0.06	0.03	0.02	0.00	0.00	0.02	C09
0.05	0.15	0.45	0.53	0.97	0.72	0.75	0.13	0.06	0.06	0.00	0.01	0.07	C10
2.79	3.70	4.97	6.40	5.33	7.20	5.74	1.72	0.95	0.93	0.06	0.11	1.52	C11
0.21	0.50	0.64	0.71	0.97	1.26	0.25	0.19	0.09	0.09	0.00	0.01	0.13	C12—C13
0.05	0.40	0.39	0.62	0.48	1.80	0.75	0.13	0.06	0.06	0.00	0.01	0.06	C14
26.30	59.49	95.13	153.13	211.10	275.47	239.13	32.97	14.76	14.71	0.49	1.73	13.24	C15
30.31	53.29	91.20	150.46	235.56	299.95	227.16	35.14	16.27	15.87	0.58	1.79	16.14	C16
0.95	1.55	2.32	3.82	4.60	6.84	5.49	0.90	0.43	0.43	0.02	0.05	0.56	C17
4.90	8.15	12.06	19.91	36.80	40.51	51.62	5.63	2.68	2.61	0.11	0.27	3.00	C18
6.01	11.95	19.09	24.62	45.27	65.72	70.57	7.71	3.57	3.52	0.14	0.36	4.01	C19—C20
0.16	0.25	0.39	0.71	0.48	1.08	3.49	0.17	0.08	0.09	0.00	0.01	0.06	C21
46.49	58.19	64.05	81.14	106.52	123.87	115.20	27.67	14.65	14.40	0.91	1.64	26.78	C22
4.80	6.60	10.38	16.97	26.27	36.37	34.41	4.33	1.99	1.96	0.08	0.21	2.20	C23—C24
10.44	18.50	27.73	43.99	53.02	75.80	75.05	10.23	4.77	4.76	0.20	0.56	5.57	C25
0.21	0.50	0.90	0.44	0.73	0.90	0.75	0.22	0.12	0.12	0.01	0.01	0.18	C30—C31
0.74	1.35	1.93	2.84	4.36	5.58	3.49	0.68	0.32	0.31	0.01	0.04	0.35	C32
53.18	94.89	153.76	226.45	303.95	360.09	291.74	51.61	24.34	24.13	0.99	2.89	27.49	C33—C34
0.47	1.00	1.10	1.07	1.21	2.34	1.25	0.39	0.23	0.23	0.01	0.02	0.30	C37—C38
2.48	3.30	5.16	7.91	9.20	15.12	9.48	2.02	1.07	1.04	0.05	0.12	1.22	C40—C41
0.32	0.70	0.97	0.98	2.06	2.70	5.24	0.44	0.22	0.21	0.01	0.02	0.29	C43
0.37	0.75	1.29	2.22	4.84	12.24	28.18	1.05	0.40	0.41	0.01	0.03	0.21	C44
0.05	0.15	0.13	0.36	0.36	0.54	0.50	0.08	0.04	0.04	0.00	0.00	0.06	C45
0.00	0.05	0.06	0.00	0.00	0.00	0.00	0.01	0.01	0.01	0.00	0.00	0.00	C46
0.32	0.30	0.39	0.89	1.57	2.34	1.00	0.30	0.18	0.17	0.01	0.02	0.23	C47, C49
8.64	10.75	9.22	9.42	12.71	16.56	23.44	4.69	2.56	2.52	0.18	0.28	5.39	C50
0.11	0.00	0.13	0.27	0.12	0.72	0.75	0.06	0.03	0.03	0.00	0.00	0.03	C51
0.11	0.10	0.06	0.71	0.73	0.18	0.00	0.08	0.04	0.04	0.00	0.01	0.05	C52
3.74	5.25	5.10	6.04	13.19	16.38	15.96	2.91	1.54	1.48	0.09	0.15	2.81	C53
0.63	1.10	1.61	2.76	2.30	1.98	2.99	0.57	0.29	0.29	0.01	0.04	0.44	C54
0.58	0.75	1.55	2.04	2.78	3.78	4.99	0.62	0.30	0.30	0.01	0.03	0.45	C55
3.22	3.65	4.84	5.87	6.42	6.12	4.24	1.92	1.06	1.04	0.07	0.12	2.04	C56
0.05	0.30	0.26	0.36	0.73	0.00	0.00	0.10	0.05	0.05	0.00	0.01	0.09	C57
0.00	0.00	0.00	0.00	0.00	0.00	0.00	0.00	0.00	0.00	0.00	0.00	0.00	C58
0.11	0.35	0.52	0.71	0.73	0.90	1.50	0.15	0.07	0.07	0.00	0.01	0.07	C60
0.69	1.60	4.58	8.62	23.97	44.11	49.87	3.03	1.17	1.14	0.01	0.08	0.37	C61
0.00	0.05	0.13	0.00	0.00	0.00	0.50	0.05	0.04	0.04	0.00	0.00	0.02	C62
0.00	0.00	0.06	0.00	0.12	0.00	0.00	0.01	0.00	0.00	0.00	0.00	0.00	C63
1.32	2.00	2.52	3.64	4.96	6.66	7.23	1.04	0.53	0.52	0.03	0.06	0.71	C64
0.16	0.10	0.26	0.62	0.61	0.90	1.00	0.13	0.06	0.06	0.00	0.01	0.07	C65
0.05	0.40	0.58	1.07	1.45	2.52	0.75	0.21	0.09	0.09	0.00	0.01	0.06	C66
1.37	2.85	3.74	9.69	19.73	30.61	42.14	2.72	1.10	1.10	0.03	0.09	0.73	C67
0.00	0.00	0.19	0.09	0.00	0.72	0.50	0.04	0.02	0.02	0.00	0.00	0.03	C68
0.11	0.15	0.00	0.00	0.12	1.08	1.00	0.06	0.03	0.03	0.00	0.00	0.03	C69
6.54	10.75	13.80	14.84	20.70	19.80	18.95	5.19	3.10	3.06	0.18	0.32	4.43	C70—C72, D32—D33, D42—D43
0.37	1.10	1.42	2.04	3.03	2.34	3.74	0.51	0.25	0.25	0.01	0.03	0.32	C73
0.32	0.25	0.32	0.62	0.73	1.08	1.25	0.17	0.09	0.09	0.00	0.01	0.13	C74
0.11	0.20	0.45	0.09	0.48	0.54	0.25	0.09	0.05	0.06	0.00	0.01	0.06	C75
0.53	0.10	0.77	0.98	0.97	2.34	1.50	0.25	0.14	0.13	0.01	0.01	0.12	C81
4.80	7.40	10.84	14.66	19.73	20.89	20.95	3.89	2.02	2.00	0.10	0.23	2.60	C82—C86, C96
0.21	0.20	0.19	0.36	0.00	0.54	0.00	0.06	0.03	0.03	0.00	0.00	0.12	C88
1.90	2.65	4.90	4.89	6.29	5.94	3.74	1.24	0.63	0.63	0.03	0.08	0.84	C90
1.32	1.85	2.39	3.91	6.54	4.50	3.24	1.14	0.74	0.74	0.04	0.07	0.83	C91
2.00	2.90	3.68	5.87	8.23	8.10	5.49	1.65	1.00	0.96	0.05	0.10	1.19	C92—C94, D45—D47
2.06	3.65	4.64	8.62	7.63	10.80	6.73	2.15	1.38	1.38	0.07	0.14	1.58	C95
2.00	4.55	6.19	8.89	11.26	17.64	16.96	2.36	1.16	1.15	0.05	0.13	1.44	O&U
235.97	392.94	582.66	868.03	1 237.09	1 578.27	1 418.30	222.05	107.45	106.02	4.75	12.01	131.38	ALL
235.60	392.19	581.37	865.81	1 232.25	1 566.02	1 390.12	221.00	107.05	105.60	4.74	11.98	131.17	ALL exc. C44

部位	病例数	构成比/%	年龄组死亡率/（1/10 万）											
			0	1—4	5—9	10—14	15—19	20—24	25—29	30—34	35—39	40—44	45—49	50—54
唇	11	0.03	0.00	0.00	0.00	0.00	0.00	0.00	0.00	0.00	0.00	0.00	0.00	0.00
舌	61	0.15	0.00	0.00	0.00	0.00	0.00	0.00	0.00	0.00	0.00	0.37	0.15	0.38
口	103	0.26	0.00	0.00	0.00	0.00	0.00	0.00	0.00	0.00	0.10	0.09	0.29	0.68
唾液腺	28	0.07	0.00	0.00	0.00	0.00	0.00	0.00	0.00	0.11	0.00	0.00	0.07	0.23
扁桃体	15	0.04	0.00	0.00	0.00	0.00	0.00	0.00	0.00	0.00	0.00	0.00	0.00	0.08
其他口咽	29	0.07	0.00	0.00	0.00	0.00	0.00	0.00	0.00	0.00	0.00	0.09	0.00	0.23
鼻咽	354	0.88	0.00	0.00	0.00	0.00	0.15	0.29	0.12	0.36	0.44	0.82	0.82	1.09	3.04
下咽	49	0.12	0.00	0.00	0.00	0.00	0.00	0.00	0.00	0.00	0.00	0.09	0.29	0.08
咽，部位不明	26	0.06	0.00	0.00	0.00	0.00	0.00	0.00	0.00	0.00	0.00	0.00	0.00	0.00
食管	6 263	15.59	0.00	0.00	0.00	0.00	0.00	0.00	0.09	0.00	0.41	0.73	5.25	14.66
胃	6 955	17.31	0.00	0.00	0.00	0.00	0.00	0.00	0.53	0.88	1.75	4.11	9.03	21.19
小肠	150	0.37	0.00	0.00	0.00	0.00	0.00	0.00	0.00	0.00	0.10	0.27	0.58	0.53
结肠	884	2.20	0.00	0.00	0.00	0.00	0.00	0.35	0.53	0.44	0.93	0.73	1.75	3.57
直肠	1 319	3.28	0.00	0.00	0.00	0.00	0.00	0.23	0.45	0.55	0.93	1.55	3.13	5.85
肛门	26	0.06	0.00	0.00	0.00	0.14	0.00	0.00	0.00	0.00	0.00	0.00	0.07	0.00
肝脏	5 619	13.98	0.00	0.18	0.00	0.00	0.14	0.35	1.69	3.53	9.36	19.46	42.62	49.89
胆囊及其他	547	1.36	0.00	0.00	0.00	0.00	0.00	0.00	0.09	0.11	0.41	0.37	1.38	1.90
胰腺	1 642	4.09	0.00	0.00	0.00	0.00	0.00	0.12	0.00	0.55	0.31	1.10	4.01	8.13
鼻、鼻窦及其他	47	0.12	0.00	0.00	0.00	0.00	0.14	0.00	0.00	0.11	0.10	0.00	0.15	0.46
喉	178	0.44	0.00	0.00	0.00	0.00	0.00	0.00	0.00	0.00	0.00	0.09	0.22	0.46
气管、支气管、肺	10 354	25.77	0.00	0.00	0.14	0.00	0.29	0.46	0.36	1.21	2.06	5.02	14.50	34.55
其他胸腔器官	73	0.18	0.00	0.00	0.00	0.15	0.29	0.23	0.00	0.33	0.00	0.00	0.29	0.38
骨	338	0.84	0.00	0.00	0.00	0.29	0.15	0.57	0.46	0.18	0.44	0.21	0.18	0.66	1.90
皮肤黑色素瘤	69	0.17	0.00	0.00	0.00	0.00	0.00	0.00	0.00	0.18	0.00	0.00	0.36	0.68
皮肤其他	153	0.38	0.00	0.00	0.00	0.00	0.00	0.00	0.00	0.22	0.21	0.09	0.15	0.15
间皮瘤	11	0.03	0.00	0.00	0.00	0.00	0.00	0.00	0.00	0.00	0.00	0.18	0.00	0.08
卡波西肉瘤	1	0.00	0.00	0.00	0.00	0.00	0.00	0.00	0.00	0.00	0.00	0.00	0.00	0.00
周围神经、其他结缔组织、软组织	50	0.12	0.00	0.00	0.00	0.00	0.29	0.00	0.09	0.00	0.10	0.18	0.15	0.23
乳房	22	0.05	0.00	0.00	0.00	0.00	0.00	0.00	0.00	0.00	0.00	0.09	0.00	0.15
外阴	—	—	—	—	—	—	—	—	—	—	—	—	—	—
阴道	—	—	—	—	—	—	—	—	—	—	—	—	—	—
子宫颈	—	—	—	—	—	—	—	—	—	—	—	—	—	—
子宫体	—	—	—	—	—	—	—	—	—	—	—	—	—	—
子宫，部位不明	—	—	—	—	—	—	—	—	—	—	—	—	—	—
卵巢	—	—	—	—	—	—	—	—	—	—	—	—	—	—
其他女性生殖器	—	—	—	—	—	—	—	—	—	—	—	—	—	—
胎盘	—	—	—	—	—	—	—	—	—	—	—	—	—	—
阴茎	44	0.11	0.00	0.00	0.00	0.00	0.00	0.00	0.00	0.00	0.00	0.00	0.07	0.08
前列腺	869	2.16	0.00	0.00	0.00	0.00	0.00	0.00	0.00	0.11	0.10	0.00	0.15	0.68
睾丸	14	0.03	0.00	0.00	0.00	0.00	0.14	0.00	0.18	0.33	0.00	0.00	0.00	0.23
其他男性生殖器	2	0.00	0.00	0.00	0.00	0.00	0.00	0.00	0.00	0.00	0.00	0.00	0.00	0.00
肾	189	0.47	0.00	0.00	0.14	0.15	0.00	0.00	0.00	0.11	0.21	0.37	0.66	0.68
肾盂	21	0.05	0.00	0.00	0.00	0.00	0.00	0.00	0.00	0.00	0.00	0.00	0.00	0.23
输尿管	37	0.09	0.00	0.00	0.00	0.00	0.00	0.00	0.00	0.00	0.00	0.00	0.00	0.08
膀胱	619	1.54	0.00	0.00	0.00	0.00	0.00	0.00	0.00	0.00	0.21	0.27	0.36	0.99
其他泌尿器官	6	0.01	0.00	0.00	0.00	0.00	0.00	0.00	0.00	0.11	0.00	0.00	0.00	0.00
眼	8	0.02	0.00	0.00	0.00	0.00	0.00	0.00	0.09	0.00	0.00	0.00	0.00	0.00
脑、神经系统	822	2.05	1.66	0.73	0.86	0.87	0.72	1.15	1.60	1.43	1.54	2.10	3.93	6.38
甲状腺	51	0.13	0.00	0.00	0.00	0.00	0.00	0.00	0.00	0.00	0.00	0.09	0.29	0.08
肾上腺	25	0.06	0.00	0.18	0.00	0.00	0.00	0.00	0.00	0.00	0.21	0.00	0.07	0.08
其他内分泌腺	16	0.04	0.00	0.00	0.00	0.00	0.14	0.00	0.00	0.00	0.10	0.00	0.00	0.00
霍奇金淋巴瘤	49	0.12	0.00	0.00	0.00	0.00	0.00	0.00	0.09	0.11	0.00	0.09	0.07	0.08
非霍奇金淋巴瘤	668	1.66	0.00	0.36	0.14	0.15	0.14	0.58	0.71	0.55	0.72	1.37	2.19	2.96
免疫增生性疾病	15	0.04	0.00	0.00	0.00	0.00	0.00	0.00	0.00	0.00	0.00	0.00	0.00	0.00
多发性骨髓瘤	204	0.51	0.00	0.00	0.00	0.00	0.14	0.00	0.00	0.00	0.21	0.46	0.29	0.68
淋巴样白血病	170	0.42	0.83	0.36	0.58	0.44	0.72	0.35	0.36	0.22	0.51	0.73	0.58	0.61
髓样白血病	264	0.66	0.00	0.00	0.43	0.15	0.29	0.46	0.71	0.44	0.62	0.64	0.80	1.29
白血病，未特指	341	0.85	1.66	0.73	0.14	0.44	1.00	1.15	0.71	0.55	1.03	1.19	1.38	1.52
其他或未指明部位	369	0.92	0.00	0.00	0.00	0.29	0.00	0.00	0.46	0.09	0.11	0.21	0.55	1.59
所有部位合计	40 180	100.00	4.14	2.54	3.17	2.62	5.30	6.44	9.18	13.02	23.46	43.49	97.63	167.67
所有部位除外 C44	40 027	99.62	4.14	2.54	3.17	2.62	5.30	6.44	9.18	12.80	23.26	43.39	97.49	167.52

年龄组死亡率 / (1/10 万)							粗率 / (1/10万)	中标率 / (1/10万)	世标率 / (1/10万)	累积率 /%		截缩率 35—64 岁 / (1/10 万)	ICD-10
55—59	60—64	65—69	70—74	75—79	80—84	≥85				0—64 岁	0—74 岁		
0.00	0.10	0.26	0.36	0.00	1.22	2.03	0.08	0.03	0.04	0.00	0.00	0.01	C00
0.62	0.79	1.55	1.79	2.27	1.63	0.68	0.42	0.22	0.22	0.01	0.03	0.34	C01—C02
1.24	1.09	1.68	2.33	3.02	8.13	4.74	0.71	0.35	0.35	0.02	0.04	0.50	C03—C06
0.10	0.59	0.26	0.90	0.25	2.84	0.68	0.19	0.10	0.10	0.01	0.01	0.14	C07—C08
0.00	0.20	0.39	0.18	1.01	1.22	0.68	0.10	0.05	0.05	0.00	0.00	0.04	C09
0.10	0.20	0.90	0.90	1.01	1.22	2.03	0.20	0.10	0.10	0.00	0.01	0.09	C10
4.35	5.62	7.87	8.96	7.81	7.72	6.77	2.44	1.41	1.38	0.09	0.17	2.31	C11
0.41	0.89	1.29	1.25	1.51	2.44	0.68	0.34	0.17	0.17	0.01	0.02	0.25	C12—C13
0.00	0.69	0.65	0.90	0.50	2.44	0.68	0.18	0.08	0.08	0.00	0.02	0.09	C14
42.15	90.78	137.59	201.56	277.78	364.43	317.04	43.17	20.74	20.78	0.77	2.47	20.75	C15
42.98	79.33	136.30	222.52	345.33	442.03	339.39	47.94	23.29	22.84	0.80	2.59	22.08	C16
1.45	1.68	2.71	4.84	5.29	8.53	6.77	1.03	0.52	0.52	0.02	0.06	0.68	C17
5.80	9.28	15.36	24.37	41.09	49.57	63.00	6.09	3.06	3.00	0.12	0.32	3.18	C18
7.25	15.79	24.39	31.71	53.94	89.38	88.74	9.09	4.50	4.43	0.18	0.46	5.00	C19—C20
0.10	0.30	0.65	0.72	0.25	1.22	4.74	0.18	0.09	0.10	0.00	0.01	0.07	C21
70.21	84.96	88.41	109.83	138.64	158.04	163.26	38.73	21.66	21.24	1.41	2.40	41.90	C22
4.14	5.03	10.07	15.95	24.95	32.91	37.26	4.07	1.86	1.83	0.07	0.20	1.91	C23—C24
13.46	22.69	32.14	52.14	59.49	87.35	72.48	11.32	5.66	5.63	0.25	0.67	7.02	C25
0.31	0.89	1.29	0.72	1.26	0.81	2.03	0.32	0.19	0.19	0.01	0.02	0.28	C30—C31
1.45	2.37	3.61	5.37	8.07	10.56	9.48	1.23	0.59	0.59	0.02	0.07	0.63	C32
73.73	131.03	234.01	342.92	461.53	531.82	471.49	71.37	35.11	34.90	1.32	4.20	36.17	C33—C34
0.62	1.28	1.68	1.25	1.51	2.84	2.71	0.50	0.31	0.31	0.02	0.03	0.36	C37—C38
3.11	3.95	5.55	9.85	12.35	19.10	12.87	2.33	1.28	1.26	0.06	0.14	1.42	C40—C41
0.31	0.99	0.90	0.90	2.27	4.47	5.42	0.48	0.24	0.24	0.01	0.02	0.35	C43
0.52	0.59	1.94	2.33	5.80	15.84	29.13	1.05	0.48	0.48	0.01	0.03	0.25	C44
0.10	0.10	0.13	0.36	0.50	0.00	0.68	0.08	0.04	0.04	0.00	0.00	0.07	C45
0.00	0.10	0.00	0.00	0.00	0.00	0.00	0.01	0.00	0.00	0.00	0.00	0.01	C46
0.41	0.59	0.77	1.25	2.02	2.84	0.68	0.34	0.20	0.20	0.01	0.02	0.25	C47, C49
0.10	0.20	0.26	0.36	0.25	2.03	4.06	0.15	0.07	0.07	0.00	0.01	0.08	C50
—	—	—	—	—	—	—	—	—	—	—	—	—	C51
—	—	—	—	—	—	—	—	—	—	—	—	—	C52
—	—	—	—	—	—	—	—	—	—	—	—	—	C53
—	—	—	—	—	—	—	—	—	—	—	—	—	C54
—	—	—	—	—	—	—	—	—	—	—	—	—	C55
—	—	—	—	—	—	—	—	—	—	—	—	—	C56
—	—	—	—	—	—	—	—	—	—	—	—	—	C57
—	—	—	—	—	—	—	—	—	—	—	—	—	C58
0.21	0.69	1.03	1.43	1.51	2.03	4.06	0.30	0.14	0.15	0.01	0.02	0.14	C60
1.35	3.16	9.16	17.38	49.91	99.54	135.49	5.99	2.55	2.53	0.03	0.16	0.74	C61
0.00	0.10	0.26	0.00	0.00	0.00	1.35	0.10	0.09	0.08	0.00	0.01	0.05	C62
0.00	0.00	0.13	0.00	0.25	0.00	0.00	0.01	0.01	0.01	0.00	0.00	0.00	C63
2.28	2.76	3.36	4.84	7.31	6.09	10.16	1.30	0.70	0.70	0.04	0.08	1.00	C64
0.10	0.20	0.39	0.72	1.01	0.81	1.35	0.14	0.07	0.07	0.00	0.01	0.08	C65
0.10	0.49	0.65	1.07	2.52	3.25	3.25	0.24	0.12	0.11	0.00	0.01	0.09	C66
2.07	4.64	6.45	15.77	33.02	53.22	87.39	4.27	1.90	1.91	0.04	0.15	1.19	C67
0.00	0.00	0.13	0.18	0.00	0.81	0.68	0.04	0.03	0.02	0.00	0.00	0.00	C68
0.00	0.30	0.00	0.00	0.25	0.81	0.68	0.06	0.03	0.03	0.00	0.00	0.04	C69
7.56	12.14	16.39	14.33	22.18	23.97	21.68	5.67	3.47	3.44	0.21	0.36	5.04	C70—C72, D32—D33, D42—D43
0.21	0.99	1.03	1.43	1.76	2.84	2.03	0.35	0.18	0.18	0.01	0.02	0.24	C73
0.52	0.30	0.39	0.54	0.50	1.63	0.00	0.17	0.10	0.11	0.01	0.01	0.17	C74
0.21	0.30	0.39	0.18	0.76	0.41	0.68	0.11	0.07	0.07	0.00	0.01	0.08	C75
0.83	0.10	1.16	1.61	1.26	3.25	2.71	0.34	0.18	0.17	0.01	0.02	0.16	C81
7.04	9.87	13.55	15.41	23.19	26.00	26.42	4.60	2.52	2.50	0.13	0.28	3.49	C82—C86, C96
0.31	0.30	0.39	0.54	0.00	1.22	0.00	0.19	0.10	0.05	0.00	0.01	0.08	C88
1.86	2.66	6.58	5.73	6.55	7.72	6.77	1.41	0.73	0.74	0.03	0.09	0.88	C90
1.66	1.48	3.10	3.40	6.05	5.69	3.39	1.17	0.81	0.82	0.04	0.08	0.86	C91
2.28	3.26	4.78	7.17	8.82	9.75	6.77	1.82	1.11	1.07	0.06	0.12	1.32	C92—C94, D45—D47
1.86	4.05	5.68	10.03	8.82	11.78	10.84	2.35	1.54	1.54	0.08	0.16	1.70	C95
2.28	5.62	6.97	10.21	15.38	16.66	21.68	2.54	1.30	1.31	0.06	0.14	1.54	O&U
307.78	515.46	794.56	1 158.48	1 650.78	2 130.12	1 995.03	276.96	140.10	138.73	5.99	15.76	165.12	ALL
307.26	514.86	792.63	1 156.15	1 644.98	2 114.28	1 965.90	275.91	139.62	138.25	5.98	15.72	164.87	ALL exc. C44

附表 6-3　江苏省农村肿瘤登记地区 2016 年女性恶性肿瘤死亡主要指标

部位	病例数	构成比/%	年龄组死亡率/（1/10万）											
			0	1—4	5—9	10—14	15—19	20—24	25—29	30—34	35—39	40—44	45—49	50—54
唇	11	0.05	0.00	0.00	0.00	0.00	0.00	0.00	0.00	0.00	0.00	0.00	0.00	0.00
舌	38	0.16	0.00	0.00	0.00	0.00	0.00	0.00	0.00	0.00	0.00	0.00	0.15	0.15
口	66	0.28	0.00	0.00	0.00	0.00	0.00	0.00	0.00	0.00	0.00	0.09	0.07	0.23
唾液腺	16	0.07	0.00	0.00	0.00	0.00	0.00	0.00	0.09	0.00	0.00	0.00	0.00	0.00
扁桃体	2	0.01	0.00	0.00	0.00	0.00	0.00	0.00	0.00	0.00	0.00	0.00	0.00	0.00
其他口咽	9	0.04	0.00	0.00	0.00	0.00	0.00	0.00	0.00	0.00	0.00	0.00	0.07	0.08
鼻咽	140	0.60	0.00	0.00	0.00	0.00	0.00	0.00	0.19	0.11	0.31	0.27	0.44	0.92
下咽	5	0.02	0.00	0.00	0.00	0.00	0.00	0.00	0.00	0.00	0.00	0.00	0.00	0.00
咽，部位不明	12	0.05	0.00	0.00	0.00	0.00	0.00	0.00	0.00	0.00	0.00	0.00	0.00	0.08
食管	3 189	13.58	0.00	0.00	0.00	0.00	0.00	0.00	0.00	0.00	0.21	0.18	1.10	2.70
胃	3 118	13.28	0.00	0.00	0.00	0.00	0.00	0.25	0.93	1.22	4.05	4.28	4.97	11.25
小肠	109	0.46	0.00	0.00	0.00	0.00	0.00	0.00	0.00	0.00	0.00	0.09	0.66	0.31
结肠	730	3.11	0.00	0.00	0.00	0.00	0.00	0.38	0.00	1.00	0.62	1.18	2.48	3.47
直肠	892	3.80	0.00	0.00	0.00	0.00	0.00	0.25	0.28	0.33	0.52	0.82	2.41	3.85
肛门	24	0.10	0.00	0.00	0.00	0.00	0.00	0.00	0.00	0.22	0.00	0.00	0.00	0.00
肝脏	2 315	9.86	0.00	0.20	0.16	0.00	0.00	0.25	0.75	0.89	0.94	4.55	8.33	12.10
胆囊及其他	693	2.95	0.00	0.00	0.00	0.00	0.00	0.13	0.00	0.00	0.21	0.09	1.97	1.77
胰腺	1 292	5.50	0.00	0.00	0.00	0.00	0.00	0.16	0.13	0.00	0.73	0.82	1.53	4.47
鼻、鼻窦及其他	15	0.06	0.00	0.00	0.00	0.00	0.00	0.00	0.00	0.00	0.00	0.09	0.00	0.23
喉	18	0.08	0.00	0.00	0.00	0.00	0.00	0.00	0.00	0.00	0.10	0.00	0.00	0.08
气管、支气管、肺	4 442	18.92	0.00	0.00	0.00	0.00	0.16	0.13	0.75	1.33	2.60	5.01	11.47	20.50
其他胸腔器官	40	0.17	0.00	0.00	0.00	0.00	0.00	0.00	0.19	0.11	0.00	0.09	0.07	0.39
骨	240	1.02	0.00	0.00	0.00	0.00	0.17	0.00	0.13	0.00	0.56	0.33	0.21	0.36	0.37	1.62
皮肤黑色素瘤	56	0.24	0.00	0.00	0.00	0.00	0.00	0.00	0.00	0.09	0.11	0.31	0.09	0.07	0.23
皮肤其他	148	0.63	0.00	0.00	0.00	0.00	0.00	0.00	0.00	0.00	0.00	0.00	0.00	0.15
间皮瘤	12	0.05	0.00	0.00	0.00	0.00	0.00	0.00	0.00	0.00	0.00	0.00	0.07	0.08
卡波西肉瘤	3	0.01	0.00	0.00	0.00	0.00	0.00	0.00	0.00	0.11	0.00	0.09	0.00	0.00
周围神经、其他结缔组织、软组织	35	0.15	0.00	0.20	0.16	0.00	0.00	0.00	0.19	0.00	0.21	0.09	0.29	0.39
乳房	1 324	5.64	0.00	0.00	0.00	0.00	0.00	0.13	0.37	1.22	2.81	4.46	9.20	15.87
外阴	18	0.08	0.00	0.00	0.00	0.00	0.00	0.00	0.00	0.00	0.00	0.00	0.07	0.15
阴道	23	0.10	0.00	0.00	0.00	0.00	0.00	0.00	0.00	0.00	0.00	0.00	0.00	0.15
子宫颈	833	3.55	0.00	0.00	0.00	0.00	0.00	0.13	0.37	0.89	1.46	2.82	5.92	8.25
子宫体	164	0.70	0.00	0.00	0.00	0.00	0.00	0.00	0.00	0.00	0.10	0.27	0.73	1.39
子宫，部位不明	177	0.75	0.00	0.00	0.00	0.00	0.00	0.00	0.00	0.00	0.10	0.55	0.80	1.70
卵巢	550	2.34	0.00	0.20	0.00	0.00	0.16	0.00	0.09	0.33	0.73	2.28	3.94	6.09
其他女性生殖器	28	0.12	0.00	0.00	0.00	0.00	0.00	0.00	0.00	0.00	0.00	0.00	0.15	0.39
胎盘	0	0.00	0.00	0.00	0.00	0.00	0.00	0.00	0.00	0.00	0.00	0.00	0.00	0.00
阴茎	—	—												—
前列腺	—	—												—
睾丸	—	—												—
其他男性生殖器	—	—												—
肾	109	0.46	0.00	0.00	0.00	0.00	0.00	0.00	0.09	0.22	0.21	0.00	0.44	0.62
肾盂	15	0.06	0.00	0.00	0.00	0.00	0.00	0.00	0.00	0.00	0.00	0.00	0.00	0.23
输尿管	24	0.10	0.00	0.00	0.00	0.00	0.00	0.00	0.00	0.00	0.00	0.00	0.00	0.00
膀胱	160	0.68	0.00	0.00	0.00	0.00	0.00	0.00	0.09	0.00	0.00	0.00	0.15	0.08
其他泌尿器官	5	0.02	0.00	0.00	0.00	0.00	0.00	0.00	0.00	0.00	0.00	0.00	0.00	0.00
眼	10	0.04	0.00	0.20	0.00	0.00	0.00	0.00	0.00	0.00	0.00	0.00	0.00	0.00
脑、神经系统	666	2.84	0.00	0.61	0.66	1.69	0.82	0.50	1.12	0.44	2.08	1.46	2.70	4.32
甲状腺	94	0.40	0.00	0.00	0.00	0.00	0.00	0.00	0.00	0.11	0.10	0.27	0.29	0.23
肾上腺	23	0.10	0.00	0.00	0.00	0.00	0.00	0.00	0.00	0.00	0.00	0.09	0.15	0.00
其他内分泌腺	10	0.04	0.00	0.00	0.20	0.00	0.00	0.00	0.00	0.00	0.00	0.00	0.00	0.00
霍奇金淋巴瘤	23	0.10	0.00	0.00	0.00	0.00	0.17	0.16	0.00	0.09	0.00	0.10	0.00	0.08
非霍奇金淋巴瘤	447	1.90	0.00	0.20	0.00	0.00	0.49	0.13	0.28	0.44	0.21	0.55	1.39	2.08
免疫增生性疾病	3	0.01	0.00	0.00	0.00	0.00	0.00	0.00	0.00	0.00	0.00	0.00	0.00	0.00
多发性骨髓瘤	152	0.65	0.00	0.00	0.00	0.00	0.00	0.13	0.00	0.00	0.10	0.27	0.22	0.54
淋巴样白血病	157	0.67	0.00	0.41	0.16	0.34	0.33	0.50	0.09	0.11	0.31	0.36	0.95	0.46
髓样白血病	210	0.89	0.00	0.20	0.33	0.17	0.33	0.50	0.75	0.44	0.42	0.46	0.95	1.00
白血病，未特指	276	1.18	0.00	0.61	0.82	0.17	0.82	0.75	0.93	0.44	0.52	0.91	1.10	1.54
其他或未指明部位	307	1.31	0.00	0.00	0.00	0.00	0.00	0.00	0.00	0.11	0.73	0.91	0.91	1.08
所有部位合计	23 478	100.00	0.00	3.05	2.30	2.71	3.43	4.51	8.50	10.66	21.00	34.04	66.61	111.28
所有部位除外 C44	23 330	99.37	0.00	3.05	2.30	2.71	3.43	4.51	8.41	10.55	21.00	34.04	66.61	111.12

年龄组死亡率 / (1/10 万)							粗率 / (1/10万)	中标率 / (1/10万)	世标率 / (1/10万)	累积率 /%		截缩率 35—64 岁 / (1/10 万)	ICD—10
55—59	60—64	65—69	70—74	75—79	80—84	≥85				0—64 岁	0—74 岁		
0.00	0.00	0.00	0.35	0.70	1.29	0.79	0.08	0.03	0.02	0.00	0.00	0.00	C00
0.11	0.81	0.90	0.35	0.93	2.91	1.18	0.27	0.12	0.12	0.01	0.01	0.17	C01—C02
0.43	0.71	1.16	1.59	1.86	4.53	3.95	0.47	0.19	0.19	0.01	0.02	0.22	C03—C06
0.21	0.20	0.26	0.35	0.47	0.65	1.18	0.11	0.05	0.05	0.00	0.01	0.05	C07—C08
0.00	0.00	0.00	0.18	0.00	0.32	0.00	0.01	0.01	0.01	0.00	0.00	0.00	C09
0.00	0.10	0.00	0.00	0.93	0.32	0.00	0.06	0.03	0.03	0.00	0.00	0.04	C10
1.18	1.72	2.06	3.88	3.03	6.79	5.13	0.99	0.49	0.47	0.03	0.06	0.72	C11
0.00	0.10	0.00	0.18	0.47	0.32	0.00	0.04	0.02	0.01	0.00	0.00	0.01	C12—C13
0.11	0.10	0.13	0.35	0.47	1.29	0.00	0.08	0.04	0.03	0.00	0.00	0.04	C14
9.87	27.36	52.73	105.46	149.51	204.67	193.74	22.52	9.03	8.89	0.21	1.00	5.53	C15
17.17	26.55	46.15	79.54	134.14	186.88	161.78	22.02	9.69	9.34	0.35	0.98	10.03	C16
0.43	1.42	1.93	2.82	3.96	5.50	4.74	0.77	0.34	0.34	0.01	0.04	0.43	C17
3.97	6.99	8.77	15.52	32.84	33.30	44.98	5.15	2.34	2.25	0.10	0.22	2.80	C18
4.72	8.01	13.79	17.64	37.26	46.88	59.98	6.30	2.71	2.66	0.11	0.26	2.99	C19—C20
0.21	0.20	0.13	0.71	0.70	0.97	0.00	0.17	0.08	0.07	0.00	0.01	0.05	C21
21.90	30.70	39.71	52.91	76.85	96.68	87.20	16.35	7.71	7.64	0.40	0.87	11.41	C22
5.47	8.21	10.70	17.99	27.48	39.12	32.75	4.89	2.12	2.10	0.09	0.23	2.49	C23—C24
7.30	14.19	23.33	35.98	47.04	66.61	76.55	9.12	3.89	3.90	0.15	0.44	4.09	C25
0.11	0.10	0.52	0.18	0.23	0.97	0.00	0.11	0.05	0.05	0.00	0.01	0.08	C30—C31
0.00	0.30	0.26	0.35	0.93	1.62	0.00	0.13	0.06	0.05	0.00	0.01	0.07	C32
31.88	57.76	73.61	111.81	158.36	223.42	187.04	31.37	14.18	14.00	0.66	1.58	18.56	C33—C34
0.32	0.71	0.52	0.88	0.93	1.94	0.39	0.28	0.15	0.15	0.01	0.02	0.23	C37—C38
1.82	2.63	4.77	6.00	6.29	11.96	7.50	1.69	0.86	0.83	0.04	0.09	1.02	C40—C41
0.32	0.41	1.03	1.06	1.86	1.29	5.13	0.34	0.20	0.19	0.01	0.02	0.22	C43
0.21	0.91	0.64	2.12	3.96	9.38	27.62	1.05	0.33	0.35	0.01	0.02	0.17	C44
0.00	0.20	0.13	0.35	0.23	0.97	0.39	0.08	0.04	0.04	0.00	0.00	0.05	C45
0.00	0.00	0.13	0.00	0.00	0.00	0.00	0.02	0.02	0.02	0.00	0.00	0.02	C46
0.21	0.00	0.00	0.53	1.16	1.94	1.18	0.25	0.15	0.15	0.01	0.01	0.20	C47, C49
17.50	21.58	18.18	18.34	24.22	28.13	34.72	9.35	5.02	4.93	0.37	0.55	10.79	C50
0.21	0.00	0.26	0.53	0.23	1.29	1.18	0.13	0.05	0.05	0.00	0.01	0.07	C51
0.21	0.20	0.13	1.41	1.40	0.32	0.00	0.16	0.08	0.08	0.00	0.01	0.10	C52
7.62	10.64	10.18	11.99	25.38	29.42	25.25	5.88	3.04	2.92	0.19	0.30	5.66	C53
1.29	2.23	3.22	5.47	4.42	3.56	4.74	1.16	0.57	0.57	0.03	0.07	0.89	C54
1.18	1.52	3.09	4.06	5.36	6.79	7.89	1.25	0.59	0.58	0.03	0.06	0.90	C55
6.55	7.40	9.67	11.64	12.34	10.99	6.71	3.88	2.11	2.08	0.14	0.25	4.13	C56
0.11	0.61	0.52	0.71	1.40	0.00	0.00	0.20	0.10	0.10	0.01	0.01	0.18	C57
0.00	0.00	0.00	0.00	0.00	0.00	0.00	0.00	0.00	0.00	0.00	0.00	0.00	C58
—	—	—	—	—	—	—	—	—	—	—	—	—	C60
—	—	—	—	—	—	—	—	—	—	—	—	—	C61
—	—	—	—	—	—	—	—	—	—	—	—	—	C62
—	—	—	—	—	—	—	—	—	—	—	—	—	C63
0.32	1.22	1.68	2.47	2.79	7.11	5.52	0.77	0.36	0.34	0.02	0.04	0.42	C64
0.21	0.00	0.13	0.53	0.23	0.97	0.79	0.11	0.05	0.05	0.00	0.01	0.06	C65
0.00	0.30	0.52	1.06	0.47	1.94	1.18	0.17	0.07	0.07	0.00	0.01	0.04	C66
0.64	1.01	1.03	3.70	7.45	12.61	15.78	1.13	0.41	0.41	0.01	0.03	0.25	C67
0.00	0.00	0.26	0.00	0.00	0.65	0.39	0.04	0.01	0.01	0.00	0.00	0.00	C68
0.21	0.00	0.00	0.00	0.00	1.29	1.18	0.07	0.03	0.04	0.00	0.00	0.03	C69
5.47	9.32	11.22	15.34	19.33	16.49	17.36	4.70	2.74	2.69	0.16	0.29	3.81	C70—C72, D32—D33, D42—D43
0.54	1.22	1.80	2.65	4.19	1.94	4.74	0.66	0.32	0.31	0.01	0.04	0.39	C73
0.11	0.20	0.26	0.71	0.93	0.65	1.97	0.16	0.07	0.07	0.00	0.01	0.09	C74
0.00	0.10	0.52	0.00	0.23	0.65	0.79	0.07	0.04	0.05	0.00	0.00	0.03	C75
0.21	0.10	0.39	0.35	0.70	1.62	0.79	0.16	0.10	0.10	0.00	0.01	0.07	C81
2.47	4.86	8.12	13.93	16.53	16.81	17.76	3.16	1.53	1.51	0.07	0.18	1.70	C82—C86, C96
0.11	0.10	0.00	0.18	0.00	0.00	0.00	0.02	0.01	0.01	0.00	0.00	0.03	C88
1.93	2.63	3.22	4.06	6.05	4.53	1.97	1.07	0.53	0.53	0.03	0.07	0.79	C90
0.97	2.23	1.68	4.41	6.99	3.56	3.16	1.11	0.66	0.66	0.04	0.07	0.80	C91
1.72	2.53	2.58	4.59	7.68	6.79	4.74	1.48	0.89	0.86	0.05	0.08	1.06	C92—C94, D45—D47
2.25	3.24	3.61	7.23	6.52	10.02	4.34	1.95	1.23	1.23	0.07	0.12	1.45	C95
1.72	3.45	7.58	7.45	18.43	14.21	2.17	1.00	0.99	0.99	0.05	0.09	1.34	O&U
161.54	267.12	371.02	582.14	854.89	1 139.09	1 082.36	165.79	76.55	75.19	3.48	8.25	96.80	ALL
161.32	266.21	370.37	580.02	850.94	1 129.71	1 054.74	164.74	76.22	74.84	3.47	8.23	96.63	ALL exc. C44

附录七　2016 年江苏省 41 个肿瘤登记地区恶性肿瘤发病和死亡情况

附表 7-1　无锡市区 2016 年恶性肿瘤发病和死亡主要指标

部位缩写	男性 病例数	构成比/%	粗率/(1/10万)	中标率/(1/10万)	世标率/(1/10万)	累积率/% 0—64岁	累积率/% 0—74岁	截缩率 35—64岁/(1/10万)	女性 病例数	构成比/%	粗率/(1/10万)	中标率/(1/10万)	世标率/(1/10万)	累积率/% 0—64岁	累积率/% 0—74岁	截缩率 35—64岁/(1/10万)	ICD-10
发病																	
口腔	72	1.29	5.83	3.25	3.19	0.22	0.22	5.46	29	0.77	2.28	1.10	1.05	0.04	0.11	1.19	C00—C10, C12—C14
鼻咽	66	1.18	5.34	3.25	3.15	0.26	0.26	7.71	22	0.58	1.73	0.98	1.00	0.09	0.11	2.52	C11
食管	409	7.32	33.10	15.06	15.30	0.76	0.76	20.75	117	3.10	9.20	3.80	3.90	0.12	0.55	3.11	C15
胃	1 139	20.40	92.17	42.79	42.87	2.25	2.25	61.58	439	11.62	34.52	16.52	16.18	0.83	1.90	23.85	C16
结直肠	755	13.52	61.09	29.34	29.46	1.57	1.57	44.30	555	14.69	43.64	20.17	19.98	1.12	2.38	31.38	C18—C21
肝脏	452	8.09	36.58	19.17	19.00	1.15	1.15	33.66	197	5.21	15.49	6.89	6.82	0.34	0.75	9.93	C22
胆囊	61	1.09	4.94	2.18	2.20	0.07	0.07	2.10	103	2.73	8.10	3.40	3.46	0.15	0.41	4.04	C23—C24
胰腺	223	3.99	18.04	8.30	8.32	0.45	0.45	12.80	137	3.63	10.77	4.38	4.34	0.16	0.43	4.17	C25
喉	44	0.79	3.56	1.67	1.66	0.08	0.08	2.21	4	0.11	0.31	0.16	0.16	0.00	0.02	0.19	C32
肺	1 074	19.23	86.91	40.00	40.47	2.07	2.07	56.99	498	13.18	39.15	18.61	18.55	1.15	2.16	33.45	C33—C34
其他胸腔器官	22	0.39	1.78	0.93	0.93	0.05	0.05	1.62	18	0.48	1.42	0.75	0.71	0.05	0.08	1.39	C37—C38
骨	18	0.32	1.46	1.12	1.12	0.07	0.07	1.23	12	0.32	0.94	0.39	0.39	0.03	0.03	0.73	C40—C41
皮肤黑色素瘤	8	0.14	0.65	0.36	0.34	0.02	0.02	0.68	1	0.03	0.08	0.05	0.05	0.00	0.00	0.15	C43
乳房	9	0.16	0.73	0.38	0.37	0.03	0.03	0.81	500	13.23	39.31	22.82	21.77	1.72	2.39	52.27	C50
子宫颈	—	—	—	—	—	—	—	—	205	5.43	16.12	10.52	9.72	0.84	1.03	25.18	C53
子宫体	—	—	—	—	—	—	—	—	130	3.44	10.22	6.01	5.83	0.50	0.68	15.08	C54—C55
卵巢	—	—	—	—	—	—	—	—	144	3.81	11.32	6.64	6.48	0.50	0.74	14.76	C56
前列腺	350	6.27	28.32	11.85	11.52	0.25	0.25	6.55	—	—	—	—	—	—	—	—	C61
睾丸	4	0.07	0.32	0.21	0.21	0.02	0.02	0.32	—	—	—	—	—	—	—	—	C62
肾	154	2.76	12.46	6.23	6.12	0.33	0.33	9.93	73	1.93	5.74	2.72	2.68	0.15	0.31	4.56	C64—C66, C68
膀胱	181	3.24	14.65	6.57	6.58	0.29	0.29	8.06	46	1.22	3.62	1.46	1.44	0.04	0.16	1.21	C67
脑	77	1.38	6.23	3.77	3.61	0.23	0.23	6.29	100	2.65	7.86	4.33	4.35	0.29	0.45	7.42	C70—C72, D32—D33, D42—D43
甲状腺	38	0.68	3.07	2.30	2.08	0.18	0.18	4.98	106	2.81	8.33	6.40	5.64	0.46	0.53	11.34	C73
淋巴瘤	128	2.29	10.36	5.69	5.48	0.33	0.33	8.81	82	2.17	6.45	3.66	3.48	0.23	0.41	6.04	C81—C86, C88, C90, C96
白血病	95	1.70	7.69	4.75	5.27	0.27	0.27	5.25	64	1.69	5.03	3.16	3.21	0.19	0.30	3.90	C91—C95, D45—D47
其他	205	3.67	16.59	7.82	7.93	0.35	0.35	9.65	196	5.19	15.41	7.64	7.74	0.40	0.83	10.23	O&U
所有部位合计	5 584	100.00	451.85	216.95	217.16	11.33	11.33	311.75	3778	100.00	297.03	152.57	148.93	9.42	16.79	268.07	ALL
所有部位除外 C44	5 512	98.71	446.03	214.17	214.45	11.24	11.24	308.80	3722	98.52	292.63	150.72	147.03	9.33	16.54	265.59	ALL exc. C44
死亡																	
口腔	38	0.97	3.07	1.52	1.54	0.11	0.11	3.07	13	0.65	1.02	0.41	0.41	0.01	0.05	0.28	C00—C10, C12—C14
鼻咽	36	0.92	2.91	1.54	1.59	0.13	0.13	3.59	10	0.50	0.79	0.42	0.39	0.01	0.04	0.53	C11
食管	345	8.84	27.92	12.33	12.48	0.56	0.56	15.08	92	4.61	7.23	2.55	2.59	0.07	0.26	1.76	C15
胃	771	19.75	62.39	27.23	26.94	0.89	0.89	24.32	297	14.89	23.35	10.35	9.99	0.43	0.96	11.32	C16
结直肠	350	8.97	28.32	12.72	12.57	0.45	0.45	17.35	236	11.83	18.55	7.17	7.22	0.22	0.69	7.35	C18—C21
肝脏	416	10.66	33.66	17.31	17.08	1.01	1.01	29.98	172	8.62	13.52	5.72	5.58	0.21	0.59	6.27	C22
胆囊	49	1.26	3.97	1.64	1.71	0.07	0.07	1.85	91	4.56	7.15	2.81	2.86	0.12	0.28	3.47	C23—C24
胰腺	234	6.00	18.94	8.17	8.18	0.45	0.45	13.22	142	7.12	11.16	4.57	4.49	0.15	0.51	4.30	C25
喉	22	0.56	1.78	0.83	0.82	0.04	0.04	1.21	2	0.10	0.16	0.06	0.07	0.00	0.00	0.15	C32
肺	984	25.21	79.62	34.72	34.71	1.23	1.23	34.02	302	15.14	23.74	9.90	9.76	0.42	0.98	12.18	C33—C34
其他胸腔器官	17	0.44	1.38	0.65	0.67	0.04	0.04	1.05	6	0.30	0.47	0.26	0.22	0.02	0.02	0.31	C37—C38
骨	18	0.46	1.46	0.97	0.92	0.04	0.04	0.62	12	0.60	0.94	0.36	0.35	0.02	0.03	0.29	C40—C41
皮肤黑色素瘤	9	0.23	0.73	0.32	0.35	0.02	0.02	0.57	4	0.20	0.31	0.11	0.11	0.01	0.01	0.13	C43
乳房	2	0.05	0.16	0.05	0.05	0.00	0.00	0.00	148	7.42	11.64	6.22	5.88	0.39	0.62	11.14	C50
子宫颈	—	—	—	—	—	—	—	—	47	2.36	3.70	2.22	2.05	0.14	0.22	4.37	C53
子宫体	—	—	—	—	—	—	—	—	24	1.20	1.89	0.76	0.81	0.05	0.09	1.41	C54—C55
卵巢	—	—	—	—	—	—	—	—	65	3.26	5.11	2.59	2.55	0.19	0.29	5.34	C56
前列腺	140	3.59	11.33	4.20	4.48	0.06	0.06	1.65	—	—	—	—	—	—	—	—	C61
睾丸	2	0.05	0.16	0.17	0.18	0.01	0.01	0.13	—	—	—	—	—	—	—	—	C62
肾	53	1.36	4.29	1.99	1.98	0.10	0.10	2.96	23	1.15	1.81	0.81	0.90	0.04	0.07	0.79	C64—C66, C68
膀胱	67	1.72	5.42	2.21	2.25	0.04	0.04	1.21	21	1.05	1.65	0.52	0.53	0.00	0.04	0.15	C67
脑	70	1.79	5.66	3.45	3.35	0.20	0.20	4.48	56	2.81	4.40	2.93	2.73	0.17	0.28	3.50	C70—C72, D32—D33, D42—D43
甲状腺	6	0.15	0.49	0.20	0.21	0.01	0.01	0.13	5	0.25	0.39	0.20	0.19	0.02	0.02	0.48	C73
淋巴瘤	89	2.28	7.20	3.69	3.67	0.16	0.16	3.88	63	3.16	4.95	2.04	1.98	0.06	0.23	1.70	C81—C86, C88, C90, C96
白血病	81	2.08	6.55	3.44	3.55	0.20	0.20	4.98	67	3.36	5.27	2.82	2.90	0.16	0.32	3.83	C91—C95, D45—D47
其他	104	2.66	8.42	4.20	4.32	0.24	0.24	5.64	97	4.86	7.63	3.10	3.33	0.15	0.32	3.64	O&U
所有部位合计	3 903	100.00	315.83	144.14	144.18	6.12	6.12	166.37	1995	100.00	156.85	68.94	67.89	3.09	6.98	84.67	ALL
所有部位除外 C44	3 895	99.80	315.18	143.90	143.95	6.12	6.12	166.37	1987	99.60	156.22	68.75	67.68	3.08	6.97	84.37	ALL exc. C44

附表 7-2　江阴市 2016 年恶性肿瘤发病和死亡主要指标

部位缩写	男性								女性								ICD-10
	病例数	构成比/%	粗率/(1/10万)	中标率/(1/10万)	世标率/(1/10万)	累积率/% 0—64岁	累积率/% 0—74岁	截缩率35—64岁/(1/10万)	病例数	构成比/%	粗率/(1/10万)	中标率/(1/10万)	世标率/(1/10万)	累积率/% 0—64岁	累积率/% 0—74岁	截缩率35—64岁/(1/10万)	
发病																	
口腔	35	1.24	5.66	3.27	3.06	0.19	0.19	5.05	16	0.84	2.56	1.34	1.19	0.05	0.14	1.70	C00—C10, C12—C14
鼻咽	42	1.49	6.79	4.14	4.11	0.29	0.29	7.18	10	0.53	1.60	1.07	0.96	0.08	0.10	2.72	C11
食管	245	8.68	39.63	19.35	19.42	0.94	0.94	25.63	89	4.69	14.21	5.86	5.98	0.17	0.78	4.47	C15
胃	634	22.47	102.56	51.15	51.08	2.65	2.65	73.19	225	11.85	35.94	17.67	16.99	0.87	1.97	24.33	C16
结直肠	312	11.06	50.47	25.45	25.47	1.34	1.34	38.12	223	11.74	35.62	17.66	17.51	1.13	2.05	31.98	C18—C21
肝脏	256	9.07	41.41	22.95	22.47	1.57	1.57	47.60	98	5.16	15.65	7.66	7.47	0.37	0.93	10.61	C22
胆囊	38	1.35	6.15	2.93	2.90	0.09	0.09	2.67	55	2.90	8.78	4.05	4.00	0.22	0.45	6.20	C23—C24
胰腺	80	2.84	12.94	6.40	6.43	0.28	0.28	7.98	70	3.69	11.18	4.97	4.84	0.18	0.55	5.35	C25
喉	41	1.45	6.63	3.19	3.20	0.12	0.12	3.43	0	0.00	0.00	0.00	0.00	0.00	0.00	0.00	C32
肺	608	21.55	98.36	48.70	48.99	2.28	2.28	63.29	274	14.43	43.76	22.56	22.18	1.45	2.68	42.14	C33—C34
其他胸腔器官	6	0.21	0.97	0.50	0.53	0.04	0.04	1.16	8	0.42	1.28	0.78	0.77	0.05	0.07	1.75	C37—C38
骨	7	0.25	1.13	0.54	0.52	0.01	0.01	0.28	7	0.37	1.12	0.61	0.59	0.03	0.07	0.99	C40—C41
皮肤黑色素瘤	11	0.39	1.78	1.12	1.09	0.05	0.05	0.60	1	0.06	0.16	0.48	0.19	0.22	0.10	0.39	C43
乳房	8	0.28	1.29	0.74	0.71	0.06	0.06	1.58	275	14.48	43.92	27.95	25.97	2.13	2.77	67.06	C50
子宫颈	—	—	—	—	—	—	—	—	101	5.32	16.13	11.13	9.89	0.87	0.99	27.62	C53
子宫体	—	—	—	—	—	—	—	—	51	2.69	8.15	4.64	4.47	0.32	0.56	9.34	C54—C55
卵巢	—	—	—	—	—	—	—	—	76	4.00	12.14	7.06	6.82	0.51	0.76	14.11	C56
前列腺	117	4.15	18.93	8.99	8.53	0.14	0.14	3.69	—	—	—	—	—	—	—	—	C61
睾丸	1	0.04	0.16	0.30	0.17	0.01	0.01	0.00	—	—	—	—	—	—	—	—	C62
肾	55	1.95	8.90	4.85	4.78	0.35	0.35	10.19	31	1.63	4.95	2.55	2.58	0.16	0.30	3.97	C64—C66, C68
膀胱	84	2.98	13.59	7.04	6.99	0.36	0.36	9.56	22	1.16	3.51	1.51	1.58	0.08	0.18	2.22	C67
脑	25	0.89	4.04	2.73	2.65	0.16	0.16	3.60	32	1.69	5.11	2.66	2.63	0.14	0.31	3.95	C70—C72, D32—D33, D42—D43
甲状腺	35	1.24	5.66	4.35	3.98	0.29	0.29	8.14	93	4.90	14.85	11.10	9.84	0.83	0.93	25.57	C73
淋巴瘤	79	2.80	12.78	6.75	6.69	0.35	0.35	9.96	55	2.90	8.78	4.64	4.58	0.34	0.55	9.34	C81—C86, C88, C90, C96
白血病	51	1.81	8.25	5.35	5.02	0.24	0.24	5.04	38	2.00	6.07	3.58	3.17	0.18	0.35	3.82	C91—C95, D45—D47
其他	51	1.81	8.25	4.89	4.81	0.29	0.29	7.39	47	2.47	7.51	3.43	3.29	0.16	0.30	5.06	O&U
所有部位合计	2 821	100.00	456.36	235.69	233.62	12.11	12.11	335.33	1 899	100.00	303.30	164.73	157.47	10.33	17.80	304.70	ALL
所有部位除外 C44	2 809	99.57	454.42	234.65	232.71	12.08	12.08	334.35	1 886	99.32	301.23	163.87	156.60	10.30	17.70	303.80	ALL exc. C44
死亡																	
口腔	18	0.92	2.91	1.63	1.44	0.06	0.06	1.45	8	0.78	1.28	0.52	0.48	0.01	0.03	0.32	C00—C10, C12—C14
鼻咽	20	1.02	3.24	1.67	1.76	0.13	0.13	3.26	7	0.69	1.12	0.60	0.57	0.04	0.08	1.08	C11
食管	183	9.31	29.60	14.47	14.39	0.55	0.55	14.92	78	7.64	12.46	4.78	4.83	0.10	0.50	2.70	C15
胃	433	22.02	70.05	33.60	33.13	1.10	1.10	29.36	152	14.89	24.28	10.84	10.09	0.32	0.99	8.86	C16
结直肠	139	7.07	22.49	10.56	10.66	0.35	0.35	9.79	92	9.01	14.69	6.48	6.28	0.28	0.64	8.11	C18—C21
肝脏	230	11.70	37.21	19.72	19.86	1.33	1.33	38.74	104	10.19	16.61	7.54	7.40	0.34	0.81	9.29	C22
胆囊	32	1.63	5.18	2.45	2.38	0.04	0.04	1.16	44	4.31	7.03	3.30	3.11	0.16	0.45	4.90	C23—C24
胰腺	81	4.12	13.10	6.26	6.60	0.30	0.30	8.10	74	7.25	11.82	4.79	4.92	0.16	0.55	4.15	C25
喉	8	0.41	1.29	0.57	0.61	0.00	0.00	0.00	0	0.00	0.00	0.00	0.00	0.00	0.00	0.00	C32
肺	515	26.20	83.31	40.31	39.68	1.43	1.43	39.61	163	15.96	26.03	11.15	11.16	0.45	1.29	12.69	C33—C34
其他胸腔器官	2	0.10	0.32	0.16	0.16	0.00	0.00	0.00	4	0.39	0.64	0.29	0.29	0.01	0.04	0.29	C37—C38
骨	17	0.86	2.75	1.29	1.29	0.02	0.02	0.62	8	0.78	1.28	0.62	0.62	0.04	0.06	1.29	C40—C41
皮肤黑色素瘤	2	0.10	0.32	0.25	0.22	0.01	0.01	0.00	5	0.49	0.80	0.41	0.38	0.01	0.05	0.42	C43
乳房	1	0.05	0.16	0.09	0.08	0.00	0.00	0.00	65	6.37	10.38	5.44	5.36	0.37	0.61	10.64	C50
子宫颈	—	—	—	—	—	—	—	—	27	2.64	4.31	2.34	2.14	0.14	0.21	4.56	C53
子宫体	—	—	—	—	—	—	—	—	15	1.47	2.40	1.16	1.16	0.05	0.16	1.57	C54—C55
卵巢	—	—	—	—	—	—	—	—	35	3.43	5.59	3.09	3.07	0.25	0.36	7.73	C56
前列腺	55	2.80	8.90	3.96	3.78	0.02	0.02	0.60	—	—	—	—	—	—	—	—	C61
睾丸	0	0.00	0.00	0.00	0.00	0.00	0.00	0.00	—	—	—	—	—	—	—	—	C62
肾	10	0.51	1.62	0.78	0.73	0.02	0.02	0.56	9	0.88	1.44	0.58	0.56	0.01	0.06	0.32	C64—C66, C68
膀胱	32	1.63	5.18	2.30	2.46	0.06	0.06	1.71	9	0.88	1.44	0.59	0.58	0.01	0.07	0.35	C67
脑	27	1.37	4.37	2.51	2.44	0.13	0.13	3.30	25	2.45	3.99	1.91	1.93	0.06	0.18	1.17	C70—C72, D32—D33, D42—D43
甲状腺	5	0.25	0.81	0.44	0.42	0.02	0.02	0.62	3	0.29	0.48	0.22	0.20	0.01	0.01	0.39	C73
淋巴瘤	60	3.05	9.71	5.02	4.95	0.22	0.22	5.36	25	2.45	3.99	1.88	1.85	0.08	0.24	2.27	C81—C86, C88, C90, C96
白血病	44	2.24	7.12	4.59	4.46	0.22	0.22	4.09	38	3.72	6.07	2.90	3.08	0.20	0.37	4.71	C91—C95, D45—D47
其他	52	2.64	8.41	4.51	4.53	0.21	0.21	5.37	31	3.04	4.95	2.18	2.21	0.11	0.25	3.12	O&U
所有部位合计	1 966	100.00	318.04	157.15	156.01	6.23	6.23	168.62	1 021	100.00	163.07	73.59	72.29	3.20	7.88	90.87	ALL
所有部位除外 C44	1 961	99.75	317.24	156.81	155.60	6.22	6.22	168.34	1 017	99.61	162.43	73.37	72.07	3.20	7.86	90.87	ALL exc. C44

附表 7-3　宜兴市 2016 年恶性肿瘤发病和死亡主要指标

部位缩写	男性								女性								ICD-10
	病例数	构成比/%	粗率/(1/10万)	中标率/(1/10万)	世标率/(1/10万)	累积率/% 0—64岁	累积率/% 0—74岁	截缩率 35—64岁/(1/10万)	病例数	构成比/%	粗率/(1/10万)	中标率/(1/10万)	世标率/(1/10万)	累积率/% 0—64岁	累积率/% 0—74岁	截缩率 35—64岁/(1/10万)	
发病																	
口腔	9	0.49	1.69	0.66	0.69	0.04	0.04	1.12	3	0.22	0.55	0.27	0.26	0.00	0.07	0.00	C00—C10, C12—C14
鼻咽	19	1.03	3.56	1.97	1.77	0.11	0.11	2.53	9	0.67	1.64	0.75	0.77	0.07	0.08	2.02	C11
食管	188	10.17	35.26	14.14	14.64	0.62	0.62	16.57	65	4.87	11.86	4.16	4.22	0.14	0.42	3.49	C15
胃	492	26.62	92.27	39.33	39.42	1.80	1.80	48.31	168	12.57	30.65	14.11	13.41	0.59	1.59	15.88	C16
结直肠	274	14.83	51.39	22.77	22.57	1.12	1.12	32.54	182	13.62	33.21	14.84	14.56	0.84	1.59	24.98	C18—C21
肝脏	141	7.63	26.44	13.11	12.30	0.80	0.80	22.82	53	3.97	9.67	3.62	3.66	0.20	0.35	5.26	C22
胆囊	30	1.62	5.63	2.44	2.47	0.14	0.14	3.99	48	3.59	8.76	3.74	3.65	0.18	0.43	5.09	C23—C24
胰腺	70	3.79	13.13	5.49	5.52	0.19	0.19	5.35	37	2.77	6.75	2.68	2.75	0.14	0.31	3.64	C25
喉	8	0.43	1.50	0.59	0.65	0.04	0.04	1.16	0	0.00	0.00	0.00	0.00	0.00	0.00	0.00	C32
肺	313	16.94	58.70	24.52	24.44	0.91	0.91	25.56	165	12.35	30.10	12.98	12.97	0.80	1.44	22.99	C33—C34
其他胸腔器官	4	0.22	0.75	0.35	0.37	0.03	0.03	1.13	3	0.22	0.55	0.21	0.24	0.01	0.03	0.38	C37—C38
骨	3	0.16	0.56	0.43	0.40	0.03	0.03	1.28	7	0.52	1.28	0.50	0.51	0.02	0.06	0.84	C40—C41
皮肤黑色素瘤	0	0.00	0.00	0.00	0.00	0.00	0.00	0.00	3	0.22	0.55	0.20	0.20	0.01	0.02	0.26	C43
乳房	4	0.22	0.75	0.29	0.30	0.00	0.00	0.00	211	15.79	38.50	21.93	20.64	1.75	2.20	54.50	C50
子宫颈	—	—	—	—	—	—	—	—	89	6.66	16.24	9.37	8.81	0.72	0.97	22.99	C53
子宫体	—	—	—	—	—	—	—	—	31	2.32	5.66	3.10	2.84	0.21	0.30	7.07	C54—C55
卵巢	—	—	—	—	—	—	—	—	32	2.40	5.84	3.14	2.97	0.23	0.37	6.54	C56
前列腺	70	3.79	13.13	5.35	5.17	0.11	0.11	2.91	—	—	—	—	—	—	—	—	C61
睾丸	1	0.05	0.19	0.04	0.07	0.00	0.00	0.00	—	—	—	—	—	—	—	—	C62
肾	25	1.35	4.69	2.14	2.10	0.14	0.14	3.99	13	0.97	2.37	0.97	1.01	0.04	0.15	1.06	C64—C66, C68
膀胱	46	2.49	8.63	3.85	3.87	0.17	0.17	4.60	12	0.90	2.19	0.88	0.93	0.06	0.11	1.82	C67
脑	16	0.87	3.00	1.36	1.39	0.06	0.06	1.93	21	1.57	3.83	1.74	1.69	0.08	0.20	1.90	C70—C72, D32—D33, D42—D43
甲状腺	24	1.30	4.50	3.33	3.08	0.26	0.26	6.69	76	5.69	13.87	10.83	9.26	0.76	0.81	19.97	C73
淋巴瘤	33	1.79	6.19	3.57	3.50	0.24	0.24	5.60	24	1.80	4.38	1.91	1.96	0.13	0.22	3.89	C81—C86, C88, C90, C96
白血病	21	1.14	3.94	1.73	1.74	0.12	0.12	3.29	32	2.40	5.84	2.81	2.70	0.15	0.27	3.97	C91—C95, D45—D47
其他	57	3.08	10.69	4.42	4.52	0.21	0.21	5.69	52	3.89	9.49	4.19	3.95	0.16	0.39	5.51	O&U
所有部位合计	1 848	100.00	346.58	151.90	150.96	7.14	7.14	197.07	1 336	100.00	243.75	118.95	113.94	7.29	12.40	214.03	ALL
所有部位除外 C44	1 829	98.97	343.02	150.39	149.48	7.04	7.04	194.35	1 324	99.10	241.56	117.87	112.98	7.25	12.31	212.67	ALL exc. C44
死亡																	
口腔	14	0.80	2.63	1.09	1.11	0.04	0.04	1.16	6	0.60	1.09	0.32	0.39	0.02	0.04	0.54	C00—C10, C12—C14
鼻咽	22	1.25	4.13	1.96	2.03	0.12	0.12	3.03	6	0.60	1.09	0.44	0.49	0.03	0.08	0.82	C11
食管	241	13.71	45.20	17.95	18.11	0.70	0.70	18.67	83	8.23	15.14	4.92	4.95	0.06	0.48	1.47	C15
胃	424	24.12	79.52	32.14	31.43	1.02	1.02	27.11	147	14.58	26.82	10.58	10.42	0.36	1.07	9.71	C16
结直肠	100	5.69	18.75	7.78	7.48	0.20	0.20	5.99	83	8.23	15.14	6.58	6.18	0.29	0.55	7.54	C18—C21
肝脏	191	10.86	35.82	17.60	16.73	1.01	1.01	28.42	86	8.53	15.69	6.05	6.02	0.30	0.60	8.36	C22
胆囊	20	1.14	3.75	1.54	1.50	0.06	0.06	1.53	41	4.07	7.48	3.02	2.86	0.06	0.31	2.00	C23—C24
胰腺	99	5.63	18.57	7.59	7.78	0.23	0.23	9.13	67	6.65	12.22	4.80	4.93	0.23	0.58	6.37	C25
喉	3	0.17	0.56	0.20	0.22	0.01	0.01	0.26	0	0.00	0.00	0.00	0.00	0.00	0.00	0.00	C32
肺	377	21.44	70.70	29.95	29.41	1.04	1.04	29.48	177	17.56	32.29	13.14	13.42	0.69	1.70	19.78	C33—C34
其他胸腔器官	4	0.23	0.75	0.31	0.30	0.02	0.02	0.60	1	0.10	0.18	0.08	0.08	0.01	0.01	0.26	C37—C38
骨	12	0.68	2.25	1.00	0.99	0.05	0.05	1.27	20	1.98	3.65	1.42	1.52	0.08	0.16	2.10	C40—C41
皮肤黑色素瘤	6	0.34	1.13	0.45	0.39	0.01	0.01	0.27	5	0.50	0.91	0.38	0.37	0.01	0.03	0.38	C43
乳房	2	0.11	0.38	0.15	0.11	0.00	0.00	0.00	60	5.95	10.95	5.41	5.30	0.42	0.60	12.29	C50
子宫颈	—	—	—	—	—	—	—	—	26	2.58	4.74	2.22	2.20	0.16	0.26	4.98	C53
子宫体	—	—	—	—	—	—	—	—	15	1.49	2.74	1.15	1.16	0.07	0.16	2.33	C54—C55
卵巢	—	—	—	—	—	—	—	—	33	3.27	6.02	2.98	2.82	0.18	0.31	5.75	C56
前列腺	50	2.84	9.38	3.36	3.34	0.03	0.03	0.79	—	—	—	—	—	—	—	—	C61
睾丸	1	0.06	0.19	0.04	0.07	0.00	0.00	0.00	—	—	—	—	—	—	—	—	C62
肾	4	0.23	0.75	0.33	0.38	0.04	0.04	1.00	5	0.50	0.91	0.34	0.36	0.01	0.06	0.26	C64—C66, C68
膀胱	18	1.02	3.38	1.33	1.19	0.01	0.01	0.33	5	0.50	0.91	0.23	0.30	0.02	0.02	0.54	C67
脑	30	1.71	5.63	2.93	3.10	0.20	0.20	4.38	28	2.78	5.11	2.44	2.35	0.12	0.31	2.96	C70—C72, D32—D33, D42—D43
甲状腺	2	0.11	0.38	0.13	0.13	0.01	0.01	0.26	6	0.60	1.09	0.40	0.42	0.01	0.02	0.31	C73
淋巴瘤	54	3.07	10.13	4.97	4.89	0.18	0.18	3.89	48	4.76	8.76	3.45	3.49	0.09	0.43	2.76	C81—C86, C88, C90, C96
白血病	35	1.99	6.56	3.34	3.20	0.16	0.16	3.69	30	2.98	5.47	3.61	3.72	0.19	0.34	4.23	C91—C95, D45—D47
其他	49	2.79	9.19	3.91	4.01	0.17	0.17	4.26	30	2.98	5.47	2.21	2.22	0.10	0.24	3.00	O&U
所有部位合计	1 758	100.00	329.70	140.04	137.89	5.40	5.40	145.51	1 008	100.00	183.91	76.18	75.64	3.54	8.39	98.74	ALL
所有部位除外 C44	1 756	99.89	329.33	139.95	137.76	5.40	5.40	145.51	1 006	99.80	183.55	76.07	75.51	3.54	8.37	98.74	ALL exc. C44

附表 7-4 常州市区 2016 年恶性肿瘤发病和死亡主要指标

部位缩写	男性 病例数	构成比/%	粗率/(1/10万)	中标率/(1/10万)	世标率/(1/10万)	累积率/% 0—64岁	累积率/% 0—74岁	截缩率35—64岁/(1/10万)	女性 病例数	构成比/%	粗率/(1/10万)	中标率/(1/10万)	世标率/(1/10万)	累积率/% 0—64岁	累积率/% 0—74岁	截缩率35—64岁/(1/10万)	ICD-10
发病																	
口腔	58	1.11	4.93	3.10	3.01	0.18	0.18	4.85	24	0.59	1.97	1.14	1.08	0.06	0.14	1.62	C00—C10,C12—C14
鼻咽	41	0.79	3.49	2.29	2.10	0.15	0.15	4.19	16	0.40	1.31	0.72	0.73	0.04	0.08	1.33	C11
食管	430	8.26	36.58	20.10	20.39	0.88	0.88	24.30	170	4.20	13.93	6.56	6.74	0.18	0.82	4.91	C15
胃	1 124	21.58	95.63	53.10	53.68	2.41	2.41	66.61	431	10.65	35.31	18.14	17.97	0.70	2.14	20.04	C16
结直肠	640	12.29	54.45	30.95	30.54	1.43	1.43	39.66	418	10.33	34.24	18.26	17.75	0.78	2.09	23.02	C18—C21
肝脏	491	9.43	41.77	24.16	24.21	1.50	1.50	41.45	168	4.15	13.76	7.12	7.26	0.36	0.89	9.47	C22
胆囊	29	0.56	2.47	1.37	1.33	0.04	0.04	1.13	59	1.46	4.83	2.35	2.33	0.11	0.24	3.03	C23—C24
胰腺	157	3.01	13.36	7.21	7.37	0.30	0.30	8.30	143	3.53	11.72	5.74	5.71	0.18	0.64	5.20	C25
喉	44	0.84	3.74	2.04	2.07	0.12	0.12	3.36	3	0.07	0.25	0.15	0.14	0.00	0.01	0.17	C32
肺	920	17.67	78.27	43.21	43.57	1.94	1.94	53.09	473	11.69	38.75	20.44	20.48	1.10	2.46	30.85	C33—C34
其他胸腔器官	11	0.21	0.94	0.51	0.52	0.03	0.03	0.99	10	0.25	0.82	0.42	0.45	0.01	0.04	0.62	C37—C38
骨	19	0.36	1.62	1.06	1.07	0.05	0.05	1.15	12	0.30	0.98	0.57	0.57	0.03	0.07	1.03	C40—C41
皮肤黑色素瘤	13	0.25	1.11	0.65	0.65	0.04	0.04	1.12	9	0.22	0.74	0.33	0.33	0.01	0.04	0.31	C43
乳房	8	0.15	0.68	0.40	0.35	0.02	0.02	0.53	745	18.41	61.03	38.53	36.53	2.72	4.12	82.41	C50
子宫颈	—	—	—	—	—	—	—	—	209	5.17	17.12	11.38	10.53	0.85	1.14	27.31	C53
子宫体	—	—	—	—	—	—	—	—	117	2.89	9.59	5.89	5.78	0.44	0.69	13.79	C54—C55
卵巢	—	—	—	—	—	—	—	—	91	2.25	7.46	4.97	4.67	0.32	0.51	8.50	C56
前列腺	321	6.16	27.31	15.09	14.67	0.27	0.27	6.83	—	—	—	—	—	—	—	—	C61
睾丸	6	0.12	0.51	0.43	0.36	0.02	0.02	0.38	—	—	—	—	—	—	—	—	C62
肾	129	2.48	10.97	6.81	6.70	0.37	0.37	9.77	65	1.61	5.33	3.07	3.02	0.20	0.37	5.54	C64—C66,C68
膀胱	139	2.67	11.83	6.53	6.52	0.30	0.30	8.30	31	0.77	2.54	1.21	1.20	0.03	0.14	0.81	C67
脑	89	1.71	7.57	5.02	5.02	0.29	0.29	7.23	115	2.84	9.42	5.74	5.86	0.19	0.63	10.56	C70—C72,D32—D33,D42—D43
甲状腺	101	1.94	8.59	7.02	6.00	0.48	0.48	12.09	402	9.94	32.93	25.91	23.11	1.95	2.20	50.53	C73
淋巴瘤	159	3.05	13.53	8.51	8.15	0.44	0.44	10.83	120	2.97	9.83	6.02	5.85	0.21	0.72	8.37	C81—C86,C88,C90,C96
白血病	112	2.15	9.53	6.07	5.74	0.31	0.31	8.76	79	1.95	6.47	4.30	4.19	0.21	0.43	3.96	C91—C95,D45—D47
其他	167	3.21	14.21	8.22	8.26	0.36	0.36	9.35	136	3.36	11.14	6.04	6.18	0.29	0.73	7.35	O&U
所有部位合计	5 208	100.00	443.07	253.84	252.49	11.91	11.91	324.29	4046	100.00	331.47	195.10	188.47	11.30	21.33	320.74	ALL
所有部位除外 C44	5 168	99.23	439.67	252.03	250.74	11.87	11.87	323.05	4016	99.26	329.01	193.84	187.18	11.27	21.20	320.07	ALL exc. C44
死亡																	
口腔	29	0.82	2.47	1.39	1.36	0.07	0.07	2.07	14	0.74	1.15	0.54	0.55	0.03	0.04	0.81	C00—C10,C12—C14
鼻咽	41	1.16	3.49	2.13	2.09	0.11	0.11	3.33	14	0.74	1.15	0.61	0.62	0.04	0.07	1.14	C11
食管	360	10.19	30.63	16.76	17.00	0.63	0.63	17.16	125	6.62	10.24	4.50	4.61	0.08	0.52	2.03	C15
胃	782	22.14	66.53	36.39	35.80	1.15	1.15	31.52	319	16.90	26.13	12.38	12.04	0.38	1.26	10.81	C16
结直肠	283	8.01	24.08	13.14	13.03	0.47	0.47	13.39	175	9.27	14.34	6.80	6.54	0.27	0.57	7.83	C18—C21
肝脏	431	12.20	36.67	20.97	20.96	1.15	1.15	33.23	172	9.11	14.09	6.89	6.85	0.28	0.69	7.46	C22
胆囊	26	0.74	2.21	1.25	1.19	0.02	0.02	0.48	37	1.96	3.03	1.46	1.42	0.06	0.13	1.60	C23—C24
胰腺	157	4.45	13.36	7.27	7.31	0.29	0.29	8.28	149	7.89	12.21	5.90	5.85	0.19	0.63	5.48	C25
喉	16	0.45	1.36	0.75	0.75	0.03	0.03	0.80	2	0.11	0.16	0.06	0.06	0.00	0.00	0.00	C32
肺	835	23.64	71.04	39.01	38.69	1.27	1.27	35.67	338	17.90	27.69	13.12	13.18	0.52	1.37	14.89	C33—C34
其他胸腔器官	11	0.31	0.94	0.55	0.56	0.02	0.02	0.66	8	0.42	0.66	0.46	0.42	0.03	0.03	0.49	C37—C38
骨	23	0.65	1.96	1.29	1.28	0.05	0.05	0.78	12	0.64	0.98	0.45	0.46	0.01	0.05	0.33	C40—C41
皮肤黑色素瘤	9	0.25	0.77	0.41	0.42	0.02	0.02	0.65	3	0.16	0.25	0.12	0.12	0.01	0.01	0.33	C43
乳房	4	0.11	0.34	0.22	0.21	0.02	0.02	0.51	147	7.79	12.04	6.68	6.63	0.40	0.75	11.88	C50
子宫颈	—	—	—	—	—	—	—	—	59	3.13	4.83	2.75	2.70	0.20	0.29	6.30	C53
子宫体	—	—	—	—	—	—	—	—	14	0.74	1.15	0.61	0.62	0.03	0.08	0.99	C54—C55
卵巢	—	—	—	—	—	—	—	—	29	1.54	2.38	1.38	1.33	0.08	0.17	2.33	C56
前列腺	82	2.32	6.98	3.47	3.48	0.01	0.01	0.31	—	—	—	—	—	—	—	—	C61
睾丸	2	0.06	0.17	0.09	0.10	0.01	0.01	0.32	—	—	—	—	—	—	—	—	C62
肾	36	1.02	3.06	1.74	1.74	0.04	0.04	1.30	18	0.95	1.47	0.83	0.93	0.01	0.10	0.51	C64—C66,C68
膀胱	50	1.42	4.25	2.16	2.30	0.07	0.07	1.90	13	0.69	1.07	0.38	0.42	0.01	0.03	0.17	C67
脑	69	1.95	5.87	3.91	4.40	0.22	0.22	4.78	45	2.38	3.69	2.23	2.43	0.15	0.24	3.63	C70—C72,D32—D33,D42—D43
甲状腺	3	0.08	0.26	0.15	0.15	0.00	0.00	0.17	10	0.53	0.82	0.32	0.33	0.01	0.03	0.16	C73
淋巴瘤	112	3.17	9.53	5.49	5.32	0.26	0.26	7.47	56	2.97	4.59	2.38	2.44	0.09	0.28	2.08	C81—C86,C88,C90,C96
白血病	78	2.21	6.64	4.44	4.29	0.21	0.21	4.66	50	2.65	4.10	2.39	2.47	0.13	0.23	3.15	C91—C95,D45—D47
其他	93	2.63	7.91	4.60	4.46	0.17	0.17	4.15	79	4.18	6.47	3.38	3.60	0.13	0.30	2.46	O&U
所有部位合计	3 532	100.00	300.49	167.59	166.88	6.31	6.31	173.59	1 888	100.00	154.67	76.62	76.61	3.13	7.87	86.84	ALL
所有部位除外 C44	3 519	99.63	299.38	166.99	166.30	6.29	6.29	173.10	1 878	99.47	153.85	76.26	76.08	3.11	7.85	86.52	ALL exc. C44

附表 7-5　溧阳市 2016 年恶性肿瘤发病和死亡主要指标

部位缩写	男性 病例数	构成比/%	粗率(1/10万)	中标率(1/10万)	世标率(1/10万)	累积率/% 0-64岁	累积率/% 0-74岁	截缩率 35-64岁(1/10万)	女性 病例数	构成比/%	粗率(1/10万)	中标率(1/10万)	世标率(1/10万)	累积率/% 0-64岁	累积率/% 0-74岁	截缩率 35-64岁(1/10万)	ICD-10
发病																	
口腔	11	0.75	2.73	1.22	1.28	0.07	0.07	1.76	3	0.30	0.76	0.50	0.49	0.04	0.07	1.21	C00—C10, C12—C14
鼻咽	8	0.54	1.99	1.03	0.93	0.05	0.05	1.70	5	0.50	1.26	0.97	0.87	0.08	0.10	2.44	C11
食管	162	10.99	40.26	17.86	18.35	0.83	0.83	22.49	35	3.50	8.84	3.74	3.75	0.18	0.48	4.63	C15
胃	311	21.10	77.28	36.44	35.89	1.67	1.67	44.57	108	10.81	27.27	13.79	12.57	0.60	1.39	17.01	C16
结直肠	196	13.30	48.71	25.33	24.55	1.47	1.47	40.22	121	12.11	30.56	14.47	14.46	0.82	1.86	24.69	C18—C21
肝脏	131	8.89	32.55	17.60	16.82	1.13	1.13	32.56	36	3.60	9.09	3.75	3.64	0.13	0.39	3.63	C22
胆囊	10	0.68	2.49	1.32	1.24	0.06	0.06	1.92	22	2.20	5.56	2.53	2.45	0.17	0.25	4.52	C23—C24
胰腺	52	3.53	12.92	5.91	5.90	0.34	0.34	9.55	40	4.00	10.10	4.57	4.43	0.14	0.65	3.09	C25
喉	4	0.27	0.99	0.51	0.49	0.03	0.03	1.20	0	0.00	0.00	0.00	0.00	0.00	0.00	0.00	C32
肺	314	21.30	78.03	36.08	35.54	1.53	1.53	42.31	151	15.12	38.13	17.29	17.51	1.04	2.22	30.29	C33—C34
其他胸腔器官	2	0.14	0.50	0.20	0.24	0.03	0.03	0.78	2	0.20	0.51	0.24	0.24	0.01	0.04	0.43	C37—C38
骨	8	0.54	1.99	0.77	0.81	0.03	0.03	0.75	7	0.70	1.77	0.96	0.92	0.07	0.09	2.09	C40—C41
皮肤黑色素瘤	6	0.41	1.49	0.62	0.63	0.02	0.02	0.73	3	0.30	0.76	0.41	0.41	0.04	0.04	1.33	C43
乳房	4	0.27	0.99	0.50	0.50	0.02	0.02	0.84	162	16.22	40.91	23.50	22.20	1.79	2.33	58.05	C50
子宫颈	—	—	—	—	—	—	—	—	52	5.21	13.13	8.59	7.77	0.63	0.81	18.96	C53
子宫体	—	—	—	—	—	—	—	—	23	2.30	5.81	3.13	3.07	0.23	0.32	6.56	C54—C55
卵巢	—	—	—	—	—	—	—	—	25	2.50	6.31	3.70	3.52	0.29	0.43	8.41	C56
前列腺	61	4.14	15.16	6.56	6.16	0.08	0.08	2.38	—	—	—	—	—	—	—	—	C61
睾丸	1	0.07	0.25	0.17	0.15	0.01	0.01	0.47	—	—	—	—	—	—	—	—	C62
肾	14	0.95	3.48	1.55	1.51	0.11	0.11	3.09	14	1.40	3.54	1.64	1.69	0.07	0.23	2.07	C64—C66, C68
膀胱	33	2.24	8.20	3.64	3.56	0.08	0.08	2.07	8	0.80	2.02	0.81	0.82	0.05	0.08	1.38	C67
脑	33	2.24	8.20	5.68	5.44	0.36	0.36	7.56	25	2.50	6.31	4.64	4.48	0.26	0.41	4.83	C70—C72, D32—D33, D42—D43
甲状腺	14	0.95	3.48	3.18	2.49	0.21	0.21	5.12	67	6.71	16.92	14.96	12.39	1.08	1.13	28.14	C73
淋巴瘤	45	3.05	11.18	6.04	5.91	0.34	0.34	10.16	20	2.00	5.05	2.84	2.82	0.22	0.33	6.96	C81—C86, C88, C90, C96
白血病	23	1.56	5.72	3.60	3.33	0.25	0.25	6.54	27	2.70	6.82	3.79	3.87	0.19	0.34	6.79	C91—C95, D45—D47
其他	31	2.10	7.70	3.89	3.88	0.23	0.23	6.81	43	4.30	10.86	4.76	4.49	0.20	0.40	4.04	O&U
所有部位合计	1 474	100.00	366.29	179.68	175.60	8.96	8.96	245.53	999	100.00	252.28	135.56	128.89	8.45	14.40	241.54	ALL
所有部位除外 C44	1 470	99.73	365.30	179.23	175.14	8.91	8.91	244.29	990	99.10	250.01	134.83	128.17	8.45	14.35	241.54	ALL exc. C44
死亡																	
口腔	11	1.07	2.73	1.15	1.26	0.05	0.05	1.37	6	1.07	1.52	0.63	0.64	0.04	0.07	0.95	C00—C10, C12—C14
鼻咽	11	1.07	2.73	1.44	1.47	0.13	0.13	3.68	4	0.71	1.01	0.60	0.51	0.03	0.03	0.36	C11
食管	145	14.08	36.03	15.79	15.82	0.64	0.64	16.96	31	5.53	7.83	3.25	3.14	0.05	0.39	1.54	C15
胃	190	18.45	47.22	20.42	19.95	0.67	0.67	17.57	89	15.86	22.48	9.79	9.22	0.41	0.85	11.93	C16
结直肠	85	8.25	21.12	10.47	10.17	0.57	0.57	14.96	52	9.27	13.13	5.78	5.56	0.23	0.49	5.60	C18—C21
肝脏	111	10.78	27.58	14.18	13.78	0.85	0.85	25.76	41	7.31	10.35	4.24	4.24	0.21	0.41	5.56	C22
胆囊	10	0.97	2.49	1.13	1.14	0.04	0.04	1.12	23	4.10	5.81	2.35	2.24	0.06	0.24	1.47	C23—C24
胰腺	38	3.69	9.44	4.27	4.24	0.14	0.14	3.76	37	6.60	9.34	3.90	3.77	0.15	0.62	2.44	C25
喉	1	0.10	0.25	0.11	0.12	0.00	0.00	0.00	0	0.00	0.00	0.00	0.00	0.00	0.00	0.00	C32
肺	271	26.31	67.34	30.26	30.00	1.12	1.12	29.70	105	18.72	26.52	11.45	11.57	0.61	1.41	17.35	C33—C34
其他胸腔器官	3	0.29	0.75	0.31	0.31	0.02	0.02	0.39	2	0.36	0.51	0.23	0.23	0.00	0.06	0.43	C37—C38
骨	11	1.07	2.73	1.13	1.22	0.06	0.06	1.66	6	1.07	1.52	0.61	0.67	0.02	0.11	0.43	C40—C41
皮肤黑色素瘤	4	0.39	0.99	0.49	0.45	0.02	0.02	0.84	0	0.00	0.00	0.00	0.00	0.00	0.00	0.00	C43
乳房	0	0.00	0.00	0.00	0.00	0.00	0.00	0.00	34	6.06	8.59	4.88	4.51	0.31	0.52	8.23	C50
子宫颈	—	—	—	—	—	—	—	—	14	2.50	3.54	1.68	1.59	0.10	0.12	2.44	C53
子宫体	—	—	—	—	—	—	—	—	9	1.60	2.27	0.99	0.94	0.04	0.09	1.33	C54—C55
卵巢	—	—	—	—	—	—	—	—	17	3.03	4.29	2.15	1.99	0.13	0.21	4.27	C56
前列腺	27	2.62	6.71	2.56	2.52	0.05	0.05	1.17	—	—	—	—	—	—	—	—	C61
睾丸	0	0.00	0.00	0.00	0.00	0.00	0.00	0.00	—	—	—	—	—	—	—	—	C62
肾	8	0.78	1.99	0.93	0.91	0.06	0.06	1.61	1	0.18	0.25	0.04	0.04	0.00	0.00	0.00	C64—C66, C68
膀胱	17	1.65	4.22	1.78	1.74	0.06	0.06	1.64	7	1.25	1.77	0.63	0.54	0.00	0.08	0.00	C67
脑	23	2.23	5.72	3.40	3.21	0.19	0.19	4.88	25	4.46	6.31	3.80	3.49	0.20	0.30	4.19	C70—C72, D32—D33, D42—D43
甲状腺	0	0.00	0.00	0.00	0.00	0.00	0.00	0.00	1	0.18	0.25	0.11	0.13	0.02	0.02	0.45	C73
淋巴瘤	25	2.43	6.21	2.91	2.90	0.17	0.17	4.94	16	2.85	4.04	1.88	1.97	0.15	0.26	3.83	C81—C86, C88, C90, C96
白血病	20	1.94	4.97	3.42	3.42	0.25	0.25	5.10	20	3.57	5.05	2.63	2.45	0.16	0.20	3.90	C91—C95, D45—D47
其他	19	1.84	4.72	2.51	2.38	0.13	0.13	4.16	21	3.74	5.30	2.00	1.99	0.08	0.16	2.16	O&U
所有部位合计	1 030	100.00	255.96	118.66	117.01	5.21	5.21	141.27	561	100.00	141.67	63.50	61.45	2.91	6.51	78.43	ALL
所有部位除外 C44	1 028	99.81	255.46	118.49	116.81	5.21	5.21	141.27	557	99.29	140.66	63.18	61.14	2.91	6.49	78.43	ALL exc. C44

附表 7-6 常州市金坛区 2016 年恶性肿瘤发病和死亡主要指标

部位缩写	男性					累积率/%		截缩率35—64岁/(1/10万)	女性					累积率/%		截缩率35—64岁/(1/10万)	ICD-10
	病例数	构成比/%	粗率/(1/10万)	中标率/(1/10万)	世标率/(1/10万)	0—64岁	0—74岁		病例数	构成比/%	粗率/(1/10万)	中标率/(1/10万)	世标率/(1/10万)	0—64岁	0—74岁		
发病																	
口腔	14	1.06	5.13	2.93	2.89	0.07	0.07	2.11	13	1.38	4.68	2.73	2.81	0.09	0.44	2.39	C00—C10, C12—C14
鼻咽	13	0.99	4.77	2.80	2.89	0.18	0.18	5.23	8	0.85	2.88	1.82	1.79	0.17	0.17	5.30	C11
食管	212	16.10	77.75	41.93	42.83	2.17	2.17	59.93	95	10.07	34.20	17.13	17.15	0.40	2.02	10.61	C15
胃	291	22.10	106.72	59.05	60.31	2.88	2.88	79.29	140	14.85	50.40	29.09	27.57	1.10	3.07	29.40	C16
结直肠	136	10.33	49.88	27.22	27.38	1.76	1.76	51.40	78	8.27	28.08	16.28	15.26	0.73	1.57	19.76	C18—C21
肝脏	89	6.76	32.64	18.65	18.78	1.15	1.15	32.87	53	5.62	19.08	10.72	11.18	0.69	1.39	18.02	C22
胆囊	22	1.67	8.07	4.71	4.76	0.11	0.11	3.39	29	3.08	10.44	5.11	5.13	0.16	0.54	4.20	C23—C24
胰腺	46	3.49	16.87	9.07	9.71	0.40	0.40	11.12	21	2.23	7.56	3.82	3.81	0.11	0.45	3.00	C25
喉	11	0.84	4.03	2.37	2.39	0.09	0.09	2.75	0	0.00	0.00	0.00	0.00	0.00	0.00	0.00	C32
肺	233	17.69	85.45	46.49	47.13	1.76	1.76	49.55	115	12.20	41.40	21.92	22.12	1.06	2.36	29.83	C33—C34
其他胸腔器官	3	0.23	1.10	0.62	0.58	0.02	0.02	0.77	2	0.21	0.72	0.38	0.43	0.05	0.05	1.38	C37—C38
骨	10	0.76	3.67	1.88	1.87	0.07	0.07	2.02	8	0.85	2.88	1.78	1.72	0.10	0.14	2.26	C40—C41
皮肤黑色素瘤	4	0.30	1.47	0.86	0.84	0.08	0.08	2.25	2	0.21	0.72	0.41	0.48	0.06	0.06	1.56	C43
乳房	2	0.15	0.73	0.31	0.48	0.00	0.00	0.00	118	12.51	42.48	27.41	25.99	2.03	2.76	62.31	C50
子宫颈	—	—	—	—	—	—	—	—	64	6.79	23.04	15.67	14.52	1.25	1.56	39.15	C53
子宫体	—	—	—	—	—	—	—	—	21	2.23	7.56	5.49	5.08	0.40	0.54	12.36	C54—C55
卵巢	—	—	—	—	—	—	—	—	26	2.76	9.36	5.88	5.57	0.40	0.58	11.91	C56
前列腺	63	4.78	23.10	11.98	12.94	0.33	0.33	8.39	—	—	—	—	—	—	—	—	C61
睾丸	2	0.15	0.73	0.80	0.50	0.03	0.03	0.00	—	—	—	—	—	—	—	—	C62
肾	8	0.61	2.93	1.63	1.67	0.14	0.14	3.96	4	0.42	1.44	0.92	1.01	0.03	0.16	0.78	C64—C66, C68
膀胱	18	1.37	6.60	3.83	3.45	0.16	0.16	5.34	5	0.53	1.80	0.91	0.91	0.04	0.09	0.78	C67
脑	13	0.99	4.77	2.53	2.60	0.19	0.19	5.35	21	2.23	7.56	4.87	5.27	0.30	0.56	7.29	C70—C72, D32—D33, D42—D43
甲状腺	9	0.68	3.30	2.40	2.25	0.12	0.12	2.84	46	4.88	16.56	13.33	11.88	1.03	1.13	27.72	C73
淋巴瘤	24	1.82	8.80	5.02	5.06	0.20	0.20	5.73	10	1.06	3.60	2.43	2.63	0.18	0.32	3.95	C81—C86, C88, C90, C96
白血病	24	1.82	8.80	5.84	6.17	0.40	0.40	9.48	20	2.12	7.20	5.50	5.10	0.24	0.67	5.39	C91—C95, D45—D47
其他	70	5.32	25.67	14.75	14.86	0.73	0.73	19.17	44	4.67	15.84	9.98	9.52	0.42	0.43	10.45	O&U
所有部位合计	1 317	100.00	483.00	267.68	272.34	13.04	13.04	362.94	943	100.00	339.51	203.59	196.94	11.06	21.62	309.79	ALL
所有部位除外 C44	1 304	99.01	478.23	265.33	269.85	12.96	12.96	360.75	935	99.15	336.63	202.46	195.62	11.03	21.55	309.01	ALL exc. C44
死亡																	
口腔	8	0.85	2.93	1.54	1.49	0.07	0.07	2.02	2	0.40	0.72	0.33	0.34	0.03	0.03	0.78	C00—C10, C12—C14
鼻咽	9	0.96	3.30	1.80	1.80	0.08	0.08	1.97	6	1.20	2.16	1.36	1.38	0.14	0.14	4.47	C11
食管	167	17.80	61.25	32.12	33.00	1.10	1.10	29.68	75	15.06	27.00	12.34	12.38	0.12	1.22	3.17	C15
胃	239	25.48	87.65	46.40	45.67	1.26	1.26	34.02	90	18.07	32.40	16.89	16.10	0.39	1.64	11.53	C16
结直肠	55	5.86	20.17	12.12	11.42	0.44	0.44	11.57	40	8.03	14.40	7.89	7.41	0.33	0.72	9.13	C18—C21
肝脏	85	9.06	31.17	18.12	17.57	0.85	0.85	24.37	35	7.03	12.60	6.79	6.95	0.24	0.89	6.64	C22
胆囊	5	0.53	1.83	0.94	1.04	0.02	0.02	0.54	20	4.02	7.20	3.24	3.17	0.07	0.22	2.08	C23—C24
胰腺	29	3.09	10.64	5.60	5.55	0.19	0.19	5.68	16	3.21	5.76	2.89	2.94	0.11	0.32	3.00	C25
喉	7	0.75	2.57	1.28	1.21	0.07	0.07	1.85	0	0.00	0.00	0.00	0.00	0.00	0.00	0.00	C32
肺	201	21.43	73.72	38.93	39.60	1.27	1.27	34.84	86	17.27	30.96	16.41	16.08	0.66	1.67	19.07	C33—C34
其他胸腔器官	4	0.43	1.47	1.37	1.32	0.10	0.10	1.43	1	0.20	0.36	0.24	0.26	0.00	0.04	0.00	C37—C38
骨	4	0.43	1.47	0.77	0.94	0.06	0.06	1.43	6	1.20	2.16	1.28	1.16	0.05	0.15	1.55	C40—C41
皮肤黑色素瘤	5	0.53	1.83	0.84	0.99	0.02	0.02	0.54	0	0.00	0.00	0.00	0.00	0.00	0.00	0.00	C43
乳房	1	0.11	0.37	0.15	0.24	0.00	0.00	0.00	18	3.61	6.48	4.09	3.88	0.29	0.44	9.27	C50
子宫颈	—	—	—	—	—	—	—	—	21	4.22	7.56	4.10	4.04	0.22	0.39	6.22	C53
子宫体	—	—	—	—	—	—	—	—	2	0.40	0.72	0.47	0.48	0.00	0.10	0.00	C54—C55
卵巢	—	—	—	—	—	—	—	—	16	3.21	5.76	3.37	3.26	0.13	0.38	4.35	C56
前列腺	24	2.56	8.80	3.95	4.22	0.10	0.10	2.51	—	—	—	—	—	—	—	—	C61
睾丸	0	0.00	0.00	0.00	0.00	0.00	0.00	0.00	—	—	—	—	—	—	—	—	C62
肾	3	0.32	1.10	0.57	0.54	0.02	0.02	0.54	3	0.60	1.08	0.55	0.45	0.02	0.02	0.65	C64—C66, C68
膀胱	10	1.07	3.67	1.73	1.66	0.06	0.06	1.43	4	0.80	1.44	0.61	0.63	0.03	0.03	0.78	C67
脑	18	1.92	6.60	3.22	3.30	0.23	0.23	6.13	11	2.21	3.96	2.28	2.34	0.15	0.29	4.70	C70—C72, D32—D33, D42—D43
甲状腺	3	0.32	1.10	0.49	0.50	0.00	0.00	0.00	2	0.40	0.72	0.32	0.25	0.00	0.00	0.00	C73
淋巴瘤	20	2.13	7.33	4.15	4.47	0.12	0.12	3.42	6	1.20	2.16	1.13	1.08	0.06	0.11	2.02	C81—C86, C88, C90, C96
白血病	17	1.81	6.23	3.26	3.30	0.22	0.22	6.16	13	2.61	4.68	2.87	2.96	0.20	0.45	5.68	C91—C95, D45—D47
其他	24	2.56	8.80	5.03	5.20	0.27	0.27	8.35	25	5.02	9.00	5.05	4.80	0.14	0.51	3.77	O&U
所有部位合计	938	100.00	344.01	184.38	185.03	6.52	6.52	178.46	498	100.00	179.30	94.49	92.33	3.37	9.77	98.85	ALL
所有部位除外 C44	936	99.79	343.27	184.08	184.55	6.52	6.52	178.46	498	100.00	179.30	94.49	92.33	3.37	9.77	98.85	ALL exc. C44

附表 7-7　苏州市区 2016 年恶性肿瘤发病和死亡主要指标

部位缩写	男性								女性								ICD-10
	病例数	构成比/%	粗率/(1/10万)	中标率/(1/10万)	世标率/(1/10万)	累积率/% 0-64岁	累积率/% 0-74岁	截缩率35-64岁/(1/10万)	病例数	构成比/%	粗率/(1/10万)	中标率/(1/10万)	世标率/(1/10万)	累积率/% 0-64岁	累积率/% 0-74岁	截缩率35-64岁/(1/10万)	
发病																	
口腔	57	0.84	3.36	1.73	1.73	0.11	0.11	3.05	38	0.66	2.17	1.15	1.14	0.07	0.13	1.80	C00—C10, C12—C14
鼻咽	88	1.29	5.19	3.24	2.99	0.22	0.22	6.31	31	0.54	1.77	1.06	0.95	0.05	0.10	1.60	C11
食管	363	5.32	21.40	9.90	10.06	0.40	0.40	11.02	115	2.01	6.57	2.64	2.49	0.06	0.24	1.79	C16
胃	1 092	16.00	64.37	31.23	31.03	1.39	1.39	37.74	555	9.70	31.71	15.05	14.71	0.74	1.73	21.01	C16
结直肠	818	11.99	48.22	24.39	24.15	1.34	1.34	37.55	647	11.30	36.97	17.87	17.61	0.92	2.05	26.02	C18—C21
肝脏	486	7.12	28.65	14.69	14.37	0.80	0.80	24.17	253	4.42	14.46	6.38	6.11	0.26	0.63	7.17	C22
胆囊	109	1.60	6.43	3.03	3.00	0.12	0.12	3.45	163	2.85	9.31	4.02	4.02	0.19	0.43	5.13	C23—C24
胰腺	269	3.94	15.86	7.51	7.53	0.32	0.32	9.12	222	3.88	12.69	5.65	5.55	0.26	0.62	7.00	C25
喉	51	0.75	3.01	1.47	1.52	0.09	0.09	2.44	5	0.09	0.29	0.15	0.15	0.01	0.02	0.25	C32
肺	1 639	24.02	96.62	47.01	46.94	2.22	2.22	60.79	851	14.87	48.63	24.73	24.31	1.48	2.85	42.97	C33—C34
其他胸腔器官	37	0.54	2.18	1.45	1.50	0.08	0.08	1.58	17	0.30	0.97	0.71	0.76	0.06	0.07	1.25	C37—C38
骨	37	0.54	2.18	1.36	1.24	0.07	0.07	1.72	20	0.35	1.14	0.59	0.58	0.03	0.07	0.87	C40—C41
皮肤黑色素瘤	19	0.28	1.12	0.55	0.56	0.04	0.04	1.07	18	0.31	1.03	0.49	0.43	0.02	0.03	0.61	C43
乳房	10	0.15	0.59	0.31	0.32	0.03	0.03	0.87	1 007	17.59	57.54	37.77	35.08	2.95	3.78	89.49	C50
子宫颈	—	—	—	—	—	—	—	—	246	4.30	14.06	9.78	9.00	0.77	0.93	24.08	C53
子宫体	—	—	—	—	—	—	—	—	150	2.62	8.57	4.95	4.89	0.38	0.58	11.67	C54—C55
卵巢	—	—	—	—	—	—	—	—	124	2.17	7.09	4.45	4.19	0.28	0.49	8.61	C56
前列腺	500	7.33	29.48	13.06	12.81	0.29	0.29	7.70	—	—	—	—	—	—	—	—	C61
睾丸	5	0.07	0.29	0.23	0.20	0.01	0.01	0.25	—	—	—	—	—	—	—	—	C62
肾	190	2.78	11.20	5.95	5.90	0.37	0.37	10.26	76	1.33	4.34	2.42	2.30	0.15	0.27	4.31	C64—C66, C68
膀胱	204	2.99	12.03	5.97	5.93	0.36	0.36	9.14	49	0.86	2.80	1.26	1.18	0.05	0.14	1.28	C67
脑	150	2.20	8.84	5.89	5.76	0.36	0.36	8.33	171	2.99	9.77	6.13	5.71	0.39	0.68	10.66	C70—C72, D32—D33, D42—D43
甲状腺	131	1.92	7.72	6.89	5.75	0.46	0.46	11.94	498	8.70	28.46	24.27	20.97	1.72	1.87	43.32	C73
淋巴瘤	168	2.46	9.90	5.83	5.55	0.32	0.32	8.10	125	2.18	7.14	4.23	4.01	0.26	0.42	6.48	C81—C86, C88, C90, C96
白血病	152	2.23	8.96	6.21	6.54	0.37	0.37	7.44	118	2.06	6.74	5.21	5.65	0.29	0.45	4.30	C91—C95, D45—D47
其他	248	3.63	14.62	7.83	7.61	0.38	0.38	10.73	225	3.93	12.86	6.47	6.28	0.38	0.72	10.42	O&U
所有部位合计	6 823	100.00	402.22	205.74	203.00	10.10	10.10	274.75	5 724	100.00	327.08	187.41	178.07	11.75	19.32	332.08	ALL
所有部位除外 C44	6 780	99.37	399.69	204.55	201.82	10.06	10.06	273.41	5 684	99.30	324.79	186.33	177.00	11.69	19.20	330.27	ALL exc. C44
死亡																	
口腔	34	0.73	2.00	0.99	0.97	0.05	0.05	1.53	20	0.74	1.14	0.55	0.52	0.03	0.05	0.95	C00—C10, C12—C14
鼻咽	63	1.36	3.71	1.88	1.86	0.10	0.10	2.70	22	0.81	1.26	0.64	0.61	0.04	0.06	1.15	C11
食管	303	6.52	17.86	7.94	8.12	0.30	0.30	8.18	106	3.90	6.06	2.26	2.19	0.05	0.20	1.24	C15
胃	853	18.36	50.29	22.96	22.61	0.84	0.84	22.84	368	13.54	21.03	8.51	8.24	0.27	0.74	7.59	C16
结直肠	384	8.26	22.64	10.33	10.17	0.38	0.38	10.74	289	10.63	16.51	6.57	6.49	0.26	0.61	7.19	C18—C21
肝脏	466	10.03	27.47	13.87	13.64	0.73	0.73	21.97	240	8.83	13.71	5.80	5.63	0.21	0.56	6.07	C22
胆囊	64	1.38	3.77	1.73	1.71	0.06	0.06	1.85	131	4.82	7.49	3.10	3.11	0.14	0.31	4.04	C23—C24
胰腺	256	5.51	15.09	7.17	7.20	0.28	0.28	7.93	218	8.02	12.46	5.19	5.05	0.20	0.52	5.60	C25
喉	28	0.60	1.65	0.72	0.77	0.03	0.03	0.55	2	0.07	0.11	0.02	0.02	0.00	0.00	0.00	C32
肺	1 314	28.28	77.46	35.75	35.47	1.27	1.27	34.57	509	18.73	29.09	12.58	12.37	0.51	1.30	13.72	C33—C34
其他胸腔器官	18	0.39	1.06	0.49	0.50	0.02	0.02	0.54	4	0.15	0.23	0.10	0.10	0.01	0.01	0.22	C37—C38
骨	34	0.73	2.00	1.19	1.16	0.06	0.06	1.12	25	0.92	1.43	0.59	0.57	0.02	0.06	0.68	C40—C41
皮肤黑色素瘤	13	0.28	0.77	0.36	0.36	0.02	0.02	0.56	11	0.40	0.63	0.24	0.23	0.01	0.02	0.30	C43
乳房	1	0.02	0.06	0.03	0.03	0.00	0.00	0.00	146	5.37	8.34	4.20	4.15	0.27	0.49	8.09	C50
子宫颈	—	—	—	—	—	—	—	—	57	2.10	3.26	1.78	1.69	0.10	0.17	3.18	C53
子宫体	—	—	—	—	—	—	—	—	31	1.14	1.77	0.92	0.91	0.05	0.11	1.69	C54—C55
卵巢	—	—	—	—	—	—	—	—	88	3.24	5.03	2.72	2.66	0.20	0.31	5.79	C56
前列腺	184	3.96	10.85	4.15	4.37	0.03	0.03	0.90	—	—	—	—	—	—	—	—	C61
睾丸	0	0.00	0.00	0.00	0.00	0.00	0.00	0.00	—	—	—	—	—	—	—	—	C62
肾	51	1.10	3.01	1.54	1.53	0.07	0.07	1.79	36	1.32	2.06	0.89	0.93	0.04	0.09	0.76	C64—C66, C68
膀胱	72	1.55	4.24	1.71	1.75	0.04	0.04	1.07	21	0.77	1.20	0.44	0.43	0.01	0.03	0.34	C67
脑	98	2.11	5.78	3.19	3.36	0.17	0.17	4.20	73	2.69	4.17	2.34	2.40	0.11	0.26	2.86	C70—C72, D32—D33, D42—D43
甲状腺	7	0.15	0.41	0.21	0.20	0.01	0.01	0.32	9	0.33	0.51	0.22	0.20	0.00	0.02	0.10	C73
淋巴瘤	102	2.19	6.01	2.98	2.91	0.15	0.15	4.46	73	2.69	4.17	2.31	2.23	0.11	0.22	2.58	C81—C86, C88, C90, C96
白血病	106	2.28	6.25	3.70	3.77	0.19	0.19	3.74	67	2.47	3.83	2.35	2.41	0.12	0.21	2.46	C91—C95, D45—D47
其他	196	4.22	11.55	5.62	5.58	0.23	0.23	6.52	172	6.33	9.83	4.52	4.64	0.25	0.45	6.40	O&U
所有部位合计	4 647	100.00	273.94	128.51	128.03	5.04	5.04	138.07	2 718	100.00	155.31	68.85	67.79	3.02	6.80	83.00	ALL
所有部位除外 C44	4 635	99.74	273.24	128.26	127.75	5.04	5.04	138.07	2 701	99.37	154.34	68.47	67.44	3.00	6.77	82.62	ALL exc. C44

附表 7-8　常熟市 2016 年恶性肿瘤发病和死亡主要指标

部位缩写	男性								女性								ICD-10
	病例数	构成比/%	粗率/(1/10万)	中标率/(1/10万)	世标率/(1/10万)	累积率/% 0—64岁	累积率/% 0—74岁	截缩率 35—64岁/(1/10万)	病例数	构成比/%	粗率/(1/10万)	中标率/(1/10万)	世标率/(1/10万)	累积率/% 0—64岁	累积率/% 0—74岁	截缩率 35—64岁/(1/10万)	
发病																	
口腔	24	1.09	4.63	2.13	2.06	0.10	0.10	2.58	16	0.91	2.91	1.28	1.34	0.09	0.19	2.53	C00—C10, C12—C14
鼻咽	39	1.78	7.52	4.04	3.81	0.29	0.29	8.47	17	0.97	3.09	1.30	1.29	0.09	0.16	2.53	C11
食管	121	5.51	23.34	9.21	9.39	0.44	0.44	12.02	30	1.71	5.45	1.87	1.77	0.05	0.20	1.40	C15
胃	414	18.86	79.87	32.86	32.69	1.65	1.65	46.13	170	9.67	30.90	12.22	11.68	0.52	1.44	14.81	C16
结直肠	260	11.85	50.16	21.92	21.90	1.24	1.24	34.64	224	12.74	40.72	17.22	16.97	1.01	2.06	27.35	C18—C21
肝脏	151	6.88	29.13	13.25	12.71	0.72	0.72	21.25	103	5.86	18.72	7.31	7.11	0.30	0.70	7.92	C22
胆囊	25	1.14	4.82	1.98	1.87	0.04	0.04	1.60	51	2.90	9.27	3.25	3.37	0.15	0.37	4.37	C23—C24
胰腺	91	4.15	17.56	6.77	6.67	0.28	0.28	7.48	82	4.66	14.91	5.57	5.24	0.20	0.59	5.85	C25
喉	23	1.05	4.44	1.89	1.92	0.13	0.13	3.56	3	0.17	0.55	0.18	0.15	0.00	0.02	0.00	C32
肺	512	23.33	98.78	39.86	39.29	1.58	1.58	43.86	192	10.92	34.90	14.98	14.80	0.94	1.73	27.58	C33—C34
其他胸腔器官	3	0.14	0.58	0.22	0.25	0.02	0.02	0.56	5	0.28	0.91	0.33	0.37	0.03	0.04	0.84	C37—C38
骨	9	0.41	1.74	0.65	0.65	0.01	0.01	0.30	12	0.68	2.18	0.97	0.98	0.08	0.11	2.43	C40—C41
皮肤黑色素瘤	1	0.05	0.19	0.09	0.09	0.01	0.01	0.30	4	0.23	0.73	0.18	0.19	0.01	0.01	0.27	C43
乳房	3	0.14	0.58	0.23	0.21	0.00	0.00	0.00	279	15.87	50.72	30.65	28.12	2.30	3.04	69.54	C50
子宫颈	—	—	—	—	—	—	—	—	86	4.89	15.63	9.79	9.14	0.80	0.91	24.96	C53
子宫体	—	—	—	—	—	—	—	—	44	2.50	8.00	4.35	4.13	0.32	0.45	10.58	C54—C55
卵巢	—	—	—	—	—	—	—	—	47	2.67	8.54	5.11	5.34	0.37	0.54	8.85	C56
前列腺	122	5.56	23.54	9.11	8.52	0.21	0.21	5.05	—	—	—	—	—	—	—	—	C61
睾丸	3	0.14	0.58	0.48	0.37	0.03	0.03	1.02	—	—	—	—	—	—	—	—	C62
肾	44	2.00	8.49	4.22	4.16	0.33	0.33	10.11	38	2.16	6.91	3.12	3.47	0.24	0.34	6.32	C64—C66, C68
膀胱	83	3.78	16.01	7.11	6.93	0.37	0.37	9.99	20	1.14	3.64	1.65	1.56	0.12	0.13	3.86	C67
脑	40	1.82	7.72	4.03	3.97	0.23	0.23	5.72	67	3.81	12.18	6.42	6.14	0.43	0.72	11.58	C70—C72, D32—D33, D42—D43
甲状腺	22	1.00	4.24	4.44	3.50	0.29	0.29	5.56	112	6.37	20.36	16.05	13.80	1.14	1.30	26.33	C73
淋巴瘤	68	3.10	13.12	6.22	6.22	0.40	0.40	11.39	53	3.01	9.63	4.90	4.88	0.33	0.52	8.39	C81—C86, C88, C90, C96
白血病	51	2.32	9.84	6.61	6.60	0.44	0.44	8.54	32	1.82	5.82	3.72	3.51	0.24	0.37	4.79	C91—C95, D45—D47
其他	86	3.92	16.59	7.63	7.20	0.37	0.37	9.86	71	4.04	12.91	5.40	5.12	0.26	0.56	6.87	O&U
所有部位合计	2 195	100.00	423.48	184.97	180.97	9.18	9.18	250.00	1 758	100.00	319.57	157.82	150.43	10.03	16.50	279.94	ALL
所有部位除外 C44	2 168	98.77	418.28	182.77	178.74	9.07	9.07	247.01	1 736	98.75	315.57	156.30	149.04	9.98	16.36	278.11	ALL exc. C44
死亡																	
口腔	18	1.08	3.47	1.34	1.27	0.10	0.10	0.58	2	0.21	0.36	0.12	0.11	0.00	0.02	0.00	C00—C10, C12—C14
鼻咽	21	1.26	4.05	1.87	1.84	0.12	0.12	3.37	6	0.64	1.09	0.36	0.36	0.00	0.04	0.00	C11
食管	102	6.12	19.68	7.53	7.49	0.25	0.25	6.65	27	2.90	4.91	1.42	1.31	0.01	0.09	0.27	C15
胃	321	19.27	61.93	24.38	23.64	0.80	0.80	22.65	120	12.88	21.81	8.14	7.89	0.31	0.86	8.98	C16
结直肠	108	6.48	20.84	8.13	8.21	0.34	0.34	9.28	83	8.91	15.09	5.28	5.15	0.18	0.48	4.80	C18—C21
肝脏	165	9.90	31.83	14.65	13.97	0.76	0.76	23.68	103	11.05	18.72	6.23	6.09	0.22	0.59	5.47	C22
胆囊	27	1.62	5.21	2.07	1.95	0.05	0.05	1.55	49	5.26	8.91	2.81	2.78	0.10	0.27	2.76	C23—C24
胰腺	100	6.00	19.29	7.82	7.54	0.30	0.30	7.96	83	8.91	15.09	4.85	4.89	0.18	0.48	5.18	C25
喉	4	0.24	0.77	0.33	0.32	0.01	0.01	0.35	0	0.00	0.00	0.00	0.00	0.00	0.00	0.00	C32
肺	470	28.21	90.68	35.47	35.46	1.18	1.18	32.11	150	16.09	27.27	10.63	10.52	0.54	1.12	14.58	C33—C34
其他胸腔器官	3	0.18	0.58	0.26	0.27	0.03	0.03	0.70	5	0.54	0.91	0.39	0.41	0.03	0.03	1.04	C37—C38
骨	15	0.90	2.89	1.11	1.12	0.04	0.04	0.91	14	1.50	2.54	0.96	0.92	0.05	0.08	1.59	C40—C41
皮肤黑色素瘤	6	0.36	1.16	0.44	0.48	0.01	0.01	0.86	3	0.32	0.55	0.21	0.24	0.01	0.04	0.27	C43
乳房	0	0.00	0.00	0.00	0.00	0.00	0.00	0.00	61	6.55	11.09	5.53	5.29	0.39	0.61	11.52	C50
子宫颈	—	—	—	—	—	—	—	—	18	1.93	3.27	1.64	1.65	0.14	0.21	4.22	C53
子宫体	—	—	—	—	—	—	—	—	12	1.29	2.18	0.95	0.94	0.05	0.11	1.68	C54—C55
卵巢	—	—	—	—	—	—	—	—	30	3.22	5.45	2.42	2.33	0.09	0.29	3.04	C56
前列腺	47	2.82	9.07	3.16	3.11	0.03	0.03	0.84	—	—	—	—	—	—	—	—	C61
睾丸	2	0.12	0.39	0.37	0.33	0.02	0.02	0.30	—	—	—	—	—	—	—	—	C62
肾	19	1.14	3.67	1.53	1.69	0.09	0.09	2.57	4	0.43	0.73	0.20	0.22	0.00	0.04	0.00	C64—C66, C68
膀胱	29	1.74	5.60	2.02	1.99	0.05	0.05	1.31	8	0.86	1.45	0.41	0.41	0.00	0.05	0.00	C67
脑	53	3.18	10.23	5.29	5.00	0.29	0.29	7.86	38	4.08	6.91	3.45	3.18	0.19	0.32	4.94	C70—C72, D32—D33, D42—D43
甲状腺	3	0.18	0.58	0.23	0.25	0.01	0.01	0.35	4	0.43	0.73	0.49	0.33	0.02	0.02	0.00	C73
淋巴瘤	44	2.64	8.49	4.06	4.00	0.20	0.20	5.78	33	3.54	6.00	3.17	2.93	0.13	0.27	2.01	C81—C86, C88, C90, C96
白血病	49	2.94	9.45	4.97	5.53	0.27	0.27	5.33	28	3.00	5.09	2.00	1.99	0.08	0.27	2.78	C91—C95, D45—D47
其他	60	3.60	11.58	4.53	4.69	0.20	0.20	5.50	51	5.47	9.27	3.66	3.61	0.18	0.40	4.64	O&U
所有部位合计	1 666	100.00	321.42	131.56	130.15	5.10	5.10	140.53	932	100.00	169.42	65.33	63.54	2.92	6.69	79.78	ALL
所有部位除外 C44	1 661	99.70	320.46	131.22	129.87	5.10	5.10	140.53	926	99.36	168.33	65.04	63.21	2.90	6.67	79.23	ALL exc. C44

附表 7-9　张家港市 2016 年恶性肿瘤发病和死亡主要指标

部位缩写	男性 病例数	构成比/%	粗率/(1/10万)	中标率/(1/10万)	世标率/(1/10万)	累积率/% 0—64岁	累积率/% 0—74岁	截缩率35—64岁/(1/10万)	女性 病例数	构成比/%	粗率/(1/10万)	中标率/(1/10万)	世标率/(1/10万)	累积率/% 0—64岁	累积率/% 0—74岁	截缩率35—64岁/(1/10万)	ICD-10
发病																	
口腔	28	1.26	6.18	2.96	2.93	0.18	0.18	5.11	11	0.61	2.33	1.80	1.64	0.10	0.14	2.25	C00—C10, C12—C14
鼻咽	22	0.99	4.85	2.90	2.76	0.23	0.23	7.92	10	0.56	2.12	1.50	1.41	0.10	0.13	1.73	C11
食管	184	8.26	40.59	18.13	18.65	0.90	0.90	24.62	50	2.79	10.61	4.97	4.42	0.17	0.48	4.42	C15
胃	349	15.66	77.00	35.25	34.93	1.66	1.66	44.82	149	8.31	31.61	14.40	13.61	0.63	1.46	16.95	C16
结直肠	232	10.41	51.18	23.83	23.82	1.36	1.36	38.51	181	10.09	38.40	16.35	16.30	0.85	1.94	24.30	C18—C21
肝脏	181	8.12	39.93	20.68	20.34	1.48	1.48	41.68	76	4.24	16.12	6.81	6.71	0.36	0.73	10.80	C22
胆囊	28	1.26	6.18	2.84	2.86	0.12	0.12	3.52	58	3.23	12.30	5.15	5.23	0.27	0.69	7.44	C23—C24
胰腺	82	3.68	18.09	8.31	8.32	0.35	0.35	9.16	62	3.46	13.15	5.03	5.08	0.23	0.60	6.44	C25
喉	19	0.85	4.19	1.96	2.02	0.11	0.11	2.83	0	0.00	0.00	0.00	0.00	0.00	0.00	0.00	C32
肺	602	27.02	132.81	60.82	60.71	2.88	2.88	77.98	314	17.51	66.61	30.83	30.62	1.91	3.68	56.31	C33—C34
其他胸腔器官	9	0.40	1.99	1.07	1.00	0.06	0.06	1.81	11	0.61	2.33	1.37	1.30	0.11	0.15	3.58	C37—C38
骨	8	0.36	1.76	0.96	0.84	0.04	0.04	0.76	9	0.50	1.91	1.17	1.01	0.05	0.11	1.37	C40—C41
皮肤黑色素瘤	6	0.27	1.32	0.52	0.43	0.00	0.00	0.00	9	0.50	1.91	0.72	0.78	0.03	0.11	0.80	C43
乳房	3	0.13	0.66	0.34	0.32	0.03	0.03	0.79	233	12.99	49.43	30.95	28.04	2.32	2.90	69.21	C50
子宫颈	—	—	—	—	—	—	—	—	116	6.47	24.61	16.34	14.82	1.28	1.51	40.12	C53
子宫体	—	—	—	—	—	—	—	—	54	3.01	11.46	7.05	6.37	0.50	0.67	14.61	C54—C55
卵巢	—	—	—	—	—	—	—	—	51	2.84	10.82	6.57	6.50	0.46	0.73	11.31	C56
前列腺	105	4.71	23.17	9.96	9.56	0.18	0.18	4.90	—	—	—	—	—	—	—	—	C61
睾丸	0	0.00	0.00	0.00	0.00	0.00	0.00	0.00	—	—	—	—	—	—	—	—	C62
肾	56	2.51	12.35	6.86	7.04	0.49	0.49	14.08	26	1.45	5.52	2.79	2.66	0.15	0.36	4.74	C64—C66, C68
膀胱	73	3.28	16.11	7.90	7.70	0.35	0.35	9.79	8	0.45	1.70	0.75	0.73	0.01	0.14	0.35	C67
脑	26	1.17	5.74	3.78	3.66	0.22	0.22	5.30	51	2.84	10.82	5.31	5.41	0.29	0.59	7.61	C70—C72, D32—D33, D42—D43
甲状腺	33	1.48	7.28	7.27	6.02	0.49	0.49	9.05	155	8.64	32.88	28.01	24.38	1.99	2.20	47.24	C73
淋巴瘤	63	2.83	13.90	7.17	7.33	0.48	0.48	12.43	61	3.40	12.94	6.09	6.06	0.33	0.76	8.69	C81—C86, C88, C90, C96
白血病	61	2.74	13.46	8.57	8.69	0.56	0.56	12.98	44	2.45	9.33	4.97	5.24	0.30	0.57	7.74	C91—C95, D45—D47
其他	58	2.60	12.80	6.13	6.15	0.30	0.30	7.83	54	3.01	11.46	5.76	5.73	0.34	0.58	8.64	O&U
所有部位合计	2 228	100.00	491.54	238.21	236.09	12.46	12.46	335.88	1 793	100.00	380.35	203.68	193.84	12.75	21.21	356.64	ALL
所有部位除外C44	2 209	99.15	487.35	236.46	234.31	12.41	12.41	334.64	1 773	98.88	376.11	201.71	191.91	12.64	21.06	353.93	ALL exc. C44
死亡																	
口腔	15	1.02	3.31	1.50	1.38	0.04	0.04	1.36	4	0.50	0.85	0.41	0.42	0.04	0.04	1.15	C00—C10, C12—C14
鼻咽	13	0.88	2.87	1.35	1.34	0.05	0.05	1.67	8	1.00	1.70	0.65	0.68	0.03	0.09	0.80	C11
食管	130	8.84	28.68	12.46	12.76	0.53	0.53	14.37	42	5.27	8.91	3.10	3.08	0.07	0.30	1.86	C15
胃	266	18.10	58.68	25.39	24.27	0.63	0.63	18.13	102	12.80	21.64	7.74	7.39	0.22	0.60	6.09	C16
结直肠	96	6.53	21.18	9.00	9.11	0.32	0.32	8.74	70	8.78	14.85	5.44	5.26	0.19	0.44	5.79	C18—C21
肝脏	175	11.90	38.61	20.02	19.66	1.34	1.34	40.21	68	8.53	14.42	5.77	5.60	0.26	0.56	7.81	C22
胆囊	25	1.70	5.52	2.33	2.31	0.08	0.08	2.28	55	6.90	11.67	4.79	4.87	0.22	0.67	5.88	C23—C24
胰腺	75	5.10	16.55	7.41	7.55	0.33	0.33	8.98	51	6.40	10.82	4.01	4.04	0.17	0.43	4.72	C25
喉	3	0.20	0.66	0.30	0.28	0.00	0.00	0.00	0	0.00	0.00	0.00	0.00	0.00	0.00	0.00	C32
肺	442	30.07	97.51	42.11	42.51	1.46	1.46	39.10	135	16.94	28.64	11.00	10.88	0.39	1.17	10.95	C33—C34
其他胸腔器官	4	0.27	0.88	0.37	0.41	0.00	0.00	0.00	0	0.00	0.00	0.00	0.00	0.00	0.00	0.00	C37—C38
骨	11	0.75	2.43	1.41	1.23	0.06	0.06	1.12	7	0.88	1.48	0.68	0.66	0.03	0.06	0.70	C40—C41
皮肤黑色素瘤	4	0.27	0.88	0.38	0.39	0.02	0.02	0.71	4	0.50	0.85	0.29	0.27	0.00	0.02	0.00	C43
乳房	0	0.00	0.00	0.00	0.00	0.00	0.00	0.00	51	6.40	10.82	4.58	4.54	0.25	0.50	7.50	C50
子宫颈	—	—	—	—	—	—	—	—	24	3.01	5.09	2.63	2.63	0.21	0.31	6.46	C53
子宫体	—	—	—	—	—	—	—	—	9	1.13	1.91	1.03	0.93	0.07	0.11	2.04	C54—C55
卵巢	—	—	—	—	—	—	—	—	23	2.89	4.88	2.40	2.43	0.18	0.29	5.43	C56
前列腺	36	2.45	7.94	2.95	2.94	0.01	0.01	0.36	—	—	—	—	—	—	—	—	C61
睾丸	1	0.07	0.22	0.38	0.22	0.02	0.02	0.00	—	—	—	—	—	—	—	—	C62
肾	7	0.48	1.54	0.70	0.70	0.01	0.01	0.36	6	0.75	1.27	0.54	0.48	0.02	0.04	0.74	C64—C66, C68
膀胱	22	1.50	4.85	1.87	1.94	0.04	0.04	1.08	1	0.13	0.21	0.09	0.10	0.00	0.02	0.00	C67
脑	27	1.84	5.96	3.70	4.30	0.22	0.22	3.30	30	3.76	6.36	3.57	3.55	0.20	0.40	3.76	C70—C72, D32—D33, D42—D43
甲状腺	0	0.00	0.00	0.00	0.00	0.00	0.00	0.00	3	0.38	0.64	0.24	0.20	0.00	0.02	0.00	C73
淋巴瘤	49	3.33	10.81	5.46	5.46	0.31	0.31	7.89	32	4.02	6.79	2.96	2.75	0.13	0.29	3.00	C81—C86, C88, C90, C96
白血病	38	2.59	8.38	4.45	4.25	0.21	0.21	5.14	22	2.76	4.67	2.18	2.06	0.08	0.20	1.73	C91—C95, D45—D47
其他	31	2.11	6.84	2.90	2.78	0.09	0.09	2.64	50	6.27	10.61	3.76	3.65	0.14	0.32	3.73	O&U
所有部位合计	1 470	100.00	324.31	146.43	145.79	5.80	5.80	157.43	797	100.00	169.07	67.86	66.47	2.89	6.87	80.12	ALL
所有部位除外C44	1 467	99.80	323.65	146.13	145.50	5.79	5.79	157.03	788	98.87	167.16	67.49	66.03	2.89	6.87	80.12	ALL exc. C44

附表 7-10　昆山市 2016 年恶性肿瘤发病和死亡主要指标

部位缩写	男性								女性								ICD-10
	病例数	构成比/%	粗率/(1/10万)	中标率/(1/10万)	世标率/(1/10万)	累积率/% 0—64岁	累积率/% 0—74岁	截缩率 35—64岁/(1/10万)	病例数	构成比/%	粗率/(1/10万)	中标率/(1/10万)	世标率/(1/10万)	累积率/% 0—64岁	累积率/% 0—74岁	截缩率 35—64岁/(1/10万)	
发病																	
口腔	19	1.18	4.76	3.13	2.88	0.19	0.19	4.66	10	0.66	2.46	1.46	1.40	0.06	0.22	1.11	C00—C10, C12—C14
鼻咽	25	1.56	6.27	3.88	3.81	0.28	0.28	8.61	13	0.86	3.20	1.50	1.57	0.12	0.16	3.25	C11
食管	77	4.79	19.31	10.00	10.41	0.41	0.41	11.31	39	2.59	9.59	3.70	3.70	0.09	0.39	2.23	C15
胃	244	15.19	61.19	33.67	33.59	1.72	1.72	48.61	104	6.91	25.58	12.75	12.59	0.64	1.44	17.71	C16
结直肠	160	9.96	40.13	23.88	23.68	1.55	1.55	43.90	152	10.10	37.39	20.33	19.77	1.07	2.44	31.61	C18—C21
肝脏	125	7.78	31.35	17.24	16.74	0.71	0.71	22.09	78	5.18	19.19	8.50	8.37	0.30	0.82	8.68	C22
胆囊	31	1.93	7.77	4.22	4.36	0.20	0.20	5.74	33	2.19	8.12	3.46	3.44	0.05	0.37	1.41	C23—C24
胰腺	56	3.49	14.04	7.39	7.55	0.36	0.36	10.66	52	3.46	12.79	6.15	6.16	0.26	0.55	5.96	C25
喉	10	0.62	2.51	1.33	1.41	0.10	0.10	2.53	1	0.07	0.25	0.19	0.17	0.01	0.01	0.54	C32
肺	390	24.28	97.81	52.43	52.41	2.49	2.49	68.47	244	16.21	60.02	35.23	34.02	2.21	4.02	63.32	C33—C34
其他胸腔器官	4	0.25	1.00	0.92	0.89	0.04	0.04	0.54	7	0.47	1.72	1.00	1.02	0.07	0.11	2.04	C37—C38
骨	6	0.37	1.50	0.73	0.77	0.07	0.07	1.89	7	0.47	1.72	0.94	0.87	0.04	0.11	1.26	C40—C41
皮肤黑色素瘤	2	0.12	0.50	0.26	0.28	0.03	0.03	0.91	5	0.33	1.23	0.47	0.49	0.02	0.02	0.48	C43
乳房	1	0.06	0.25	0.25	0.17	0.01	0.01	0.54	250	16.61	61.49	42.98	39.52	3.34	4.14	100.23	C50
子宫颈	—	—	—	—	—	—	—	—	71	4.72	17.46	12.51	11.41	1.01	1.20	31.54	C53
子宫体	—	—	—	—	—	—	—	—	28	1.86	6.89	4.39	4.15	0.38	0.44	11.84	C54—C55
卵巢	—	—	—	—	—	—	—	—	39	2.59	9.59	7.24	6.71	0.50	0.64	13.61	C56
前列腺	121	7.53	30.35	15.69	15.56	0.42	0.42	11.20	—							—	C61
睾丸	3	0.19	0.75	0.69	0.68	0.04	0.04	0.98	—								C62
肾	32	1.99	8.03	4.61	4.72	0.28	0.28	8.63	17	1.13	4.18	2.45	2.27	0.13	0.29	4.46	C64—C66, C68
膀胱	54	3.36	13.54	7.35	7.30	0.33	0.33	9.68	7	0.47	1.72	1.00	0.88	0.05	0.09	0.92	C67
脑	31	1.93	7.77	5.73	5.53	0.32	0.32	6.84	19	1.26	4.67	2.54	2.48	0.15	0.19	4.37	C70—C72, D32—D33, D42—D43
甲状腺	66	4.11	16.55	15.12	12.58	1.05	1.05	22.90	201	13.36	49.44	38.91	33.87	2.91	3.29	78.07	C73
淋巴瘤	41	2.55	10.28	6.85	6.26	0.35	0.35	8.26	39	2.59	9.59	6.20	6.06	0.32	0.65	7.29	C81—C86, C88, C90, C96
白血病	57	3.55	14.29	11.43	10.99	0.74	0.74	13.90	32	2.13	7.87	5.66	5.63	0.38	0.53	8.34	C91—C95, D45—D47
其他	51	3.18	12.79	7.20	7.43	0.38	0.38	8.60	57	3.79	14.02	7.40	7.47	0.44	0.78	11.17	O&U
所有部位合计	1 606	100.00	402.77	233.99	229.81	12.10	12.10	321.45	1 505	100.00	370.19	226.96	214.00	14.53	23.00	411.45	ALL
所有部位除外 C44	1 592	99.13	399.26	232.07	227.92	11.97	11.97	318.49	1 491	99.07	366.75	225.64	212.60	14.47	22.85	409.85	ALL exc. C44
死亡																	
口腔	11	1.15	2.76	1.46	1.44	0.06	0.06	1.58	1	0.18	0.25	0.14	0.14	0.00	0.03	0.00	C00—C10, C12—C14
鼻咽	8	0.83	2.01	1.28	1.13	0.07	0.07	2.24	10	1.81	2.46	1.21	1.20	0.08	0.14	2.29	C11
食管	66	6.88	16.55	8.38	8.56	0.29	0.29	7.70	31	5.61	7.63	2.53	2.55	0.04	0.17	1.11	C15
胃	170	17.71	42.63	21.58	21.27	0.73	0.73	20.01	61	11.03	15.00	6.90	6.62	0.31	0.63	9.30	C16
结直肠	73	7.60	18.31	9.55	9.55	0.46	0.46	13.56	57	10.31	14.02	6.21	6.08	0.23	0.60	6.23	C18—C21
肝脏	117	12.19	29.34	15.82	15.40	0.61	0.61	17.57	76	13.74	18.69	8.46	8.25	0.28	0.81	8.21	C22
胆囊	15	1.56	3.76	1.93	2.05	0.05	0.05	1.26	22	3.98	5.41	2.46	2.42	0.09	0.22	2.57	C23—C24
胰腺	56	5.83	14.04	7.44	7.44	0.32	0.32	8.84	40	7.23	9.84	4.02	3.84	0.07	0.43	1.89	C25
喉	2	0.21	0.50	0.22	0.22	0.02	0.02	0.47	0	0.00	0.00	0.00	0.00	0.00	0.00	0.00	C32
肺	277	28.85	69.47	35.96	34.93	1.05	1.05	30.17	104	18.81	25.58	11.97	11.79	0.53	1.31	15.06	C33—C34
其他胸腔器官	2	0.21	0.50	0.28	0.26	0.00	0.00	0.00	1	0.18	0.25	0.14	0.14	0.01	0.01	0.44	C37—C38
骨	14	1.46	3.51	1.62	1.55	0.05	0.05	1.45	8	1.45	1.97	0.89	0.93	0.06	0.09	1.74	C40—C41
皮肤黑色素瘤	0	0.00	0.00	0.00	0.00	0.00	0.00	0.00	1	0.18	0.25	0.13	0.10	0.00	0.00	0.00	C43
乳房	2	0.21	0.50	0.19	0.22	0.00	0.00	0.00	23	4.16	5.66	3.04	2.90	0.22	0.28	6.33	C50
子宫颈	—	—	—	—	—	—	—	—	11	1.99	2.71	1.27	1.22	0.09	0.09	2.88	C53
子宫体	—	—	—	—	—	—	—	—	7	1.27	1.72	0.98	0.93	0.07	0.09	2.05	C54—C55
卵巢	—	—	—	—	—	—	—	—	18	3.25	4.43	2.40	2.35	0.08	0.30	2.58	C56
前列腺	19	1.98	4.76	2.23	2.25	0.00	0.00	0.00	—							—	C61
睾丸	0	0.00	0.00	0.00	0.00	0.00	0.00	0.00	—								C62
肾	7	0.73	1.76	0.95	0.96	0.02	0.02	0.64	7	1.27	1.72	0.89	0.86	0.01	0.14	0.52	C64—C66, C68
膀胱	18	1.88	4.51	2.02	2.06	0.02	0.02	0.47	2	0.36	0.49	0.17	0.17	0.00	0.00	0.00	C67
脑	28	2.92	7.02	4.02	3.77	0.21	0.21	5.16	18	3.25	4.43	2.46	2.47	0.16	0.27	3.97	C70—C72, D32—D33, D42—D43
甲状腺	1	0.10	0.25	0.14	0.15	0.00	0.00	0.00	2	0.36	0.49	0.25	0.25	0.02	0.02	0.48	C73
淋巴瘤	28	2.92	7.02	3.90	3.76	0.14	0.14	4.04	20	3.62	4.92	2.54	2.60	0.13	0.35	3.74	C81—C86, C88, C90, C96
白血病	27	2.81	6.77	3.77	3.51	0.12	0.12	2.89	17	3.07	4.18	2.39	2.49	0.13	0.23	3.11	C91—C95, D45—D47
其他	19	1.98	4.76	2.58	2.38	0.05	0.05	1.07	16	2.89	3.94	2.12	2.03	0.10	0.29	2.97	O&U
所有部位合计	960	100.00	240.76	125.29	123.04	4.26	4.26	119.15	553	100.00	136.02	63.56	62.33	2.72	6.50	77.49	ALL
所有部位除外 C44	954	99.38	239.25	124.37	122.33	4.24	4.24	119.15	553	100.00	136.02	63.56	62.33	2.72	6.50	77.49	ALL exc. C44

部位缩写	男性								女性								ICD-10
	病例数	构成比/%	粗率/(1/10万)	中标率/(1/10万)	世标率/(1/10万)	累积率/% 0—64岁	0—74岁	截缩率 35—64岁/(1/10万)	病例数	构成比/%	粗率/(1/10万)	中标率/(1/10万)	世标率/(1/10万)	累积率/% 0—64岁	0—74岁	截缩率 35—64岁/(1/10万)	
发病																	
口腔	10	0.89	4.30	1.84	1.79	0.07	0.07	2.22	2	0.22	0.80	0.29	0.28	0.02	0.02	0.56	C00—C10, C12—C14
鼻咽	20	1.79	8.59	4.89	4.78	0.34	0.34	9.62	7	0.78	2.82	1.86	1.56	0.12	0.15	2.94	C11
食管	39	3.48	16.75	6.46	6.34	0.24	0.24	6.61	9	1.00	3.62	1.09	1.10	0.08	0.08	2.12	C15
胃	152	13.57	65.29	26.85	26.50	1.43	1.43	39.88	80	8.87	32.20	12.72	12.27	0.72	1.33	19.86	C16
结直肠	124	11.07	53.26	20.83	21.36	1.20	1.20	33.86	92	10.20	37.03	15.85	15.32	0.96	1.77	27.72	C18—C21
肝脏	90	8.04	38.66	16.46	15.90	1.06	1.06	31.51	48	5.32	19.32	6.69	6.71	0.29	0.80	8.18	C22
胆囊	23	2.05	9.88	3.99	3.81	0.19	0.19	5.43	29	3.22	11.67	4.86	4.83	0.27	0.60	7.98	C23—C24
胰腺	61	5.45	26.20	10.34	9.85	0.42	0.42	11.09	52	5.76	20.93	6.71	6.35	0.09	0.83	2.82	C25
喉	5	0.45	2.15	0.78	0.76	0.04	0.04	1.12	1	0.11	0.40	0.05	0.07	0.00	0.00	0.00	C32
肺	292	26.07	125.42	48.42	47.96	1.86	1.86	51.76	129	14.30	51.92	19.34	19.14	1.07	2.23	31.52	C33—C34
其他胸腔器官	3	0.27	1.29	1.41	1.24	0.08	0.08	1.27	2	0.22	0.80	0.22	0.17	0.00	0.00	0.00	C37—C38
骨	5	0.45	2.15	0.90	0.92	0.04	0.04	1.30	7	0.78	2.82	0.73	0.65	0.00	0.03	0.00	C40—C41
皮肤黑色素瘤	6	0.54	2.58	1.58	1.28	0.08	0.08	1.30	3	0.33	1.21	0.53	0.56	0.05	0.05	1.56	C43
乳房	1	0.09	0.43	0.16	0.12	0.00	0.00	0.00	122	13.53	49.10	26.79	25.79	2.04	2.87	65.28	C50
子宫颈	—	—	—	—	—	—	—	—	31	3.44	12.48	9.29	7.87	0.62	0.72	17.97	C53
子宫体	—	—	—	—	—	—	—	—	14	1.55	5.63	3.31	3.04	0.19	0.40	6.33	C54—C55
卵巢	—	—	—	—	—	—	—	—	22	2.44	8.85	5.15	4.90	0.34	0.60	9.74	C56
前列腺	87	7.77	37.37	12.92	12.29	0.16	0.16	4.16	—	—	—	—	—	—	—	—	C61
睾丸	1	0.09	0.43	0.37	0.34	0.03	0.03	1.09	—	—	—	—	—	—	—	—	C62
肾	18	1.61	7.73	3.40	3.37	0.17	0.17	5.22	13	1.44	5.23	1.94	1.84	0.09	0.15	2.77	C64—C66, C68
膀胱	34	3.04	14.60	5.47	5.36	0.23	0.23	6.20	7	0.78	2.82	1.27	1.22	0.02	0.19	0.90	C67
脑	22	1.96	9.45	4.43	4.38	0.34	0.34	10.15	32	3.55	12.88	7.09	6.70	0.41	0.68	9.98	C70—C72, D32—D33, D42—D43
甲状腺	30	2.68	12.89	11.92	9.79	0.72	0.72	13.19	110	12.20	44.27	36.14	31.08	2.55	2.92	65.24	C73
淋巴瘤	36	3.21	15.46	7.07	6.84	0.47	0.47	14.18	36	3.99	14.49	6.35	6.17	0.31	0.88	9.12	C81—C86, C88, C90, C96
白血病	17	1.52	7.30	3.61	3.37	0.19	0.19	6.15	14	1.55	5.63	3.70	3.46	0.19	0.38	4.03	C91—C95, D45—D47
其他	44	3.93	18.90	7.71	7.50	0.33	0.33	8.43	40	4.43	16.10	6.02	5.74	0.28	0.56	8.60	O&U
所有部位合计	1 120	100.00	481.08	201.79	195.85	9.70	9.70	265.74	902	100.00	363.03	177.97	166.81	10.71	18.24	305.23	ALL
所有部位除外 C44	1 097	97.95	471.20	198.08	192.08	9.56	9.56	261.31	883	97.89	355.38	175.15	164.18	10.58	17.99	301.12	ALL exc. C44
死亡																	
口腔	3	0.43	1.29	0.67	0.64	0.02	0.02	0.92	3	0.75	1.21	0.38	0.35	0.00	0.03	0.00	C00—C10, C12—C14
鼻咽	10	1.42	4.30	1.79	1.80	0.08	0.08	2.13	4	1.00	1.61	0.96	0.88	0.05	0.09	0.56	C11
食管	36	5.12	15.46	5.71	5.71	0.21	0.21	5.57	5	1.24	2.01	0.54	0.46	0.00	0.00	0.00	C15
胃	112	15.93	48.11	18.14	17.11	0.56	0.56	16.13	59	14.68	23.75	8.34	7.62	0.29	0.71	8.43	C16
结直肠	60	8.53	25.77	10.00	9.54	0.27	0.27	6.79	37	9.20	14.89	4.94	4.86	0.17	0.50	5.05	C18—C21
肝脏	65	9.25	27.92	11.10	10.63	0.56	0.56	16.48	49	12.19	19.72	7.19	6.87	0.37	0.70	9.64	C22
胆囊	15	2.13	6.44	2.90	2.63	0.10	0.10	3.31	22	5.47	8.85	3.14	3.03	0.11	0.45	2.77	C23—C24
胰腺	46	6.54	19.76	7.32	6.94	0.23	0.23	6.67	46	11.44	18.51	5.33	5.35	0.11	0.63	2.99	C25
喉	3	0.43	1.29	0.55	0.59	0.04	0.04	1.30	0	0.00	0.00	0.00	0.00	0.00	0.00	0.00	C32
肺	232	33.00	99.65	36.99	36.26	1.18	1.18	33.63	70	17.41	28.17	9.70	9.30	0.35	1.02	10.46	C33—C34
其他胸腔器官	0	0.00	0.00	0.00	0.00	0.00	0.00	0.00	2	0.50	0.80	0.47	0.46	0.05	0.05	1.48	C37—C38
骨	7	1.00	3.01	1.89	1.92	0.06	0.06	0.00	11	2.74	4.43	1.32	1.31	0.00	0.12	1.38	C40—C41
皮肤黑色素瘤	0	0.00	0.00	0.00	0.00	0.00	0.00	0.00	4	1.00	1.61	0.60	0.55	0.03	0.03	1.00	C43
乳房	1	0.14	0.43	0.11	0.09	0.00	0.00	0.00	18	4.48	7.24	3.18	3.14	0.27	0.31	7.88	C50
子宫颈	—	—	—	—	—	—	—	—	11	2.74	4.43	2.64	2.34	0.19	0.27	4.67	C53
子宫体	—	—	—	—	—	—	—	—	2	0.50	0.80	0.21	0.23	0.00	0.04	0.00	C54—C55
卵巢	—	—	—	—	—	—	—	—	4	1.00	1.61	0.72	0.73	0.02	0.12	0.74	C56
前列腺	35	4.98	15.03	4.63	4.55	0.05	0.05	1.35	—	—	—	—	—	—	—	—	C61
睾丸	1	0.14	0.43	0.93	1.00	0.06	0.06	0.00	—	—	—	—	—	—	—	—	C62
肾	2	0.28	0.86	0.30	0.31	0.00	0.00	0.00	2	0.50	0.80	0.13	0.13	0.00	0.00	0.00	C64—C66, C68
膀胱	11	1.56	4.72	1.62	1.54	0.00	0.00	0.00	1	0.25	0.40	0.14	0.11	0.00	0.00	0.00	C67
脑	13	1.85	5.58	2.62	2.69	0.22	0.22	6.70	13	3.23	5.23	2.65	2.75	0.15	0.26	2.51	C70—C72, D32—D33, D42—D43
甲状腺	1	0.14	0.43	0.17	0.17	0.00	0.00	0.00	3	0.75	1.21	0.90	0.73	0.06	0.06	2.14	C73
淋巴瘤	27	3.84	11.60	4.65	4.89	0.27	0.27	7.57	14	3.48	5.63	2.21	2.31	0.12	0.34	3.51	C81—C86, C88, C90, C96
白血病	10	1.42	4.30	1.58	1.62	0.07	0.07	1.87	10	2.49	4.02	1.79	1.67	0.08	0.19	2.56	C91—C95, D45—D47
其他	13	1.85	5.58	1.98	2.09	0.10	0.10	2.83	12	2.99	4.83	1.03	1.07	0.00	0.12	0.00	O&U
所有部位合计	703	100.00	301.96	115.68	112.72	4.08	4.08	113.25	402	100.00	161.79	58.50	56.25	2.47	6.02	67.78	ALL
所有部位除外 C44	697	99.15	299.38	114.98	111.89	4.08	4.08	113.25	400	99.50	160.99	58.29	56.02	2.47	5.98	67.78	ALL exc. C44

附表 7-12 南通市区 2016 年恶性肿瘤发病和死亡主要指标

部位缩写	男性 病例数	构成比/%	粗率/(1/10万)	中标率/(1/10万)	世标率/(1/10万)	累积率/% 0—64岁	累积率/% 0—74岁	截缩率35—64岁/(1/10万)	女性 病例数	构成比/%	粗率/(1/10万)	中标率/(1/10万)	世标率/(1/10万)	累积率/% 0—64岁	累积率/% 0—74岁	截缩率35—64岁/(1/10万)	ICD-10
发病																	
口腔	64	1.61	7.21	3.68	3.54	0.25	0.25	6.02	31	0.95	3.34	1.52	1.53	0.10	0.18	3.02	C00—C10, C12—C14
鼻咽	30	0.75	3.38	1.79	1.75	0.12	0.12	3.72	17	0.52	1.83	1.03	0.96	0.07	0.12	1.82	C11
食管	285	7.17	32.11	13.65	14.23	0.82	0.82	22.09	115	3.51	12.39	4.18	4.18	0.13	0.43	3.67	C15
胃	509	12.80	57.34	23.97	24.05	1.10	1.10	30.68	269	8.22	28.98	12.05	11.76	0.58	1.30	17.02	C16
结直肠	442	11.12	49.79	21.46	21.32	1.17	1.17	34.03	311	9.50	33.51	14.05	13.90	0.70	1.57	19.00	C18—C21
肝脏	529	13.30	59.59	29.87	29.62	2.11	2.11	62.62	213	6.51	22.95	9.34	9.51	0.56	1.13	15.88	C22
胆囊	42	1.06	4.73	1.72	1.71	0.04	0.04	1.18	47	1.44	5.06	2.10	2.04	0.08	0.30	2.17	C23—C24
胰腺	152	3.82	17.12	7.00	7.07	0.29	0.29	8.57	136	4.16	14.65	5.48	5.54	0.23	0.59	6.50	C25
喉	15	0.38	1.69	0.82	0.85	0.04	0.04	1.26	1	0.03	0.11	0.04	0.03	0.00	0.00	0.00	C32
肺	953	23.97	107.36	44.27	43.81	1.93	1.93	54.22	526	16.08	56.68	25.04	25.04	1.42	3.04	42.29	C33—C34
其他胸腔器官	10	0.25	1.13	0.77	0.68	0.05	0.05	1.70	15	0.46	1.62	0.72	0.71	0.03	0.11	0.97	C37—C38
骨	19	0.48	2.14	1.19	1.18	0.08	0.08	1.86	20	0.61	2.15	1.18	1.11	0.08	0.12	2.58	C40—C41
皮肤黑色素瘤	5	0.13	0.56	0.23	0.22	0.00	0.00	0.00	12	0.37	1.29	0.45	0.47	0.02	0.04	0.60	C43
乳房	2	0.05	0.23	0.09	0.09	0.00	0.00	0.00	526	16.08	56.68	33.83	31.60	2.50	3.39	75.06	C50
子宫颈	—							—	175	5.35	18.86	11.92	10.77	0.85	1.10	25.51	C53
子宫体	—							—	81	2.48	8.73	5.24	4.97	0.45	0.53	13.84	C54—C55
卵巢	—							—	88	2.69	9.48	5.48	5.28	0.38	0.59	10.68	C56
前列腺	218	5.48	24.56	8.59	8.42	0.14	0.14	3.84	—							—	C61
睾丸	5	0.13	0.56	0.87	0.84	0.05	0.05	0.26	—							—	C62
肾	67	1.69	7.55	3.66	3.66	0.22	0.22	6.17	38	1.16	4.09	2.00	1.96	0.10	0.24	2.87	C64—C66, C68
膀胱	134	3.37	15.10	6.42	6.30	0.29	0.29	7.85	46	1.41	4.96	1.95	1.98	0.11	0.20	2.66	C67
脑	93	2.34	10.48	6.11	5.62	0.33	0.33	8.78	123	3.76	13.25	7.58	7.50	0.55	0.83	14.24	C70—C72, D32—D33, D42—D43
甲状腺	66	1.66	7.44	6.30	5.39	0.43	0.43	10.54	182	5.56	19.61	16.56	14.73	1.20	1.30	28.07	C73
淋巴瘤	100	2.52	11.27	5.78	5.93	0.39	0.39	9.42	75	2.29	8.08	4.02	3.84	0.21	0.45	5.24	C81—C86, C88, C90, C96
白血病	102	2.57	11.49	7.07	7.54	0.45	0.45	9.04	68	2.08	7.33	4.58	4.54	0.24	0.44	4.60	C91—C95, D45—D47
其他	134	3.37	15.10	7.22	7.26	0.38	0.38	10.09	157	4.80	16.92	8.04	7.80	0.48	0.82	13.04	O&U
所有部位合计	3 976	100.00	447.92	202.54	201.09	10.68	10.68	293.94	3272	100.00	352.55	178.42	171.75	11.07	18.83	311.33	ALL
所有部位除外 C44	3 946	99.25	444.54	201.05	199.60	10.60	10.60	291.46	3241	99.05	349.21	177.45	170.73	11.05	18.76	310.75	ALL exc. C44
死亡																	
口腔	27	0.87	3.04	1.33	1.34	0.07	0.07	2.07	12	0.64	1.29	0.50	0.50	0.03	0.04	0.99	C00—C10, C12—C14
鼻咽	27	0.87	3.04	1.49	1.51	0.11	0.11	2.72	10	0.54	1.08	0.43	0.44	0.03	0.05	0.98	C11
食管	291	9.37	32.78	13.04	13.10	0.57	0.57	15.44	109	5.85	11.74	3.76	3.73	0.06	0.36	1.66	C15
胃	406	13.07	45.74	17.04	16.96	0.63	0.63	17.55	218	11.70	23.49	9.22	8.99	0.36	0.81	9.48	C16
结直肠	209	6.73	23.55	9.30	9.18	0.41	0.41	10.95	174	9.33	18.75	7.05	6.90	0.31	0.65	8.17	C18—C21
肝脏	533	17.16	60.05	29.82	29.19	2.08	2.08	62.60	226	12.12	24.35	9.54	9.62	0.49	1.09	14.09	C22
胆囊	28	0.90	3.15	1.11	1.09	0.04	0.04	1.14	41	2.20	4.42	1.52	1.53	0.04	0.17	1.14	C23—C24
胰腺	139	4.48	15.66	6.17	6.13	0.23	0.23	6.65	116	6.22	12.50	4.51	4.59	0.15	0.50	4.38	C25
喉	7	0.23	0.79	0.34	0.31	0.01	0.01	0.44	1	0.05	0.11	0.04	0.03	0.00	0.00	0.00	C32
肺	891	28.69	100.38	39.42	38.85	1.54	1.54	43.48	397	21.30	42.78	15.81	15.90	0.64	1.68	18.26	C33—C34
其他胸腔器官	4	0.13	0.45	0.22	0.21	0.01	0.01	0.41	9	0.48	0.97	0.55	0.56	0.04	0.05	0.96	C37—C38
骨	14	0.45	1.58	0.75	0.71	0.02	0.02	0.41	18	0.97	1.94	0.86	0.86	0.05	0.12	1.55	C40—C41
皮肤黑色素瘤	2	0.06	0.23	0.06	0.05	0.00	0.00	0.00	1	0.05	0.11	0.02	0.03	0.00	0.00	0.00	C43
乳房	1	0.03	0.11	0.03	0.02	0.00	0.00	0.00	125	6.71	13.47	5.96	5.88	0.36	0.63	10.69	C50
子宫颈	—							—	63	3.38	6.79	2.94	2.92	0.17	0.27	4.87	C53
子宫体	—							—	11	0.59	1.19	0.61	0.56	0.04	0.05	1.32	C54—C55
卵巢	—							—	55	2.95	5.93	2.72	2.70	0.17	0.34	4.95	C56
前列腺	101	3.25	11.38	3.24	3.39	0.02	0.02	0.57	—							—	C61
睾丸	2	0.06	0.23	0.08	0.09	0.01	0.01	0.19	—							—	C62
肾	21	0.68	2.37	0.96	0.92	0.03	0.03	0.81	15	0.80	1.62	0.53	0.58	0.03	0.06	0.78	C64—C66, C68
膀胱	84	2.70	9.46	3.02	3.21	0.08	0.08	2.13	26	1.39	2.80	0.84	0.86	0.01	0.05	0.41	C67
脑	63	2.03	7.10	3.61	3.60	0.17	0.17	4.18	57	3.06	6.14	2.88	2.99	0.20	0.29	5.08	C70—C72, D32—D33, D42—D43
甲状腺	1	0.03	0.11	0.04	0.03	0.00	0.00	0.00	0	0.00	0.00	0.00	0.00	0.00	0.00	0.00	C73
淋巴瘤	77	2.48	8.67	3.85	3.93	0.19	0.19	5.09	46	2.47	4.96	2.41	2.22	0.12	0.24	3.14	C81—C86, C88, C90, C96
白血病	97	3.12	10.93	6.56	6.25	0.39	0.39	7.69	62	3.33	6.68	3.24	3.31	0.14	0.31	3.23	C91—C95, D45—D47
其他	81	2.61	9.13	3.79	3.78	0.12	0.12	2.57	72	3.86	7.76	3.04	3.06	0.13	0.27	4.39	O&U
所有部位合计	3 106	100.00	349.91	145.27	143.86	6.74	6.74	187.10	1864	100.00	200.84	78.98	78.55	3.60	8.03	100.52	ALL
所有部位除外 C44	3 089	99.45	347.99	144.84	143.34	6.74	6.74	187.10	1843	98.87	198.58	78.49	77.94	3.59	8.01	100.31	ALL exc. C44

附表 7-13　海安市 2016 年恶性肿瘤发病和死亡主要指标

部位缩写	男性								女性								ICD-10
	病例数	构成比/%	粗率/(1/10万)	中标率/(1/10万)	世标率/(1/10万)	累积率/% 0—64岁	累积率/% 0—74岁	截缩率35—64岁/(1/10万)	病例数	构成比/%	粗率/(1/10万)	中标率/(1/10万)	世标率/(1/10万)	累积率/% 0—64岁	累积率/% 0—74岁	截缩率35—64岁/(1/10万)	
发病																	
口腔	18	0.93	3.88	1.49	1.50	0.10	0.10	2.73	16	1.02	3.37	1.40	1.38	0.10	0.13	3.11	C00—C10, C12—C14
鼻咽	18	0.93	3.88	2.28	2.08	0.18	0.18	5.05	5	0.32	1.05	0.82	0.67	0.04	0.08	1.44	C11
食管	414	21.40	89.20	32.11	32.13	1.24	1.24	33.62	238	15.15	50.20	17.42	17.28	0.57	2.07	14.11	C15
胃	245	12.66	52.79	19.92	19.77	0.82	0.82	22.46	109	6.94	22.99	8.34	8.04	0.32	0.91	9.20	C16
结直肠	174	8.99	37.49	15.87	15.31	0.80	0.80	23.08	140	8.91	29.53	12.60	12.12	0.59	1.30	17.19	C18—C21
肝脏	246	12.71	53.00	25.31	24.62	1.75	1.75	55.17	83	5.28	17.51	7.60	7.29	0.47	0.81	14.37	C22
胆囊	28	1.45	6.03	2.04	1.94	0.05	0.05	1.64	34	2.16	7.17	3.10	3.02	0.15	0.42	4.68	C23—C24
胰腺	90	4.65	19.39	7.38	7.47	0.29	0.29	8.77	64	4.07	13.50	4.54	4.48	0.21	0.44	6.20	C25
喉	6	0.31	1.29	0.50	0.51	0.02	0.02	0.60	1	0.06	0.21	0.04	0.03	0.00	0.00	0.00	C32
肺	359	18.55	77.35	29.02	29.05	1.34	1.34	37.53	220	14.00	46.40	19.26	18.54	1.05	2.18	31.08	C33—C34
其他胸腔器官	3	0.16	0.65	0.26	0.28	0.00	0.00	0.00	3	0.19	0.63	0.33	0.33	0.02	0.05	0.79	C37—C38
骨	7	0.36	1.51	0.79	0.75	0.04	0.04	0.60	12	0.76	2.53	1.31	1.31	0.05	0.10	0.34	C40—C41
皮肤黑色素瘤	2	0.10	0.43	0.42	0.35	0.02	0.02	0.00	1	0.06	0.21	0.09	0.10	0.01	0.01	0.34	C43
乳房	2	0.10	0.43	0.75	0.57	0.04	0.04	0.83	226	14.39	47.67	31.09	27.85	2.29	2.83	72.32	C50
子宫颈	—	—	—	—	—	—	—	—	111	7.07	23.41	13.53	12.57	0.95	1.30	28.08	C53
子宫体	—	—	—	—	—	—	—	—	51	3.25	10.76	6.04	5.53	0.38	0.60	13.30	C54—C55
卵巢	—	—	—	—	—	—	—	—	52	3.31	10.97	5.39	5.19	0.39	0.59	11.64	C56
前列腺	72	3.72	15.51	4.99	4.76	0.08	0.08	2.28	—	—	—	—	—	—	—	—	
睾丸	0	0.00	0.00	0.00	0.00	0.00	0.00	0.00	—	—	—	—	—	—	—	—	C62
肾	21	1.09	4.52	2.64	2.51	0.14	0.14	3.44	14	0.89	2.95	1.15	1.13	0.06	0.12	1.95	C64—C66, C68
膀胱	57	2.95	12.28	4.78	4.67	0.24	0.24	7.15	22	1.40	4.64	1.53	1.51	0.08	0.17	2.13	C67
脑	29	1.50	6.25	3.13	2.93	0.14	0.14	5.62	26	1.65	5.48	3.13	2.94	0.20	0.35	5.72	C70—C72, D32—D33, D42—D43
甲状腺	6	0.31	1.29	0.94	0.81	0.05	0.05	2.14	26	1.65	5.48	4.88	4.06	0.32	0.40	7.54	C73
淋巴瘤	43	2.22	9.26	4.41	4.29	0.22	0.22	5.06	36	2.29	7.59	3.43	3.43	0.19	0.34	4.75	C81—C86, C88, C90, C96
白血病	44	2.27	9.48	5.29	5.37	0.32	0.32	8.80	29	1.85	6.12	4.06	3.99	0.23	0.36	4.85	C91—C95, D45—D47
其他	51	2.64	10.99	5.85	5.53	0.29	0.29	9.16	52	3.31	10.97	5.25	4.97	0.34	0.55	10.04	O&U
所有部位合计	1 935	100.00	416.90	170.18	167.21	8.25	8.25	235.71	1571	100.00	331.34	156.35	148.10	9.02	16.13	265.16	ALL
所有部位除外 C44	1 923	99.38	414.31	168.58	165.62	8.16	8.16	233.56	1549	98.60	326.70	154.87	146.65	8.97	15.98	263.86	ALL exc. C44
死亡																	
口腔	14	0.89	3.02	1.18	1.14	0.05	0.05	1.44	10	1.07	2.11	0.66	0.65	0.03	0.07	0.86	C00—C10, C12—C14
鼻咽	13	0.82	2.80	1.30	1.30	0.08	0.08	2.39	5	0.53	1.05	0.62	0.53	0.04	0.06	0.63	C11
食管	370	23.43	79.72	27.23	27.64	0.89	0.89	23.54	187	20.00	39.44	12.05	12.00	0.26	1.37	6.64	C15
胃	234	14.82	50.42	17.66	17.42	0.47	0.47	11.87	94	10.05	19.83	6.59	6.27	0.20	0.63	6.38	C16
结直肠	92	5.83	19.82	7.69	7.45	0.29	0.29	8.22	67	7.17	14.13	4.98	4.84	0.16	0.44	3.81	C18—C21
肝脏	219	13.87	47.18	21.60	21.37	1.42	1.42	43.90	64	6.84	13.50	5.38	5.19	0.28	0.61	9.17	C22
胆囊	37	2.34	7.97	2.72	2.69	0.09	0.09	2.60	34	3.64	7.17	2.39	2.38	0.14	0.26	3.69	C23—C24
胰腺	76	4.81	16.37	5.97	6.16	0.20	0.20	6.11	47	5.03	9.91	3.17	3.15	0.14	0.33	4.00	C25
喉	6	0.38	1.29	0.46	0.45	0.02	0.02	0.60	1	0.11	0.21	0.04	0.03	0.00	0.00	0.00	C32
肺	319	20.20	68.73	25.12	25.08	1.10	1.10	29.83	167	17.86	35.22	12.56	12.44	0.58	1.36	16.48	C33—C34
其他胸腔器官	3	0.19	0.65	0.26	0.29	0.01	0.01	0.33	1	0.11	0.21	0.09	0.10	0.00	0.02	0.00	C37—C38
骨	6	0.38	1.29	0.80	0.79	0.05	0.05	0.60	11	1.18	2.32	0.78	0.79	0.02	0.09	0.63	C40—C41
皮肤黑色素瘤	4	0.25	0.86	0.57	0.51	0.03	0.03	0.00	0	0.00	0.00	0.00	0.00	0.00	0.00	0.00	C43
乳房	0	0.00	0.00	0.00	0.00	0.00	0.00	0.00	63	6.74	13.29	5.54	5.61	0.44	0.54	13.48	C50
子宫颈	—	—	—	—	—	—	—	—	46	4.92	9.70	4.38	4.15	0.23	0.44	7.56	C53
子宫体	—	—	—	—	—	—	—	—	10	1.07	2.11	0.93	0.97	0.06	0.14	1.87	C54—C55
卵巢	—	—	—	—	—	—	—	—	21	2.25	4.43	2.01	2.02	0.13	0.29	4.00	C56
前列腺	30	1.90	6.46	1.95	1.96	0.01	0.01	0.27	—	—	—	—	—	—	—	—	C61
睾丸	0	0.00	0.00	0.00	0.00	0.00	0.00	0.00	—	—	—	—	—	—	—	—	C62
肾	10	0.63	2.15	0.75	0.70	0.01	0.01	0.33	5	0.53	1.05	0.40	0.39	0.02	0.04	0.75	C64—C66, C68
膀胱	24	1.52	5.17	1.63	1.67	0.05	0.05	1.23	8	0.86	1.69	0.49	0.47	0.01	0.05	0.00	C67
脑	25	1.58	5.39	2.37	2.09	0.08	0.08	1.95	15	1.60	3.16	1.34	1.29	0.05	0.13	1.61	C70—C72, D32—D33, D42—D43
甲状腺	1	0.06	0.22	0.10	0.11	0.01	0.01	0.33	0	0.00	0.00	0.00	0.00	0.00	0.00	0.00	C73
淋巴瘤	37	2.34	7.97	3.16	3.12	0.13	0.13	3.68	28	2.99	5.91	2.35	2.34	0.11	0.20	2.09	C81—C86, C88, C90, C96
白血病	30	1.90	6.46	3.58	3.14	0.20	0.20	6.09	30	3.21	6.33	3.56	3.58	0.20	0.31	3.10	C91—C95, D45—D47
其他	29	1.84	6.25	2.25	2.32	0.11	0.11	3.03	21	2.25	4.43	1.62	1.60	0.08	0.18	2.62	O&U
所有部位合计	1 579	100.00	340.20	128.33	127.40	5.29	5.29	148.65	935	100.00	197.20	71.94	70.79	3.18	7.55	89.68	ALL
所有部位除外 C44	1 576	99.81	339.55	128.17	127.19	5.29	5.29	148.65	928	99.25	195.72	71.53	70.34	3.16	7.50	89.08	ALL exc. C44

部位缩写	男性								女性								ICD-10
	病例数	构成比/%	粗率/(1/10万)	中标率/(1/10万)	世标率/(1/10万)	累积率/% 0—64岁	累积率/% 0—74岁	截缩率 35—64岁/(1/10万)	病例数	构成比/%	粗率/(1/10万)	中标率/(1/10万)	世标率/(1/10万)	累积率/% 0—64岁	累积率/% 0—74岁	截缩率 35—64岁/(1/10万)	
发病																	
口腔	18	0.79	3.54	1.36	1.37	0.08	0.08	2.37	11	0.60	2.09	0.78	0.78	0.03	0.10	0.88	C00—C10,C12—C14
鼻咽	24	1.05	4.72	2.82	2.50	0.18	0.18	5.22	11	0.60	2.09	1.39	1.41	0.10	0.12	2.31	C11
食管	231	10.08	45.40	16.03	16.14	0.56	0.56	14.50	115	6.28	21.86	6.64	6.63	0.19	0.73	5.22	C15
胃	276	12.05	54.25	20.08	19.97	0.88	0.88	24.85	142	7.76	26.99	9.53	9.08	0.42	0.97	12.00	C16
结直肠	203	8.86	39.90	15.29	15.24	0.76	0.76	21.06	155	8.47	29.47	11.10	10.83	0.64	1.13	18.85	C18—C21
肝脏	284	12.40	55.82	24.51	24.03	1.76	1.76	51.29	119	6.50	22.62	8.16	8.01	0.39	0.89	11.05	C22
胆囊	25	1.09	4.91	1.82	1.76	0.05	0.05	1.51	35	1.91	6.65	2.28	2.25	0.12	0.20	3.41	C23—C24
胰腺	108	4.71	21.23	7.52	7.35	0.26	0.26	7.63	94	5.14	17.87	6.12	6.16	0.29	0.74	8.30	C25
喉	12	0.52	2.36	0.83	0.79	0.02	0.02	0.59	1	0.05	0.19	0.06	0.05	0.00	0.00	0.00	C32
肺	607	26.49	119.30	43.08	42.53	1.71	1.71	46.17	312	17.05	59.31	22.01	21.30	1.03	2.48	30.02	C33—C34
其他胸腔器官	3	0.13	0.59	0.35	0.32	0.02	0.02	0.63	6	0.33	1.14	0.73	0.67	0.05	0.07	1.20	C37—C38
骨	20	0.87	3.93	2.54	2.63	0.15	0.15	2.72	17	0.93	3.23	2.11	2.13	0.11	0.20	0.86	C40—C41
皮肤黑色素瘤	5	0.22	0.98	0.31	0.31	0.00	0.00	0.00	1	0.05	0.19	0.06	0.05	0.00	0.00	0.00	C43
乳房	4	0.17	0.79	0.30	0.26	0.01	0.01	0.31	247	13.50	46.95	23.62	22.30	1.75	2.39	54.41	C50
子宫颈	—	—	—	—	—	—	—	—	122	6.67	23.19	10.88	10.35	0.78	1.11	25.33	C53
子宫体	—	—	—	—	—	—	—	—	61	3.33	11.60	5.35	5.04	0.36	0.56	9.69	C54—C55
卵巢	—	—	—	—	—	—	—	—	42	2.30	7.98	4.60	4.08	0.31	0.46	7.53	C56
前列腺	92	4.02	18.08	5.68	5.60	0.11	0.11	2.91	—	—	—	—	—	—	—	—	C61
睾丸	3	0.13	0.59	0.49	0.92	0.04	0.04	0.28	—	—	—	—	—	—	—	—	C62
肾	32	1.40	6.29	2.39	2.35	0.11	0.11	3.25	21	1.15	3.99	1.37	1.45	0.09	0.17	2.28	C64—C66,C68
膀胱	56	2.44	11.01	3.87	4.00	0.15	0.15	4.12	19	1.04	3.61	1.47	1.48	0.08	0.14	1.78	C67
脑	59	2.58	11.60	5.71	5.32	0.28	0.28	6.96	56	3.06	10.65	5.25	5.56	0.38	0.58	10.10	C70—C72,D32—D33,D42—D43
甲状腺	24	1.05	4.72	3.11	2.97	0.23	0.23	5.89	71	3.88	13.50	9.94	8.77	0.74	0.84	20.04	C73
淋巴瘤	71	3.10	13.95	5.46	5.32	0.24	0.24	6.14	64	3.50	12.17	6.04	5.67	0.32	0.69	7.78	C81—C86,C88,C90,C96
白血病	47	2.05	9.24	4.98	5.33	0.31	0.31	5.95	35	1.91	6.65	3.53	3.22	0.22	0.35	7.32	C91—C95,D45—D47
其他	87	3.80	17.10	7.36	7.80	0.28	0.28	6.19	73	3.99	13.88	6.17	5.64	0.31	0.60	9.11	O&U
所有部位合计	2 291	100.00	450.29	175.88	174.82	8.20	8.20	220.56	1830	100.00	347.88	149.19	142.89	8.68	15.52	249.47	ALL
所有部位除外C44	2 262	98.73	444.59	174.12	172.89	8.17	8.17	219.66	1801	98.42	342.37	147.16	140.99	8.58	15.32	246.37	ALL exc. C44
死亡																	
口腔	13	0.75	2.56	0.83	0.88	0.03	0.03	0.86	7	0.63	1.33	0.42	0.43	0.02	0.06	0.56	C00—C10,C12—C14
鼻咽	18	1.04	3.54	2.06	2.02	0.12	0.12	2.83	4	0.36	0.76	0.26	0.24	0.00	0.03	0.00	C11
食管	165	9.49	32.43	10.98	10.77	0.26	0.26	6.41	95	8.60	18.06	5.34	5.21	0.11	0.56	3.18	C15
胃	216	12.43	42.45	14.76	14.22	0.38	0.38	11.17	115	10.41	21.86	7.39	7.07	0.27	0.75	8.39	C16
结直肠	91	5.24	17.89	6.08	5.73	0.12	0.12	3.23	70	6.33	13.31	3.99	4.06	0.17	0.34	4.83	C18—C21
肝脏	247	14.21	48.55	20.88	20.14	1.30	1.30	38.14	114	10.32	21.67	8.24	8.15	0.36	0.82	9.27	C22
胆囊	25	1.44	4.91	1.74	1.79	0.05	0.05	1.47	24	2.17	4.56	1.49	1.56	0.09	0.19	2.32	C23—C24
胰腺	97	5.58	19.07	6.71	6.58	0.23	0.23	6.45	77	6.97	14.64	4.89	4.96	0.22	0.53	8.11	C25
喉	10	0.58	1.97	0.66	0.66	0.01	0.01	0.29	1	0.09	0.19	0.06	0.05	0.00	0.00	0.00	C32
肺	513	29.52	100.83	36.66	35.70	1.32	1.32	35.12	254	22.99	48.29	16.38	15.97	0.75	1.68	20.79	C33—C34
其他胸腔器官	3	0.17	0.59	0.21	0.21	0.01	0.01	0.29	6	0.54	1.14	0.66	0.63	0.05	0.08	0.86	C37—C38
骨	16	0.92	3.14	2.47	2.46	0.13	0.13	1.20	15	1.36	2.85	1.25	1.02	0.05	0.10	0.58	C40—C41
皮肤黑色素瘤	2	0.12	0.39	0.09	0.10	0.00	0.00	0.00	5	0.45	0.95	0.61	0.50	0.04	0.04	1.35	C43
乳房	2	0.12	0.39	0.09	0.10	0.00	0.00	0.00	53	4.80	10.08	4.49	4.43	0.33	0.48	9.68	C50
子宫颈	—	—	—	—	—	—	—	—	48	4.34	9.12	3.05	3.03	0.16	0.28	4.90	C53
子宫体	—	—	—	—	—	—	—	—	28	2.53	5.32	1.78	1.75	0.08	0.19	2.58	C54—C55
卵巢	—	—	—	—	—	—	—	—	32	2.90	6.08	2.92	2.73	0.21	0.31	5.56	C56
前列腺	61	3.51	11.99	3.54	3.66	0.03	0.03	0.87	—	—	—	—	—	—	—	—	C61
睾丸	1	0.06	0.20	0.04	0.06	0.00	0.00	0.00	—	—	—	—	—	—	—	—	C62
肾	14	0.81	2.75	0.92	0.91	0.04	0.04	1.15	13	1.18	2.47	0.73	0.75	0.04	0.07	1.12	C64—C66,C68
膀胱	36	2.07	7.08	2.41	2.33	0.06	0.06	1.82	9	0.81	1.71	0.41	0.47	0.02	0.04	0.58	C67
脑	46	2.65	9.04	4.35	3.92	0.20	0.20	4.57	28	2.53	5.32	2.99	3.25	0.21	0.25	4.56	C70—C72,D32—D33,D42—D43
甲状腺	1	0.06	0.20	0.05	0.04	0.00	0.00	0.00	4	0.36	0.76	0.21	0.22	0.00	0.00	0.00	C73
淋巴瘤	64	3.68	12.58	4.99	4.86	0.19	0.19	4.12	31	2.81	5.89	2.69	2.52	0.07	0.29	1.17	C81—C86,C88,C90,C96
白血病	32	1.84	6.29	3.15	3.04	0.19	0.19	3.86	30	2.71	5.70	3.20	3.64	0.19	0.28	3.65	C91—C95,D45—D47
其他	65	3.74	12.78	5.24	5.21	0.19	0.19	4.29	42	3.80	7.98	2.68	2.70	0.12	0.27	3.69	O&U
所有部位合计	1 738	100.00	341.60	128.93	125.39	4.88	4.88	128.13	1105	100.00	210.06	76.13	75.36	3.62	7.69	97.72	ALL
所有部位除外C44	1 731	99.60	340.22	128.52	124.97	4.88	4.88	128.13	1095	99.10	208.16	75.79	74.92	3.61	7.68	97.42	ALL exc. C44

附表 7-15 启东市 2016 年恶性肿瘤发病和死亡主要指标

部位缩写	男性								女性								ICD-10
	病例数	构成比/%	粗率/(1/10万)	中标率/(1/10万)	世标率/(1/10万)	累积率/% 0—64岁	累积率/% 0—74岁	截缩率 35—64岁/(1/10万)	病例数	构成比/%	粗率/(1/10万)	中标率/(1/10万)	世标率/(1/10万)	累积率/% 0—64岁	累积率/% 0—74岁	截缩率 35—64岁/(1/10万)	
发病																	
口腔	20	0.66	3.65	2.09	2.12	0.12	0.12	3.04	18	0.74	3.15	1.40	1.42	0.05	0.17	1.60	C00—C10, C12—C14
鼻咽	27	0.90	4.92	3.29	2.87	0.19	0.19	5.70	15	0.62	2.62	2.12	1.84	0.14	0.16	3.70	C11
食管	110	3.66	20.06	9.50	9.55	0.40	0.40	11.22	46	1.89	8.05	2.69	2.75	0.06	0.24	1.59	C15
胃	346	11.50	63.09	31.44	31.35	1.60	1.60	44.12	194	7.95	33.94	14.88	14.79	0.70	1.62	19.40	C16
结直肠	308	10.24	56.16	29.19	29.69	1.33	1.33	36.59	268	10.99	46.89	19.84	20.11	0.94	2.39	26.35	C18—C21
肝脏	622	20.68	113.41	59.33	58.82	3.70	3.70	107.82	249	10.21	43.56	20.16	20.78	1.23	2.53	35.35	C22
胆囊	38	1.26	6.93	3.76	3.55	0.15	0.15	4.58	40	1.64	7.00	3.01	3.06	0.13	0.35	3.73	C23—C24
胰腺	131	4.36	23.89	12.19	12.15	0.54	0.54	15.19	102	4.18	17.84	7.18	7.45	0.32	0.86	8.60	C25
喉	25	0.83	4.56	3.05	2.72	0.13	0.13	2.88	1	0.04	0.17	0.11	0.12	0.00	0.02	0.00	C32
肺	770	25.60	140.40	69.94	69.55	2.62	2.62	70.59	407	16.69	71.20	31.31	31.87	1.80	3.78	50.76	C33—C34
其他胸腔器官	6	0.20	1.09	1.15	1.15	0.09	0.09	1.36	4	0.16	0.70	0.48	0.43	0.04	0.04	1.38	C37—C38
骨	9	0.30	1.64	1.20	1.00	0.05	0.05	1.14	9	0.37	1.57	1.08	1.16	0.05	0.15	0.96	C40—C41
皮肤黑色素瘤	9	0.30	1.64	0.79	0.87	0.06	0.06	1.60	17	0.70	2.97	1.45	1.42	0.09	0.13	2.07	C43
乳房	3	0.10	0.55	0.30	0.28	0.03	0.03	0.89	338	13.86	59.13	31.91	31.23	2.65	3.47	77.90	C50
子宫颈	—	—	—	—	—	—	—	—	150	6.15	26.24	16.62	14.87	1.29	1.49	36.94	C53
子宫体	—	—	—	—	—	—	—	—	89	3.65	15.57	8.06	8.11	0.72	0.92	20.81	C54—C55
卵巢	—	—	—	—	—	—	—	—	54	2.21	9.45	5.00	4.86	0.38	0.56	11.98	C56
前列腺	141	4.69	25.71	12.06	11.92	0.17	0.17	4.31	—	—	—	—	—	—	—	—	C61
睾丸	1	0.03	0.18	0.09	0.09	0.00	0.00	0.00	—	—	—	—	—	—	—	—	C62
肾	47	1.56	8.57	4.62	4.69	0.20	0.20	4.95	33	1.35	5.77	2.93	2.95	0.17	0.37	4.25	C64—C66, C68
膀胱	104	3.46	18.96	9.09	9.12	0.28	0.28	7.97	31	1.27	5.42	2.81	2.63	0.14	0.34	3.70	C67
脑	58	1.93	10.58	5.49	5.46	0.29	0.29	7.50	58	2.38	10.15	5.69	5.65	0.42	0.58	10.93	C70—C72, D32—D33, D42—D43
甲状腺	22	0.73	4.01	2.52	2.42	0.21	0.21	5.37	107	4.39	18.72	13.58	12.29	1.04	1.20	26.52	C73
淋巴瘤	85	2.83	15.50	7.96	8.00	0.42	0.42	11.13	73	2.99	12.77	6.41	6.30	0.32	0.73	8.24	C81—C86, C88, C90, C96
白血病	69	2.29	12.58	8.21	8.36	0.42	0.42	9.72	59	2.42	10.14	6.29	6.20	0.30	0.69	5.98	C91—C95, D45—D47
其他	57	1.89	10.39	5.92	6.09	0.24	0.24	4.44	77	3.16	13.47	6.61	6.60	0.30	0.70	7.51	O&U
所有部位合计	3 008	100.00	548.47	283.17	281.81	13.22	13.22	362.11	2439	100.00	426.69	211.63	208.87	13.28	23.52	370.23	ALL
所有部位除外C44	2 974	98.87	542.27	280.39	279.05	13.14	13.14	359.88	2402	98.48	420.22	209.15	206.27	13.21	23.25	368.30	ALL exc. C44
死亡																	
口腔	15	0.71	2.74	1.31	1.33	0.08	0.08	2.11	9	0.68	1.57	0.50	0.57	0.02	0.04	0.59	C00—C10, C12—C14
鼻咽	15	0.71	2.74	1.55	1.48	0.10	0.10	3.11	3	0.23	0.52	0.19	0.19	0.01	0.01	0.29	C11
食管	87	4.09	15.86	7.63	7.81	0.34	0.34	9.35	42	3.16	7.35	2.26	2.33	0.05	0.19	1.17	C15
胃	266	12.51	48.50	22.54	22.96	0.83	0.83	22.95	147	11.06	25.72	10.03	9.92	0.43	0.85	12.51	C16
结直肠	153	7.20	27.90	13.86	14.02	0.40	0.40	9.88	154	11.59	26.94	9.98	10.25	0.31	1.04	8.54	C18—C21
肝脏	463	21.78	84.42	43.36	43.31	2.77	2.77	80.52	187	14.07	32.71	14.35	14.44	0.69	1.64	20.01	C22
胆囊	31	1.46	5.65	2.87	2.81	0.07	0.07	2.14	43	3.24	7.52	2.87	2.94	0.10	0.30	2.98	C23—C24
胰腺	99	4.66	18.05	9.13	9.04	0.39	0.39	10.64	100	7.52	17.49	6.59	6.75	0.16	0.71	4.91	C25
喉	11	0.52	2.01	0.92	0.87	0.01	0.01	0.27	1	0.08	0.17	0.07	0.08	0.00	0.01	0.00	C32
肺	661	31.09	120.52	57.48	56.76	1.69	1.69	45.77	282	21.22	49.33	20.91	21.02	0.99	2.36	27.47	C33—C34
其他胸腔器官	1	0.05	0.18	0.28	0.30	0.02	0.02	0.00	1	0.08	0.17	0.07	0.08	0.00	0.01	0.25	C37—C38
骨	7	0.33	1.28	0.85	0.68	0.04	0.04	0.89	4	0.30	0.70	0.38	0.39	0.00	0.06	0.00	C40—C41
皮肤黑色素瘤	7	0.33	1.28	0.59	0.64	0.04	0.04	0.99	3	0.23	0.52	0.26	0.28	0.01	0.01	0.33	C43
乳房	1	0.05	0.18	0.09	0.09	0.00	0.00	0.00	88	6.62	15.40	6.38	6.46	0.41	0.72	11.55	C50
子宫颈	—	—	—	—	—	—	—	—	35	2.63	6.12	3.11	3.02	0.21	0.33	6.78	C53
子宫体	—	—	—	—	—	—	—	—	24	1.81	4.20	1.90	1.98	0.11	0.25	3.17	C54—C55
卵巢	—	—	—	—	—	—	—	—	31	2.33	5.42	2.55	2.53	0.19	0.29	5.25	C56
前列腺	60	2.82	10.94	4.46	4.57	0.01	0.01	0.36	—	—	—	—	—	—	—	—	C61
睾丸	0	0.00	0.00	0.00	0.00	0.00	0.00	0.00	—	—	—	—	—	—	—	—	C62
肾	11	0.52	2.01	0.90	0.80	0.02	0.02	0.63	10	0.75	1.75	0.95	0.88	0.04	0.08	0.67	C64—C66, C68
膀胱	63	2.96	11.49	4.90	5.03	0.09	0.09	2.55	12	0.90	2.10	0.66	0.63	0.00	0.04	0.00	C67
脑	42	1.98	7.66	4.21	4.16	0.18	0.18	4.25	34	2.56	5.95	2.77	2.71	0.15	0.29	4.36	C70—C72, D32—D33, D42—D43
甲状腺	5	0.24	0.91	0.43	0.38	0.02	0.02	0.67	9	0.68	1.57	0.79	0.84	0.02	0.12	0.50	C73
淋巴瘤	60	2.82	10.94	5.65	5.80	0.22	0.22	5.55	49	3.69	8.57	3.94	3.84	0.17	0.38	4.19	C81—C86, C88, C90, C96
白血病	39	1.83	7.11	4.01	4.13	0.17	0.17	3.97	41	3.09	7.17	3.77	3.65	0.20	0.43	4.38	C91—C95, D45—D47
其他	29	1.36	5.29	2.20	2.19	0.02	0.02	0.56	20	1.50	3.50	1.37	1.59	0.03	0.11	0.00	O&U
所有部位合计	2 126	100.00	387.65	189.22	189.18	7.51	7.51	207.17	1329	100.00	232.50	96.52	97.25	4.34	10.25	119.89	ALL
所有部位除外C44	2 108	99.15	384.37	187.87	187.80	7.50	7.50	206.90	1319	99.25	230.75	96.14	96.82	4.34	10.25	119.89	ALL exc. C44

附表 7-16　如皋市 2016 年恶性肿瘤发病和死亡主要指标

部位缩写	男性								女性								ICD-10
	病例数	构成比/%	粗率/(1/10万)	中标率/(1/10万)	世标率/(1/10万)	累积率/% 0—64岁	累积率/% 0—74岁	截缩率 35—64岁/(1/10万)	病例数	构成比/%	粗率/(1/10万)	中标率/(1/10万)	世标率/(1/10万)	累积率/% 0—64岁	累积率/% 0—74岁	截缩率 35—64岁/(1/10万)	
发病																	
口腔	36	1.17	5.04	2.60	2.56	0.18	0.18	5.37	19	0.83	2.63	1.41	1.27	0.09	0.15	2.88	C00—C10, C12—C14
鼻咽	31	1.01	4.34	2.33	2.16	0.11	0.11	3.18	9	0.39	1.25	0.98	0.87	0.06	0.08	1.73	C11
食管	723	23.49	101.17	43.44	43.86	1.84	1.84	49.65	420	18.25	58.19	21.53	21.48	0.74	2.67	20.07	C15
胃	293	9.52	41.00	18.38	17.95	0.79	0.79	22.06	147	6.39	20.36	8.40	8.10	0.42	0.92	11.31	C16
结直肠	215	6.99	30.08	13.74	13.61	0.82	0.82	23.46	187	8.13	25.91	11.40	11.06	0.58	1.28	17.09	C18—C21
肝脏	473	15.37	66.18	36.37	34.41	2.62	2.62	78.11	180	7.82	24.94	12.19	12.42	0.91	1.45	26.68	C22
胆囊	43	1.40	6.02	2.38	2.36	0.10	0.10	2.82	53	2.30	7.34	2.75	2.65	0.11	0.29	3.28	C23—C24
胰腺	114	3.70	15.95	7.09	7.06	0.36	0.36	9.79	98	4.26	13.58	5.43	5.12	0.19	0.57	5.56	C25
喉	14	0.45	1.96	0.87	0.88	0.04	0.04	1.00	0	0.00	0.00	0.00	0.00	0.00	0.00	0.00	C32
肺	644	20.92	90.11	39.47	39.34	1.74	1.74	48.66	300	13.04	41.56	19.03	18.70	1.18	2.09	33.82	C33—C34
其他胸腔器官	10	0.32	1.40	0.68	0.71	0.06	0.06	1.68	2	0.09	0.28	0.14	0.14	0.01	0.01	0.44	C37—C38
骨	11	0.36	1.54	0.97	1.13	0.06	0.06	1.13	9	0.39	1.25	1.08	1.22	0.09	0.09	1.04	C40—C41
皮肤黑色素瘤	1	0.03	0.14	0.07	0.07	0.01	0.01	0.21	5	0.22	0.69	0.28	0.30	0.01	0.05	0.28	C43
乳房	4	0.13	0.56	0.28	0.27	0.01	0.01	0.24	259	11.26	35.88	21.87	20.35	1.69	2.15	53.47	C50
子宫颈	—	—	—	—	—	—	—	—	178	7.74	24.66	14.10	12.97	1.00	1.38	30.50	C53
子宫体	—	—	—	—	—	—	—	—	59	2.56	8.17	4.46	4.37	0.33	0.51	10.40	C54—C55
卵巢	—	—	—	—	—	—	—	—	62	2.69	8.59	5.31	4.81	0.37	0.52	10.48	C56
前列腺	114	3.70	15.95	6.38	6.05	0.11	0.11	3.14	—	—	—	—	—	—	—	—	C61
睾丸	2	0.06	0.28	0.38	0.25	0.02	0.02	0.24	—	—	—	—	—	—	—	—	C62
肾	27	0.88	3.78	1.91	1.80	0.11	0.11	3.04	24	1.04	3.32	1.75	1.61	0.10	0.18	3.44	C64—C66, C68
膀胱	69	2.24	9.65	4.73	4.62	0.22	0.22	5.94	19	0.83	2.63	1.59	1.33	0.08	0.14	2.02	C67
脑	48	1.56	6.72	4.82	4.99	0.31	0.31	6.13	50	2.17	6.93	4.40	4.23	0.30	0.45	7.73	C70—C72, D32—D33, D42—D43
甲状腺	11	0.36	1.54	1.64	1.16	0.09	0.09	1.62	46	2.00	6.37	4.37	3.95	0.29	0.38	7.76	C73
淋巴瘤	56	1.82	7.84	3.90	3.73	0.20	0.20	6.10	37	1.61	5.13	2.25	2.20	0.14	0.19	3.78	C81—C86, C88, C90, C96
白血病	51	1.66	7.14	4.18	3.97	0.26	0.26	6.82	43	1.87	5.96	3.82	3.91	0.22	0.40	3.97	C91—C95, D45—D47
其他	88	2.86	12.31	5.68	5.89	0.28	0.28	6.59	95	4.13	13.16	6.23	6.18	0.41	0.67	11.51	O&U
所有部位合计	3 078	100.00	430.69	202.28	198.82	10.33	10.33	286.98	2301	100.00	318.77	154.78	149.25	9.30	16.68	269.24	ALL
所有部位除外 C44	3 058	99.35	427.89	201.19	197.81	10.30	10.30	286.25	2273	98.78	314.89	153.19	147.72	9.22	16.50	266.94	ALL exc. C44
死亡																	
口腔	25	1.02	3.50	1.70	1.71	0.10	0.10	2.87	8	0.53	1.11	0.36	0.31	0.01	0.02	0.22	C00—C10, C12—C14
鼻咽	26	1.06	3.64	1.92	1.89	0.13	0.13	3.54	7	0.47	0.97	0.54	0.45	0.03	0.04	0.97	C11
食管	597	24.26	83.53	34.52	34.38	1.21	1.21	32.82	341	22.79	47.24	15.46	15.35	0.38	1.75	10.08	C15
胃	265	10.77	37.08	15.89	15.42	0.57	0.57	16.20	129	8.62	17.87	6.95	6.67	0.25	0.77	7.38	C16
结直肠	115	4.67	16.09	7.04	6.85	0.31	0.31	8.21	83	5.55	11.50	4.70	4.47	0.22	0.46	6.93	C18—C21
肝脏	418	16.98	58.49	31.03	29.64	2.20	2.20	66.99	139	9.29	19.26	8.18	8.30	0.52	1.05	15.08	C22
胆囊	49	1.99	6.86	2.72	2.69	0.11	0.11	3.07	45	3.01	6.23	2.20	2.24	0.12	0.24	3.32	C23—C24
胰腺	97	3.94	13.57	5.87	5.90	0.25	0.25	7.31	85	5.68	11.78	4.23	4.22	0.13	0.42	3.21	C25
喉	8	0.33	1.12	0.46	0.53	0.02	0.02	0.49	0	0.00	0.00	0.00	0.00	0.00	0.00	0.00	C32
肺	543	22.06	75.98	31.89	31.75	1.23	1.23	34.15	242	16.18	33.53	13.36	13.32	0.69	1.54	18.79	C33—C34
其他胸腔器官	3	0.12	0.42	0.19	0.20	0.02	0.02	0.49	2	0.13	0.28	0.09	0.09	0.00	0.01	0.00	C37—C38
骨	11	0.45	1.54	0.67	0.70	0.06	0.06	1.63	8	0.53	1.11	0.47	0.45	0.02	0.07	0.66	C40—C41
皮肤黑色素瘤	4	0.16	0.56	0.26	0.23	0.01	0.01	0.24	4	0.27	0.55	0.20	0.21	0.00	0.04	1.00	C43
乳房	1	0.04	0.14	0.07	0.07	0.01	0.01	0.21	81	5.41	11.22	5.35	5.42	0.44	0.61	13.15	C50
子宫颈	—	—	—	—	—	—	—	—	81	5.41	11.22	4.15	3.94	0.17	0.34	5.23	C53
子宫体	—	—	—	—	—	—	—	—	20	1.34	2.77	0.95	0.94	0.02	0.12	0.54	C54—C55
卵巢	—	—	—	—	—	—	—	—	34	2.27	4.71	2.09	2.09	0.13	0.23	3.97	C56
前列腺	62	2.52	8.68	3.12	3.13	0.03	0.03	0.93	—	—	—	—	—	—	—	—	C61
睾丸	2	0.08	0.28	0.36	0.24	0.02	0.02	0.21	—	—	—	—	—	—	—	—	C62
肾	18	0.73	2.52	1.10	1.11	0.05	0.05	1.44	11	0.74	1.52	0.74	0.65	0.04	0.07	1.27	C64—C66, C68
膀胱	36	1.46	5.04	1.78	1.95	0.04	0.04	1.17	8	0.53	1.11	0.28	0.26	0.00	0.01	0.00	C67
脑	36	1.46	5.04	2.52	2.41	0.15	0.15	4.61	38	2.54	5.26	2.64	2.53	0.15	0.32	4.55	C70—C72, D32—D33, D42—D43
甲状腺	1	0.04	0.14	0.05	0.04	0.00	0.00	0.00	4	0.27	0.55	0.19	0.18	0.00	0.03	0.00	C73
淋巴瘤	39	1.58	5.46	2.48	2.49	0.12	0.12	2.96	45	3.01	6.23	2.51	2.51	0.13	0.27	3.95	C81—C86, C88, C90, C96
白血病	49	1.99	6.86	4.07	4.05	0.19	0.19	4.08	34	2.27	4.71	2.57	2.20	0.13	0.27	3.09	C91—C95, D45—D47
其他	56	2.28	7.84	3.59	3.62	0.18	0.18	4.45	47	3.14	6.51	2.30	2.24	0.10	0.17	3.20	O&U
所有部位合计	2 461	100.00	344.35	153.30	151.00	7.00	7.00	198.07	1496	100.00	207.25	80.55	79.05	3.68	8.82	105.59	ALL
所有部位除外 C44	2 456	99.80	343.65	153.06	150.79	7.00	7.00	198.07	1486	99.33	205.87	80.29	78.74	3.68	8.81	105.59	ALL exc. C44

部位缩写	男性 病例数	构成比/%	粗率/(1/10万)	中标率/(1/10万)	世标率/(1/10万)	累积率/% 0—64岁	累积率/% 0—74岁	截缩率35—64岁/(1/10万)	女性 病例数	构成比/%	粗率/(1/10万)	中标率/(1/10万)	世标率/(1/10万)	累积率/% 0—64岁	累积率/% 0—74岁	截缩率35—64岁/(1/10万)	ICD-10
发病																	
口腔	23	0.98	4.67	2.31	2.28	0.20	0.20	5.86	21	1.08	4.13	2.61	2.40	0.15	0.29	3.05	C00—C10, C12—C14
鼻咽	24	1.02	4.87	3.07	2.84	0.25	0.25	7.93	6	0.31	1.18	0.58	0.62	0.05	0.07	1.45	C11
食管	104	4.43	21.12	9.06	9.41	0.43	0.43	11.83	51	2.63	10.03	3.72	3.69	0.15	0.36	4.26	C15
胃	325	13.84	65.99	30.13	29.72	1.44	1.44	40.32	151	7.78	29.69	14.58	14.44	0.74	1.86	20.47	C16
结直肠	258	10.99	52.39	23.64	23.63	1.13	1.13	32.61	163	8.40	32.05	14.62	14.71	0.74	1.94	20.34	C18—C21
肝脏	307	13.07	62.34	34.12	33.30	2.54	2.54	76.54	137	7.06	26.94	12.38	12.29	0.71	1.38	21.39	C22
胆囊	39	1.66	7.92	3.43	3.36	0.16	0.16	4.74	35	1.80	6.88	3.16	3.19	0.17	0.42	4.79	C23—C24
胰腺	78	3.32	15.84	6.82	6.66	0.24	0.24	6.91	80	4.12	15.73	6.32	6.23	0.18	0.71	5.09	C25
喉	16	0.68	3.25	1.50	1.54	0.09	0.09	2.50	0	0.00	0.00	0.00	0.00	0.00	0.00	0.00	C32
肺	647	27.56	131.38	58.47	58.81	2.56	2.56	71.66	353	18.19	69.42	30.19	30.44	1.60	3.62	45.32	C33—C34
其他胸腔器官	9	0.38	1.83	0.90	0.91	0.05	0.05	1.50	5	0.26	0.98	0.44	0.47	0.04	0.07	1.07	C37—C38
骨	11	0.47	2.23	1.52	1.49	0.05	0.05	0.00	8	0.41	1.57	1.14	1.05	0.08	0.10	1.86	C40—C41
皮肤黑色素瘤	6	0.26	1.22	0.55	0.53	0.02	0.02	0.72	6	0.31	1.18	0.47	0.49	0.03	0.08	0.69	C43
乳房	3	0.13	0.61	0.24	0.25	0.03	0.03	0.65	246	12.67	48.38	27.56	26.48	2.21	3.04	64.94	C50
子宫颈	—	—	—	—	—	—	—	—	115	5.92	22.61	14.37	13.42	1.16	1.44	35.82	C53
子宫体	—	—	—	—	—	—	—	—	60	3.09	11.80	6.41	6.49	0.50	0.82	15.16	C54—C55
卵巢	—	—	—	—	—	—	—	—	51	2.63	10.03	6.15	5.86	0.51	0.69	13.44	C56
前列腺	111	4.73	22.54	8.80	8.86	0.16	0.16	4.28	—							—	C61
睾丸	2	0.09	0.41	0.17	0.17	0.01	0.01	0.35	—							—	C62
肾	37	1.58	7.51	3.63	3.46	0.14	0.14	4.26	31	1.60	6.10	3.50	3.29	0.20	0.37	5.78	C64—C66, C68
膀胱	69	2.94	14.01	5.81	5.75	0.23	0.23	6.19	17	0.88	3.34	1.42	1.48	0.01	0.21	0.39	C67
脑	57	2.43	11.57	6.96	6.63	0.42	0.42	8.88	78	4.02	15.34	9.00	8.13	0.73	0.96	18.77	C70—C72, D32—D33, D42—D43
甲状腺	31	1.32	6.29	3.73	3.49	0.30	0.30	9.15	135	6.96	26.55	19.64	17.82	1.47	1.79	39.53	C73
淋巴瘤	59	2.51	11.98	6.42	5.92	0.32	0.32	6.83	54	2.78	10.62	6.16	6.30	0.35	0.50	9.19	C81—C86, C88, C90, C96
白血病	46	1.96	9.34	4.53	4.67	0.20	0.20	9.48	39	2.01	7.67	4.98	5.36	0.27	0.51	4.60	C91—C95, D45—D47
其他	86	3.66	17.46	8.54	8.48	0.40	0.40	9.48	99	5.10	19.47	10.31	11.40	0.55	1.17	10.42	O&U
所有部位合计	2 348	100.00	476.79	224.35	222.17	11.37	11.37	317.39	1941	100.00	381.70	199.70	197.05	12.59	22.57	347.83	ALL
所有部位除外 C44	2 302	98.04	467.45	220.34	218.30	11.26	11.26	314.85	1893	97.53	372.26	195.62	193.04	12.44	22.19	344.90	ALL exc. C44
死亡																	
口腔	8	0.45	1.62	0.59	0.65	0.01	0.01	0.42	5	0.47	0.98	0.42	0.43	0.03	0.05	0.77	C00—C10, C12—C14
鼻咽	20	1.12	4.06	1.99	1.98	0.13	0.13	3.76	7	0.66	1.38	0.60	0.65	0.04	0.08	0.99	C11
食管	96	5.37	19.49	7.80	8.13	0.27	0.27	7.35	49	4.62	9.64	3.43	3.39	0.06	0.40	1.46	C15
胃	232	12.98	47.11	19.91	19.61	0.68	0.68	19.77	101	9.53	19.86	8.42	8.17	0.38	0.80	10.62	C16
结直肠	142	7.94	28.83	12.27	12.73	0.48	0.48	12.54	99	9.34	19.47	6.83	6.94	0.18	0.76	4.77	C18—C21
肝脏	292	16.33	59.29	31.33	31.10	2.36	2.36	69.01	107	10.09	21.04	9.45	9.56	0.62	1.07	16.79	C22
胆囊	32	1.79	6.50	2.81	2.72	0.14	0.14	4.09	32	3.02	6.29	2.78	2.85	0.20	0.34	5.43	C23—C24
胰腺	71	3.97	14.42	6.41	6.45	0.35	0.35	9.96	76	7.17	14.95	6.21	6.14	0.20	0.76	5.68	C25
喉	8	0.45	1.62	0.76	0.77	0.03	0.03	0.85	0	0.00	0.00	0.00	0.00	0.00	0.00	0.00	C32
肺	545	30.48	110.67	46.83	46.69	1.47	1.47	39.69	217	20.47	42.67	16.16	15.77	0.64	1.44	18.45	C33—C34
其他胸腔器官	6	0.34	1.22	0.70	0.72	0.05	0.05	1.13	3	0.28	0.59	0.19	0.17	0.01	0.01	0.30	C37—C38
骨	9	0.50	1.83	0.91	0.87	0.04	0.04	0.72	6	0.57	1.18	0.76	0.60	0.03	0.07	0.30	C40—C41
皮肤黑色素瘤	3	0.17	0.61	0.31	0.34	0.03	0.03	0.82	3	0.28	0.59	0.32	0.34	0.03	0.05	0.77	C43
乳房	1	0.06	0.20	0.06	0.09	0.00	0.00	0.00	73	6.89	14.36	6.08	6.10	0.36	0.63	10.60	C50
子宫颈	—	—	—	—	—	—	—	—	40	3.77	7.87	4.23	4.06	0.30	0.48	8.52	C53
子宫体	—	—	—	—	—	—	—	—	13	1.23	2.56	1.25	1.24	0.05	0.18	1.45	C54—C55
卵巢	—	—	—	—	—	—	—	—	26	2.45	5.11	2.47	2.34	0.13	0.25	4.46	C56
前列腺	77	4.31	15.64	5.37	5.60	0.05	0.05	1.55	—							—	C61
睾丸	2	0.11	0.41	0.49	0.44	0.02	0.02	0.00	—							—	C62
肾	23	1.29	4.67	1.91	1.99	0.08	0.08	2.17	14	1.32	2.75	1.52	1.27	0.06	0.13	0.77	C64—C66, C68
膀胱	50	2.80	10.15	3.77	3.82	0.04	0.04	1.13	18	1.70	3.54	1.31	1.28	0.04	0.13	1.17	C67
脑	29	1.62	5.89	2.62	2.65	0.11	0.11	3.17	27	2.55	5.31	2.48	2.54	0.15	0.27	3.61	C70—C72, D32—D33, D42—D43
甲状腺	1	0.06	0.20	0.09	0.09	0.01	0.01	0.30	5	0.47	0.98	0.48	0.41	0.04	0.04	1.17	C73
淋巴瘤	51	2.85	10.36	5.02	4.70	0.19	0.19	4.55	37	3.49	7.28	3.38	3.38	0.20	0.41	3.96	C81—C86, C88, C90, C96
白血病	47	2.63	9.54	5.03	5.42	0.21	0.21	4.18	39	3.68	7.67	4.26	4.31	0.24	0.41	3.46	C91—C95, D45—D47
其他	43	2.40	8.73	3.47	3.65	0.13	0.13	3.82	63	5.94	12.39	4.63	4.84	0.23	0.44	6.16	O&U
所有部位合计	1 788	100.00	363.07	160.47	161.19	6.87	6.87	190.97	1060	100.00	208.45	87.64	87.20	4.08	9.19	111.63	ALL
所有部位除外 C44	1 768	98.88	359.01	159.10	159.61	6.85	6.85	190.32	1032	97.36	202.94	86.39	85.72	4.05	9.14	110.86	ALL exc. C44

附表 7-18　连云港市区 2016 年恶性肿瘤发病和死亡主要指标

部位缩写	男性								女性								ICD-10
	病例数	构成比/%	粗率/(1/10万)	中标率/(1/10万)	世标率/(1/10万)	累积率/% 0—64岁	累积率/% 0—74岁	截缩率 35—64岁/(1/10万)	病例数	构成比/%	粗率/(1/10万)	中标率/(1/10万)	世标率/(1/10万)	累积率/% 0—64岁	累积率/% 0—74岁	截缩率 35—64岁/(1/10万)	
发病																	
口腔	21	1.61	4.02	2.69	2.60	0.16	0.16	4.60	7	0.66	1.38	0.89	0.86	0.06	0.12	1.77	C00—C10, C12—C14
鼻咽	10	0.77	1.91	1.30	1.27	0.08	0.08	2.74	2	0.19	0.39	0.44	0.46	0.02	0.05	0.00	C11
食管	85	6.53	16.26	9.34	9.39	0.37	0.37	10.13	30	2.81	5.90	2.75	2.84	0.08	0.35	1.95	C15
胃	151	11.61	28.88	17.75	17.80	0.93	0.93	24.65	63	5.90	12.39	6.72	6.65	0.32	0.79	8.72	C16
结直肠	131	10.07	25.05	16.32	16.00	0.93	0.93	26.16	111	10.39	21.83	12.44	12.82	0.74	1.63	20.44	C18—C21
肝脏	155	11.91	29.64	20.04	19.44	1.28	1.28	38.95	42	3.93	8.26	4.79	4.60	0.25	0.45	7.66	C22
胆囊	15	1.15	2.87	1.91	1.86	0.10	0.10	2.95	18	1.69	3.54	1.81	1.79	0.07	0.17	2.06	C23—C24
胰腺	42	3.23	8.03	5.39	5.23	0.27	0.27	7.93	38	3.56	7.47	4.21	3.97	0.21	0.42	5.76	C25
喉	10	0.77	1.91	1.20	1.18	0.06	0.06	1.67	2	0.19	0.39	0.14	0.11	0.00	0.00	0.00	C32
肺	363	27.90	69.43	43.26	43.44	2.12	2.12	58.56	151	14.14	29.70	17.33	16.91	0.76	2.05	22.19	C33—C34
其他胸腔器官	2	0.15	0.38	0.24	0.23	0.02	0.02	0.40	1	0.09	0.20	0.18	0.16	0.01	0.01	0.53	C37—C38
骨	4	0.31	0.77	0.53	0.49	0.02	0.02	0.37	2	0.19	0.39	0.19	0.18	0.01	0.01	0.39	C40—C41
皮肤黑色素瘤	2	0.15	0.38	0.21	0.20	0.02	0.02	0.43	3	0.28	0.59	0.71	0.68	0.04	0.06	0.45	C43
乳房	2	0.15	0.38	0.23	0.26	0.03	0.03	0.83	222	20.79	43.66	31.08	29.18	2.55	3.03	79.68	C50
子宫颈	—	—	—	—	—	—	—	—	86	8.05	16.91	11.87	11.26	0.90	1.23	28.26	C53
子宫体	—	—	—	—	—	—	—	—	38	3.56	7.47	5.23	4.99	0.41	0.60	11.92	C54—C55
卵巢	—	—	—	—	—	—	—	—	34	3.18	6.69	4.87	4.78	0.34	0.47	9.52	C56
前列腺	50	3.84	9.56	5.95	5.83	0.14	0.14	3.37	—	—	—	—	—	—	—	—	C61
睾丸	5	0.38	0.96	0.75	0.65	0.04	0.04	1.30	—	—	—	—	—	—	—	—	C62
肾	25	1.92	4.78	3.17	3.09	0.20	0.20	5.18	8	0.75	1.57	0.93	0.92	0.05	0.14	1.27	C64—C66, C68
膀胱	49	3.77	9.37	5.71	5.77	0.30	0.30	8.31	14	1.31	2.75	1.57	1.52	0.10	0.13	2.79	C67
脑	31	2.38	5.93	4.34	4.45	0.25	0.25	6.44	33	3.09	6.49	4.65	4.17	0.30	0.45	6.95	C70—C72, D32—D33, D42—D43
甲状腺	28	2.15	5.36	4.82	4.25	0.32	0.32	8.05	84	7.87	16.52	12.82	11.82	1.07	1.15	28.73	C73
淋巴瘤	40	3.07	7.65	5.54	5.39	0.29	0.29	6.92	22	2.06	4.33	2.88	2.77	0.16	0.30	3.63	C81—C86, C88, C90, C96
白血病	33	2.54	6.31	4.95	5.03	0.26	0.26	4.10	27	2.53	5.31	5.04	4.83	0.32	0.38	4.25	C91—C95, D45—D47
其他	47	3.61	8.99	6.17	6.00	0.23	0.23	5.13	30	2.81	5.90	3.48	3.51	0.16	0.37	4.08	O&U
所有部位合计	1 301	100.00	248.82	161.81	159.83	8.40	8.40	229.18	1068	100.00	210.05	137.01	131.77	8.94	14.39	252.98	ALL
所有部位除外 C44	1 282	98.54	245.19	159.52	157.62	8.34	8.34	227.64	1061	99.34	208.68	136.41	131.15	8.93	14.32	252.60	ALL exc. C44
死亡																	
口腔	12	1.24	2.30	1.39	1.45	0.09	0.09	2.47	2	0.38	0.39	0.24	0.25	0.01	0.03	0.39	C00—C10, C12—C14
鼻咽	7	0.72	1.34	0.93	0.93	0.04	0.04	1.18	3	0.57	0.59	0.32	0.32	0.01	0.04	0.41	C11
食管	100	10.35	19.13	11.47	11.03	0.31	0.31	8.18	23	4.34	4.52	1.84	1.89	0.03	0.10	0.75	C15
胃	110	11.39	21.04	12.41	12.45	0.57	0.57	15.65	48	9.06	9.44	5.43	5.12	0.24	0.58	6.68	C16
结直肠	69	7.14	13.20	8.63	8.46	0.30	0.30	8.58	51	9.62	10.03	5.07	5.01	0.25	0.51	6.78	C18—C21
肝脏	140	14.49	26.78	17.90	17.34	1.17	1.17	34.72	37	6.98	7.28	3.98	3.91	0.19	0.43	5.61	C22
胆囊	18	1.86	3.44	2.38	2.27	0.06	0.06	1.63	10	1.89	1.97	0.97	1.03	0.00	0.11	0.00	C23—C24
胰腺	31	3.21	5.93	3.79	3.61	0.10	0.10	3.24	27	5.09	5.31	2.87	2.69	0.09	0.32	2.49	C25
喉	7	0.72	1.34	0.82	0.78	0.04	0.04	1.17	2	0.38	0.39	0.14	0.11	0.00	0.00	0.00	C32
肺	306	31.68	58.52	35.56	35.52	1.50	1.50	41.77	131	24.72	25.76	14.27	14.06	0.54	1.67	15.46	C33—C34
其他胸腔器官	0	0.00	0.00	0.00	0.00	0.00	0.00	0.00	0	0.00	0.00	0.00	0.00	0.00	0.00	0.00	C37—C38
骨	3	0.31	0.57	0.59	0.53	0.02	0.02	0.00	2	0.38	0.39	0.25	0.26	0.00	0.05	0.00	C40—C41
皮肤黑色素瘤	4	0.41	0.77	0.40	0.39	0.02	0.02	0.43	3	0.57	0.59	0.69	0.62	0.02	0.04	0.00	C43
乳房	2	0.21	0.38	0.23	0.23	0.02	0.02	0.74	57	10.75	11.21	7.64	7.05	0.50	0.75	15.19	C50
子宫颈	—	—	—	—	—	—	—	—	21	3.96	4.13	2.83	2.66	0.21	0.29	6.51	C53
子宫体	—	—	—	—	—	—	—	—	13	2.45	2.56	1.51	1.45	0.08	0.15	2.48	C54—C55
卵巢	—	—	—	—	—	—	—	—	16	3.02	3.15	1.92	1.91	0.14	0.21	4.27	C56
前列腺	24	2.48	4.59	2.54	2.48	0.03	0.03	0.87	—	—	—	—	—	—	—	—	C61
睾丸	1	0.10	0.19	0.12	0.11	0.01	0.01	0.37	—	—	—	—	—	—	—	—	C62
肾	14	1.45	2.68	1.63	1.66	0.08	0.08	2.14	3	0.57	0.59	0.37	0.33	0.01	0.04	0.39	C64—C66, C68
膀胱	30	3.11	5.74	2.90	3.07	0.06	0.06	1.59	9	1.70	1.77	0.90	0.87	0.01	0.11	0.39	C67
脑	20	2.07	3.83	2.68	2.49	0.16	0.16	4.20	13	2.45	2.56	1.54	1.49	0.09	0.15	2.85	C70—C72, D32—D33, D42—D43
甲状腺	4	0.41	0.77	0.54	0.54	0.03	0.03	0.84	11	2.08	2.16	1.54	1.45	0.10	0.19	2.62	C73
淋巴瘤	19	1.97	3.63	2.32	2.43	0.10	0.10	2.07	14	2.64	2.75	1.26	1.17	0.06	0.09	1.61	C81—C86, C88, C90, C96
白血病	20	2.07	3.83	2.39	2.39	0.14	0.14	3.73	16	3.02	3.15	1.81	1.78	0.13	0.18	3.70	C91—C95, D45—D47
其他	25	2.59	4.78	2.77	2.88	0.10	0.10	2.41	18	3.40	3.54	1.89	2.06	0.08	0.14	2.09	O&U
所有部位合计	966	100.00	184.75	114.37	113.03	4.95	4.95	137.99	530	100.00	104.24	59.27	57.51	2.80	6.21	80.68	ALL
所有部位除外 C44	962	99.59	183.99	114.04	112.69	4.95	4.95	137.99	528	99.62	103.85	59.15	57.38	2.80	6.21	80.68	ALL exc. C44

部位缩写	男性 病例数	构成比/%	粗率/(1/10万)	中标率/(1/10万)	世标率/(1/10万)	累积率/% 0—64岁	0—74岁	截缩率 35—64岁/(1/10万)	女性 病例数	构成比/%	粗率/(1/10万)	中标率/(1/10万)	世标率/(1/10万)	累积率/% 0—64岁	0—74岁	截缩率 35—64岁/(1/10万)	ICD-10
发病																	
口腔	18	1.18	2.81	2.13	2.08	0.13	0.13	4.00	11	0.98	1.92	1.37	1.41	0.13	0.16	3.42	C00—C10, C12—C14
鼻咽	8	0.52	1.25	0.98	0.97	0.06	0.06	2.01	5	0.45	0.87	0.55	0.56	0.02	0.07	0.46	C11
食管	312	20.45	48.75	31.45	31.94	1.56	1.56	42.05	71	6.34	12.38	6.54	6.52	0.24	0.80	6.14	C15
胃	186	12.19	29.07	19.90	20.00	1.09	1.09	30.83	62	5.54	10.81	6.43	6.17	0.33	0.72	9.52	C16
结直肠	119	7.80	18.60	12.77	12.66	0.56	0.56	16.19	87	7.77	15.17	9.56	9.27	0.55	1.17	15.01	C18—C21
肝脏	161	10.55	25.16	18.78	18.71	1.41	1.41	40.29	54	4.83	9.41	6.04	6.16	0.48	0.75	13.91	C22
胆囊	17	1.11	2.66	2.04	2.06	0.15	0.15	4.65	9	0.80	1.57	0.97	0.98	0.04	0.14	1.16	C23—C24
胰腺	33	2.16	5.16	3.45	3.43	0.21	0.21	6.24	29	2.59	5.06	3.33	3.31	0.20	0.40	5.98	C25
喉	14	0.92	2.19	1.67	1.58	0.11	0.11	3.26	3	0.27	0.52	0.34	0.33	0.03	0.03	0.92	C32
肺	397	26.02	62.04	43.26	43.90	2.46	2.46	67.36	213	19.03	37.13	22.34	22.21	1.35	2.74	38.21	C33—C34
其他胸腔器官	0	0.00	0.00	0.00	0.00	0.00	0.00	0.00	1	0.09	0.17	0.11	0.11	0.00	0.02	0.00	C37—C38
骨	17	1.11	2.66	2.16	2.20	0.11	0.11	2.21	7	0.63	1.22	1.09	0.99	0.06	0.12	0.91	C40—C41
皮肤黑色素瘤	1	0.07	0.16	0.11	0.11	0.01	0.01	0.35	3	0.27	0.52	0.38	0.37	0.04	0.04	1.18	C43
乳房	3	0.20	0.47	0.35	0.37	0.03	0.03	0.81	230	20.55	40.09	33.79	31.17	2.55	3.26	79.33	C50
子宫颈	—	—	—	—	—	—	—	—	77	6.88	13.42	10.55	9.89	0.88	1.00	27.15	C53
子宫体	—	—	—	—	—	—	—	—	38	3.40	6.62	4.71	4.57	0.39	0.51	11.90	C54—C55
卵巢	—	—	—	—	—	—	—	—	28	2.50	4.88	4.07	3.57	0.30	0.37	8.29	C56
前列腺	21	1.38	3.28	1.99	1.99	0.04	0.04	1.05	—	—	—	—	—	—	—	—	C61
睾丸	4	0.26	0.63	0.67	0.56	0.04	0.04	0.54	—	—	—	—	—	—	—	—	C62
肾	23	1.51	3.59	2.63	2.77	0.20	0.20	5.91	10	0.89	1.74	1.10	1.17	0.07	0.12	1.77	C64—C66, C68
膀胱	52	3.41	8.13	5.67	5.66	0.33	0.33	9.19	9	0.80	1.57	1.03	0.97	0.06	0.12	1.73	C67
脑	46	3.01	7.19	6.18	5.76	0.42	0.42	9.28	46	4.11	8.02	5.80	5.70	0.46	0.68	12.53	C70—C72, D32—D33, D42—D43
甲状腺	8	0.52	1.25	0.87	0.86	0.08	0.08	2.59	59	5.27	10.28	9.60	8.51	0.71	0.76	19.69	C73
淋巴瘤	24	1.57	3.75	2.89	3.01	0.23	0.23	6.21	15	1.34	2.61	1.78	1.76	0.12	0.24	3.04	C81—C86, C88, C90, C96
白血病	34	2.23	5.31	4.54	4.76	0.29	0.29	6.72	27	2.41	4.71	3.95	4.34	0.28	0.33	5.02	C91—C95, D45—D47
其他	28	1.83	4.38	3.30	3.15	0.18	0.18	4.37	25	2.23	4.36	2.94	3.30	0.16	0.31	3.27	O&U
所有部位合计	1 526	100.00	238.46	167.50	168.54	9.71	9.71	266.12	1119	100.00	195.06	138.35	133.08	9.44	14.87	270.55	ALL
所有部位除外 C44	1 517	99.41	237.05	166.53	167.56	9.65	9.65	264.19	1112	99.37	193.84	137.76	132.48	9.40	14.83	269.39	ALL exc. C44
死亡																	
口腔	6	0.54	0.94	0.64	0.67	0.05	0.05	1.17	2	0.38	0.35	0.26	0.28	0.04	0.04	0.91	C00—C10, C12—C14
鼻咽	2	0.18	0.31	0.18	0.22	0.03	0.03	0.70	1	0.19	0.17	0.06	0.04	0.00	0.00	0.00	C11
食管	233	20.90	36.41	23.59	23.47	1.09	1.09	29.80	48	9.07	8.37	4.46	4.31	0.12	0.56	3.41	C15
胃	153	13.72	23.91	16.01	15.73	0.65	0.65	18.67	51	9.64	8.89	5.17	4.82	0.18	0.56	4.95	C16
结直肠	61	5.47	9.53	6.18	6.02	0.26	0.26	7.02	45	8.51	7.84	4.23	4.34	0.29	0.46	7.99	C18—C21
肝脏	152	13.63	23.75	17.16	17.18	1.20	1.20	33.97	53	10.02	9.24	5.72	5.88	0.47	0.70	13.57	C22
胆囊	16	1.43	2.50	1.87	1.82	0.10	0.10	2.89	8	1.51	1.39	0.87	0.93	0.04	0.16	1.16	C23—C24
胰腺	25	2.24	3.91	2.58	2.57	0.17	0.17	4.84	15	2.84	2.61	1.36	1.51	0.04	0.23	1.16	C25
喉	15	1.35	2.34	1.53	1.52	0.09	0.09	2.52	4	0.76	0.70	0.34	0.34	0.00	0.03	0.70	C32
肺	306	27.44	47.82	32.94	32.71	1.63	1.63	45.74	153	28.92	26.67	15.17	15.05	0.93	1.75	26.38	C33—C34
其他胸腔器官	2	0.18	0.31	0.23	0.25	0.03	0.03	0.82	0	0.00	0.00	0.00	0.00	0.00	0.00	0.00	C37—C38
骨	7	0.63	1.09	0.87	0.88	0.06	0.06	1.66	4	0.76	0.70	0.56	0.44	0.04	0.04	0.84	C40—C41
皮肤黑色素瘤	0	0.00	0.00	0.00	0.00	0.00	0.00	0.00	1	0.19	0.17	0.03	0.04	0.00	0.00	0.00	C43
乳房	2	0.18	0.31	0.11	0.12	0.00	0.00	0.00	59	11.15	10.28	7.04	6.80	0.53	0.82	15.90	C50
子宫颈	—	—	—	—	—	—	—	—	22	4.16	3.83	2.62	2.52	0.15	0.32	4.88	C53
子宫体	—	—	—	—	—	—	—	—	5	0.95	0.87	0.59	0.52	0.04	0.04	1.30	C54—C55
卵巢	—	—	—	—	—	—	—	—	8	1.51	1.39	0.84	0.86	0.07	0.11	1.88	C56
前列腺	14	1.26	2.19	1.25	1.13	0.02	0.02	0.47	—	—	—	—	—	—	—	—	C61
睾丸	0	0.00	0.00	0.00	0.00	0.00	0.00	0.00	—	—	—	—	—	—	—	—	C62
肾	8	0.72	1.25	1.16	1.09	0.05	0.05	1.39	6	1.13	1.05	0.61	0.60	0.03	0.08	1.04	C64—C66, C68
膀胱	18	1.61	2.81	1.62	1.68	0.09	0.09	2.33	2	0.38	0.35	0.21	0.23	0.01	0.04	0.35	C67
脑	29	2.60	4.53	3.94	3.74	0.27	0.27	5.90	14	2.65	2.44	1.84	1.82	0.07	0.22	1.27	C70—C72, D32—D33, D42—D43
甲状腺	1	0.09	0.16	0.09	0.11	0.01	0.01	0.35	3	0.57	0.52	0.30	0.29	0.02	0.02	0.70	C73
淋巴瘤	22	1.97	3.44	2.74	2.71	0.18	0.18	4.53	5	0.95	0.87	0.70	0.62	0.04	0.09	0.80	C81—C86, C88, C90, C96
白血病	28	2.51	4.38	4.31	4.16	0.23	0.23	5.04	14	2.65	2.44	1.48	1.68	0.11	0.20	2.10	C91—C95, D45—D47
其他	15	1.35	2.34	1.84	1.84	0.16	0.16	3.69	6	1.13	1.05	0.63	0.62	0.00	0.13		O&U
所有部位合计	1 115	100.00	174.24	120.85	119.61	6.37	6.37	173.50	529	100.00	92.21	55.11	54.55	3.26	6.58	91.30	ALL
所有部位除外 C44	1 114	99.91	174.08	120.65	119.49	6.36	6.36	173.50	527	99.62	91.86	54.93	54.38	3.26	6.55	91.30	ALL exc. C44

附表 7-20　东海县 2016 年恶性肿瘤发病和死亡主要指标

部位缩写	男性 病例数	构成比/%	粗率/(1/10万)	中标率/(1/10万)	世标率/(1/10万)	累积率/% 0—64岁	累积率/% 0—74岁	截缩率35—64岁/(1/10万)	女性 病例数	构成比/%	粗率/(1/10万)	中标率/(1/10万)	世标率/(1/10万)	累积率/% 0—64岁	累积率/% 0—74岁	截缩率35—64岁/(1/10万)	ICD-10
发病																	
口腔	15	1.03	2.33	1.61	1.63	0.09	0.09	2.49	7	0.66	1.18	0.88	0.88	0.04	0.14	1.27	C00—C10,C12—C14
鼻咽	20	1.38	3.11	2.98	2.75	0.15	0.15	4.12	7	0.66	1.18	0.81	0.78	0.05	0.09	1.58	C11
食管	140	9.64	21.76	15.77	15.77	0.64	0.64	17.25	46	4.34	7.78	4.98	4.77	0.16	0.60	4.18	C15
胃	190	13.08	29.54	21.65	21.26	1.05	1.05	29.17	76	7.16	12.86	8.02	7.91	0.43	0.71	11.65	C16
结直肠	113	7.78	17.57	13.34	13.19	0.68	0.68	19.82	74	6.97	12.52	8.94	8.68	0.42	1.15	12.16	C18—C21
肝脏	201	13.83	31.25	25.05	24.64	1.65	1.65	47.95	95	8.95	16.07	10.78	10.64	0.55	1.25	16.14	C22
胆囊	38	2.62	5.91	4.39	4.41	0.13	0.13	3.60	16	1.51	2.71	1.69	1.63	0.05	0.23	1.56	C23—C24
胰腺	34	2.34	5.29	3.81	3.83	0.22	0.22	6.15	21	1.98	3.55	2.69	2.40	0.11	0.22	2.88	C25
喉	8	0.55	1.24	0.98	0.97	0.06	0.06	1.73	0	0.00	0.00	0.00	0.00	0.00	0.00	0.00	C32
肺	433	29.80	67.31	49.31	49.38	2.34	2.34	66.11	217	20.45	36.70	23.60	23.15	1.04	2.61	29.28	C33—C34
其他胸腔器官	3	0.21	0.47	0.38	0.42	0.04	0.04	0.76	2	0.19	0.34	0.24	0.22	0.02	0.02	0.72	C37—C38
骨	14	0.96	2.18	2.20	2.11	0.13	0.13	2.64	7	0.66	1.18	0.99	0.95	0.04	0.09	0.88	C40—C41
皮肤黑色素瘤	3	0.21	0.47	0.37	0.37	0.01	0.01	0.35	2	0.19	0.34	0.25	0.24	0.01	0.03	0.37	C43
乳房	1	0.07	0.16	0.13	0.13	0.00	0.00	0.00	171	16.12	28.92	24.42	22.21	1.83	2.38	56.60	C50
子宫颈	—	—	—	—	—	—	—	—	72	6.79	12.18	9.80	9.27	0.72	1.09	22.13	C53
子宫体	—	—	—	—	—	—	—	—	51	4.81	8.63	6.54	6.32	0.58	0.69	17.22	C54—C55
卵巢	—	—	—	—	—	—	—	—	26	2.45	4.40	3.31	3.11	0.26	0.31	8.18	C56
前列腺	25	1.72	3.89	2.56	2.46	0.07	0.07	1.99	—	—	—	—	—	—	—	—	C61
睾丸	0	0.00	0.00	0.00	0.00	0.00	0.00	0.00	—	—	—	—	—	—	—	—	C62
肾	16	1.10	2.49	1.88	1.84	0.11	0.11	3.19	3	0.28	0.51	0.28	0.28	0.03	0.03	0.73	C64—C66,C68
膀胱	32	2.20	4.97	3.29	3.53	0.16	0.16	4.29	7	0.66	1.18	0.64	0.76	0.04	0.10	1.12	C67
脑	37	2.55	5.75	5.47	4.96	0.32	0.32	5.62	41	3.86	6.94	5.40	5.14	0.28	0.57	8.16	C70—C72,D32—D33,D42—D43
甲状腺	6	0.41	0.93	0.97	0.76	0.07	0.07	1.71	28	2.64	4.74	4.18	4.08	0.30	0.44	8.34	C73
淋巴瘤	35	2.41	5.44	4.51	4.27	0.23	0.23	6.21	31	2.92	5.24	3.92	3.96	0.19	0.48	4.47	C81—C86,C88,C90,C96
白血病	36	2.48	5.60	4.66	4.42	0.25	0.25	4.74	37	3.49	6.26	5.35	5.69	0.35	0.48	4.97	C91—C95,D45—D47
其他	53	3.65	8.24	6.31	6.37	0.40	0.40	10.67	24	2.26	4.06	2.65	2.86	0.17	0.31	4.57	O&U
所有部位合计	1 453	100.00	225.88	171.62	169.48	8.81	8.81	240.56	1061	100.00	179.47	130.37	125.93	7.69	13.97	219.18	ALL
所有部位除外 C44	1 434	98.69	222.92	169.36	167.36	8.72	8.72	238.05	1049	98.87	177.44	129.21	124.80	7.66	13.86	218.45	ALL exc. C44
死亡																	
口腔	5	0.45	0.78	0.49	0.48	0.03	0.03	0.73	4	0.57	0.68	0.45	0.44	0.00	0.07	0.00	C00—C10,C12—C14
鼻咽	13	1.16	2.02	1.59	1.66	0.10	0.10	2.84	3	0.43	0.51	0.28	0.24	0.00	0.03	0.00	C11
食管	130	11.61	20.21	14.44	14.35	0.49	0.49	13.24	38	5.42	6.43	3.70	3.55	0.05	0.34	1.47	C15
胃	154	13.75	23.94	17.45	17.12	0.72	0.72	19.49	74	10.56	12.52	7.45	7.20	0.30	0.60	7.99	C16
结直肠	51	4.55	7.93	5.88	5.78	0.28	0.28	7.98	39	5.56	6.60	4.58	4.21	0.18	0.47	5.08	C18—C21
肝脏	164	14.64	25.49	20.27	19.74	1.28	1.28	37.47	90	12.84	15.22	9.81	9.78	0.49	1.20	13.73	C22
胆囊	27	2.41	4.20	3.00	2.98	0.09	0.09	2.49	14	2.00	2.37	1.47	1.39	0.05	0.11	1.19	C23—C24
胰腺	33	2.95	5.13	3.81	3.94	0.26	0.26	7.30	19	2.71	3.21	2.33	2.14	0.06	0.24	1.81	C25
喉	3	0.27	0.47	0.37	0.33	0.02	0.02	0.50	0	0.00	0.00	0.00	0.00	0.00	0.00	0.00	C32
肺	364	32.50	56.59	40.80	40.93	1.88	1.88	51.71	203	28.96	34.34	21.77	20.60	0.85	2.13	25.07	C33—C34
其他胸腔器官	2	0.18	0.31	0.29	0.28	0.01	0.01	0.00									C37—C38
骨	8	0.71	1.24	1.01	0.97	0.03	0.03	0.50	7	1.00	1.18	0.74	0.69	0.01	0.07	0.35	C40—C41
皮肤黑色素瘤	2	0.18	0.31	0.25	0.22	0.00	0.00	0.00	1	0.14	0.17	0.05	0.07	0.00	0.00	0.00	C43
乳房	0	0.00	0.00	0.00	0.00	0.00	0.00	0.00	47	6.70	7.95	5.90	5.80	0.41	0.74	11.35	C50
子宫颈	—	—	—	—	—	—	—	—	23	3.28	3.89	2.76	2.74	0.18	0.33	5.12	C53
子宫体	—	—	—	—	—	—	—	—	12	1.71	2.03	1.49	1.48	0.09	0.20	2.44	C54—C55
卵巢	—	—	—	—	—	—	—	—	11	1.57	1.86	1.27	1.30	0.12	0.16	3.44	C56
前列腺	16	1.43	2.49	1.77	1.73	0.05	0.05	1.38	—	—	—	—	—	—	—	—	C61
睾丸	0	0.00	0.00	0.00	0.00	0.00	0.00	0.00	—	—	—	—	—	—	—	—	C62
肾	8	0.71	1.24	0.97	0.94	0.03	0.03	0.88	3	0.43	0.51	0.26	0.24	0.00	0.02	0.00	C64—C66,C68
膀胱	22	1.96	3.42	2.27	2.23	0.04	0.04	1.11	4	0.57	0.68	0.37	0.40	0.01	0.04	0.37	C67
脑	24	2.14	3.73	3.25	3.13	0.19	0.19	4.63	35	4.99	5.92	4.82	4.78	0.25	0.55	5.38	C70—C72,D32—D33,D42—D43
甲状腺	1	0.09	0.16	0.12	0.13	0.00	0.00	0.00	7	1.00	1.18	0.92	0.92	0.05	0.12	1.39	C73
淋巴瘤	27	2.41	4.20	3.39	3.04	0.15	0.15	4.61	26	3.71	4.40	3.19	3.24	0.13	0.42	2.61	C81—C86,C88,C90,C96
白血病	33	2.95	5.13	4.57	4.54	0.23	0.23	4.10	28	3.99	4.74	3.57	3.72	0.17	0.35	2.42	C91—C95,D45—D47
其他	33	2.95	5.13	3.66	3.73	0.16	0.16	4.22	13	1.85	2.20	1.44	1.68	0.10	0.16	2.61	O&U
所有部位合计	1 120	100.00	174.11	129.66	128.25	6.05	6.05	165.17	701	100.00	118.57	78.61	76.62	3.51	8.35	93.80	ALL
所有部位除外 C44	1 106	98.75	171.93	128.19	126.81	6.02	6.02	164.17	696	99.29	117.73	78.23	76.15	3.50	8.31	93.43	ALL exc. C44

附表 7-21　灌云县 2016 年恶性肿瘤发病和死亡主要指标

部位缩写	男性								女性								ICD-10
	病例数	构成比/%	粗率(1/10万)	中标率(1/10万)	世标率(1/10万)	累积率/% 0—64岁	累积率/% 0—74岁	截缩率35—64岁(1/10万)	病例数	构成比/%	粗率(1/10万)	中标率(1/10万)	世标率(1/10万)	累积率/% 0—64岁	累积率/% 0—74岁	截缩率35—64岁(1/10万)	
发病																	
口腔	14	1.16	2.53	1.95	1.99	0.12	0.12	3.24	4	0.41	0.80	0.68	0.59	0.03	0.06	0.59	C00—C10,C12—C14
鼻咽	8	0.66	1.45	1.39	1.20	0.08	0.08	2.41	5	0.52	1.00	0.88	0.83	0.08	0.08	2.06	C11
食管	142	11.76	25.66	17.07	17.06	0.73	0.73	19.76	60	6.21	12.03	7.45	7.49	0.33	0.75	9.47	C15
胃	127	10.52	22.95	15.83	15.76	0.68	0.68	19.94	57	5.90	11.43	7.21	7.09	0.33	0.82	9.30	C16
结直肠	80	6.63	14.46	10.12	10.15	0.60	0.60	16.51	60	6.21	12.03	8.16	7.92	0.43	0.81	12.24	C18—C21
肝脏	231	19.14	41.75	31.08	30.81	2.45	2.45	72.64	83	8.59	16.64	11.38	11.16	0.74	1.21	21.45	C22
胆囊	15	1.24	2.71	1.80	1.87	0.09	0.09	2.57	20	2.07	4.01	2.50	2.56	0.13	0.29	3.73	C23—C24
胰腺	49	4.06	8.86	6.40	6.29	0.39	0.39	11.27	32	3.31	6.42	4.59	4.44	0.23	0.50	6.54	C25
喉	10	0.83	1.81	1.10	1.31	0.08	0.08	2.06	3	0.31	0.60	0.50	0.46	0.02	0.09	0.59	C32
肺	292	24.19	52.77	36.33	36.47	1.89	1.89	53.88	161	16.67	32.28	21.34	21.42	1.01	2.44	29.31	C33—C34
其他胸腔器官	8	0.66	1.45	1.25	1.00	0.08	0.08	1.70	0	0.00	0.00	0.00	0.00	0.00	0.00	0.00	C37—C38
骨	11	0.91	1.99	1.75	1.70	0.08	0.08	2.50	7	0.72	1.40	1.04	1.06	0.04	0.11	1.32	C40—C41
皮肤黑色素瘤	0	0.00	0.00	0.00	0.00	0.00	0.00	0.00	1	0.10	0.20	0.14	0.15	0.00	0.00	0.00	C43
乳房	1	0.08	0.18	0.11	0.12	0.02	0.02	0.40	164	16.98	32.88	27.15	25.75	2.09	2.68	67.64	C50
子宫颈	—	—	—	—	—	—	—	—	59	6.11	11.83	10.71	9.33	0.77	0.93	23.71	C53
子宫体	—	—	—	—	—	—	—	—	37	3.83	7.42	6.31	5.83	0.48	0.62	14.46	C54—C55
卵巢	—	—	—	—	—	—	—	—	21	2.17	4.21	3.58	3.40	0.21	0.36	5.81	C56
前列腺	29	2.40	5.24	3.52	3.26	0.00	0.00	0.00	—	—	—	—	—	—	—	—	C61
睾丸	2	0.17	0.36	0.38	0.33	0.03	0.03	1.07	—	—	—	—	—	—	—	—	C62
肾	18	1.49	3.25	2.50	2.40	0.18	0.18	5.53	10	1.04	2.00	1.55	1.60	0.10	0.18	2.34	C64—C66,C68
膀胱	34	2.82	6.14	3.99	4.10	0.15	0.15	4.61	6	0.62	1.20	0.85	0.88	0.07	0.14	1.93	C67
脑	37	3.07	6.69	5.48	5.25	0.42	0.42	12.09	43	4.45	8.62	6.13	6.00	0.37	0.70	11.41	C70—C72,D32—D33,D42—D43
甲状腺	1	0.08	0.18	0.11	0.13	0.02	0.02	0.40	50	5.18	10.02	8.65	8.13	0.66	0.86	19.72	C73
淋巴瘤	29	2.40	5.24	3.78	3.80	0.28	0.28	7.48	26	2.69	5.21	4.14	4.24	0.23	0.39	4.96	C81—C86,C88,C90,C96
白血病	37	3.07	6.69	6.23	6.20	0.37	0.37	6.59	37	3.83	7.42	6.29	5.54	0.36	0.51	7.00	C91—C95,D45—D47
其他	32	2.65	5.78	4.06	4.10	0.22	0.22	5.81	20	2.07	4.01	2.91	2.72	0.12	0.34	2.31	O&U
所有部位合计	1 207	100.00	218.13	156.24	155.29	8.96	8.96	252.47	966	100.00	193.67	144.13	138.62	8.85	14.90	257.87	ALL
所有部位除外C44	1 198	99.25	216.50	155.27	154.26	8.91	8.91	251.17	962	99.59	192.87	143.62	138.10	8.83	14.83	257.42	ALL exc. C44
死亡																	
口腔	6	0.64	1.08	0.74	0.73	0.03	0.03	0.89	3	0.54	0.60	0.43	0.35	0.01	0.01	0.00	C00—C10,C12—C14
鼻咽	6	0.64	1.08	0.91	0.79	0.04	0.04	0.95	3	0.54	0.60	0.43	0.43	0.03	0.07	0.93	C11
食管	138	14.63	24.94	16.47	16.51	0.70	0.70	18.86	53	9.48	10.63	6.49	6.50	0.22	0.79	5.95	C15
胃	109	11.56	19.70	13.37	13.48	0.61	0.61	17.24	55	9.84	11.03	7.01	6.74	0.26	0.76	7.63	C16
结直肠	38	4.03	6.87	4.52	4.57	0.29	0.29	7.54	36	6.44	7.22	4.85	4.50	0.21	0.50	6.08	C18—C21
肝脏	190	20.15	34.34	25.63	25.46	1.83	1.83	54.34	67	11.99	13.43	9.04	8.77	0.46	0.93	13.98	C22
胆囊	15	1.59	2.71	2.04	1.92	0.12	0.12	3.23	16	2.86	3.21	2.03	2.09	0.12	0.26	3.29	C23—C24
胰腺	38	4.03	6.87	4.89	4.68	0.25	0.25	7.28	27	4.83	5.41	3.66	3.60	0.11	0.43	3.63	C25
喉	7	0.74	1.27	0.73	0.89	0.04	0.04	0.82	1	0.18	0.20	0.11	0.12	0.00	0.00	0.00	C32
肺	251	26.62	45.36	30.83	31.02	1.25	1.25	34.86	129	23.08	25.86	16.78	16.82	0.76	1.84	22.35	C33—C34
其他胸腔器官	3	0.32	0.54	0.55	0.38	0.04	0.04	0.41	0	0.00	0.00	0.00	0.00	0.00	0.00	0.00	C37—C38
骨	12	1.27	2.17	1.74	1.63	0.06	0.06	1.98	5	0.89	1.00	0.69	0.74	0.05	0.08	0.90	C40—C41
皮肤黑色素瘤	0	0.00	0.00	0.00	0.00	0.00	0.00	0.00	0	0.00	0.00	0.00	0.00	0.00	0.00	0.00	C43
乳房	1	0.11	0.18	0.11	0.13	0.02	0.02	0.41	37	6.62	7.42	5.42	5.12	0.37	0.51	11.25	C50
子宫颈	—	—	—	—	—	—	—	—	14	2.50	2.81	2.27	2.14	0.17	0.21	5.79	C53
子宫体	—	—	—	—	—	—	—	—	10	1.79	2.00	1.54	1.47	0.06	0.20	2.08	C54—C55
卵巢	—	—	—	—	—	—	—	—	14	2.50	2.81	1.92	1.87	0.15	0.22	4.34	C56
前列腺	9	0.95	1.63	1.00	0.91	0.00	0.00	—	—	—	—	—	—	—	—	—	C61
睾丸	2	0.21	0.36	0.37	0.28	0.03	0.03	0.48	—	—	—	—	—	—	—	—	C62
肾	10	1.06	1.81	1.23	1.34	0.08	0.08	2.08	4	0.72	0.80	0.52	0.51	0.03	0.07	0.96	C64—C66,C68
膀胱	21	2.23	3.80	2.20	2.38	0.06	0.06	1.68	5	0.89	1.00	0.53	0.51	0.02	0.10	0.42	C67
脑	26	2.76	4.70	3.60	3.46	0.28	0.28	8.33	27	4.83	5.41	4.07	3.87	0.18	0.41	5.09	C70—C72,D32—D33,D42—D43
甲状腺	2	0.21	0.36	0.30	0.29	0.03	0.03	0.95	4	0.72	0.80	0.43	0.49	0.03	0.03	0.90	C73
淋巴瘤	19	2.01	3.43	2.57	2.55	0.21	0.21	6.43	17	3.04	3.41	2.44	2.43	0.09	0.31	2.11	C81—C86,C88,C90,C96
白血病	19	2.01	3.43	2.88	2.97	0.21	0.21	3.19	24	4.29	4.81	3.67	3.43	0.22	0.30	4.33	C91—C95,D45—D47
其他	21	2.23	3.80	2.62	2.60	0.09	0.09	2.29	8	1.43	1.60	1.18	1.06	0.06	0.12	1.48	O&U
所有部位合计	943	100.00	170.42	119.29	118.97	6.20	6.20	174.25	559	100.00	112.07	75.56	73.66	3.62	8.03	103.48	ALL
所有部位除外C44	937	99.36	169.33	118.67	118.28	6.17	6.17	173.36	558	99.82	111.87	75.44	73.52	3.60	8.02	103.03	ALL exc. C44

附表 7-22 灌南县 2016 年恶性肿瘤发病和死亡主要指标

部位缩写	男性 病例数	构成比/%	粗率/(1/10万)	中标率/(1/10万)	世标率/(1/10万)	累积率/% 0—64岁	0—74岁	截缩率 35—64岁/(1/10万)	女性 病例数	构成比/%	粗率/(1/10万)	中标率/(1/10万)	世标率/(1/10万)	累积率/% 0—64岁	0—74岁	截缩率 35—64岁/(1/10万)	ICD-10
发病																	
口腔	11	1.19	2.52	2.55	2.82	0.14	0.14	4.00	7	0.99	1.80	1.37	1.39	0.07	0.13	1.93	C00—C10,C12—C14
鼻咽	7	0.76	1.60	1.43	1.57	0.17	0.17	4.41	1	0.14	0.26	0.19	0.19	0.00	0.05	0.00	C11
食管	142	15.37	32.49	30.00	29.89	1.54	1.54	43.16	89	12.59	22.86	17.73	18.13	0.91	2.29	22.92	C15
胃	144	15.58	32.94	31.22	32.41	1.72	1.72	46.65	48	6.79	12.33	9.51	9.61	0.52	1.33	14.78	C16
结直肠	71	7.68	16.24	15.86	16.27	1.05	1.05	28.15	53	7.50	13.62	11.88	12.25	1.02	1.43	26.44	C18—C21
肝脏	141	15.26	32.26	29.72	29.95	2.42	2.42	71.87	36	5.09	9.25	8.09	8.43	0.70	1.01	19.95	C22
胆囊	14	1.52	3.20	2.70	2.57	0.12	0.12	3.55	15	2.12	3.85	3.08	3.21	0.25	0.44	6.80	C23—C24
胰腺	32	3.46	7.32	6.81	6.67	0.37	0.37	10.07	24	3.39	6.17	5.22	5.22	0.34	0.69	9.22	C25
喉	5	0.54	1.14	1.01	1.10	0.09	0.09	2.21	0	0.00	0.00	0.00	0.00	0.00	0.00	0.00	C32
肺	174	18.83	39.81	37.99	38.92	2.09	2.09	56.67	103	14.57	26.46	22.05	22.46	1.58	2.68	43.47	C33—C34
其他胸腔器官	2	0.22	0.46	0.43	0.39	0.03	0.03	1.24	3	0.42	0.77	0.65	0.64	0.04	0.08	1.42	C37—C38
骨	8	0.87	1.83	1.79	1.65	0.08	0.08	1.62	7	0.99	1.80	1.97	2.05	0.16	0.16	3.57	C40—C41
皮肤黑色素瘤	2	0.22	0.46	0.41	0.41	0.00	0.00	0.00	3	0.42	0.77	0.77	0.77	0.06	0.10	1.07	C43
乳房	3	0.32	0.69	0.73	0.72	0.07	0.07	1.58	115	16.27	29.54	28.04	26.32	2.47	2.65	74.52	C50
子宫颈	—	—	—	—	—	—	—	—	35	4.95	8.99	8.14	7.68	0.63	0.77	18.61	C53
子宫体	—	—	—	—	—	—	—	—	22	3.11	5.65	5.26	5.10	0.41	0.61	10.13	C54—C55
卵巢	—	—	—	—	—	—	—	—	26	3.68	6.68	6.06	5.65	0.33	0.61	9.91	C56
前列腺	19	2.06	4.35	4.05	3.68	0.13	0.13	3.91	—	—	—	—	—	—	—	—	C61
睾丸	0	0.00	0.00	0.00	0.00	0.00	0.00	0.00	—	—	—	—	—	—	—	—	C62
肾	14	1.52	3.20	3.18	2.84	0.19	0.19	4.65	10	1.41	2.57	2.25	2.13	0.14	0.24	4.61	C64—C66,C68
膀胱	29	3.14	6.63	6.87	7.59	0.45	0.45	12.24	4	0.57	1.03	0.82	0.83	0.04	0.13	1.07	C67
脑	18	1.95	4.12	4.16	4.07	0.31	0.31	6.64	18	2.55	4.62	4.00	3.93	0.23	0.41	5.81	C70—C72,D32—D33,D42—D43
甲状腺	8	0.87	1.83	2.03	1.76	0.15	0.15	3.55	29	4.10	7.45	7.10	6.31	0.47	0.68	12.90	C73
淋巴瘤	23	2.49	5.26	4.86	5.18	0.33	0.33	8.55	17	2.40	4.37	4.23	4.07	0.23	0.46	5.53	C81—C86,C88,C90,C96
白血病	23	2.49	5.26	5.24	5.50	0.46	0.46	10.43	16	2.26	4.11	3.44	3.79	0.19	0.36	2.84	C91—C95,D45—D47
其他	34	3.68	7.78	7.68	7.88	0.38	0.38	10.93	26	3.68	6.68	5.88	5.84	0.45	0.55	11.54	O&U
所有部位合计	924	100.00	211.39	200.71	203.83	12.27	12.27	336.09	707	100.00	181.62	157.75	155.99	11.24	17.85	309.09	ALL
所有部位除外 C44	920	99.57	210.47	199.69	202.60	12.23	12.23	335.05	701	99.15	180.08	156.52	154.62	11.13	17.74	306.31	ALL exc. C44
死亡																	
口腔	3	0.46	0.69	0.69	0.69	0.04	0.04	1.04	3	0.81	0.77	0.62	0.66	0.04	0.08	1.07	C00—C10,C12—C14
鼻咽	3	0.46	0.69	0.68	0.74	0.04	0.04	1.04	4	1.08	1.03	0.97	0.98	0.08	0.13	2.56	C11
食管	117	17.78	26.77	25.27	25.45	1.10	1.10	30.67	59	15.86	15.16	11.11	11.22	0.49	1.44	12.97	C15
胃	84	12.77	19.22	18.53	19.24	0.88	0.88	23.85	36	9.68	9.25	6.61	6.90	0.31	0.78	8.10	C16
结直肠	32	4.86	7.32	6.84	6.65	0.44	0.44	12.32	18	4.84	4.62	3.81	4.03	0.32	0.53	8.42	C18—C21
肝脏	115	17.48	26.31	24.42	24.65	1.96	1.96	56.06	41	11.02	10.53	9.12	9.39	0.70	1.23	20.32	C22
胆囊	11	1.67	2.52	2.30	2.20	0.13	0.13	4.05	5	1.34	1.28	1.00	1.04	0.07	0.15	1.71	C23—C24
胰腺	24	3.65	5.49	5.31	5.12	0.24	0.24	6.44	15	4.03	3.85	3.22	3.17	0.21	0.48	6.27	C25
喉	2	0.30	0.46	0.54	0.65	0.08	0.08	2.09	0	0.00	0.00	0.00	0.00	0.00	0.00	0.00	C32
肺	170	25.84	38.89	37.03	38.83	1.73	1.73	47.50	86	23.12	22.09	17.55	18.03	1.19	2.23	32.37	C33—C34
其他胸腔器官	1	0.15	0.23	0.25	0.22	0.02	0.02	0.70	0	0.00	0.00	0.00	0.00	0.00	0.00	0.00	C37—C38
骨	5	0.76	1.14	0.98	0.87	0.02	0.02	0.58	4	1.08	1.03	0.78	0.80	0.05	0.13	1.33	C40—C41
皮肤黑色素瘤	0	0.00	0.00	0.00	0.00	0.00	0.00	0.00	0	0.00	0.00	0.00	0.00	0.00	0.00	0.00	C43
乳房	1	0.15	0.23	0.20	0.21	0.00	0.00	0.00	24	6.45	6.17	5.41	5.36	0.49	0.56	15.19	C50
子宫颈	—	—	—	—	—	—	—	—	12	3.23	3.08	2.80	2.90	0.28	0.31	7.91	C53
子宫体	—	—	—	—	—	—	—	—	10	2.69	2.57	2.05	2.04	0.13	0.30	3.72	C54—C55
卵巢	—	—	—	—	—	—	—	—	8	2.15	2.06	2.01	2.07	0.18	0.22	4.59	C56
前列腺	10	1.52	2.29	2.22	2.06	0.04	0.04	1.31	—	—	—	—	—	—	—	—	C61
睾丸	0	0.00	0.00	0.00	0.00	0.00	0.00	0.00	—	—	—	—	—	—	—	—	C62
肾	3	0.46	0.69	0.77	0.55	0.03	0.03	0.54	6	1.61	1.54	1.30	1.42	0.15	0.15	3.86	C64—C66,C68
膀胱	9	1.37	2.06	2.15	2.56	0.08	0.08	2.23	0	0.00	0.00	0.00	0.00	0.00	0.00	0.00	C67
脑	23	3.50	5.26	5.01	4.90	0.33	0.33	8.83	17	4.57	4.37	3.36	3.44	0.16	0.40	3.26	C70—C72,D32—D33,D42—D43
甲状腺	2	0.30	0.46	0.45	0.43	0.02	0.02	0.70	1	0.27	0.26	0.19	0.19	0.00	0.05	0.00	C73
淋巴瘤	20	3.04	4.58	4.34	4.59	0.27	0.27	6.96	8	2.15	2.06	1.63	1.65	0.13	0.19	3.72	C81—C86,C88,C90,C96
白血病	14	2.13	3.20	3.14	3.39	0.20	0.20	4.10	10	2.69	2.57	2.40	2.26	0.17	0.21	3.13	C91—C95,D45—D47
其他	9	1.37	2.06	1.83	1.87	0.08	0.08	2.16	5	1.34	1.28	0.84	0.87	0.02	0.05	0.60	O&U
所有部位合计	658	100.00	150.54	142.94	145.85	7.75	7.75	213.18	372	100.00	95.56	76.78	78.41	5.16	9.60	141.11	ALL
所有部位除外 C44	657	99.85	150.31	142.74	145.65	7.75	7.75	213.18	371	99.73	95.31	76.61	78.14	5.16	9.60	141.11	ALL exc. C44

附表 7-23　淮安市淮安区 2016 年恶性肿瘤发病和死亡主要指标

部位缩写	男性								女性								ICD-10
	病例数	构成比/%	粗率/(1/10万)	中标率/(1/10万)	世标率/(1/10万)	累积率/% 0—64岁	0—74岁	截缩率35—64岁/(1/10万)	病例数	构成比/%	粗率/(1/10万)	中标率/(1/10万)	世标率/(1/10万)	累积率/% 0—64岁	0—74岁	截缩率35—64岁/(1/10万)	
发病																	
口腔	29	1.33	4.70	2.98	2.97	0.23	0.23	6.55	15	1.00	2.63	1.49	1.38	0.05	0.18	1.55	C00—C10, C12—C14
鼻咽	24	1.10	3.89	2.78	2.98	0.24	0.24	7.80	11	0.73	1.93	1.34	1.21	0.10	0.13	3.53	C11
食管	612	28.13	99.27	57.91	59.68	3.18	3.18	84.33	360	23.92	63.10	32.18	32.27	1.27	4.38	33.84	C15
胃	392	18.01	63.59	38.82	38.81	1.83	1.83	50.49	149	9.90	26.12	13.83	13.41	0.62	1.63	17.21	C16
结直肠	137	6.30	22.22	13.71	13.69	0.88	0.88	24.61	79	5.25	13.85	8.56	8.25	0.53	1.04	14.90	C18—C21
肝脏	212	9.74	34.39	22.37	21.72	1.47	1.47	45.44	74	4.92	12.97	7.67	7.36	0.55	0.80	15.30	C22
胆囊	14	0.64	2.27	1.31	1.33	0.11	0.11	3.02	20	1.33	3.51	1.83	1.75	0.09	0.19	2.74	C23—C24
胰腺	56	2.57	9.08	5.50	5.57	0.29	0.29	8.27	30	1.99	5.26	2.63	2.61	0.09	0.36	2.42	C25
喉	8	0.37	1.30	0.78	0.82	0.05	0.05	1.39	3	0.20	0.53	0.22	0.19	0.00	0.03	0.00	C32
肺	402	18.47	65.21	39.22	38.81	1.79	1.79	49.49	224	14.88	39.26	21.14	21.10	1.11	2.64	30.54	C33—C34
其他胸腔器官	1	0.05	0.16	0.08	0.10	0.01	0.01	0.32	2	0.13	0.35	0.24	0.23	0.02	0.02	0.75	C37—C38
骨	18	0.83	2.92	1.93	1.94	0.07	0.07	1.07	9	0.60	1.58	1.31	1.13	0.07	0.10	1.61	C40—C41
皮肤黑色素瘤	3	0.14	0.49	0.33	0.32	0.02	0.02	0.32	4	0.27	0.70	0.30	0.31	0.02	0.02	0.67	C43
乳房	6	0.28	0.97	0.60	0.62	0.06	0.06	1.64	179	11.89	31.37	22.02	20.50	1.76	2.26	53.87	C50
子宫颈	—	—	—	—	—	—	—	—	78	5.18	13.67	10.71	9.29	0.85	0.89	25.20	C53
子宫体	—	—	—	—	—	—	—	—	55	3.65	9.64	7.16	6.26	0.52	0.65	15.19	C54—C55
卵巢	—	—	—	—	—	—	—	—	33	2.19	5.78	3.83	3.74	0.30	0.43	8.41	C56
前列腺	36	1.65	5.84	3.12	2.93	0.04	0.04	1.06	—	—	—	—	—	—	—	—	C61
睾丸	3	0.14	0.49	0.42	0.51	0.03	0.03	0.37	—	—	—	—	—	—	—	—	C62
肾	29	1.33	4.70	3.23	3.24	0.20	0.20	5.78	11	0.73	1.93	1.14	1.08	0.05	0.15	1.69	C64—C66, C68
膀胱	35	1.61	5.68	3.26	3.24	0.21	0.21	5.75	11	0.73	1.93	1.13	1.15	0.07	0.17	1.44	C67
脑	42	1.93	6.81	4.57	4.59	0.30	0.30	8.77	41	2.72	7.19	4.86	4.59	0.26	0.53	9.23	C70—C72, D32—D33, D42—D43
甲状腺	6	0.28	0.97	0.91	0.72	0.06	0.06	2.17	26	1.73	4.56	3.47	3.32	0.29	0.32	5.98	C73
淋巴瘤	17	0.78	2.76	1.90	1.80	0.10	0.10	1.64	8	0.53	1.40	0.90	0.88	0.08	0.10	2.46	C81—C86, C88, C90, C96
白血病	35	1.61	5.68	4.48	4.50	0.30	0.30	6.22	33	2.19	5.78	4.63	4.69	0.25	0.50	5.45	C91—C95, D45—D47
其他	59	2.71	9.57	6.56	6.91	0.40	0.40	8.90	50	3.32	8.76	4.31	4.17	0.21	0.43	5.74	O&U
所有部位合计	2 176	100.00	352.97	216.75	217.41	11.84	11.84	325.40	1505	100.00	263.79	156.89	150.89	9.23	17.95	259.74	ALL
所有部位除外 C44	2 165	99.49	351.19	215.70	216.40	11.82	11.82	324.76	1492	99.14	261.51	156.06	150.00	9.23	17.91	259.74	ALL exc. C44
死亡																	
口腔	14	0.86	2.27	1.21	1.17	0.06	0.06	1.64	14	1.46	2.45	1.25	1.23	0.02	0.17	0.73	C00—C10, C12—C14
鼻咽	12	0.74	1.95	1.29	1.26	0.07	0.07	2.19	5	0.52	0.88	0.68	0.55	0.02	0.07	0.33	C11
食管	453	27.77	73.48	41.81	41.19	1.49	1.49	39.18	286	29.76	50.13	23.58	23.03	0.53	2.94	13.98	C15
胃	289	17.72	46.88	26.94	26.34	0.90	0.90	25.01	135	14.05	23.66	11.80	11.20	0.36	1.37	10.06	C16
结直肠	69	4.23	11.19	6.57	6.34	0.27	0.27	8.26	40	4.16	7.01	3.70	3.52	0.18	0.41	5.41	C18—C21
肝脏	199	12.20	32.28	20.75	20.25	1.37	1.37	41.15	73	7.60	12.79	7.44	7.15	0.44	0.83	12.86	C22
胆囊	11	0.67	1.78	0.97	0.94	0.06	0.06	1.90	15	1.56	2.63	1.35	1.34	0.04	0.16	1.07	C23—C24
胰腺	47	2.88	7.62	4.77	4.84	0.22	0.22	5.61	36	3.75	6.31	3.31	3.27	0.12	0.43	3.70	C25
喉	7	0.43	1.14	0.67	0.64	0.04	0.04	1.31	3	0.31	0.53	0.24	0.22	0.00	0.02	0.00	C32
肺	368	22.56	59.69	35.50	34.91	1.30	1.30	34.93	163	16.96	28.57	14.97	14.76	0.64	1.94	17.22	C33—C34
其他胸腔器官	2	0.12	0.32	0.13	0.18	0.01	0.01	0.32	3	0.31	0.53	0.25	0.23	0.02	0.02	0.41	C37—C38
骨	11	0.67	1.78	1.37	1.34	0.06	0.06	0.94	12	1.25	2.10	0.92	0.84	0.04	0.05	1.19	C40—C41
皮肤黑色素瘤	2	0.12	0.32	0.21	0.23	0.00	0.00	0.00	1	0.10	0.18	0.05	0.04	0.00	0.00	0.00	C43
乳房	1	0.06	0.16	0.11	0.12	0.01	0.01	0.37	35	3.64	6.13	3.95	3.76	0.23	0.49	6.60	C50
子宫颈	—	—	—	—	—	—	—	—	13	1.35	2.28	1.59	1.40	0.10	0.17	2.40	C53
子宫体	—	—	—	—	—	—	—	—	11	1.14	1.93	1.21	1.19	0.10	0.12	2.72	C54—C55
卵巢	—	—	—	—	—	—	—	—	21	2.19	3.68	2.30	2.33	0.19	0.27	6.01	C56
前列腺	15	0.92	2.43	1.26	1.18	0.04	0.04	1.02	—	—	—	—	—	—	—	—	C61
睾丸	1	0.06	0.16	0.11	0.12	0.01	0.01	0.37	—	—	—	—	—	—	—	—	C62
肾	0	0.00	0.00	0.00	0.00	0.00	0.00	0.00	3	0.31	0.53	0.34	0.35	0.02	0.04	0.77	C64—C66, C68
膀胱	21	1.29	3.41	1.93	1.80	0.02	0.02	0.64	4	0.42	0.70	0.27	0.26	0.00	0.03	0.00	C67
脑	28	1.72	4.54	3.32	3.29	0.19	0.19	4.51	15	1.56	2.63	1.91	1.87	0.16	0.19	4.04	C70—C72, D32—D33, D42—D43
甲状腺	1	0.06	0.16	0.09	0.07	0.00	0.00	0.00	3	0.31	0.53	0.26	0.27	0.02	0.02	0.69	C73
淋巴瘤	15	0.92	2.43	1.57	1.49	0.07	0.07	1.87	7	0.73	1.23	0.75	0.76	0.04	0.10	1.31	C81—C86, C88, C90, C96
白血病	30	1.84	4.87	3.45	3.61	0.22	0.22	4.91	30	3.12	5.26	4.07	4.23	0.21	0.49	3.81	C91—C95, D45—D47
其他	35	2.15	5.68	3.64	3.65	0.20	0.20	4.69	33	3.43	5.78	2.74	2.70	0.13	0.31	2.99	O&U
所有部位合计	1 631	100.00	264.56	157.67	154.95	6.61	6.61	180.85	961	100.00	168.44	88.95	86.48	3.63	10.65	98.29	ALL
所有部位除外 C44	1 628	99.82	264.08	157.43	154.73	6.59	6.59	180.52	958	99.69	167.91	88.82	86.36	3.63	10.65	98.29	ALL exc. C44

附表 7-24　淮安市淮阴区 2016 年恶性肿瘤发病和死亡主要指标

部位缩写	男性								女性								ICD-10
	病例数	构成比/%	粗率/(1/10万)	中标率/(1/10万)	世标率/(1/10万)	累积率/% 0—64岁	累积率/% 0—74岁	截缩率35—64岁/(1/10万)	病例数	构成比/%	粗率/(1/10万)	中标率/(1/10万)	世标率/(1/10万)	累积率/% 0—64岁	累积率/% 0—74岁	截缩率35—64岁/(1/10万)	
发病																	
口腔	16	1.09	3.31	2.12	2.12	0.11	0.11	3.21	8	0.80	1.78	1.04	1.14	0.09	0.16	2.38	C00—C10, C12—C14
鼻咽	15	1.02	3.10	2.01	2.10	0.17	0.17	4.48	5	0.50	1.11	0.82	0.77	0.04	0.10	0.85	C11
食管	325	22.12	67.14	38.19	38.39	2.06	2.06	55.55	177	17.75	39.37	19.49	18.85	0.52	2.34	14.16	C15
胃	210	14.30	43.38	24.93	24.53	1.17	1.17	31.42	85	8.53	18.91	10.64	10.41	0.48	1.35	13.90	C16
结直肠	85	5.79	17.56	11.48	11.19	0.71	0.71	19.61	54	5.42	12.01	7.75	7.25	0.35	0.88	10.81	C18—C21
肝脏	198	13.48	40.90	28.30	27.29	1.98	1.98	62.24	74	7.42	16.46	10.63	10.74	0.61	1.35	17.76	C22
胆囊	18	1.23	3.72	2.06	1.99	0.12	0.12	3.08	19	1.91	4.23	1.99	2.00	0.11	0.24	2.84	C23—C24
胰腺	38	2.59	7.85	4.67	4.79	0.26	0.26	6.85	19	1.91	4.23	2.19	2.11	0.04	0.27	0.85	C25
喉	10	0.68	2.07	1.45	1.40	0.07	0.07	2.41	2	0.20	0.44	0.19	0.20	0.00	0.04	0.00	C32
肺	362	24.64	74.78	45.12	45.14	2.00	2.00	55.03	132	13.24	29.36	16.78	16.61	0.93	2.16	27.27	C33—C34
其他胸腔器官	4	0.27	0.83	0.47	0.41	0.02	0.02	0.85	2	0.20	0.44	0.17	0.20	0.02	0.02	0.51	C37—C38
骨	2	0.14	0.41	0.25	0.22	0.00	0.00	0.00	8	0.80	1.78	1.19	1.24	0.07	0.17	2.13	C40—C41
皮肤黑色素瘤	0	0.00	0.00	0.00	0.00	0.00	0.00	0.00	5	0.50	1.11	0.68	0.71	0.05	0.05	0.90	C43
乳房	2	0.14	0.41	0.22	0.21	0.00	0.00	0.00	131	13.14	29.14	21.99	20.28	1.73	2.18	56.43	C50
子宫颈	—	—	—	—	—	—	—	—	53	5.32	11.79	10.16	9.10	0.82	0.89	25.89	C53
子宫体	—	—	—	—	—	—	—	—	35	3.51	7.79	5.13	5.13	0.44	0.56	13.74	C54—C55
卵巢	—	—	—	—	—	—	—	—	34	3.41	7.56	5.67	5.17	0.42	0.55	11.40	C56
前列腺	23	1.57	4.75	2.48	2.49	0.03	0.03	0.83	—	—	—	—	—	—	—	—	C61
睾丸	2	0.14	0.41	0.66	0.48	0.03	0.03	0.00	—	—	—	—	—	—	—	—	C62
肾	14	0.95	2.89	1.95	1.99	0.13	0.13	3.92	6	0.60	1.33	0.94	0.86	0.05	0.08	1.98	C64—C66, C68
膀胱	23	1.57	4.75	2.75	2.70	0.10	0.10	2.62	6	0.60	1.33	0.61	0.57	0.02	0.05	0.48	C67
脑	26	1.77	5.37	4.30	3.94	0.25	0.25	6.59	22	2.21	4.89	4.00	3.79	0.19	0.50	5.05	C70—C72, D32—D33, D42—D43
甲状腺	7	0.48	1.45	1.08	0.99	0.10	0.10	3.18	50	5.02	11.12	8.89	7.96	0.72	0.75	18.41	C73
淋巴瘤	21	1.43	4.34	3.00	3.11	0.24	0.24	5.82	12	1.20	2.67	2.01	1.79	0.13	0.16	2.97	C81—C86, C88, C90, C96
白血病	47	3.20	9.71	7.52	7.30	0.44	0.44	10.01	24	2.41	5.34	4.77	5.25	0.31	0.46	3.31	C91—C95, D45—D47
其他	21	1.43	4.34	2.57	2.58	0.15	0.15	4.26	34	3.41	7.56	4.09	4.56	0.21	0.38	4.04	O&U
所有部位合计	1 469	100.00	303.47	187.56	185.37	10.15	10.15	281.96	997	100.00	221.79	141.82	136.12	8.36	15.71	238.08	ALL
所有部位除外 C44	1 464	99.66	302.43	187.01	184.87	10.15	10.15	281.96	979	98.19	217.78	140.09	134.36	8.28	15.52	236.15	ALL exc. C44
死亡																	
口腔	10	0.87	2.07	1.14	1.19	0.06	0.06	1.70	4	0.67	0.89	0.47	0.50	0.02	0.10	0.48	C00—C10, C12—C14
鼻咽	4	0.35	0.83	0.41	0.44	0.02	0.02	0.46	5	0.84	1.11	0.59	0.58	0.02	0.09	0.51	C11
食管	283	24.61	58.46	32.56	32.46	1.41	1.41	38.38	143	23.95	31.81	14.95	14.38	0.31	1.80	8.41	C15
胃	160	13.91	33.05	19.24	18.62	0.68	0.68	18.76	56	9.38	12.46	6.21	6.03	0.20	0.86	5.82	C16
结直肠	48	4.17	9.92	5.98	5.54	0.27	0.27	7.25	27	4.52	6.01	4.02	4.00	0.22	0.50	5.89	C18—C21
肝脏	161	14.00	33.26	22.23	21.69	1.53	1.53	47.55	68	11.39	15.13	8.89	8.55	0.48	0.97	14.26	C22
胆囊	17	1.48	3.51	2.08	1.94	0.09	0.09	2.68	16	2.68	3.56	1.49	1.44	0.05	0.16	1.38	C23—C24
胰腺	39	3.39	8.06	4.67	4.80	0.26	0.26	6.87	22	3.69	4.89	2.41	2.31	0.06	0.34	1.46	C25
喉	7	0.61	1.45	0.91	0.94	0.03	0.03	0.87	1	0.17	0.22	0.16	0.16	0.00	0.00	0.00	C32
肺	310	26.96	64.04	37.30	37.45	1.71	1.71	46.15	109	18.26	24.25	13.57	13.30	0.65	1.77	18.58	C33—C34
其他胸腔器官	6	0.52	1.24	0.77	0.76	0.07	0.07	2.18	1	0.17	0.22	0.03	0.04	0.00	0.00	0.00	C37—C38
骨	2	0.17	0.41	0.27	0.29	0.02	0.02	0.46	8	1.34	1.78	1.19	1.23	0.08	0.18	2.35	C40—C41
皮肤黑色素瘤	1	0.09	0.21	0.11	0.08	0.00	0.00	0.00	2	0.34	0.44	0.26	0.25	0.00	0.00	0.00	C43
乳房	1	0.09	0.21	0.08	0.06	0.00	0.00	0.00	25	4.19	5.56	4.51	4.00	0.34	0.48	9.36	C50
子宫颈	—	—	—	—	—	—	—	—	18	3.02	4.00	2.56	2.44	0.23	0.23	6.95	C53
子宫体	—	—	—	—	—	—	—	—	10	1.68	2.22	1.10	1.11	0.04	0.12	1.28	C54—C55
卵巢	—	—	—	—	—	—	—	—	10	1.68	2.22	1.62	1.58	0.15	0.15	3.59	C56
前列腺	17	1.48	3.51	1.66	1.66	0.02	0.02	0.42	—	—	—	—	—	—	—	—	C61
睾丸	0	0.00	0.00	0.00	0.00	0.00	0.00	0.00	—	—	—	—	—	—	—	—	C62
肾	3	0.26	0.62	0.33	0.34	0.02	0.02	0.42	2	0.34	0.44	0.39	0.39	0.04	0.04	1.21	C64—C66, C68
膀胱	5	0.43	1.03	0.41	0.43	0.00	0.00	0.00	2	0.34	0.44	0.26	0.25	0.00	0.03	0.00	C67
脑	21	1.83	4.34	3.29	2.95	0.12	0.12	3.08	20	3.35	4.45	3.38	3.26	0.16	0.41	3.54	C70—C72, D32—D33, D42—D43
甲状腺	1	0.09	0.21	0.13	0.14	0.02	0.02	0.46	3	0.50	0.67	0.35	0.31	0.02	0.02	0.85	C73
淋巴瘤	8	0.70	1.65	0.90	0.97	0.06	0.06	1.66	6	1.01	1.33	1.22	1.05	0.08	0.11	0.99	C81—C86, C88, C90, C96
白血病	28	2.43	5.78	3.87	3.86	0.26	0.26	7.02	17	2.85	3.78	2.68	2.71	0.18	0.30	3.30	C91—C95, D45—D47
其他	18	1.57	3.72	2.15	2.27	0.18	0.18	4.97	22	3.69	4.89	2.91	2.71	0.14	0.29	3.70	O&U
所有部位合计	1 150	100.00	237.57	140.50	138.89	6.84	6.84	191.35	597	100.00	132.81	75.22	72.79	3.46	8.99	93.92	ALL
所有部位除外 C44	1 148	99.83	237.15	140.32	138.67	6.82	6.82	190.89	590	98.83	131.25	74.27	71.90	3.39	8.88	91.83	ALL exc. C44

部位缩写	男性 病例数	构成比/%	粗率/(1/10万)	中标率/(1/10万)	世标率/(1/10万)	累积率/% 0—64岁	0—74岁	截缩率35—64岁/(1/10万)	女性 病例数	构成比/%	粗率/(1/10万)	中标率/(1/10万)	世标率/(1/10万)	累积率/% 0—64岁	0—74岁	截缩率35—64岁/(1/10万)	ICD-10
发病																	
口腔	8	1.54	2.85	1.75	1.70	0.14	0.14	4.29	8	1.31	2.88	1.78	1.55	0.09	0.16	2.08	C00—C10,C12—C14
鼻咽	5	0.96	1.78	0.99	0.97	0.05	0.05	1.37	10	1.64	3.60	2.17	2.24	0.21	0.27	5.99	C11
食管	77	14.81	27.45	16.14	16.29	0.76	0.76	20.58	66	10.84	23.73	14.38	14.17	0.37	2.08	10.97	C15
胃	67	12.88	23.89	14.68	14.65	0.56	0.56	16.84	53	8.70	19.06	11.88	11.36	0.50	1.41	13.07	C16
结直肠	48	9.23	17.11	10.86	10.18	0.50	0.50	14.54	45	7.39	16.18	10.18	9.97	0.55	1.29	15.94	C18—C21
肝脏	85	16.35	30.30	18.39	18.13	1.32	1.32	38.82	31	5.09	11.15	6.80	6.33	0.33	0.88	8.77	C22
胆囊	2	0.38	0.71	0.50	0.48	0.02	0.02	0.68	8	1.31	2.88	1.82	1.82	0.07	0.29	2.10	C23—C24
胰腺	7	1.35	2.50	1.41	1.37	0.10	0.10	2.73	9	1.48	3.24	1.97	1.96	0.10	0.28	3.04	C25
喉	7	1.35	2.50	1.31	1.41	0.06	0.06	1.47	1	0.16	0.36	0.20	0.24	0.03	0.03	0.77	C32
肺	130	25.00	46.35	28.07	27.95	1.07	1.07	27.99	70	11.49	25.17	13.70	13.15	0.65	1.53	19.12	C33—C34
其他胸腔器官	2	0.38	0.71	0.44	0.50	0.03	0.03	0.74	2	0.33	0.72	0.47	0.46	0.02	0.08	0.67	C37—C38
骨	0	0.00	0.00	0.00	0.00	0.00	0.00	0.00	2	0.33	0.72	0.44	0.44	0.05	0.05	1.43	C40—C41
皮肤黑色素瘤	0	0.00	0.00	0.00	0.00	0.00	0.00	0.00	0	0.00	0.00	0.00	0.00	0.00	0.00	0.00	C43
乳房	0	0.00	0.00	0.00	0.00	0.00	0.00	0.00	130	21.35	46.75	31.06	29.82	2.41	3.40	71.24	C50
子宫颈	—	—	—	—	—	—	—	—	32	5.25	11.51	7.94	7.36	0.62	0.80	19.46	C53
子宫体	—	—	—	—	—	—	—	—	16	2.63	5.75	3.89	3.63	0.25	0.41	7.63	C54—C55
卵巢	—	—	—	—	—	—	—	—	15	2.46	5.39	3.44	3.51	0.27	0.41	8.14	C56
前列腺	21	4.04	7.49	3.99	3.66	0.10	0.10	2.77	—	—	—	—	—	—	—	—	C61
睾丸	0	0.00	0.00	0.00	0.00	0.00	0.00	0.00	—	—	—	—	—	—	—	—	C62
肾	12	2.31	4.28	2.54	2.47	0.20	0.20	5.74	13	2.13	4.67	3.26	2.96	0.23	0.33	6.45	C64—C66,C68
膀胱	18	3.46	6.42	3.95	3.79	0.18	0.18	5.75	8	1.31	2.88	1.72	1.65	0.06	0.23	1.48	C67
脑	1	0.19	0.36	0.37	0.80	0.03	0.03	0.00	6	0.99	2.16	2.49	2.12	0.13	0.19	1.53	C70—C72,D32—D33,D42—D43
甲状腺	6	1.15	2.14	1.76	1.63	0.10	0.10	2.34	44	7.22	15.82	12.35	10.25	0.93	0.93	29.90	C73
淋巴瘤	2	0.38	0.71	0.34	0.34	0.03	0.03	0.74	5	0.82	1.80	1.13	1.21	0.09	0.21	2.29	C81—C86,C88,C90,C96
白血病	10	1.92	3.57	2.85	2.74	0.18	0.18	4.61	12	1.97	4.31	3.91	3.31	0.22	0.33	3.82	C91—C95,D45—D47
其他	12	2.31	4.28	2.60	2.66	0.20	0.20	5.56	23	3.78	8.27	4.55	4.41	0.24	0.45	7.28	O&U
所有部位合计	520	100.00	185.39	112.94	111.73	5.62	5.62	157.56	609	100.00	218.98	141.53	133.91	8.42	16.03	243.17	ALL
所有部位除外C44	520	100.00	185.39	112.94	111.73	5.62	5.62	157.56	607	99.67	218.27	141.21	133.58	8.40	16.01	242.51	ALL exc. C44
死亡																	
口腔	3	0.70	1.07	0.57	0.67	0.03	0.03	0.74	1	0.39	0.36	0.20	0.24	0.03	0.03	0.77	C00—C10,C12—C14
鼻咽	3	0.70	1.07	0.75	0.69	0.06	0.06	2.22	1	0.39	0.36	0.17	0.13	0.00	0.00	0.00	C11
食管	78	18.22	27.81	16.84	16.48	0.61	0.61	17.21	36	14.06	12.94	6.09	6.01	0.20	0.62	5.24	C15
胃	42	9.81	14.97	8.62	8.49	0.29	0.29	8.39	34	13.28	12.23	7.09	6.69	0.26	0.67	5.72	C16
结直肠	24	5.61	8.56	4.95	5.06	0.24	0.24	6.61	18	7.03	6.47	3.33	3.37	0.14	0.35	4.24	C18—C21
肝脏	80	18.69	28.52	16.93	16.59	1.06	1.06	32.95	26	10.16	9.35	5.44	4.74	0.16	0.49	4.40	C22
胆囊	6	1.40	2.14	1.39	1.36	0.07	0.07	2.64	6	2.34	2.16	1.16	1.10	0.00	0.12	0.67	C23—C24
胰腺	9	2.10	3.21	1.73	1.65	0.13	0.13	3.46	6	2.34	2.16	1.42	1.51	0.04	0.24	3.04	C25
喉	3	0.70	1.07	0.59	0.62	0.03	0.03	0.74	0	0.00	0.00	0.00	0.00	0.00	0.00	0.00	C32
肺	127	29.67	45.28	26.13	26.15	0.98	0.98	26.98	51	19.92	18.34	9.26	9.43	0.28	1.13	7.52	C33—C34
其他胸腔器官	1	0.23	0.36	0.20	0.20	0.02	0.02	0.64	1	0.39	0.36	0.20	0.20	0.00	0.06	0.74	C37—C38
骨	2	0.47	0.71	0.96	0.90	0.04	0.04	0.00	3	1.17	1.08	0.42	0.46	0.03	0.03	0.74	C40—C41
皮肤黑色素瘤	0	0.00	0.00	0.00	0.00	0.00	0.00	0.00	0	0.00	0.00	0.00	0.00	0.00	0.00	0.00	C43
乳房	0	0.00	0.00	0.00	0.00	0.00	0.00	0.00	32	12.50	11.51	6.78	6.90	0.52	0.71	14.77	C50
子宫颈	—	—	—	—	—	—	—	—	9	3.52	3.24	2.10	1.96	0.09	0.23	2.93	C53
子宫体	—	—	—	—	—	—	—	—	1	0.39	0.36	0.41	0.34	0.02	0.02	0.00	C54—C55
卵巢	—	—	—	—	—	—	—	—	10	3.91	3.60	2.18	2.13	0.09	0.25	2.93	C56
前列腺	7	1.64	2.50	1.32	1.33	0.03	0.03	0.70	—	—	—	—	—	—	—	—	C61
睾丸	0	0.00	0.00	0.00	0.00	0.00	0.00	0.00	—	—	—	—	—	—	—	—	C62
肾	3	0.70	1.07	0.64	0.64	0.07	0.07	2.06	1	0.39	0.36	0.26	0.25	0.00	0.06	0.00	C64—C66,C68
膀胱	10	2.34	3.57	2.00	1.92	0.05	0.05	1.63	1	0.39	0.36	0.17	0.13	0.00	0.00	0.00	C67
脑	7	1.64	2.50	1.75	1.44	0.11	0.11	2.69	4	1.56	1.44	0.82	0.79	0.05	0.11	1.43	C70—C72,D32—D33,D42—D43
甲状腺	1	0.23	0.36	0.24	0.21	0.02	0.02	0.68	0	0.00	0.00	0.00	0.00	0.00	0.00	0.00	C73
淋巴瘤	6	1.40	2.14	1.35	1.35	0.05	0.05	1.42	4	1.56	1.44	1.08	0.97	0.00	0.09	3.13	C81—C86,C88,C90,C96
白血病	10	2.34	3.57	2.62	2.43	0.09	0.09	3.18	2	0.78	0.72	0.41	0.45	0.00	0.05	1.44	C91—C95,D45—D47
其他	6	1.40	2.14	1.11	1.21	0.08	0.08	2.07	10	3.91	3.60	2.18	1.98	0.16	0.16	5.21	O&U
所有部位合计	428	100.00	152.59	90.72	89.38	4.05	4.05	117.00	256	100.00	92.05	50.98	49.59	2.30	5.33	64.18	ALL
所有部位除外C44	428	100.00	152.59	90.72	89.38	4.05	4.05	117.00	255	99.61	91.69	50.77	49.39	2.28	5.31	63.51	ALL exc. C44

部位缩写	男性								女性								ICD-10
	病例数	构成比/%	粗率(1/10万)	中标率(1/10万)	世标率(1/10万)	累积率/% 0—64岁	累积率/% 0—74岁	截缩率35—64岁(1/10万)	病例数	构成比/%	粗率(1/10万)	中标率(1/10万)	世标率(1/10万)	累积率/% 0—64岁	累积率/% 0—74岁	截缩率35—64岁(1/10万)	
发病																	
口腔	19	1.16	3.17	2.19	2.23	0.09	0.09	2.89	7	0.59	1.27	0.79	0.83	0.05	0.14	1.21	C00—C10, C12—C14
鼻咽	17	1.04	2.84	2.45	2.24	0.18	0.18	5.69	6	0.51	1.09	1.01	0.78	0.05	0.08	0.78	C11
食管	472	28.83	78.85	52.15	53.45	2.62	2.62	70.05	307	25.97	55.55	32.21	32.21	1.44	4.33	38.22	C15
胃	211	12.89	35.25	24.07	24.18	1.23	1.23	32.84	104	8.80	18.82	11.30	10.65	0.34	1.29	9.53	C16
结直肠	76	4.64	12.70	8.66	8.32	0.45	0.45	12.18	67	5.67	12.12	7.99	7.82	0.50	0.95	14.41	C18—C21
肝脏	169	10.32	28.23	20.51	19.82	1.37	1.37	40.73	72	6.09	13.03	8.44	8.17	0.44	1.00	12.50	C22
胆囊	15	0.92	2.51	1.67	1.74	0.10	0.10	2.74	13	1.10	2.35	1.32	1.25	0.07	0.13	1.98	C23—C24
胰腺	40	2.44	6.68	4.65	4.64	0.20	0.20	6.19	18	1.52	3.26	1.96	1.93	0.09	0.29	2.69	C25
喉	11	0.67	1.84	1.33	1.38	0.06	0.06	1.84	0	0.00	0.00	0.00	0.00	0.00	0.00	0.00	C32
肺	399	24.37	66.65	45.10	45.04	2.37	2.37	65.18	161	13.62	29.13	18.38	18.21	1.02	2.42	29.58	C33—C34
其他胸腔器官	4	0.24	0.67	0.45	0.42	0.03	0.03	1.16	1	0.08	0.18	0.13	0.14	0.02	0.02	0.45	C37—C38
骨	9	0.55	1.50	1.09	1.02	0.08	0.08	2.61	11	0.93	1.99	1.43	1.44	0.12	0.15	2.83	C40—C41
皮肤黑色素瘤	3	0.18	0.50	0.41	0.39	0.01	0.01	0.00	2	0.17	0.36	0.19	0.18	0.00	0.03	0.00	C43
乳房	1	0.06	0.17	0.12	0.11	0.01	0.01	0.34	123	10.41	22.26	16.86	16.02	1.47	1.71	47.00	C50
子宫颈	—	—	—	—	—	—	—	—	87	7.36	15.74	12.13	11.27	0.98	1.20	30.93	C53
子宫体	—	—	—	—	—	—	—	—	25	2.12	4.52	3.30	3.29	0.29	0.39	8.21	C54—C55
卵巢	—	—	—	—	—	—	—	—	24	2.03	4.34	3.49	3.14	0.20	0.36	5.83	C56
前列腺	22	1.34	3.68	2.40	2.24	0.04	0.04	1.20	—	—	—	—	—	—	—	—	C61
睾丸	3	0.18	0.50	0.37	0.51	0.01	0.01	0.00	—	—	—	—	—	—	—	—	C62
肾	15	0.92	2.51	1.76	1.93	0.14	0.14	3.36	5	0.42	0.90	0.83	0.73	0.03	0.10	0.62	C64—C66, C68
膀胱	23	1.41	3.84	2.68	2.67	0.11	0.11	3.14	15	1.27	2.71	1.73	1.65	0.05	0.22	1.22	C67
脑	32	1.95	5.35	4.18	4.10	0.34	0.34	8.92	32	2.71	5.79	4.50	4.29	0.31	0.44	9.29	C70—C72, D32—D33, D42—D43
甲状腺	6	0.37	1.00	0.81	0.79	0.04	0.04	1.22	26	2.20	4.70	4.07	3.92	0.30	0.38	6.46	C73
淋巴瘤	21	1.28	3.51	2.34	2.50	0.14	0.14	3.36	13	1.10	2.35	1.46	1.56	0.13	0.21	3.55	C81—C86, C88, C90, C96
白血病	35	2.14	5.85	5.54	5.49	0.35	0.35	6.69	20	1.69	3.62	3.05	3.26	0.19	0.26	3.11	C91—C95, D45—D47
其他	34	2.08	5.68	3.95	4.21	0.23	0.23	5.97	43	3.64	7.78	5.45	5.12	0.32	0.60	10.38	O&U
所有部位合计	1637	100.00	273.47	188.87	189.39	10.22	10.22	278.28	1182	100.00	213.88	142.02	137.86	8.41	16.69	240.81	ALL
所有部位除外C44	1631	99.63	272.46	188.23	188.74	10.20	10.20	277.51	1173	99.24	212.25	140.96	137.01	8.38	16.62	239.56	ALL exc. C44
死亡																	
口腔	7	0.56	1.17	0.74	0.70	0.02	0.02	0.71	9	1.22	1.63	0.94	0.96	0.06	0.10	1.54	C00—C10, C12—C14
鼻咽	6	0.48	1.00	0.73	0.73	0.03	0.03	1.09	1	0.14	0.18	0.13	0.12	0.01	0.01	0.40	C11
食管	400	32.10	66.82	43.51	43.02	1.70	1.70	46.74	260	35.18	47.05	25.05	24.53	0.81	3.05	21.32	C15
胃	181	14.53	30.24	20.07	19.69	0.64	0.64	17.52	75	10.15	13.57	7.70	7.14	0.19	0.83	5.28	C16
结直肠	39	3.13	6.52	3.93	4.16	0.19	0.19	5.00	19	2.57	3.44	1.78	1.68	0.09	0.15	2.27	C18—C21
肝脏	141	11.32	23.55	16.86	16.33	1.11	1.11	34.36	61	8.25	11.04	7.25	6.85	0.37	0.82	11.14	C22
胆囊	11	0.88	1.84	1.19	1.28	0.09	0.09	2.29	12	1.62	2.17	1.19	1.11	0.00	0.13	0.00	C23—C24
胰腺	29	2.33	4.84	3.28	3.31	0.16	0.16	4.69	15	2.03	2.71	1.62	1.60	0.09	0.21	2.67	C25
喉	5	0.40	0.84	0.56	0.49	0.02	0.02	0.41	0	0.00	0.00	0.00	0.00	0.00	0.00	0.00	C32
肺	295	23.68	49.28	33.20	33.38	1.48	1.48	40.76	123	16.64	22.26	13.18	12.92	0.64	1.63	18.25	C33—C34
其他胸腔器官	4	0.32	0.67	0.42	0.38	0.02	0.02	0.75	2	0.27	0.36	0.20	0.17	0.00	0.01	0.38	C37—C38
骨	13	1.04	2.17	1.52	1.44	0.12	0.12	2.97	5	0.68	0.90	0.58	0.63	0.05	0.08	1.56	C40—C41
皮肤黑色素瘤	1	0.08	0.17	0.08	0.06	0.00	0.00	0.00	2	0.27	0.36	0.19	0.17	0.00	0.00	0.00	C43
乳房	0	0.00	0.00	0.00	0.00	0.00	0.00	0.00	33	4.47	5.97	4.28	4.25	0.34	0.50	10.15	C50
子宫颈	—	—	—	—	—	—	—	—	20	2.71	3.62	2.21	2.19	0.17	0.23	4.70	C53
子宫体	—	—	—	—	—	—	—	—	4	0.54	0.72	0.49	0.46	0.03	0.06	0.82	C54—C55
卵巢	—	—	—	—	—	—	—	—	14	1.89	2.53	1.82	1.75	0.09	0.26	2.34	C56
前列腺	13	1.04	2.17	1.43	1.37	0.04	0.04	1.13	—	—	—	—	—	—	—	—	C61
睾丸	0	0.00	0.00	0.00	0.00	0.00	0.00	0.00	—	—	—	—	—	—	—	—	C62
肾	5	0.40	0.84	0.53	0.57	0.05	0.05	1.43	3	0.41	0.54	0.33	0.33	0.01	0.05	0.38	C64—C66, C68
膀胱	18	1.44	3.01	1.84	1.81	0.07	0.07	1.80	7	0.95	1.27	0.68	0.64	0.05	0.05	0.38	C67
脑	31	2.49	5.18	3.95	4.06	0.30	0.30	6.93	24	3.25	4.34	3.09	3.06	0.24	0.34	6.46	C70—C72, D32—D33, D42—D43
甲状腺	2	0.16	0.33	0.26	0.28	0.00	0.00	0.00	0	0.00	0.00	0.00	0.00	0.00	0.00	0.00	C73
淋巴瘤	14	1.12	2.34	1.57	1.65	0.08	0.08	1.92	10	1.35	1.81	1.07	1.13	0.06	0.16	1.54	C81—C86, C88, C90, C96
白血病	16	1.28	2.67	2.38	2.27	0.12	0.12	2.37	11	1.49	1.99	1.73	1.74	0.12	0.14	2.14	C91—C95, D45—D47
其他	15	1.20	2.51	1.68	1.61	0.04	0.04	1.13	29	3.92	5.25	3.15	3.05	0.14	0.37	4.11	O&U
所有部位合计	1246	100.00	208.15	139.73	138.59	6.28	6.28	174.00	739	100.00	133.72	78.65	76.51	3.55	9.20	97.85	ALL
所有部位除外C44	1243	99.76	207.65	139.39	138.27	6.28	6.28	174.00	733	99.19	132.63	78.22	76.12	3.54	9.19	97.85	ALL exc. C44

附表 7-27　淮安市洪泽区 2016 年恶性肿瘤发病和死亡主要指标

部位缩写	男性								女性								ICD-10
	病例数	构成比 /%	粗率/ (1/10万)	中标率/ (1/10万)	世标率/ (1/10万)	累积率 /%		截缩率 35—64 岁/ (1/10万)	病例数	构成比 /%	粗率/ (1/10万)	中标率/ (1/10万)	世标率/ (1/10万)	累积率 /%		截缩率 35—64 岁/ (1/10万)	
						0—64 岁	0—74 岁							0—64 岁	0—74 岁		
发病																	
口腔	9	1.43	4.64	3.18	3.42	0.23	0.23	5.91	4	0.91	2.09	1.22	1.18	0.08	0.15	2.31	C00—C10, C12—C14
鼻咽	10	1.59	5.15	4.40	4.03	0.38	0.38	10.39	6	1.37	3.13	2.34	2.45	0.24	0.32	6.95	C11
食管	153	24.36	78.84	56.83	60.36	3.47	3.47	91.05	107	24.37	55.86	32.90	33.89	1.14	3.79	31.63	C15
胃	112	17.83	57.71	42.61	44.65	1.89	1.89	53.98	64	14.58	33.41	20.13	20.43	1.12	2.12	31.01	C16
结直肠	34	5.41	17.52	13.10	14.15	0.47	0.47	13.26	29	6.61	15.14	10.60	10.57	0.65	1.18	18.78	C18—C21
肝脏	64	10.19	32.98	24.67	26.27	1.50	1.50	43.10	26	5.92	13.57	9.04	9.37	0.60	1.09	17.43	C22
胆囊	3	0.48	1.55	1.49	2.02	0.10	0.10	2.71	6	1.37	3.13	1.59	1.41	0.06	0.06	1.63	C23—C24
胰腺	18	2.87	9.28	6.52	6.86	0.33	0.33	9.42	10	2.28	5.22	3.24	3.62	0.16	0.31	4.46	C25
喉	2	0.32	1.03	0.76	0.77	0.06	0.06	1.60	0	0.00	0.00	0.00	0.00	0.00	0.00	0.00	C32
肺	155	24.68	79.87	56.56	58.33	2.53	2.53	68.41	41	9.34	21.41	13.45	13.34	1.01	1.47	29.04	C33—C34
其他胸腔器官	1	0.16	0.52	0.37	0.36	0.04	0.04	1.16	1	0.23	0.52	0.38	0.38	0.04	0.04	1.21	C37—C38
骨	2	0.32	1.03	0.74	0.84	0.10	0.10	2.71	1	0.23	0.52	0.21	0.16	0.00	0.00	0.00	C40—C41
皮肤黑色素瘤	1	0.16	0.52	0.48	0.42	0.04	0.04	1.36	0	0.00	0.00	0.00	0.00	0.00	0.00	0.00	C43
乳房	0	0.00	0.00	0.00	0.00	0.00	0.00	0.00	59	13.44	30.80	22.96	22.47	2.04	2.41	61.31	C50
子宫颈	—	—	—	—	—	—	—	—	32	7.29	16.71	11.39	11.55	1.05	1.10	30.70	C53
子宫体	—	—	—	—	—	—	—	—	6	1.37	3.13	2.38	2.66	0.20	0.27	5.85	C54—C55
卵巢	—	—	—	—	—	—	—	—	8	1.82	4.18	2.81	2.77	0.24	0.36	6.94	C56
前列腺	3	0.48	1.55	1.03	0.89	0.04	0.04	1.10	—	—	—	—	—	—	—	—	C61
睾丸	1	0.16	0.52	0.34	0.27	0.00	0.00	0.00	—	—	—	—	—	—	—	—	C62
肾	3	0.48	1.55	0.97	0.94	0.04	0.04	1.10	0	0.00	0.00	0.00	0.00	0.00	0.00	0.00	C64—C66, C68
膀胱	11	1.75	5.67	3.90	3.77	0.20	0.20	5.47	3	0.68	1.57	0.80	0.71	0.04	0.04	1.10	C67
脑	15	2.39	7.73	5.85	5.13	0.30	0.30	8.34	10	2.28	5.22	3.75	3.43	0.17	0.35	3.70	C70—C72, D32—D33, D42—D43
甲状腺	1	0.16	0.52	0.32	0.32	0.00	0.00	0.00	3	0.68	1.57	1.32	1.29	0.08	0.08	1.21	C73
淋巴瘤	14	2.23	7.21	5.60	6.07	0.31	0.31	7.78	8	1.82	4.18	3.06	3.24	0.29	0.44	7.89	C81—C86, C88, C90, C96
白血病	14	2.23	7.21	6.70	6.85	0.40	0.40	4.97	5	1.14	2.61	1.79	1.67	0.14	0.21	4.43	C91—C95, D45—D47
其他	2	0.32	1.03	0.64	0.65	0.00	0.00	0.00	10	2.28	5.22	4.47	4.05	0.37	0.42	10.58	O&U
所有部位合计	628	100.00	323.60	237.05	247.37	12.44	12.44	333.82	439	100.00	229.19	149.82	150.64	9.73	16.23	278.17	ALL
所有部位除外 C44	627	99.84	323.09	236.72	247.05	12.44	12.44	333.82	438	99.77	228.67	149.50	150.30	9.68	16.19	277.07	ALL exc. C44
死亡																	
口腔	3	0.64	1.55	0.97	0.89	0.02	0.02	0.89	0	0.00	0.00	0.00	0.00	0.00	0.00	0.00	C00—C10, C12—C14
鼻咽	6	1.29	3.09	2.29	2.18	0.19	0.19	5.97	4	1.40	2.09	1.36	1.47	0.13	0.20	3.25	C11
食管	113	24.25	58.23	42.53	43.82	1.67	1.67	44.98	75	26.22	39.16	22.96	24.78	0.58	2.30	15.32	C15
胃	84	18.03	43.28	31.05	30.52	1.03	1.03	30.81	42	14.69	21.93	12.03	12.00	0.29	1.39	7.89	C16
结直肠	24	5.15	12.37	8.90	8.93	0.50	0.50	14.43	18	6.29	9.40	5.46	5.36	0.14	0.69	4.22	C18—C21
肝脏	60	12.88	30.92	23.20	24.04	1.38	1.38	39.94	22	7.69	11.49	7.72	7.94	0.53	0.82	15.91	C22
胆囊	3	0.64	1.55	1.52	1.94	0.06	0.06	1.60	5	1.75	2.61	1.51	1.49	0.06	0.19	1.63	C23—C24
胰腺	19	4.08	9.79	7.02	7.05	0.28	0.28	8.30	8	2.80	4.18	2.85	3.10	0.15	0.37	2.73	C25
喉	3	0.64	1.55	1.02	0.86	0.04	0.04	1.00	1	0.35	0.52	0.45	0.31	0.00	0.00	1.00	C32
肺	113	24.25	58.23	41.30	42.13	1.59	1.59	42.55	45	15.73	23.49	14.35	15.12	0.81	1.28	22.33	C33—C34
其他胸腔器官	1	0.21	0.52	0.37	0.36	0.04	0.04	1.16	0	0.00	0.00	0.00	0.00	0.00	0.00	0.00	C37—C38
骨	1	0.21	0.52	0.42	0.50	0.06	0.06	1.60	4	1.40	2.09	1.29	1.55	0.06	0.14	1.63	C40—C41
皮肤黑色素瘤	3	0.64	1.55	1.21	1.14	0.11	0.11	3.67	1	0.35	0.52	0.32	0.34	0.04	0.04	1.10	C43
乳房	0	0.00	0.00	0.00	0.00	0.00	0.00	0.00	15	5.24	7.83	5.04	5.04	0.49	0.58	13.06	C50
子宫颈	—	—	—	—	—	—	—	—	12	4.20	6.26	4.03	3.72	0.20	0.35	4.63	C53
子宫体	—	—	—	—	—	—	—	—	2	0.70	1.04	0.73	0.80	0.06	0.14	1.63	C54—C55
卵巢	—	—	—	—	—	—	—	—	2	0.70	1.04	0.73	0.80	0.06	0.14	1.63	C56
前列腺	0	0.00	0.00	0.00	0.00	0.00	0.00	0.00	—	—	—	—	—	—	—	—	C61
睾丸	0	0.00	0.00	0.00	0.00	0.00	0.00	0.00	—	—	—	—	—	—	—	—	C62
肾	3	0.64	1.55	1.20	1.28	0.12	0.12	3.20	1	0.35	0.52	0.42	0.42	0.02	0.06	1.63	C64—C66, C68
膀胱	3	0.64	1.55	1.07	0.83	0.04	0.04	1.10	1	0.35	0.52	0.21	0.16	0.00	0.00	0.00	C67
脑	12	2.58	6.18	4.06	3.61	0.16	0.16	5.00	9	3.15	4.70	4.30	4.20	0.28	0.41	5.32	C70—C72, D32—D33, D42—D43
甲状腺	0	0.00	0.00	0.00	0.00	0.00	0.00	0.00	1	0.35	0.52	0.30	0.32	0.00	0.05	0.00	C73
淋巴瘤	9	1.93	4.64	3.59	4.04	0.16	0.16	4.36	7	2.45	3.65	2.60	2.93	0.16	0.34	4.64	C81—C86, C88, C90, C96
白血病	4	0.86	2.06	2.46	2.10	0.09	0.09	0.00	9	3.15	4.70	3.84	3.54	0.22	0.47	4.91	C91—C95, D45—D47
其他	2	0.43	1.03	0.65	0.60	0.00	0.00	0.00	2	0.70	1.04	0.51	0.46	0.00	0.05	0.00	O&U
所有部位合计	466	100.00	240.13	174.83	176.82	7.48	7.48	208.48	286	100.00	149.31	93.03	95.97	4.29	9.92	114.44	ALL
所有部位除外 C44	466	100.00	240.13	174.83	176.82	7.48	7.48	208.48	285	99.65	148.79	92.82	95.80	4.29	9.92	114.44	ALL exc. C44

附表 7-28　盱眙县 2016 年恶性肿瘤发病和死亡主要指标

部位缩写	男性								女性								ICD-10
	病例数	构成比/%	粗率/(1/10万)	中标率/(1/10万)	世标率/(1/10万)	累积率/% 0—64岁	累积率/% 0—74岁	截缩率 35—64岁/(1/10万)	病例数	构成比/%	粗率/(1/10万)	中标率/(1/10万)	世标率/(1/10万)	累积率/% 0—64岁	累积率/% 0—74岁	截缩率 35—64岁/(1/10万)	
发病																	
口腔	14	1.19	3.41	2.30	2.27	0.19	0.19	5.58	9	1.17	2.29	1.19	1.21	0.06	0.13	1.64	C00—C10, C12—C14
鼻咽	23	1.95	5.59	3.96	3.66	0.26	0.26	7.53	4	0.52	1.02	0.73	0.67	0.06	0.06	1.92	C11
食管	212	18.01	51.57	32.13	32.14	1.17	1.17	31.33	94	12.24	23.87	12.39	12.16	0.26	1.49	7.06	C15
胃	160	13.59	38.92	24.69	23.51	0.83	0.83	23.59	60	7.81	15.23	8.24	8.19	0.44	1.03	11.51	C16
结直肠	90	7.65	21.89	14.19	13.51	0.72	0.72	20.19	77	10.03	19.55	11.99	11.41	0.67	1.35	19.54	C18—C21
肝脏	163	13.85	39.65	26.45	25.91	1.59	1.59	46.39	52	6.77	13.20	7.77	7.62	0.41	0.98	12.36	C22
胆囊	12	1.02	2.92	1.81	1.76	0.03	0.03	0.88	9	1.17	2.29	0.93	0.84	0.03	0.03	0.95	C23—C24
胰腺	26	2.21	6.32	4.14	3.99	0.16	0.16	4.81	18	2.34	4.57	2.41	2.41	0.13	0.24	3.71	C25
喉	11	0.93	2.68	1.58	1.70	0.09	0.09	2.30	0	0.00	0.00	0.00	0.00	0.00	0.00	0.00	C32
肺	258	21.92	62.76	37.73	37.33	1.51	1.51	41.01	101	13.15	25.64	14.59	14.58	0.64	2.03	18.11	C33—C34
其他胸腔器官	2	0.17	0.49	0.29	0.31	0.02	0.02	0.45	1	0.13	0.25	0.09	0.07	0.00	0.00	0.00	C37—C38
骨	9	0.76	2.19	1.45	1.32	0.07	0.07	1.46	9	1.17	2.29	1.48	1.50	0.09	0.21	2.68	C40—C41
皮肤黑色素瘤	1	0.08	0.24	0.15	0.12	0.00	0.00	0.00	1	0.13	0.25	0.21	0.22	0.00	0.04	0.00	C43
乳房	0	0.00	0.00	0.00	0.00	0.00	0.00	0.00	101	13.15	25.64	17.16	16.09	1.29	1.71	40.90	C50
子宫颈	—	—	—	—	—	—	—	—	62	8.07	15.74	11.64	10.94	0.87	1.17	28.35	C53
子宫体	—	—	—	—	—	—	—	—	21	2.73	5.33	4.13	3.88	0.28	0.47	8.94	C54—C55
卵巢	—	—	—	—	—	—	—	—	34	4.43	8.63	5.61	6.19	0.46	0.61	11.86	C56
前列腺	35	2.97	8.51	5.21	5.06	0.20	0.20	4.60	—	—	—	—	—	—	—	—	C61
睾丸	4	0.34	0.97	0.62	0.63	0.04	0.04	0.91	—	—	—	—	—	—	—	—	C62
肾	11	0.93	2.68	1.73	1.72	0.10	0.10	2.84	7	0.91	1.78	1.01	1.08	0.04	0.15	1.09	C64—C66, C68
膀胱	30	2.55	7.30	3.90	3.81	0.11	0.11	3.12	7	0.91	1.78	1.01	1.05	0.04	0.16	1.09	C67
脑	25	2.12	6.08	4.74	4.50	0.32	0.32	9.28	20	2.60	5.08	3.36	3.13	0.22	0.33	6.76	C70—C72, D32—D33, D42—D43
甲状腺	10	0.85	2.43	1.50	1.48	0.13	0.13	3.54	13	1.69	3.30	2.89	2.60	0.21	0.33	5.32	C73
淋巴瘤	28	2.38	6.81	4.85	4.68	0.26	0.26	6.67	24	3.13	6.09	3.78	3.75	0.25	0.48	7.77	C81—C86, C88, C90, C96
白血病	24	2.04	5.84	4.22	4.65	0.29	0.29	6.46	14	1.82	3.55	2.69	2.74	0.21	0.32	5.10	C91—C95, D45—D47
其他	29	2.46	7.05	4.20	4.20	0.19	0.19	5.35	30	3.91	7.62	4.31	4.38	0.27	0.43	8.19	O&U
所有部位合计	1 177	100.00	286.30	181.88	178.27	8.26	8.26	228.29	768	100.00	194.99	119.59	116.71	6.95	13.68	204.84	ALL
所有部位除外 C44	1 170	99.41	284.59	181.00	177.32	8.26	8.26	228.29	761	99.09	193.22	118.69	115.71	6.91	13.56	203.61	ALL exc. C44
死亡																	
口腔	8	0.88	1.95	1.10	1.13	0.10	0.10	2.73	3	0.60	0.76	0.41	0.38	0.00	0.08	0.00	C00—C10, C12—C14
鼻咽	5	0.55	1.22	0.66	0.74	0.05	0.05	1.39	1	0.20	0.25	0.05	0.08	0.00	0.00	0.00	C11
食管	173	19.05	42.08	25.16	24.60	0.70	0.70	19.00	85	17.00	21.58	10.36	9.84	0.23	1.01	6.20	C15
胃	120	13.22	29.19	17.44	17.05	0.67	0.67	18.15	58	11.60	14.73	7.79	7.60	0.41	0.88	11.20	C16
结直肠	39	4.30	9.49	5.74	5.68	0.21	0.21	5.94	27	5.40	6.86	4.41	4.27	0.19	0.53	6.13	C18—C21
肝脏	136	14.98	33.08	20.91	20.83	1.31	1.31	40.11	45	9.00	11.43	7.07	6.94	0.27	1.04	7.96	C22
胆囊	12	1.32	2.92	1.66	1.62	0.06	0.06	0.97	11	2.20	2.79	1.43	1.31	0.06	0.10	1.97	C23—C24
胰腺	24	2.64	5.84	3.45	3.24	0.18	0.18	5.14	19	3.80	4.82	2.44	2.48	0.11	0.22	3.17	C25
喉	8	0.88	1.95	1.19	1.16	0.03	0.03	0.88	0	0.00	0.00	0.00	0.00	0.00	0.00	0.00	C32
肺	259	28.52	63.00	39.16	38.65	0.87	0.87	24.06	94	18.80	23.87	13.07	12.84	0.63	1.51	17.80	C33—C34
其他胸腔器官	0	0.00	0.00	0.00	0.00	0.00	0.00	0.00	1	0.20	0.25	0.09	0.07	0.00	0.00	0.00	C37—C38
骨	9	0.99	2.19	1.27	1.22	0.03	0.03	0.94	6	1.20	1.52	0.85	0.79	0.00	0.11	1.50	C40—C41
皮肤黑色素瘤	0	0.00	0.00	0.00	0.00	0.00	0.00	0.00	0	0.00	0.00	0.00	0.00	0.00	0.00	0.00	C43
乳房	0	0.00	0.00	0.00	0.00	0.00	0.00	0.00	28	5.60	7.11	4.42	4.18	0.31	0.42	9.90	C50
子宫颈	—	—	—	—	—	—	—	—	22	4.40	5.59	3.04	3.13	0.15	0.38	4.40	C53
子宫体	—	—	—	—	—	—	—	—	5	1.00	1.27	0.77	0.79	0.06	0.14	1.54	C54—C55
卵巢	—	—	—	—	—	—	—	—	12	2.40	3.05	2.27	2.42	0.17	0.25	4.80	C56
前列腺	16	1.76	3.89	2.38	2.25	0.04	0.04	0.45	—	—	—	—	—	—	—	—	C61
睾丸	1	0.11	0.24	0.12	0.14	0.02	0.02	0.45	—	—	—	—	—	—	—	—	C62
肾	5	0.55	1.22	0.67	0.64	0.05	0.05	1.39	5	1.00	1.27	0.72	0.83	0.04	0.11	0.99	C64—C66, C68
膀胱	14	1.54	3.41	1.88	1.74	0.02	0.02	0.45	1	0.20	0.25	0.17	0.18	0.02	0.02	0.59	C67
脑	15	1.65	3.65	2.40	2.32	0.15	0.15	4.67	23	4.60	5.84	3.51	3.21	0.19	0.34	6.03	C70—C72, D32—D33, D42—D43
甲状腺	4	0.44	0.97	0.61	0.66	0.04	0.04	0.91	2	0.40	0.51	0.29	0.26	0.00	0.04	0.00	C73
淋巴瘤	25	2.75	6.08	3.85	3.81	0.22	0.22	6.55	17	3.40	4.32	2.59	2.61	0.14	0.37	3.89	C81—C86, C88, C90, C96
白血病	14	1.54	3.41	2.32	2.57	0.17	0.17	3.83	10	2.00	2.54	1.78	1.77	0.11	0.27	3.28	C91—C95, D45—D47
其他	21	2.31	5.11	3.28	3.25	0.11	0.11	3.24	25	5.00	6.35	3.45	3.24	0.18	0.33	4.17	O&U
所有部位合计	908	100.00	220.86	135.24	133.31	5.01	5.01	141.26	500	100.00	126.95	70.99	69.21	3.32	8.13	95.53	ALL
所有部位除外 C44	903	99.45	219.65	134.49	132.54	5.01	5.01	141.26	495	99.00	125.68	70.23	68.61	3.28	8.09	95.04	ALL exc. C44

附表 7-29　金湖县 2016 年恶性肿瘤发病和死亡主要指标

部位缩写	男性 病例数	构成比/%	粗率/(1/10万)	中标率/(1/10万)	世标率/(1/10万)	累积率/% 0—64岁	0—74岁	截缩率35—64岁/(1/10万)	女性 病例数	构成比/%	粗率/(1/10万)	中标率/(1/10万)	世标率/(1/10万)	累积率/% 0—64岁	0—74岁	截缩率35—64岁/(1/10万)	ICD-10
发病																	
口腔	6	0.90	3.37	1.35	1.39	0.03	0.03	0.86	2	0.41	1.12	0.45	0.44	0.00	0.06	0.00	C00—C10, C12—C14
鼻咽	12	1.81	6.74	3.79	3.76	0.25	0.25	6.21	10	2.06	5.61	3.71	3.07	0.22	0.27	7.40	C11
食管	115	17.32	64.62	29.23	29.32	1.15	1.15	31.02	77	15.88	43.17	17.83	17.71	0.71	2.46	19.47	C15
胃	142	21.39	79.79	36.96	36.81	1.77	1.77	50.57	47	9.69	26.35	11.53	11.69	0.64	1.37	19.13	C16
结直肠	49	7.38	27.53	13.39	13.54	0.85	0.85	24.42	35	7.22	19.62	8.28	8.47	0.64	0.93	18.44	C18—C21
肝脏	61	9.19	34.27	16.81	16.25	0.86	0.86	26.71	17	3.51	9.53	3.81	3.88	0.21	0.39	6.46	C22
胆囊	10	1.51	5.62	2.49	2.48	0.14	0.14	3.56	20	4.12	11.21	4.30	4.44	0.16	0.68	4.20	C23—C24
胰腺	22	3.31	12.36	5.67	5.56	0.33	0.33	9.42	12	2.47	6.73	2.38	2.46	0.07	0.33	1.68	C25
喉	6	0.90	3.37	1.55	1.46	0.12	0.12	3.70	2	0.41	1.12	0.42	0.38	0.00	0.07	0.00	C32
肺	143	21.54	80.35	37.09	36.64	1.65	1.65	47.52	69	14.23	38.68	17.97	17.25	0.79	2.28	19.13	C33—C34
其他胸腔器官	1	0.15	0.56	0.30	0.26	0.02	0.02	0.83	0	0.00	0.00	0.00	0.00	0.00	0.00	0.00	C37—C38
骨	7	1.05	3.93	3.07	2.90	0.15	0.15	2.30	3	0.62	1.68	0.84	0.85	0.05	0.11	1.67	C40—C41
皮肤黑色素瘤	0	0.00	0.00	0.00	0.00	0.00	0.00	0.00	0	0.00	0.00	0.00	0.00	0.00	0.00	0.00	C43
乳房	0	0.00	0.00	0.00	0.00	0.00	0.00	0.00	46	9.48	25.79	16.45	14.72	1.20	1.50	34.94	C50
子宫颈	—	—	—	—	—	—	—	—	51	10.52	28.59	17.42	16.06	1.29	1.79	41.04	C53
子宫体	—	—	—	—	—	—	—	—	16	3.30	8.97	4.17	4.06	0.31	0.52	10.09	C54—C55
卵巢	—	—	—	—	—	—	—	—	13	2.68	7.29	4.51	4.21	0.21	0.53	6.34	C56
前列腺	10	1.51	5.62	2.62	2.50	0.08	0.08	2.04	—	—	—	—	—	—	—	—	C61
睾丸	0	0.00	0.00	0.00	0.00	0.00	0.00	0.00	—	—	—	—	—	—	—	—	C62
肾	16	2.41	8.99	3.99	4.31	0.43	0.43	11.23	3	0.62	1.68	0.87	0.85	0.05	0.10	1.68	C64—C66, C68
膀胱	9	1.36	5.06	3.12	2.52	0.07	0.07	8.53	1	0.21	0.56	0.22	0.26	0.03	0.03	0.84	C67
脑	8	1.20	4.50	2.46	2.54	0.13	0.13	6.53	14	2.89	7.85	5.15	5.73	0.37	0.58	9.31	C70—C72, D32—D33, D42—D43
甲状腺	4	0.60	2.25	1.11	1.06	0.07	0.07	2.49	14	2.89	7.85	4.28	4.18	0.36	0.48	11.51	C73
淋巴瘤	9	1.36	5.06	2.38	2.42	0.13	0.13	3.23	4	0.82	2.24	0.99	1.02	0.08	0.15	2.07	C81—C86, C88, C90, C96
白血病	11	1.66	6.18	3.03	3.04	0.13	0.13	3.73	8	1.65	4.49	3.52	4.02	0.25	0.39	3.74	C91—C95, D45—D47
其他	23	3.46	12.92	6.52	6.48	0.50	0.50	14.48	21	4.33	11.77	5.06	5.32	0.29	0.72	8.77	O&U
所有部位合计	664	100.00	373.09	177.25	175.25	8.94	8.94	251.66	485	100.00	271.90	134.16	131.06	7.93	15.75	227.91	ALL
所有部位除外 C44	657	98.95	369.16	175.54	173.46	8.84	8.84	249.09	478	98.56	267.98	132.58	129.33	7.83	15.52	225.00	ALL exc. C44
死亡																	
口腔	7	1.37	3.93	1.45	1.55	0.13	0.13	3.39	0	0.00	0.00	0.00	0.00	0.00	0.00	0.00	C00—C10, C12—C14
鼻咽	7	1.37	3.93	3.00	3.09	0.18	0.18	3.35	0	0.00	0.00	0.00	0.00	0.00	0.00	0.00	C11
食管	114	22.27	64.05	26.99	27.07	0.93	0.93	24.67	61	21.18	34.20	13.39	13.19	0.36	1.87	9.65	C15
胃	91	17.77	51.13	22.21	21.27	0.53	0.53	14.55	40	13.89	22.43	9.17	8.56	0.17	0.93	4.40	C16
结直肠	23	4.49	12.92	5.31	5.01	0.26	0.26	7.90	13	4.51	7.29	3.11	2.98	0.14	0.33	4.60	C18—C21
肝脏	58	11.33	32.59	15.54	15.54	0.85	0.85	25.06	18	6.25	10.09	3.91	4.03	0.23	0.41	6.21	C22
胆囊	6	1.17	3.37	1.44	1.47	0.09	0.09	2.37	22	7.64	12.33	4.46	4.48	0.10	0.62	2.53	C23—C24
胰腺	22	4.30	12.36	5.65	5.54	0.24	0.24	6.59	14	4.86	7.85	2.67	2.59	0.02	0.28	0.85	C25
喉	3	0.59	1.69	0.71	0.64	0.03	0.03	1.61	0	0.00	0.00	0.00	0.00	0.00	0.00	0.00	C32
肺	108	21.09	60.68	27.52	26.99	0.79	0.79	23.38	56	19.44	31.40	14.53	13.77	0.50	1.65	15.61	C33—C34
其他胸腔器官	1	0.20	0.56	0.29	0.29	0.10	0.10	0.83	0	0.00	0.00	0.00	0.00	0.00	0.00	0.00	C37—C38
骨	5	0.98	2.81	2.21	2.56	0.10	0.10	0.83	2	0.69	1.12	0.52	0.46	0.00	0.06	0.00	C40—C41
皮肤黑色素瘤	0	0.00	0.00	0.00	0.00	0.00	0.00	0.00	0	0.00	0.00	0.00	0.00	0.00	0.00	0.00	C43
乳房	0	0.00	0.00	0.00	0.00	0.00	0.00	0.00	7	2.43	3.92	1.56	1.45	0.10	0.10	2.91	C50
子宫颈	—	—	—	—	—	—	—	—	15	5.21	8.41	3.29	3.27	0.13	0.38	4.01	C53
子宫体	—	—	—	—	—	—	—	—	6	2.08	3.36	1.58	1.53	0.02	0.19	0.85	C54—C55
卵巢	—	—	—	—	—	—	—	—	5	1.74	2.80	1.29	1.30	0.06	0.18	1.68	C56
前列腺	8	1.56	4.50	1.72	1.39	0.02	0.02	0.00	—	—	—	—	—	—	—	—	C61
睾丸	0	0.00	0.00	0.00	0.00	0.00	0.00	0.00	—	—	—	—	—	—	—	—	C62
肾	4	0.78	2.25	0.90	0.89	0.08	0.08	2.04	1	0.35	0.56	0.31	0.33	0.00	0.06	0.00	C64—C66, C68
膀胱	8	1.56	4.50	2.52	2.08	0.05	0.05	1.97	2	0.69	1.12	0.36	0.39	0.00	0.07	0.00	C67
脑	9	1.76	5.06	2.65	2.64	0.22	0.22	6.86	11	3.82	6.17	2.93	2.84	0.18	0.30	5.23	C70—C72, D32—D33, D42—D43
甲状腺	3	0.59	1.69	0.75	0.70	0.03	0.03	0.84	2	0.69	1.12	0.50	0.54	0.03	0.10	0.84	C73
淋巴瘤	10	1.95	5.62	2.44	2.39	0.07	0.07	2.01	6	2.08	3.36	1.00	1.01	0.07	0.07	1.68	C81—C86, C88, C90, C96
白血病	7	1.37	3.93	2.11	2.01	0.10	0.10	3.16	1	0.35	0.56	0.30	0.26	0.02	0.02	0.85	C91—C95, D45—D47
其他	18	3.52	10.11	4.16	4.37	0.16	0.16	4.39	6	2.08	3.36	1.45	1.44	0.00	0.26	0.00	O&U
所有部位合计	512	100.00	287.68	129.56	127.52	4.78	4.78	132.52	288	100.00	161.46	66.33	64.45	2.13	7.87	61.88	ALL
所有部位除外 C44	509	99.41	286.00	128.93	127.03	4.78	4.78	132.52	288	100.00	161.46	66.33	64.45	2.13	7.87	61.88	ALL exc. C44

附表 7-30 盐城市亭湖区 2016 年恶性肿瘤发病和死亡主要指标

部位缩写	男性								女性								ICD-10
	病例数	构成比/%	粗率/(1/10万)	中标率/(1/10万)	世标率/(1/10万)	累积率/% 0—64岁	0—74岁	截缩率35—64岁/(1/10万)	病例数	构成比/%	粗率/(1/10万)	中标率/(1/10万)	世标率/(1/10万)	累积率/% 0—64岁	0—74岁	截缩率35—64岁/(1/10万)	
发病																	
口腔	10	0.81	2.78	1.98	1.76	0.08	0.08	1.87	11	1.11	3.19	1.90	1.89	0.07	0.24	1.82	C00—C10, C12—C14
鼻咽	13	1.05	3.61	2.47	2.54	0.25	0.25	7.53	6	0.61	1.74	1.07	1.07	0.04	0.15	1.20	C11
食管	186	14.99	51.70	33.00	32.93	1.27	1.27	35.04	73	7.40	21.18	12.43	12.31	0.18	1.61	5.10	C15
胃	210	16.92	58.37	38.06	37.51	1.23	1.23	35.13	97	9.83	28.15	16.83	15.95	0.80	1.71	21.98	C16
结直肠	127	10.23	35.30	22.42	22.47	1.43	1.43	40.13	73	7.40	21.18	12.99	12.69	0.76	1.58	22.86	C18—C21
肝脏	137	11.04	38.08	26.73	26.20	1.54	1.54	44.06	56	5.67	16.25	9.87	10.13	0.46	1.21	13.50	C22
胆囊	8	0.64	2.22	1.40	1.52	0.07	0.07	1.88	24	2.43	6.96	4.26	4.19	0.23	0.42	6.92	C23—C24
胰腺	39	3.14	10.84	7.16	7.04	0.36	0.36	10.76	34	3.44	9.87	5.95	6.23	0.15	0.61	4.44	C25
喉	8	0.64	2.22	1.48	1.44	0.04	0.04	1.16	0	0.00	0.00	0.00	0.00	0.00	0.00	0.00	C32
肺	257	20.71	71.43	46.84	46.34	1.60	1.60	45.05	152	15.40	44.10	26.69	26.81	1.35	2.97	39.66	C33—C34
其他胸腔器官	3	0.24	0.83	0.60	0.57	0.04	0.04	1.24	5	0.51	1.45	0.89	0.94	0.07	0.14	1.82	C37—C38
骨	11	0.89	3.06	2.18	2.02	0.10	0.10	2.51	8	0.81	2.32	1.64	1.78	0.06	0.15	1.26	C40—C41
皮肤黑色素瘤	6	0.48	1.67	1.09	1.09	0.06	0.06	1.79	0	0.00	0.00	0.00	0.00	0.00	0.00	0.00	C43
乳房	1	0.08	0.28	0.20	0.19	0.02	0.02	0.63	167	16.92	48.46	34.91	33.04	2.84	3.50	90.07	C50
子宫颈	—	—	—	—	—	—	—	—	77	7.80	22.34	15.61	14.89	1.28	1.62	38.90	C53
子宫体	—	—	—	—	—	—	—	—	35	3.55	10.16	7.23	6.77	0.51	0.76	15.35	C54—C55
卵巢	—	—	—	—	—	—	—	—	25	2.53	7.25	4.92	4.56	0.32	0.44	9.68	C56
前列腺	36	2.90	10.01	6.48	6.10	0.10	0.10	3.30	—	—	—	—	—	—	—	—	C61
睾丸	1	0.08	0.28	0.32	0.27	0.02	0.02	0.00	—	—	—	—	—	—	—	—	C62
肾	21	1.69	5.84	3.91	3.76	0.14	0.14	4.27	7	0.71	2.03	1.45	1.85	0.11	0.15	2.42	C64—C66, C68
膀胱	21	1.69	5.84	4.07	4.01	0.16	0.16	4.46	1	0.30	0.87	0.52	0.50	0.02	0.05	0.64	C67
脑	33	2.66	9.17	7.16	7.42	0.48	0.48	12.57	23	2.33	6.67	4.37	4.19	0.24	0.55	7.53	C70—C72, D32—D33, D42—D43
甲状腺	9	0.73	2.50	1.70	1.59	0.12	0.12	3.69	42	4.26	12.19	9.54	8.66	0.80	0.83	20.79	C73
淋巴瘤	35	2.82	9.73	6.56	6.41	0.37	0.37	10.58	19	1.93	5.51	3.82	3.65	0.26	0.44	7.58	C81—C86, C88, C90, C96
白血病	29	2.34	8.06	6.73	7.19	0.39	0.39	6.81	17	1.72	4.93	3.76	3.51	0.21	0.37	5.35	C91—C95, D45—D47
其他	40	3.22	11.12	7.18	7.18	0.37	0.37	8.97	33	3.34	9.58	5.94	5.56	0.25	0.53	7.74	O&U
所有部位合计	1 241	100.00	344.93	229.72	227.56	10.25	10.25	283.42	987	100.00	286.39	186.60	181.17	11.01	20.05	326.62	ALL
所有部位除外 C44	1 239	99.84	344.38	229.34	227.17	10.25	10.25	283.42	985	99.80	285.81	186.28	180.80	10.96	20.00	325.44	ALL exc. C44
死亡																	
口腔	6	0.63	1.67	1.25	1.00	0.06	0.06	1.33	0	0.00	0.00	0.00	0.00	0.00	0.00	0.00	C00—C10, C12—C14
鼻咽	6	0.63	1.67	1.09	1.12	0.12	0.12	3.60	4	0.78	1.16	0.79	0.78	0.04	0.11	1.31	C11
食管	142	14.99	39.47	24.94	24.19	0.73	0.73	19.97	65	12.75	18.86	10.58	10.50	0.09	0.85	2.58	C15
胃	155	16.37	43.08	27.38	26.95	0.71	0.71	19.55	59	11.57	17.12	9.91	9.46	0.43	0.81	11.98	C16
结直肠	53	5.60	14.73	9.41	9.49	0.44	0.44	12.52	22	4.31	6.38	3.61	3.32	0.06	0.31	1.97	C18—C21
肝脏	125	13.20	34.74	24.33	23.75	1.31	1.31	38.63	49	9.61	14.22	8.48	8.42	0.29	0.99	8.61	C22
胆囊	10	1.06	2.78	1.78	1.93	0.09	0.09	2.42	15	2.94	4.35	2.55	2.54	0.09	0.29	2.53	C23—C24
胰腺	43	4.54	11.95	7.70	7.53	0.34	0.34	9.84	35	6.86	10.16	5.70	5.68	0.16	0.48	4.25	C25
喉	5	0.53	1.39	0.85	0.89	0.06	0.06	1.60	0	0.00	0.00	0.00	0.00	0.00	0.00	0.00	C32
肺	264	27.88	73.38	47.28	47.22	1.57	1.57	43.16	114	22.35	33.08	19.79	19.43	0.57	2.03	17.91	C33—C34
其他胸腔器官	0	0.00	0.00	0.00	0.00	0.00	0.00	0.00	1	0.20	0.29	0.16	0.17	0.02	0.02	0.56	C37—C38
骨	9	0.95	2.50	1.86	1.80	0.06	0.06	1.33	9	1.76	2.61	1.56	1.82	0.06	0.14	1.89	C40—C41
皮肤黑色素瘤	5	0.53	1.39	0.97	0.98	0.02	0.02	0.63	1	0.20	0.29	0.20	0.20	0.02	0.02	0.64	C43
乳房	0	0.00	0.00	0.00	0.00	0.00	0.00	0.00	32	6.27	9.29	5.89	5.96	0.32	0.59	9.92	C50
子宫颈	—	—	—	—	—	—	—	—	27	5.29	7.83	4.84	4.78	0.27	0.49	8.24	C53
子宫体	—	—	—	—	—	—	—	—	5	0.98	1.45	0.94	0.97	0.02	0.10	0.71	C54—C55
卵巢	—	—	—	—	—	—	—	—	14	2.75	4.06	2.42	2.48	0.17	0.25	4.91	C56
前列腺	20	2.11	5.56	3.55	4.06	0.00	0.00	0.00	—	—	—	—	—	—	—	—	C61
睾丸	0	0.00	0.00	0.00	0.00	0.00	0.00	0.00	—	—	—	—	—	—	—	—	C62
肾	10	1.06	2.78	1.85	1.91	0.08	0.08	2.48	3	0.59	0.87	0.70	1.10	0.03	0.07	0.00	C64—C66, C68
膀胱	7	0.74	1.95	1.15	1.21	0.02	0.02	0.53	1	0.20	0.29	0.18	0.20	0.00	0.03	0.00	C67
脑	25	2.64	6.95	4.69	4.80	0.35	0.35	10.52	20	3.92	5.80	3.93	3.57	0.24	0.45	6.90	C70—C72, D32—D33, D42—D43
甲状腺	2	0.21	0.56	0.36	0.34	0.00	0.00	0.00	2	0.39	0.58	0.34	0.35	0.02	0.07	0.56	C73
淋巴瘤	23	2.43	6.39	4.29	4.11	0.24	0.24	7.43	11	2.16	3.19	2.22	1.95	0.11	0.18	3.21	C81—C86, C88, C90, C96
白血病	17	1.80	4.73	3.68	4.30	0.17	0.17	2.44	9	1.76	2.61	1.82	1.78	0.08	0.15	1.93	C91—C95, D45—D47
其他	20	2.11	5.56	3.56	3.36	0.17	0.17	4.30	12	2.35	3.48	2.14	1.91	0.06	0.21	1.97	O&U
所有部位合计	947	100.00	263.21	171.98	170.93	6.54	6.54	182.31	510	100.00	147.98	88.76	87.38	3.17	8.66	92.58	ALL
所有部位除外 C44	946	99.89	262.94	171.78	170.73	6.52	6.52	181.68	510	100.00	147.98	88.76	87.38	3.17	8.66	92.58	ALL exc. C44

附表 7-31　盐城市盐都区 2016 年恶性肿瘤发病和死亡主要指标

部位缩写	男性								女性								ICD-10
	病例数	构成比/%	粗率/(1/10万)	中标率/(1/10万)	世标率/(1/10万)	累积率/% 0—64岁	累积率/% 0—74岁	截缩率 35—64岁/(1/10万)	病例数	构成比/%	粗率/(1/10万)	中标率/(1/10万)	世标率/(1/10万)	累积率/% 0—64岁	累积率/% 0—74岁	截缩率 35—64岁/(1/10万)	
发病																	
口腔	12	0.73	3.22	2.30	2.15	0.11	0.11	3.74	13	1.16	3.80	2.32	2.36	0.18	0.32	5.25	C00—C10, C12—C14
鼻咽	17	1.03	4.56	3.95	4.21	0.20	0.20	6.13	9	0.80	2.63	1.77	1.73	0.12	0.22	3.86	C11
食管	290	17.58	77.86	53.73	53.87	1.71	1.71	46.07	138	12.30	40.29	21.56	22.24	0.71	2.50	19.62	C15
胃	374	22.67	100.41	70.32	69.89	2.02	2.02	56.85	156	13.90	45.55	26.39	26.40	1.01	3.15	26.93	C16
结直肠	125	7.58	33.56	23.82	24.11	1.25	1.25	37.02	67	5.97	19.56	11.55	11.70	0.56	1.28	17.13	C18—C21
肝脏	176	10.67	47.25	33.65	32.32	1.94	1.94	57.80	69	6.15	20.15	11.15	11.07	0.53	1.32	15.66	C22
胆囊	13	0.79	3.49	2.88	2.71	0.09	0.09	2.57	17	1.52	4.96	2.79	2.88	0.14	0.25	4.41	C23—C24
胰腺	48	2.91	12.89	9.58	10.18	0.38	0.38	9.70	38	3.39	11.10	6.51	7.08	0.39	0.74	10.22	C25
喉	9	0.55	2.42	1.59	1.56	0.07	0.07	1.91	0	0.00	0.00	0.00	0.00	0.00	0.00	0.00	C32
肺	342	20.73	91.82	62.49	63.68	2.55	2.55	69.81	174	15.51	50.81	28.03	28.02	1.44	3.28	41.72	C33—C34
其他胸腔器官	2	0.12	0.54	0.35	0.36	0.00	0.00	0.00	2	0.18	0.58	0.54	0.40	0.02	0.05	0.00	C37—C38
骨	23	1.39	6.18	4.97	4.69	0.26	0.26	5.05	11	0.98	3.21	1.84	1.88	0.11	0.24	3.12	C40—C41
皮肤黑色素瘤	4	0.24	1.07	0.74	0.61	0.00	0.00	0.00	3	0.27	0.88	0.52	0.63	0.04	0.04	1.14	C43
乳房	3	0.18	0.81	0.53	0.49	0.03	0.03	1.11	107	9.54	31.24	21.56	20.43	1.89	2.17	59.51	C50
子宫颈	—	—	—	—	—	—	—	—	112	9.98	32.70	22.38	21.53	1.84	2.33	58.75	C53
子宫体	—	—	—	—	—	—	—	—	38	3.39	11.10	7.90	7.30	0.58	0.74	18.92	C54—C55
卵巢	—	—	—	—	—	—	—	—	26	2.32	7.59	5.02	4.84	0.36	0.53	10.70	C56
前列腺	30	1.82	8.05	5.95	5.75	0.06	0.06	1.63	—	—	—	—	—	—	—	—	C61
睾丸	4	0.24	1.07	1.14	1.18	0.03	0.03	0.61	—	—	—	—	—	—	—	—	C62
肾	16	0.97	4.30	3.66	4.03	0.18	0.18	3.93	5	0.45	1.46	0.95	0.87	0.07	0.07	2.53	C64—C66, C68
膀胱	30	1.82	8.05	5.54	5.59	0.20	0.20	5.73	12	1.07	3.50	1.97	2.20	0.13	0.20	3.61	C67
脑	32	1.94	8.59	6.70	6.77	0.44	0.44	11.23	44	3.92	12.85	8.22	8.15	0.64	0.96	18.04	C70—C72, D32—D33, D42—D43
甲状腺	9	0.55	2.42	2.23	2.13	0.16	0.16	2.39	24	2.14	7.01	5.43	5.14	0.42	0.45	12.94	C73
淋巴瘤	32	1.94	8.59	6.49	7.23	0.23	0.23	5.63	13	1.16	3.80	2.12	2.16	0.10	0.27	2.94	C81—C86, C88, C90, C96
白血病	27	1.64	7.25	6.40	6.93	0.40	0.40	5.55	25	2.23	7.30	5.43	5.03	0.35	0.57	8.44	C91—C95, D45—D47
其他	32	1.94	8.59	6.11	6.39	0.29	0.29	7.78	19	1.69	5.55	3.12	2.99	0.15	0.28	3.69	O&U
所有部位合计	1 650	100.00	443.01	315.12	316.84	12.62	12.62	342.23	1122	100.00	327.61	199.06	197.06	11.78	21.97	349.12	ALL
所有部位除外 C44	1 644	99.64	441.39	313.74	314.96	12.55	12.55	341.10	1119	99.73	326.73	198.66	196.67	11.76	21.94	348.45	ALL exc. C44
死亡																	
口腔	4	0.33	1.07	0.75	0.59	0.00	0.00	0.00	9	1.27	2.63	1.44	1.48	0.05	0.22	1.34	C00—C10, C12—C14
鼻咽	7	0.57	1.88	1.45	1.75	0.08	0.08	2.38	4	0.56	1.17	0.77	0.71	0.03	0.11	1.33	C11
食管	227	18.56	60.95	44.65	45.55	0.80	0.80	21.15	127	17.86	37.08	18.38	18.49	0.28	1.80	7.78	C15
胃	302	24.69	81.08	57.16	53.52	1.09	1.09	29.26	143	20.11	41.75	22.06	22.52	0.62	2.18	17.21	C16
结直肠	57	4.66	15.30	12.31	13.67	0.31	0.31	7.92	51	7.17	14.89	8.30	8.79	0.27	0.80	7.14	C18—C21
肝脏	145	11.86	38.93	27.29	26.94	1.61	1.61	47.37	56	7.88	16.35	8.77	8.54	0.40	0.98	11.74	C22
胆囊	7	0.57	1.88	1.52	1.62	0.02	0.02	0.58	10	1.41	2.92	1.63	1.70	0.09	0.16	2.58	C23—C24
胰腺	43	3.52	11.54	8.34	8.93	0.25	0.25	6.10	34	4.78	9.93	5.67	6.01	0.34	0.68	7.36	C25
喉	4	0.33	1.07	0.65	0.62	0.04	0.04	0.99	0	0.00	0.00	0.00	0.00	0.00	0.00	0.00	C32
肺	274	22.40	73.57	50.10	49.57	1.53	1.53	42.09	117	16.46	34.16	18.63	18.48	0.81	2.19	23.68	C33—C34
其他胸腔器官	2	0.16	0.54	0.35	0.36	0.00	0.00	0.00	1	0.14	0.29	0.15	0.17	0.02	0.02	0.53	C37—C38
骨	14	1.14	3.76	2.49	2.35	0.10	0.10	2.94	8	1.13	2.34	1.23	1.24	0.05	0.20	1.34	C40—C41
皮肤黑色素瘤	4	0.33	1.07	0.74	0.61	0.00	0.00	0.00	1	0.14	0.29	0.18	0.28	0.00	0.00	0.00	C43
乳房	0	0.00	0.00	0.00	0.00	0.00	0.00	0.00	27	3.80	7.88	4.93	4.53	0.31	0.52	8.34	C50
子宫颈	—	—	—	—	—	—	—	—	37	5.20	10.80	6.28	5.99	0.41	0.58	12.47	C53
子宫体	—	—	—	—	—	—	—	—	8	1.13	2.34	1.27	1.38	0.09	0.12	2.34	C54—C55
卵巢	—	—	—	—	—	—	—	—	16	2.25	4.67	2.96	2.86	0.20	0.33	6.26	C56
前列腺	25	2.04	6.71	5.73	6.53	0.09	0.09	2.40	—	—	—	—	—	—	—	—	C61
睾丸	1	0.08	0.27	0.42	0.65	0.00	0.00	0.00	—	—	—	—	—	—	—	—	C62
肾	4	0.33	1.07	0.75	0.68	0.02	0.02	0.61	3	0.42	0.88	0.48	0.48	0.04	0.04	1.27	C64—C66, C68
膀胱	16	1.31	4.30	3.40	3.59	0.02	0.02	0.64	3	0.42	0.88	0.35	0.27	0.00	0.00	0.00	C67
脑	32	2.62	8.59	6.73	6.63	0.38	0.38	9.90	24	3.38	7.01	4.46	4.31	0.30	0.48	7.69	C70—C72, D32—D33, D42—D43
甲状腺	0	0.00	0.00	0.00	0.00	0.00	0.00	0.00	2	0.28	0.58	0.30	0.37	0.00	0.00	0.00	C73
淋巴瘤	17	1.39	4.56	3.57	3.90	0.12	0.12	3.71	6	0.84	1.75	0.91	0.87	0.04	0.11	1.14	C81—C86, C88, C90, C96
白血病	20	1.64	5.37	4.29	4.28	0.16	0.16	4.18	14	1.97	4.09	2.71	2.37	0.10	0.28	1.90	C91—C95, D45—D47
其他	18	1.47	4.83	4.16	4.90	0.16	0.16	4.16	10	1.41	2.92	1.53	1.53	0.09	0.19	2.34	O&U
所有部位合计	1 223	100.00	328.36	236.87	237.24	6.81	6.81	186.36	711	100.00	207.60	113.38	113.37	4.50	11.98	125.79	ALL
所有部位除外 C44	1 220	99.75	327.56	236.09	236.25	6.81	6.81	186.36	710	99.86	207.31	113.26	113.28	4.50	11.98	125.79	ALL exc. C44

附表 7-32　滨海县 2016 年恶性肿瘤发病和死亡主要指标

部位缩写	男性								女性								ICD-10
	病例数	构成比/%	粗率/(1/10万)	中标率/(1/10万)	世标率/(1/10万)	累积率/% 0—64岁	0—74岁	截缩率 35—64岁/(1/10万)	病例数	构成比/%	粗率/(1/10万)	中标率/(1/10万)	世标率/(1/10万)	累积率/% 0—64岁	0—74岁	截缩率 35—64岁/(1/10万)	
发病																	
口腔	19	1.14	2.95	2.12	1.99	0.14	0.14	4.22	11	0.90	1.90	1.22	1.16	0.05	0.17	1.48	C00—C10, C12—C14
鼻咽	19	1.14	2.95	2.36	2.37	0.17	0.17	4.30	7	0.57	1.21	0.90	0.75	0.03	0.11	0.82	C11
食管	350	21.08	54.37	34.10	34.43	1.63	1.63	44.38	154	12.63	26.57	15.18	15.05	0.64	1.96	17.33	C15
胃	307	18.49	47.69	30.11	30.55	1.42	1.42	39.21	118	9.68	20.36	11.89	11.65	0.74	1.26	20.67	C16
结直肠	98	5.90	15.22	10.30	10.09	0.67	0.67	19.04	72	5.91	12.42	7.57	7.56	0.42	0.90	12.14	C18—C21
肝脏	185	11.14	28.74	19.82	19.10	1.36	1.36	40.09	79	6.48	13.63	8.07	7.97	0.47	0.96	12.78	C22
胆囊	12	0.72	1.86	1.30	1.36	0.10	0.10	2.26	12	0.98	2.07	1.30	1.27	0.09	0.14	2.76	C23—C24
胰腺	25	1.51	3.88	2.57	2.62	0.16	0.16	4.63	24	1.97	4.14	2.15	2.02	0.06	0.20	1.82	C25
喉	7	0.42	1.09	0.65	0.69	0.04	0.04	0.97	1	0.08	0.17	0.11	0.11	0.00	0.03	0.00	C32
肺	405	24.40	62.91	40.28	40.15	1.96	1.96	54.26	198	16.24	34.16	20.18	19.80	1.07	2.54	30.10	C33—C34
其他胸腔器官	7	0.42	1.09	0.77	0.75	0.06	0.06	1.36	3	0.25	0.52	0.29	0.28	0.01	0.03	0.40	C37—C38
骨	18	1.08	2.80	2.27	2.18	0.12	0.12	2.04	5	0.41	0.86	0.60	0.61	0.05	0.07	1.10	C40—C41
皮肤黑色素瘤	3	0.18	0.47	0.34	0.30	0.01	0.01	0.36	5	0.41	0.86	0.60	0.57	0.04	0.05	0.75	C43
乳房	1	0.06	0.16	0.11	0.11	0.01	0.01	0.36	150	12.31	25.88	18.18	17.33	1.50	1.86	44.79	C50
子宫颈	—	—	—	—	—	—	—	—	139	11.40	23.98	18.22	16.71	1.48	1.68	45.31	C53
子宫体	—	—	—	—	—	—	—	—	41	3.36	7.07	5.09	4.86	0.44	0.54	12.74	C54—C55
卵巢	—	—	—	—	—	—	—	—	28	2.30	4.83	3.72	3.45	0.27	0.38	7.34	C56
前列腺	30	1.81	4.66	2.79	2.72	0.10	0.10	2.59	—	—	—	—	—	—	—	—	C61
睾丸	3	0.18	0.47	0.30	0.31	0.03	0.03	1.00	—	—	—	—	—	—	—	—	C62
肾	25	1.51	3.88	2.84	2.78	0.18	0.18	4.87	9	0.74	1.55	1.08	1.02	0.06	0.12	2.00	C64—C66, C68
膀胱	31	1.87	4.82	3.28	3.22	0.13	0.13	4.17	12	0.98	2.07	1.29	1.26	0.06	0.15	1.96	C67
脑	31	1.87	4.82	3.44	3.40	0.26	0.26	6.73	30	2.46	5.18	3.46	3.44	0.24	0.38	5.39	C70—C72, D32—D33, D42—D43
甲状腺	6	0.36	0.93	0.60	0.62	0.07	0.07	2.00	45	3.69	7.76	6.21	5.71	0.49	0.57	12.45	C73
淋巴瘤	24	1.45	3.73	2.42	2.47	0.15	0.15	4.40	27	2.21	4.66	3.43	3.24	0.25	0.40	5.81	C81—C86, C88, C90, C96
白血病	34	2.05	5.28	4.76	5.02	0.29	0.29	5.30	25	2.05	4.31	3.56	3.65	0.23	0.39	4.43	C91—C95, D45—D47
其他	20	1.20	3.11	1.96	2.07	0.16	0.16	4.80	24	1.97	4.14	2.68	2.63	0.22	0.28	6.51	O&U
所有部位合计	1 660	100.00	257.85	169.50	169.31	9.23	9.23	253.33	1219	100.00	210.29	136.77	132.11	8.89	15.18	250.88	ALL
所有部位除外 C44	1 657	99.82	257.38	169.23	169.03	9.20	9.20	252.66	1216	99.75	209.77	136.39	131.75	8.85	15.15	249.69	ALL exc. C44
死亡																	
口腔	11	0.86	1.71	1.04	1.08	0.08	0.08	2.37	9	1.23	1.55	0.85	0.83	0.01	0.13	0.35	C00—C10, C12—C14
鼻咽	12	0.94	1.86	1.50	1.31	0.10	0.10	1.68	5	0.68	0.86	0.64	0.54	0.02	0.08	0.86	C11
食管	226	17.68	35.10	21.76	21.63	0.68	0.68	18.40	129	17.57	22.25	11.51	11.39	0.40	1.28	10.33	C15
胃	210	16.43	32.62	20.41	20.10	0.79	0.79	22.00	94	12.81	16.22	8.67	8.44	0.50	0.80	13.38	C16
结直肠	52	4.07	8.08	5.16	4.89	0.17	0.17	5.04	42	5.72	7.25	4.18	3.78	0.16	0.38	3.28	C18—C21
肝脏	204	15.96	31.69	21.44	20.90	1.34	1.34	38.99	80	10.90	13.80	7.90	8.00	0.48	0.99	13.45	C22
胆囊	11	0.86	1.71	1.07	1.12	0.06	0.06	1.63	10	1.36	1.73	1.04	1.02	0.06	0.11	1.14	C23—C24
胰腺	35	2.74	5.44	3.52	3.35	0.18	0.18	4.20	23	3.13	3.97	2.12	2.02	0.06	0.24	1.83	C25
喉	11	0.86	1.71	1.00	0.98	0.05	0.05	1.57	1	0.14	0.17	0.09	0.07	0.00	0.00	0.00	C32
肺	370	28.95	57.47	36.61	36.72	1.53	1.53	41.83	155	21.12	26.74	15.24	15.10	0.69	2.06	19.30	C33—C34
其他胸腔器官	1	0.08	0.16	0.10	0.11	0.00	0.00	0.00	1	0.14	0.17	0.19	0.17	0.01	0.01	0.00	C37—C38
骨	16	1.25	2.49	1.65	1.60	0.11	0.11	3.00	6	0.82	1.04	0.75	0.74	0.05	0.09	1.15	C40—C41
皮肤黑色素瘤	2	0.16	0.31	0.19	0.17	0.01	0.01	0.36	2	0.27	0.35	0.14	0.17	0.00	0.02	0.00	C43
乳房	0	0.00	0.00	0.00	0.00	0.00	0.00	0.00	51	6.95	8.80	5.95	5.68	0.42	0.61	12.82	C50
子宫颈	—	—	—	—	—	—	—	—	36	4.90	6.21	4.65	3.91	0.26	0.35	7.62	C53
子宫体	—	—	—	—	—	—	—	—	14	1.91	2.42	1.75	1.70	0.14	0.20	4.76	C54—C55
卵巢	—	—	—	—	—	—	—	—	11	1.50	1.90	1.44	1.37	0.12	0.15	3.54	C56
前列腺	12	0.94	1.86	1.08	1.14	0.03	0.03	0.67	—	—	—	—	—	—	—	—	C61
睾丸	0	0.00	0.00	0.00	0.00	0.00	0.00	0.00	—	—	—	—	—	—	—	—	C62
肾	3	0.23	0.47	0.46	0.35	0.03	0.03	1.12	5	0.68	0.86	0.53	0.56	0.04	0.08	1.08	C64—C66, C68
膀胱	8	0.63	1.24	0.88	0.80	0.02	0.02	0.76	1	0.14	0.17	0.04	0.06	0.00	0.00	0.00	C67
脑	24	1.88	3.73	2.64	2.81	0.19	0.19	5.11	15	2.04	2.59	1.50	1.59	0.13	0.18	3.20	C70—C72, D32—D33, D42—D43
甲状腺	1	0.08	0.16	0.10	0.11	0.00	0.00	0.00	5	0.68	0.86	0.52	0.56	0.04	0.09	1.10	C73
淋巴瘤	27	2.11	4.19	2.54	2.67	0.17	0.17	4.59	6	0.82	1.04	0.67	0.65	0.08	0.08	1.72	C81—C86, C88, C90, C96
白血病	28	2.19	4.35	3.50	3.65	0.21	0.21	4.87	22	3.00	3.80	3.18	3.20	0.18	0.34	3.46	C91—C95, D45—D47
其他	14	1.10	2.17	1.43	1.33	0.09	0.09	2.79	11	1.50	1.90	1.26	1.22	0.09	0.11	3.22	O&U
所有部位合计	1 278	100.00	198.51	128.09	126.81	5.86	5.86	160.98	734	100.00	126.62	74.82	72.75	3.92	8.40	107.60	ALL
所有部位除外 C44	1 274	99.69	197.89	127.69	126.47	5.85	5.85	160.57	733	99.86	126.45	74.78	72.69	3.92	8.40	107.60	ALL exc. C44

附表 7-33　阜宁县 2016 年恶性肿瘤发病和死亡主要指标

部位缩写	男性 病例数	构成比 /%	粗率 /(1/10万)	中标率 /(1/10万)	世标率 /(1/10万)	累积率 /% 0—64岁	累积率 /% 0—74岁	截缩率 35—64岁 /(1/10万)	女性 病例数	构成比 /%	粗率 /(1/10万)	中标率 /(1/10万)	世标率 /(1/10万)	累积率 /% 0—64岁	累积率 /% 0—74岁	截缩率 35—64岁 /(1/10万)	ICD-10
发病																	
口腔	15	0.89	2.64	1.45	1.37	0.05	0.05	1.53	13	1.05	2.32	1.26	1.21	0.06	0.18	1.80	C00—C10, C12—C14
鼻咽	14	0.83	2.46	1.53	1.46	0.09	0.09	2.99	11	0.89	1.96	1.26	1.21	0.07	0.12	1.90	C11
食管	412	24.48	72.43	39.54	40.46	1.77	1.77	47.31	263	21.19	46.91	23.95	23.87	0.74	3.10	20.29	C15
胃	338	20.08	59.42	33.03	33.64	1.87	1.87	50.42	133	10.72	23.72	13.12	12.78	0.64	1.57	17.36	C16
结直肠	97	5.76	17.05	10.29	10.22	0.64	0.64	18.72	60	4.83	10.70	6.03	5.85	0.33	0.74	9.19	C18—C21
肝脏	172	10.22	30.24	18.91	18.40	1.33	1.33	39.97	90	7.25	16.05	9.21	9.36	0.59	1.01	15.78	C22
胆囊	18	1.07	3.16	1.84	1.75	0.08	0.08	2.60	24	1.93	4.28	2.40	2.33	0.11	0.24	3.49	C23—C24
胰腺	44	2.61	7.74	4.30	4.19	0.12	0.12	3.49	44	3.55	7.85	4.44	4.46	0.26	0.56	7.88	C25
喉	14	0.83	2.46	1.40	1.42	0.08	0.08	2.23	4	0.32	0.71	0.67	0.65	0.04	0.04	0.38	C32
肺	305	18.12	53.62	29.85	30.23	1.40	1.40	38.57	142	11.44	25.33	13.96	13.82	0.60	1.77	16.49	C33—C34
其他胸腔器官	0	0.00	0.00	0.00	0.00	0.00	0.00	0.00	1	0.08	0.18	0.10	0.10	0.01	0.01	0.33	C37—C38
骨	17	1.01	2.99	1.66	1.76	0.11	0.11	2.93	8	0.64	1.43	0.79	0.80	0.06	0.10	1.74	C40—C41
皮肤黑色素瘤	15	0.89	2.64	1.44	1.46	0.07	0.07	1.95	6	0.48	1.07	0.52	0.52	0.01	0.04	0.38	C43
乳房	2	0.12	0.35	0.15	0.18	0.00	0.00	0.00	125	10.07	22.29	16.78	15.10	1.33	1.45	43.04	C50
子宫颈	—	—	—	—	—	—	—	—	102	8.22	18.19	12.92	11.91	0.97	1.31	29.82	C53
子宫体	—	—	—	—	—	—	—	—	36	2.90	6.42	4.28	4.08	0.35	0.41	10.49	C54—C55
卵巢	—	—	—	—	—	—	—	—	25	2.01	4.46	2.88	2.80	0.25	0.31	7.15	C56
前列腺	19	1.13	3.34	1.70	1.59	0.04	0.04	1.04	—	—	—	—	—	—	—	—	C61
睾丸	1	0.06	0.18	0.10	0.12	0.01	0.01	0.39	—	—	—	—	—	—	—	—	C62
肾	15	0.89	2.64	1.58	1.62	0.13	0.13	3.78	7	0.56	1.25	0.81	0.74	0.05	0.09	1.52	C64—C66, C68
膀胱	31	1.84	5.45	3.00	3.17	0.23	0.23	5.96	6	0.48	1.07	0.63	0.56	0.02	0.07	0.79	C67
脑	36	2.14	6.33	4.64	4.66	0.34	0.34	7.50	18	1.45	3.21	2.32	2.09	0.09	0.21	1.57	C70—C72, D32—D33, D42—D43
甲状腺	8	0.48	1.41	1.12	1.04	0.08	0.08	1.55	31	2.50	5.53	4.25	3.83	0.28	0.36	7.83	C73
淋巴瘤	53	3.15	9.32	6.04	5.82	0.38	0.38	9.56	39	3.14	6.96	4.43	4.23	0.27	0.42	7.63	C81—C86, C88, C90, C96
白血病	23	1.37	4.04	3.77	3.47	0.24	0.24	4.16	25	2.01	4.46	3.42	3.58	0.21	0.30	4.67	C91—C95, D45—D47
其他	34	2.02	5.98	3.96	3.77	0.21	0.21	5.33	28	2.26	4.99	3.40	3.75	0.25	0.31	5.07	O&U
所有部位合计	1 683	100.00	295.87	171.29	171.78	9.27	9.27	251.96	1241	100.00	221.34	133.83	129.63	7.63	14.73	216.63	ALL
所有部位除外 C44	1 679	99.76	295.17	170.91	171.39	9.24	9.24	251.25	1240	99.92	221.16	133.75	129.57	7.63	14.73	216.63	ALL exc. C44
死亡																	
口腔	13	1.02	2.29	1.24	1.15	0.06	0.06	1.78	6	0.77	1.07	0.61	0.55	0.04	0.04	1.17	C00—C10, C12—C14
鼻咽	12	0.95	2.11	1.45	1.47	0.11	0.11	2.58	8	1.02	1.43	0.81	0.80	0.05	0.07	1.55	C11
食管	297	23.40	52.21	27.79	28.19	1.09	1.09	29.06	205	26.25	36.56	18.18	18.05	0.37	2.16	10.01	C15
胃	208	16.39	36.57	20.25	19.71	0.84	0.84	22.86	99	12.68	17.66	9.21	8.72	0.32	0.83	9.01	C16
结直肠	53	4.18	9.32	5.71	5.33	0.23	0.23	6.64	40	5.12	7.13	4.03	3.91	0.26	0.37	6.64	C18—C21
肝脏	141	11.11	24.79	16.13	15.51	1.05	1.05	32.21	65	8.32	11.59	6.85	7.17	0.42	0.72	10.46	C22
胆囊	19	1.50	3.34	1.94	1.89	0.10	0.10	2.98	24	3.07	4.28	2.36	2.31	0.12	0.20	3.61	C23—C24
胰腺	39	3.07	6.86	3.76	3.70	0.14	0.14	3.82	34	4.35	6.06	3.19	3.25	0.16	0.39	4.49	C25
喉	7	0.55	1.23	0.65	0.66	0.04	0.04	1.10	0	0.00	0.00	0.00	0.00	0.00	0.00	0.00	C32
肺	317	24.98	55.73	31.10	31.32	1.46	1.46	39.39	140	17.93	24.97	13.88	13.76	0.69	1.78	18.82	C33—C34
其他胸腔器官	0	0.00	0.00	0.00	0.00	0.00	0.00	0.00	0	0.00	0.00	0.00	0.00	0.00	0.00	0.00	C37—C38
骨	16	1.26	2.81	1.53	1.59	0.11	0.11	2.93	7	0.90	1.25	0.97	0.92	0.07	0.11	1.05	C40—C41
皮肤黑色素瘤	6	0.47	1.05	0.57	0.65	0.03	0.03	0.77	2	0.26	0.36	0.22	0.19	0.01	0.01	0.42	C43
乳房	2	0.16	0.35	0.25	0.24	0.02	0.02	0.77	22	2.82	3.92	2.27	2.34	0.19	0.27	5.55	C50
子宫颈	—	—	—	—	—	—	—	—	26	3.33	4.64	2.85	2.77	0.20	0.30	6.41	C53
子宫体	—	—	—	—	—	—	—	—	11	1.41	1.96	0.98	0.99	0.03	0.10	0.72	C54—C55
卵巢	—	—	—	—	—	—	—	—	16	2.05	2.85	1.77	1.77	0.15	0.21	4.54	C56
前列腺	15	1.18	2.64	1.29	1.24	0.03	0.03	0.75	—	—	—	—	—	—	—	—	C61
睾丸	0	0.00	0.00	0.00	0.00	0.00	0.00	0.00	—	—	—	—	—	—	—	—	C62
肾	7	0.55	1.23	0.71	0.74	0.08	0.08	2.10	0	0.00	0.00	0.00	0.00	0.00	0.00	0.00	C64—C66, C68
膀胱	14	1.10	2.46	1.36	1.29	0.04	0.04	1.20	1	0.13	0.18	0.09	0.07	0.00	0.00	0.00	C67
脑	32	2.52	5.63	4.18	4.28	0.25	0.25	4.97	17	2.18	3.03	2.37	2.38	0.14	0.27	2.28	C70—C72, D32—D33, D42—D43
甲状腺	1	0.08	0.18	0.10	0.11	0.00	0.00	0.00	3	0.38	0.54	0.31	0.31	0.02	0.05	0.70	C73
淋巴瘤	40	3.15	7.03	4.22	4.12	0.27	0.27	7.23	19	2.43	3.39	2.01	1.89	0.10	0.21	2.64	C81—C86, C88, C90, C96
白血病	15	1.18	2.64	2.53	2.10	0.13	0.13	2.10	23	2.94	4.10	2.79	2.67	0.15	0.18	3.10	C91—C95, D45—D47
其他	15	1.18	2.64	1.86	1.70	0.09	0.09	2.41	13	1.66	2.32	1.43	1.60	0.04	0.12	0.85	O&U
所有部位合计	1 269	100.00	223.09	128.61	127.04	6.14	6.14	167.66	781	100.00	139.30	77.17	76.43	3.53	8.49	94.01	ALL
所有部位除外 C44	1 266	99.76	222.56	128.23	126.72	6.11	6.11	166.82	779	99.74	138.94	77.00	76.30	3.53	8.49	94.01	ALL exc. C44

附表 7-34　射阳县 2016 年恶性肿瘤发病和死亡主要指标

部位缩写	男性 病例数	构成比/%	粗率/(1/10万)	中标率/(1/10万)	世标率/(1/10万)	累积率/% 0—64岁	累积率/% 0—74岁	截缩率 35—64岁/(1/10万)	女性 病例数	构成比/%	粗率/(1/10万)	中标率/(1/10万)	世标率/(1/10万)	累积率/% 0—64岁	累积率/% 0—74岁	截缩率 35—64岁/(1/10万)	ICD-10
发病																	
口腔	13	0.75	2.63	1.42	1.42	0.11	0.11	3.14	24	1.71	5.12	2.74	2.63	0.18	0.30	5.18	C00—C10, C12—C14
鼻咽	17	0.98	3.44	2.12	2.14	0.18	0.18	5.10	7	0.50	1.49	0.72	0.73	0.02	0.07	0.74	C11
食管	239	13.71	48.39	25.23	25.85	1.13	1.13	30.17	137	9.78	29.22	14.66	14.67	0.37	1.83	10.11	C15
胃	341	19.56	69.05	37.08	37.56	2.09	2.09	57.64	133	9.49	28.37	14.88	14.12	0.53	1.72	16.76	C16
结直肠	134	7.69	27.13	15.34	14.94	0.84	0.84	24.65	98	7.00	20.90	11.09	11.00	0.60	1.22	17.36	C18—C21
肝脏	253	14.52	51.23	29.95	29.61	2.15	2.15	64.15	117	8.35	24.95	13.51	13.57	0.76	1.67	22.27	C22
胆囊	10	0.57	2.02	0.98	1.05	0.08	0.08	2.02	8	0.57	1.71	0.86	0.87	0.08	0.11	2.22	C23—C24
胰腺	46	2.64	9.31	5.01	5.08	0.24	0.24	6.64	46	3.28	9.81	5.07	4.97	0.18	0.63	5.28	C25
喉	13	0.75	2.63	1.45	1.51	0.10	0.10	2.68	1	0.07	0.21	0.09	0.07	0.00	0.00	0.00	C32
肺	408	23.41	82.61	43.52	44.42	2.36	2.36	64.59	178	12.71	37.97	19.32	19.51	1.07	2.36	29.88	C33—C34
其他胸腔器官	4	0.23	0.81	0.44	0.47	0.03	0.03	0.65	3	0.21	0.64	0.38	0.39	0.04	0.04	1.26	C37—C38
骨	17	0.98	3.44	2.09	2.12	0.14	0.14	3.45	13	0.93	2.77	1.63	1.51	0.05	0.21	1.16	C40—C41
皮肤黑色素瘤	1	0.06	0.20	0.09	0.07	0.00	0.00	0.00	1	0.07	0.21	0.11	0.13	0.02	0.02	0.43	C43
乳房	1	0.06	0.20	0.12	0.11	0.00	0.00	0.00	184	13.13	39.25	25.83	23.88	1.99	2.55	57.96	C50
子宫颈	—	—	—	—	—	—	—	—	130	9.28	27.73	17.54	16.32	1.32	1.70	40.46	C53
子宫体	—	—	—	—	—	—	—	—	40	2.86	8.53	5.21	4.88	0.40	0.55	11.20	C54—C55
卵巢	—	—	—	—	—	—	—	—	24	1.71	5.12	3.64	3.25	0.22	0.34	5.81	C56
前列腺	39	2.24	7.90	4.09	4.00	0.09	0.09	2.33	—	—	—	—	—	—	—	—	C61
睾丸	0	0.00	0.00	0.00	0.00	0.00	0.00	0.00	—	—	—	—	—	—	—	—	C62
肾	19	1.09	3.85	2.16	2.16	0.14	0.14	4.28	14	1.00	2.99	1.76	1.68	0.11	0.20	3.32	C64—C66, C68
膀胱	49	2.81	9.92	5.65	5.67	0.27	0.27	6.86	11	0.79	2.35	1.36	1.21	0.07	0.12	2.23	C67
脑	32	1.84	6.48	4.17	4.13	0.31	0.31	8.94	48	3.43	10.24	6.75	6.16	0.43	0.58	10.13	C70—C72, D32—D33, D42—D43
甲状腺	17	0.98	3.44	2.95	2.40	0.18	0.18	4.63	103	7.35	21.97	17.32	14.51	1.27	1.37	34.34	C73
淋巴瘤	32	1.84	6.48	3.99	4.01	0.27	0.27	6.66	29	2.07	6.19	3.74	3.66	0.18	0.39	4.44	C81—C86, C88, C90, C96
白血病	27	1.55	5.47	4.06	3.92	0.23	0.23	4.47	22	1.57	4.69	3.81	3.38	0.22	0.27	4.69	C91—C95, D45—D47
其他	31	1.78	6.28	4.47	4.55	0.37	0.37	8.45	30	2.14	6.40	3.71	3.41	0.15	0.35	6.15	O&U
所有部位合计	1 743	100.00	352.92	196.37	197.21	11.30	11.30	311.51	1401	100.00	298.82	175.58	166.52	10.33	18.61	293.41	ALL
所有部位除外 C44	1 732	99.37	350.70	194.90	195.67	11.16	11.16	308.02	1391	99.29	296.69	174.58	165.56	10.30	18.50	292.66	ALL exc. C44
死亡																	
口腔	11	0.76	2.23	1.12	1.04	0.03	0.03	0.73	8	0.89	1.71	0.73	0.65	0.03	0.05	0.67	C00—C10, C12—C14
鼻咽	14	0.96	2.83	1.53	1.59	0.09	0.09	2.63	9	1.00	1.92	1.03	0.93	0.01	0.12	0.52	C11
食管	205	14.09	41.51	21.25	21.29	0.86	0.86	23.15	125	13.92	26.66	12.33	11.96	0.19	1.27	5.12	C15
胃	260	17.87	52.65	26.52	25.57	0.92	0.92	25.59	121	13.47	25.81	12.98	12.42	0.53	1.24	16.14	C16
结直肠	72	4.95	14.58	7.65	7.52	0.27	0.27	7.62	54	6.01	11.52	5.55	5.63	0.20	0.47	5.75	C18—C21
肝脏	245	16.84	49.61	29.25	28.39	2.08	2.08	63.73	102	11.36	21.76	11.27	11.29	0.60	1.32	17.05	C22
胆囊	6	0.41	1.21	0.76	0.73	0.03	0.03	0.84	8	0.89	1.71	0.88	0.87	0.04	0.12	1.18	C23—C24
胰腺	52	3.57	10.53	5.50	5.70	0.27	0.27	7.40	34	3.79	7.25	3.83	3.65	0.16	0.47	4.90	C25
喉	2	0.14	0.40	0.20	0.18	0.00	0.00	0.00	2	0.22	0.43	0.17	0.14	0.00	0.00	0.00	C32
肺	400	27.49	80.99	42.52	42.21	1.59	1.59	44.53	216	24.05	46.07	23.01	22.92	0.94	2.90	26.99	C33—C34
其他胸腔器官	6	0.41	1.21	0.64	0.69	0.01	0.01	0.32	0	0.00	0.00	0.00	0.00	0.00	0.00	0.00	C37—C38
骨	7	0.48	1.42	0.68	0.66	0.05	0.05	1.44	9	1.00	1.92	1.71	1.61	0.07	0.20	0.74	C40—C41
皮肤黑色素瘤	0	0.00	0.00	0.00	0.00	0.00	0.00	0.00	1	0.11	0.21	0.34	0.20	0.02	0.02	0.00	C43
乳房	0	0.00	0.00	0.00	0.00	0.00	0.00	0.00	31	3.45	6.61	3.69	3.75	0.26	0.44	8.00	C50
子宫颈	—	—	—	—	—	—	—	—	37	4.12	7.89	4.28	4.22	0.29	0.41	9.03	C53
子宫体	—	—	—	—	—	—	—	—	13	1.45	2.77	1.35	1.34	0.07	0.15	1.98	C54—C55
卵巢	—	—	—	—	—	—	—	—	25	2.78	5.33	2.96	3.00	0.17	0.42	5.16	C56
前列腺	27	1.86	5.47	2.51	2.47	0.04	0.04	1.05	—	—	—	—	—	—	—	—	C61
睾丸	0	0.00	0.00	0.00	0.00	0.00	0.00	0.00	—	—	—	—	—	—	—	—	C62
肾	13	0.89	2.63	1.53	1.42	0.07	0.07	1.61	6	0.67	1.28	0.61	0.51	0.01	0.04	0.45	C64—C66, C68
膀胱	27	1.86	5.47	2.58	2.53	0.01	0.01	0.32	5	0.56	1.07	0.43	0.41	0.00	0.03	0.00	C67
脑	28	1.92	5.67	4.17	3.72	0.26	0.26	6.41	34	3.79	7.25	4.51	4.41	0.24	0.50	6.23	C70—C72, D32—D33, D42—D43
甲状腺	4	0.27	0.81	0.40	0.48	0.04	0.04	1.19	3	0.33	0.64	0.36	0.34	0.03	0.03	0.88	C73
淋巴瘤	33	2.27	6.68	3.91	3.80	0.20	0.20	5.55	19	2.12	4.05	1.94	1.89	0.09	0.20	2.50	C81—C86, C88, C90, C96
白血病	23	1.58	4.66	3.30	2.96	0.15	0.15	2.96	20	2.23	4.27	3.41	3.49	0.20	0.26	2.84	C91—C95, D45—D47
其他	20	1.37	4.05	2.78	2.98	0.20	0.20	4.43	16	1.78	3.41	1.85	2.07	0.08	0.13	1.71	O&U
所有部位合计	1 455	100.00	294.61	158.82	155.92	7.17	7.17	201.53	898	100.00	191.53	99.23	97.71	4.24	10.79	117.84	ALL
所有部位除外 C44	1 452	99.79	294.00	158.56	155.62	7.16	7.16	201.13	894	99.55	190.68	98.85	97.39	4.24	10.77	117.84	ALL exc. C44

附表 7-35 建湖县 2016 年恶性肿瘤发病和死亡主要指标

部位缩写	男性								女性								ICD-10
	病例数	构成比/%	粗率/(1/10万)	中标率/(1/10万)	世标率/(1/10万)	累积率/% 0—64岁	累积率/% 0—74岁	截缩率/35—64岁/(1/10万)	病例数	构成比/%	粗率/(1/10万)	中标率/(1/10万)	世标率/(1/10万)	累积率/% 0—64岁	累积率/% 0—74岁	截缩率/35—64岁/(1/10万)	
发病																	
口腔	18	1.16	4.38	2.67	2.87	0.17	0.17	4.44	5	0.45	1.28	0.61	0.68	0.08	0.08	2.18	C00—C10, C12—C14
鼻咽	17	1.09	4.13	2.21	2.31	0.18	0.18	5.16	8	0.72	2.05	0.98	0.93	0.06	0.09	1.84	C11
食管	248	15.92	60.31	28.70	29.18	1.25	1.25	33.00	169	15.24	43.40	19.22	19.72	1.03	2.52	27.30	C15
胃	451	28.95	109.68	54.44	53.19	2.12	2.12	59.71	175	15.78	44.94	21.80	21.49	1.05	2.47	29.11	C16
结直肠	114	7.32	27.72	15.09	14.56	0.85	0.85	24.27	86	7.75	22.08	11.53	11.10	0.53	1.34	14.89	C18—C21
肝脏	163	10.46	39.64	22.46	21.81	1.48	1.48	42.80	85	7.66	21.83	10.63	10.47	0.57	1.29	15.93	C22
胆囊	9	0.58	2.19	1.05	1.10	0.03	0.03	0.89	15	1.35	3.85	1.81	1.80	0.08	0.22	2.32	C23—C24
胰腺	43	2.76	10.46	5.27	5.31	0.30	0.30	8.36	33	2.98	8.47	3.98	3.73	0.12	0.45	3.34	C25
喉	13	0.83	3.16	1.60	1.54	0.06	0.06	1.88	2	0.18	0.51	0.25	0.26	0.02	0.05	0.45	C32
肺	304	19.51	73.93	35.86	35.72	1.51	1.51	42.45	146	13.17	37.49	18.27	17.77	1.05	2.15	31.29	C33—C34
其他胸腔器官	1	0.06	0.24	0.13	0.14	0.02	0.02	0.46	1	0.09	0.26	0.12	0.14	0.02	0.02	0.45	C37—C38
骨	7	0.45	1.70	1.25	1.17	0.09	0.09	2.07	3	0.27	0.77	0.35	0.34	0.00	0.04	0.00	C40—C41
皮肤黑色素瘤	2	0.13	0.49	0.22	0.17	0.00	0.00	0.00	1	0.09	0.26	0.13	0.12	0.00	0.03	0.00	C43
乳房	0	0.00	0.00	0.00	0.00	0.00	0.00	0.00	118	10.64	30.30	18.83	17.48	1.47	1.76	48.10	C50
子宫颈	—	—	—	—	—	—	—	—	90	8.12	23.11	15.05	13.84	1.17	1.46	35.95	C53
子宫体	—	—	—	—	—	—	—	—	15	1.35	3.85	2.23	2.13	0.16	0.24	4.12	C54—C55
卵巢	—	—	—	—	—	—	—	—	25	2.25	6.42	3.91	3.67	0.28	0.36	8.78	C56
前列腺	29	1.86	7.05	3.15	3.05	0.07	0.07	1.82	—	—	—	—	—	—	—	—	C61
睾丸	0	0.00	0.00	0.00	0.00	0.00	0.00	0.00	—	—	—	—	—	—	—	—	C62
肾	15	0.96	3.65	1.90	1.77	0.07	0.07	2.40	11	0.99	2.82	1.40	1.37	0.10	0.15	2.85	C64—C66, C68
膀胱	29	1.86	7.05	3.33	3.43	0.15	0.15	3.99	11	0.99	2.82	1.53	1.48	0.08	0.08	2.67	C67
脑	17	1.09	4.13	2.55	2.38	0.13	0.13	3.49	21	1.89	5.39	3.84	4.20	0.29	0.42	6.33	C70—C72, D32—D33, D42—D43
甲状腺	10	0.64	2.43	1.36	1.35	0.12	0.12	3.74	25	2.25	6.42	4.25	3.76	0.34	0.37	9.96	C73
淋巴瘤	28	1.80	6.81	3.72	3.65	0.22	0.22	6.81	16	1.44	4.11	2.19	2.01	0.11	0.24	3.53	C81—C86, C88, C90, C96
白血病	15	0.96	3.65	2.44	2.38	0.16	0.16	4.24	22	1.98	5.65	4.37	4.44	0.24	0.39	4.64	C91—C95, D45—D47
其他	25	1.60	6.08	3.10	3.19	0.18	0.18	4.47	26	2.34	6.68	3.72	4.05	0.21	0.36	4.64	O&U
所有部位合计	1 558	100.00	378.90	192.52	190.29	9.18	9.18	256.43	1109	100.00	284.77	151.01	146.77	9.05	16.56	260.76	ALL
所有部位除外 C44	1 551	99.55	377.20	191.76	189.43	9.14	9.14	255.52	1102	99.37	282.98	150.19	145.98	9.02	16.49	259.80	ALL exc. C44
死亡																	
口腔	6	0.51	1.46	0.67	0.76	0.03	0.03	0.89	3	0.42	0.77	0.31	0.28	0.00	0.02	0.00	C00—C10, C12—C14
鼻咽	6	0.51	1.46	0.72	0.76	0.05	0.05	1.32	2	0.28	0.51	0.24	0.25	0.00	0.05	0.00	C11
食管	194	16.64	47.18	21.96	21.99	0.83	0.83	21.56	139	19.44	35.69	14.87	14.49	0.38	1.56	10.18	C15
胃	340	29.16	82.69	39.85	38.53	1.46	1.46	40.34	147	20.56	37.75	17.07	16.70	0.74	2.02	20.25	C16
结直肠	62	5.32	15.08	7.76	7.73	0.45	0.45	13.34	47	6.57	12.07	5.55	5.38	0.27	0.57	8.27	C18—C21
肝脏	149	12.78	36.24	20.33	19.83	1.28	1.28	36.62	66	9.23	16.95	8.09	7.91	0.41	0.94	11.87	C22
胆囊	9	0.77	2.19	1.06	1.18	0.07	0.07	1.78	10	1.40	2.57	1.19	1.25	0.05	0.16	1.42	C23—C24
胰腺	42	3.60	10.21	5.33	5.29	0.35	0.35	10.31	25	3.50	6.42	2.71	2.58	0.05	0.24	1.34	C25
喉	4	0.34	0.97	0.46	0.40	0.00	0.00	0.00	1	0.14	0.26	0.12	0.14	0.00	0.02	0.45	C32
肺	259	22.21	62.99	30.48	29.99	1.27	1.27	35.91	130	18.18	33.38	15.56	15.14	0.78	1.77	21.82	C33—C34
其他胸腔器官	0	0.00	0.00	0.00	0.00	0.00	0.00	0.00	3	0.42	0.77	0.31	0.34	0.00	0.03	0.89	C37—C38
骨	13	1.11	3.16	1.73	1.71	0.09	0.09	1.78	8	1.12	2.05	1.34	1.33	0.06	0.16	0.99	C40—C41
皮肤黑色素瘤	0	0.00	0.00	0.00	0.00	0.00	0.00	0.00	1	0.14	0.26	0.12	0.13	0.00	0.02	0.00	C43
乳房	1	0.09	0.24	0.12	0.12	0.00	0.00	0.00	27	3.78	6.93	3.83	3.79	0.29	0.46	8.82	C50
子宫颈	—	—	—	—	—	—	—	—	19	2.66	4.88	2.42	2.45	0.19	0.24	6.01	C53
子宫体	—	—	—	—	—	—	—	—	1	0.14	0.26	0.12	0.13	0.00	0.02	0.00	C54—C55
卵巢	—	—	—	—	—	—	—	—	14	1.96	3.59	1.87	1.82	0.14	0.20	4.51	C56
前列腺	7	0.60	1.70	0.75	0.69	0.00	0.00	0.00	—	—	—	—	—	—	—	—	C61
睾丸	0	0.00	0.00	0.00	0.00	0.00	0.00	0.00	—	—	—	—	—	—	—	—	C62
肾	3	0.26	0.73	0.33	0.39	0.00	0.00	0.00	2	0.28	0.51	0.23	0.23	0.02	0.02	0.45	C64—C66, C68
膀胱	6	0.51	1.46	0.66	0.63	0.02	0.02	0.46	3	0.42	0.77	0.27	0.28	0.00	0.00	0.00	C67
脑	22	1.89	5.35	3.71	3.58	0.20	0.20	4.06	12	1.68	3.08	1.78	1.66	0.12	0.21	3.95	C70—C72, D32—D33, D42—D43
甲状腺	0	0.00	0.00	0.00	0.00	0.00	0.00	0.00	3	0.42	0.77	0.43	0.41	0.01	0.07	0.53	C73
淋巴瘤	21	1.80	5.11	2.72	2.80	0.23	0.23	6.52	21	2.94	5.39	3.42	3.35	0.11	0.24	2.49	C81—C86, C88, C90, C96
白血病	14	1.20	3.40	2.21	2.15	0.12	0.12	3.11	20	2.80	5.14	3.47	3.04	0.17	0.33	4.36	C91—C95, D45—D47
其他	8	0.69	1.95	0.94	0.97	0.05	0.05	1.34	11	1.54	2.82	1.20	1.22	0.05	0.16	1.34	O&U
所有部位合计	1 166	100.00	283.57	141.78	139.51	6.49	6.49	179.35	715	100.00	183.60	86.11	84.27	3.91	9.81	109.94	ALL
所有部位除外 C44	1 165	99.91	283.32	141.66	139.39	6.49	6.49	179.35	713	99.72	183.09	85.92	84.04	3.89	9.80	109.49	ALL exc. C44

附表 7-36　东台市 2016 年恶性肿瘤发病和死亡主要指标

部位缩写	男性								女性								ICD-10
	病例数	构成比/%	粗率/(1/10万)	中标率/(1/10万)	世标率/(1/10万)	累积率/% 0—64岁	累积率/% 0—74岁	截缩率35—64岁/(1/10万)	病例数	构成比/%	粗率/(1/10万)	中标率/(1/10万)	世标率/(1/10万)	累积率/% 0—64岁	累积率/% 0—74岁	截缩率35—64岁/(1/10万)	
发病																	
口腔	31	1.37	5.48	2.22	2.31	0.15	0.15	4.22	14	0.80	2.52	1.08	1.16	0.12	0.13	3.28	C00—C10, C12—C14
鼻咽	20	0.88	3.53	1.83	1.81	0.14	0.14	4.13	4	0.23	0.72	0.32	0.30	0.02	0.03	0.55	C11
食管	446	19.67	78.83	30.82	30.71	1.17	1.17	31.97	249	14.24	44.75	15.29	14.95	0.35	1.90	9.72	C15
胃	362	15.97	63.98	26.11	25.75	1.14	1.14	31.56	158	9.03	28.40	11.22	10.79	0.53	1.39	14.91	C16
结直肠	136	6.00	24.04	11.84	11.04	0.63	0.63	15.62	105	6.00	18.87	8.22	7.99	0.45	1.08	12.36	C18—C21
肝脏	295	13.01	52.14	24.52	24.01	1.59	1.59	49.37	133	7.60	23.90	9.86	9.63	0.54	1.19	15.15	C22
胆囊	40	1.76	7.07	2.86	2.87	0.12	0.12	3.47	30	1.72	5.39	1.80	1.74	0.10	0.18	2.54	C23—C24
胰腺	100	4.41	17.67	7.44	7.27	0.27	0.27	7.44	78	4.46	14.02	5.01	5.00	0.23	0.63	6.22	C25
喉	8	0.35	1.41	0.54	0.57	0.01	0.01	0.24	1	0.06	0.18	0.08	0.08	0.01	0.01	0.24	C32
肺	480	21.17	84.84	35.11	35.08	1.63	1.63	44.14	272	15.55	48.89	18.89	18.40	0.95	2.13	26.63	C33—C34
其他胸腔器官	4	0.18	0.71	0.66	0.70	0.04	0.04	0.57	2	0.11	0.36	0.36	0.28	0.03	0.03	0.92	C37—C38
骨	27	1.19	4.77	2.08	2.11	0.11	0.11	3.14	20	1.14	3.59	1.63	1.52	0.08	0.17	2.01	C40—C41
皮肤黑色素瘤	5	0.22	0.88	0.32	0.38	0.04	0.04	1.04	0	0.00	0.00	0.00	0.00	0.00	0.00	0.00	C43
乳房	4	0.18	0.71	0.52	0.45	0.03	0.03	1.16	261	14.92	46.91	31.13	27.96	2.26	2.82	65.36	C50
子宫颈	—	—	—	—	—	—	—	—	108	6.17	19.41	10.79	9.91	0.83	1.02	25.96	C53
子宫体	—	—	—	—	—	—	—	—	62	3.54	11.14	5.62	5.44	0.38	0.67	12.42	C54—C55
卵巢	—	—	—	—	—	—	—	—	46	2.63	8.27	4.76	4.37	0.31	0.49	7.65	C56
前列腺	50	2.21	8.84	3.21	3.21	0.08	0.08	2.12	—	—	—	—	—	—	—	—	C61
睾丸	4	0.18	0.71	0.92	0.97	0.07	0.07	0.80	—	—	—	—	—	—	—	—	C62
肾	20	0.88	3.53	1.56	1.59	0.08	0.08	2.19	12	0.69	2.16	0.80	0.80	0.06	0.10	1.69	C64—C66, C68
膀胱	39	1.72	6.89	2.68	2.67	0.10	0.10	2.83	13	0.74	2.34	0.73	0.72	0.01	0.10	0.24	C67
脑	35	1.54	6.19	3.95	3.95	0.25	0.25	4.58	38	2.17	6.83	3.43	3.28	0.23	0.39	6.67	C70—C72, D32—D33, D42—D43
甲状腺	5	0.22	0.88	0.41	0.39	0.03	0.03	1.01	30	1.72	5.39	3.87	3.68	0.27	0.36	5.92	C73
淋巴瘤	39	1.72	6.89	3.09	3.12	0.16	0.16	4.42	25	1.43	4.49	1.68	1.75	0.13	0.18	3.70	C81—C86, C88, C90, C96
白血病	43	1.90	7.60	5.08	5.76	0.28	0.28	4.66	25	1.43	4.49	2.95	2.60	0.18	0.18	4.38	C91—C95, D45—D47
其他	74	3.26	13.08	5.20	5.13	0.27	0.27	7.85	63	3.60	11.32	6.22	6.15	0.39	0.57	8.00	O&U
所有部位合计	2 267	100.00	400.69	172.98	171.84	8.38	8.38	228.56	1 749	100.00	314.34	145.72	138.51	8.45	15.80	236.52	ALL
所有部位除外 C44	2 256	99.51	398.75	172.27	171.17	8.34	8.34	227.31	1 744	99.71	313.44	145.45	138.23	8.43	15.78	235.98	ALL exc. C44
死亡																	
口腔	12	0.67	2.12	1.10	0.96	0.06	0.06	2.07	11	0.97	1.98	0.74	0.76	0.05	0.08	1.44	C00—C10, C12—C14
鼻咽	10	0.55	1.77	0.71	0.67	0.04	0.04	1.32	5	0.44	0.90	0.40	0.38	0.02	0.05	0.55	C11
食管	369	20.47	65.22	25.22	24.55	0.72	0.72	19.78	198	17.41	35.59	11.36	11.08	0.22	1.42	5.87	C15
胃	292	16.20	51.61	20.20	19.59	0.56	0.56	15.95	130	11.43	23.36	8.17	7.83	0.28	0.94	8.14	C16
结直肠	75	4.16	13.26	5.54	5.13	0.16	0.16	4.73	51	4.49	9.17	3.46	3.26	0.12	0.33	2.85	C18—C21
肝脏	248	13.75	43.83	21.25	20.65	1.45	1.45	43.35	136	11.96	24.44	11.01	10.43	0.55	1.27	14.57	C22
胆囊	34	1.89	6.01	2.33	2.30	0.06	0.06	1.62	25	2.20	4.49	1.53	1.48	0.08	0.16	1.97	C23—C24
胰腺	100	5.55	17.67	7.18	7.10	0.25	0.25	6.64	63	5.54	11.32	4.06	4.06	0.17	0.49	4.68	C25
喉	9	0.50	1.59	0.57	0.60	0.02	0.02	0.54	2	0.18	0.36	0.16	0.16	0.00	0.03	0.00	C32
肺	381	21.13	67.34	26.54	26.37	0.96	0.96	25.96	208	18.29	37.38	13.32	13.20	0.60	1.53	16.48	C33—C34
其他胸腔器官	2	0.11	0.35	0.15	0.16	0.01	0.01	0.27	0	0.00	0.00	0.00	0.00	0.00	0.00	0.00	C37—C38
骨	26	1.44	4.60	2.05	1.91	0.10	0.10	2.13	14	1.23	2.52	0.88	0.88	0.04	0.12	1.28	C40—C41
皮肤黑色素瘤	2	0.11	0.35	0.15	0.15	0.01	0.01	0.47	0	0.00	0.00	0.00	0.00	0.00	0.00	0.00	C43
乳房	0	0.00	0.00	0.00	0.00	0.00	0.00	0.00	61	5.36	10.96	5.21	5.17	0.41	0.63	11.67	C50
子宫颈	—	—	—	—	—	—	—	—	43	3.78	7.73	3.12	2.79	0.16	0.24	4.30	C53
子宫体	—	—	—	—	—	—	—	—	34	2.99	6.11	1.99	1.97	0.08	0.17	2.44	C54—C55
卵巢	—	—	—	—	—	—	—	—	30	2.64	5.39	3.06	2.75	0.22	0.32	5.97	C56
前列腺	41	2.27	7.25	2.27	2.27	0.02	0.02	0.50	—	—	—	—	—	—	—	—	C61
睾丸	1	0.06	0.18	0.08	0.09	0.00	0.00	0.00	—	—	—	—	—	—	—	—	C62
肾	11	0.61	1.94	0.78	0.83	0.07	0.07	1.92	8	0.70	1.44	0.51	0.51	0.01	0.07	0.24	C64—C66, C68
膀胱	14	0.78	2.47	0.81	0.82	0.02	0.02	0.50	9	0.79	1.62	0.42	0.47	0.01	0.04	0.28	C67
脑	40	2.22	7.07	3.99	3.99	0.25	0.25	4.89	16	1.41	2.88	1.17	1.15	0.10	0.12	2.81	C70—C72, D32—D33, D42—D43
甲状腺	1	0.06	0.18	0.08	0.08	0.00	0.00	0.00	3	0.26	0.54	0.24	0.24	0.00	0.05	0.00	C73
淋巴瘤	29	1.61	5.13	2.28	2.20	0.14	0.14	3.89	20	1.76	3.59	1.28	1.30	0.08	0.15	2.23	C81—C86, C88, C90, C96
白血病	37	2.05	6.54	3.62	3.42	0.16	0.16	3.57	20	1.76	3.59	2.16	1.85	0.15	0.17	4.48	C91—C95, D45—D47
其他	69	3.83	12.20	4.57	4.44	0.17	0.17	4.95	50	4.40	8.99	3.67	3.31	0.15	0.34	4.47	O&U
所有部位合计	1 803	100.00	318.68	131.48	128.28	5.25	5.25	145.05	1 137	100.00	204.35	77.90	75.03	3.52	8.74	96.72	ALL
所有部位除外 C44	1 796	99.61	317.44	131.01	127.82	5.24	5.24	144.75	1 131	99.47	203.27	77.54	74.70	3.52	8.68	96.72	ALL exc. C44

部位缩写	男性								女性								ICD-10
	病例数	构成比/%	粗率/(1/10万)	中标率/(1/10万)	世标率/(1/10万)	累积率/% 0—64岁	0—74岁	截缩率 35—64岁/(1/10万)	病例数	构成比/%	粗率/(1/10万)	中标率/(1/10万)	世标率/(1/10万)	累积率/% 0—64岁	0—74岁	截缩率 35—64岁/(1/10万)	
发病																	
口腔	20	1.17	5.59	2.82	2.82	0.16	0.16	5.28	18	1.37	5.02	2.93	2.79	0.17	0.19	3.62	C00—C10, C12—C14
鼻咽	20	1.17	5.59	3.25	2.98	0.22	0.22	6.40	8	0.61	2.23	0.99	1.05	0.06	0.14	1.93	C11
食管	251	14.68	70.10	31.99	32.00	1.30	1.30	34.79	105	8.00	29.29	11.08	10.77	0.24	1.17	7.05	C15
胃	260	15.20	72.62	34.25	34.16	1.89	1.89	52.61	110	8.38	30.68	13.34	13.25	0.71	1.53	20.89	C16
结直肠	157	9.18	43.85	22.04	21.54	1.29	1.29	36.38	100	7.62	27.89	13.34	13.00	0.79	1.50	21.47	C18—C21
肝脏	194	11.35	54.18	28.93	28.25	2.15	2.15	62.69	84	6.40	23.43	10.31	10.40	0.60	1.29	17.37	C22
胆囊	17	0.99	4.75	2.32	2.30	0.17	0.17	4.85	25	1.90	6.97	2.76	2.69	0.12	0.22	3.58	C23—C24
胰腺	64	3.74	17.87	8.48	8.67	0.48	0.48	13.77	63	4.80	17.57	7.48	7.40	0.44	0.81	12.62	C25
喉	11	0.64	3.07	1.44	1.50	0.15	0.15	3.87	0	0.00	0.00	0.00	0.00	0.00	0.00	0.00	C32
肺	381	22.28	106.41	48.84	49.40	2.29	2.29	63.65	194	14.78	54.11	24.25	23.64	1.18	2.76	31.29	C33—C34
其他胸腔器官	6	0.35	1.68	0.90	0.84	0.06	0.06	1.98	5	0.38	1.39	1.23	1.11	0.06	0.10	1.07	C37—C38
骨	20	1.17	5.59	3.25	2.98	0.24	0.24	6.19	13	0.99	3.63	2.64	2.91	0.20	0.23	3.69	C40—C41
皮肤黑色素瘤	5	0.29	1.40	0.62	0.57	0.04	0.04	1.01	4	0.30	1.12	0.49	0.52	0.03	0.06	1.01	C43
乳房	2	0.12	0.56	0.24	0.21	0.00	0.00	0.00	186	14.17	51.88	33.27	30.69	2.66	3.08	76.38	C50
子宫颈	—	—	—	—	—	—	—	—	89	6.78	24.83	14.91	13.45	1.07	1.48	31.54	C53
子宫体	—	—	—	—	—	—	—	—	42	3.20	11.72	6.94	6.43	0.52	0.64	16.22	C54—C55
卵巢	—	—	—	—	—	—	—	—	31	2.36	8.65	4.70	4.70	0.46	0.51	13.88	C56
前列腺	57	3.33	15.92	6.65	6.55	0.04	0.04	0.96	—	—	—	—	—	—	—	—	C61
睾丸	3	0.18	0.84	0.90	0.76	0.05	0.05	0.46	—	—	—	—	—	—	—	—	C62
肾	23	1.35	6.42	3.32	3.20	0.25	0.25	7.65	12	0.91	3.35	1.60	1.62	0.12	0.19	3.56	C64—C66, C68
膀胱	42	2.46	11.73	5.23	5.07	0.22	0.22	6.32	15	1.14	4.18	1.64	1.56	0.07	0.14	1.98	C67
脑	48	2.81	13.41	7.34	6.98	0.43	0.43	11.27	72	5.48	20.08	11.46	11.90	0.93	1.20	24.94	C70—C72, D32—D33, D42—D43
甲状腺	14	0.82	3.91	3.62	3.12	0.26	0.26	5.16	39	2.97	10.88	8.05	7.35	0.50	0.80	12.40	C73
淋巴瘤	30	1.75	8.38	4.30	4.51	0.28	0.28	7.41	25	1.90	6.97	4.12	4.16	0.34	0.42	8.15	C81—C86, C88, C90, C96
白血病	36	2.11	10.05	5.92	7.49	0.39	0.39	6.89	27	2.06	7.53	5.32	6.43	0.33	0.55	5.25	C91—C95, D45—D47
其他	49	2.87	13.69	6.54	6.20	0.33	0.33	10.35	46	3.50	12.83	6.73	6.21	0.36	0.61	9.56	O&U
所有部位合计	1 710	100.00	477.60	233.18	232.11	12.70	12.70	349.95	1313	100.00	366.25	189.60	184.04	11.98	19.65	329.46	ALL
所有部位除外 C44	1 690	98.83	472.01	230.69	229.81	12.60	12.60	347.01	1302	99.16	363.18	188.50	182.98	11.97	19.58	328.91	ALL exc. C44
死亡																	
口腔	10	0.81	2.79	1.27	1.37	0.04	0.04	1.44	9	1.13	2.51	0.87	0.85	0.02	0.04	0.55	C00—C10, C12—C14
鼻咽	16	1.29	4.47	2.56	2.37	0.12	0.12	3.07	3	0.38	0.84	0.30	0.34	0.00	0.05	0.00	C11
食管	199	16.07	55.58	24.29	24.79	0.92	0.92	24.53	98	12.33	27.34	9.66	9.26	0.14	0.80	3.96	C15
胃	171	13.81	47.76	20.94	20.21	0.62	0.62	16.71	80	10.06	22.32	8.94	8.56	0.34	0.89	9.64	C16
结直肠	82	6.62	22.90	10.91	10.58	0.40	0.40	10.90	53	6.67	14.78	6.18	6.11	0.33	0.61	9.66	C18—C21
肝脏	163	13.17	45.53	23.27	23.26	1.61	1.61	46.73	74	9.31	20.64	8.93	9.05	0.54	1.03	15.49	C22
胆囊	12	0.97	3.35	2.08	1.86	0.08	0.08	1.49	23	2.89	6.42	2.38	2.36	0.11	0.19	2.96	C23—C24
胰腺	61	4.93	17.04	7.91	7.97	0.40	0.40	11.43	53	6.67	14.78	5.89	5.88	0.31	0.63	8.46	C25
喉	7	0.57	1.96	0.82	0.80	0.00	0.00	0.00	0	0.00	0.00	0.00	0.00	0.00	0.00	0.00	C32
肺	328	26.49	91.61	41.26	41.82	1.59	1.59	43.24	176	22.14	49.09	19.19	18.83	0.66	1.92	17.48	C33—C34
其他胸腔器官	4	0.32	1.12	0.82	0.91	0.09	0.09	1.49	1	0.13	0.28	0.49	0.29	0.02	0.02	0.00	C37—C38
骨	13	1.05	3.63	2.81	2.77	0.11	0.11	0.50	5	0.63	1.39	0.54	0.51	0.04	0.04	0.97	C40—C41
皮肤黑色素瘤	2	0.16	0.56	0.24	0.23	0.02	0.02	0.47	2	0.25	0.56	0.23	0.26	0.02	0.05	0.48	C43
乳房	1	0.08	0.28	0.14	0.14	0.02	0.02	0.47	46	5.79	12.83	6.93	6.78	0.58	0.73	16.97	C50
子宫颈	—	—	—	—	—	—	—	—	41	5.16	11.44	5.04	5.01	0.33	0.53	9.66	C53
子宫体	—	—	—	—	—	—	—	—	13	1.64	3.63	1.29	1.49	0.05	0.13	1.51	C54—C55
卵巢	—	—	—	—	—	—	—	—	20	2.52	5.58	2.95	2.88	0.21	0.31	6.59	C56
前列腺	24	1.94	6.70	2.72	2.64	0.02	0.02	0.50	—	—	—	—	—	—	—	—	C61
睾丸	0	0.00	0.00	0.00	0.00	0.00	0.00	0.00	—	—	—	—	—	—	—	—	C62
肾	14	1.13	3.91	2.16	2.22	0.08	0.08	1.49	7	0.88	1.95	0.68	0.59	0.00	0.05	0.00	C64—C66, C68
膀胱	20	1.62	5.59	2.40	2.37	0.06	0.06	1.46	10	1.26	2.79	1.02	1.00	0.04	0.06	1.04	C67
脑	26	2.10	7.26	3.42	3.58	0.25	0.25	6.90	18	2.26	5.02	2.97	3.51	0.21	0.29	5.17	C70—C72, D32—D33, D42—D43
甲状腺	1	0.08	0.28	0.11	0.09	0.00	0.00	0.00	3	0.38	0.84	0.28	0.30	0.00	0.02	0.00	C73
淋巴瘤	26	2.10	7.26	3.67	3.86	0.34	0.34	9.67	17	2.14	4.74	2.09	2.16	0.13	0.27	3.56	C81—C86, C88, C90, C96
白血病	31	2.50	8.66	4.49	4.97	0.26	0.26	5.89	24	3.02	6.69	4.20	4.66	0.24	0.44	4.94	C91—C95, D45—D47
其他	27	2.18	7.54	3.38	3.33	0.10	0.10	2.88	19	2.39	5.30	2.03	2.09	0.07	0.16	2.00	O&U
所有部位合计	1 238	100.00	345.77	161.64	162.15	7.13	7.13	191.26	795	100.00	221.76	93.10	92.76	4.38	9.25	121.09	ALL
所有部位除外 C44	1 232	99.52	344.09	160.93	161.45	7.11	7.11	190.79	786	98.87	219.25	92.37	91.99	4.38	9.25	121.09	ALL exc. C44

部位缩写	男性								女性								ICD-10
	病例数	构成比/%	粗率/(1/10万)	中标率/(1/10万)	世标率/(1/10万)	累积率/% 0—64岁	累积率/% 0—74岁	截缩率35—64岁/(1/10万)	病例数	构成比/%	粗率/(1/10万)	中标率/(1/10万)	世标率/(1/10万)	累积率/% 0—64岁	累积率/% 0—74岁	截缩率35—64岁/(1/10万)	
发病																	
口腔	20	1.57	4.33	2.18	2.23	0.14	0.14	4.16	5	0.61	1.11	0.35	0.40	0.03	0.03	0.70	C00—C10, C12—C14
鼻咽	18	1.41	3.89	1.90	1.90	0.14	0.14	4.39	7	0.86	1.56	0.76	0.72	0.04	0.06	1.45	C11
食管	284	22.27	61.44	28.81	29.53	1.28	1.28	33.86	165	20.27	36.68	15.80	15.65	0.46	2.15	12.24	C15
胃	320	25.10	69.23	32.94	32.83	1.25	1.25	34.12	122	14.99	27.12	12.08	11.97	0.49	1.60	13.65	C16
结直肠	84	6.59	18.17	9.71	9.69	0.66	0.66	19.03	67	8.23	14.89	7.32	7.22	0.46	0.89	13.52	C18—C21
肝脏	99	7.76	21.42	11.60	11.50	0.66	0.66	19.88	38	4.67	8.45	4.09	3.97	0.18	0.45	5.14	C22
胆囊	6	0.47	1.30	0.59	0.59	0.01	0.01	0.35	7	0.86	1.56	0.57	0.53	0.02	0.05	0.66	C23—C24
胰腺	38	2.98	8.22	4.14	4.01	0.23	0.23	6.30	26	3.19	5.78	2.63	2.63	0.15	0.33	4.30	C25
喉	3	0.24	0.65	0.26	0.24	0.01	0.01	0.35	1	0.12	0.22	0.05	0.04	0.00	0.00	0.00	C32
肺	245	19.22	53.00	26.16	25.90	1.24	1.24	33.78	115	14.13	25.56	12.86	12.51	0.78	1.48	21.86	C33—C34
其他胸腔器官	1	0.08	0.22	0.10	0.11	0.00	0.00	0.00	1	0.12	0.22	0.10	0.10	0.01	0.01	0.32	C37—C38
骨	13	1.02	2.81	1.36	1.33	0.09	0.09	2.83	9	1.11	2.00	1.01	0.96	0.06	0.08	2.14	C40—C41
皮肤黑色素瘤	0	0.00	0.00	0.00	0.00	0.00	0.00	0.00	1	0.12	0.22	0.10	0.10	0.01	0.01	0.32	C43
乳房	0	0.00	0.00	0.00	0.00	0.00	0.00	0.00	64	7.86	14.23	8.76	8.39	0.75	0.89	22.94	C50
子宫颈	—	—	—	—	—	—	—	—	61	7.49	13.56	8.83	8.13	0.74	0.90	20.51	C53
子宫体	—	—	—	—	—	—	—	—	16	1.97	3.56	2.22	2.17	0.22	0.24	6.42	C54—C55
卵巢	—	—	—	—	—	—	—	—	21	2.58	4.67	2.43	2.36	0.16	0.31	5.24	C56
前列腺	35	2.75	7.57	3.18	3.20	0.08	0.08	2.13	—	—	—	—	—	—	—	—	C61
睾丸	0	0.00	0.00	0.00	0.00	0.00	0.00	0.00	—	—	—	—	—	—	—	—	C62
肾	7	0.55	1.51	0.76	0.84	0.09	0.09	2.37	4	0.49	0.89	0.35	0.40	0.03	0.03	0.90	C64—C66, C68
膀胱	20	1.57	4.33	2.21	2.32	0.13	0.13	3.04	8	0.98	1.78	0.74	0.77	0.05	0.09	1.30	C67
脑	22	1.73	4.76	3.85	3.80	0.21	0.21	4.05	16	1.97	3.56	2.41	2.43	0.15	0.26	3.68	C70—C72, D32—D33, D42—D43
甲状腺	2	0.16	0.43	0.20	0.17	0.01	0.01	0.32	12	1.47	2.67	1.54	1.43	0.11	0.15	3.90	C73
淋巴瘤	24	1.88	5.19	2.55	2.51	0.09	0.09	2.58	15	1.84	3.33	1.49	1.52	0.09	0.19	2.66	C81—C86, C88, C90, C96
白血病	12	0.94	2.60	1.45	1.39	0.09	0.09	3.05	15	1.84	3.33	2.28	2.26	0.11	0.27	1.93	C91—C95, D45—D47
其他	22	1.73	4.76	3.12	3.38	0.18	0.18	4.35	18	2.21	4.00	2.72	2.39	0.17	0.28	4.17	O&U
所有部位合计	1 275	100.00	275.82	137.05	137.48	6.61	6.61	180.94	814	100.00	180.95	91.52	89.04	5.27	10.72	149.96	ALL
所有部位除外 C44	1 272	99.76	275.17	136.68	137.06	6.57	6.57	179.96	814	100.00	180.95	91.52	89.04	5.27	10.72	149.96	ALL exc. C44
死亡																	
口腔	5	0.42	1.08	0.55	0.54	0.04	0.04	1.22	6	0.90	1.33	0.61	0.61	0.01	0.09	0.55	C00—C10, C12—C14
鼻咽	9	0.75	1.95	1.09	1.02	0.08	0.08	2.36	5	0.75	1.11	0.60	0.58	0.05	0.05	1.53	C11
食管	228	18.95	49.32	22.85	23.00	0.95	0.95	24.86	124	18.67	27.56	10.54	10.28	0.13	1.41	3.43	C15
胃	288	23.94	62.30	29.03	28.70	0.96	0.96	26.70	146	21.99	32.45	13.84	13.54	0.42	1.82	11.65	C16
结直肠	52	4.32	11.25	5.16	5.08	0.22	0.22	6.29	44	6.63	9.78	4.32	4.09	0.22	0.36	6.87	C18—C21
肝脏	155	12.88	33.53	18.61	18.33	1.27	1.27	36.92	47	7.08	10.45	5.22	5.08	0.32	0.57	8.87	C22
胆囊	5	0.42	1.08	0.51	0.50	0.00	0.00	0.00	7	1.05	1.56	0.79	0.82	0.04	0.12	0.98	C23—C24
胰腺	33	2.74	7.14	3.30	3.17	0.17	0.17	4.04	37	5.57	8.22	3.65	3.75	0.19	0.49	5.26	C25
喉	8	0.67	1.73	0.94	0.96	0.07	0.07	1.88	1	0.15	0.22	0.05	0.04	0.00	0.00	0.00	C32
肺	287	23.86	62.09	29.00	28.25	1.00	1.00	27.95	98	14.76	21.78	10.48	9.91	0.57	1.07	15.66	C33—C34
其他胸腔器官	0	0.00	0.00	0.00	0.00	0.00	0.00	0.00	0	0.00	0.00	0.00	0.00	0.00	0.00	0.00	C37—C38
骨	16	1.33	3.46	1.63	1.63	0.09	0.09	2.61	13	1.96	2.89	1.30	1.14	0.06	0.08	2.01	C40—C41
皮肤黑色素瘤	1	0.08	0.22	0.12	0.10	0.01	0.01	0.34	1	0.15	0.22	0.10	0.10	0.01	0.01	0.32	C43
乳房	0	0.00	0.00	0.00	0.00	0.00	0.00	0.00	19	2.86	4.22	2.22	2.21	0.20	0.23	5.84	C50
子宫颈	—	—	—	—	—	—	—	—	32	4.82	7.11	3.74	3.80	0.30	0.44	8.84	C53
子宫体	—	—	—	—	—	—	—	—	2	0.30	0.44	0.16	0.14	0.01	0.01	0.32	C54—C55
卵巢	—	—	—	—	—	—	—	—	9	1.36	2.00	0.92	0.93	0.07	0.11	1.93	C56
前列腺	16	1.33	3.46	1.34	1.25	0.00	0.00	0.00	—	—	—	—	—	—	—	—	C61
睾丸	0	0.00	0.00	0.00	0.00	0.00	0.00	0.00	—	—	—	—	—	—	—	—	C62
肾	1	0.08	0.22	0.11	0.11	0.00	0.00	0.00	0	0.00	0.00	0.00	0.00	0.00	0.00	0.00	C64—C66, C68
膀胱	10	0.83	2.16	0.91	0.93	0.01	0.01	0.32	3	0.45	0.67	0.20	0.19	0.01	0.01	0.35	C67
脑	29	2.41	6.27	4.20	4.36	0.23	0.23	5.26	26	3.92	5.78	3.50	3.09	0.19	0.35	6.56	C70—C72, D32—D33, D42—D43
甲状腺	3	0.25	0.65	0.29	0.25	0.00	0.00	0.00	1	0.15	0.22	0.11	0.11	0.00	0.03	0.00	C73
淋巴瘤	24	2.00	5.19	2.75	2.70	0.11	0.11	2.63	15	2.26	3.33	1.67	1.51	0.06	0.17	1.96	C81—C86, C88, C90, C96
白血病	17	1.41	3.68	2.30	2.19	0.13	0.13	3.68	19	2.86	4.22	3.32	3.27	0.19	0.33	2.83	C91—C95, D45—D47
其他	16	1.33	3.46	1.95	2.00	0.11	0.11	2.23	9	1.36	2.00	0.97	1.02	0.03	0.16	0.95	O&U
所有部位合计	1 203	100.00	260.24	126.65	125.08	5.44	5.44	150.01	664	100.00	147.60	68.34	66.24	3.08	7.92	86.70	ALL
所有部位除外 C44	1 198	99.58	259.16	126.22	124.60	5.44	5.44	150.01	663	99.85	147.38	68.22	66.13	3.08	7.89	86.70	ALL exc. C44

附表 7-39　丹阳市 2016 年恶性肿瘤发病和死亡主要指标

部位缩写	男性								女性								ICD-10
	病例数	构成比/%	粗率/(1/10万)	中标率/(1/10万)	世标率/(1/10万)	累积率/% 0—64岁	累积率/% 0—74岁	截缩率/35—64岁/(1/10万)	病例数	构成比/%	粗率/(1/10万)	中标率/(1/10万)	世标率/(1/10万)	累积率/% 0—64岁	累积率/% 0—74岁	截缩率/35—64岁/(1/10万)	
发病																	
口腔	24	1.09	5.99	2.53	2.59	0.14	0.14	3.81	12	0.78	2.92	1.19	1.15	0.05	0.10	1.60	C00—C10, C12—C14
鼻咽	24	1.09	5.99	2.55	2.63	0.11	0.11	3.23	11	0.71	2.68	1.10	1.15	0.06	0.12	1.84	C11
食管	337	15.28	84.06	35.70	36.26	1.80	1.80	47.62	214	13.87	52.12	19.89	19.61	0.66	2.22	18.35	C15
胃	732	33.18	182.59	80.22	80.56	4.04	4.04	112.60	334	21.65	81.35	33.69	33.04	1.39	3.66	40.04	C16
结直肠	162	7.34	40.41	18.75	18.65	0.96	0.96	25.69	124	8.04	30.20	12.75	12.82	0.76	1.38	20.75	C18—C21
肝脏	180	8.16	44.90	21.93	21.15	1.29	1.29	38.63	73	4.73	17.78	7.15	6.90	0.23	0.74	6.82	C22
胆囊	19	0.86	4.74	2.05	2.05	0.08	0.08	2.26	20	1.30	4.87	2.01	1.90	0.11	0.15	3.07	C23—C24
胰腺	43	1.95	10.73	5.30	4.96	0.28	0.28	7.59	52	3.37	12.67	4.99	4.77	0.13	0.54	3.50	C25
喉	10	0.45	2.49	1.32	1.21	0.07	0.07	2.43	1	0.06	0.24	0.12	0.09	0.00	0.00	0.00	C32
肺	361	16.36	90.05	40.54	40.12	1.67	1.67	45.75	149	9.66	36.29	14.68	14.60	0.74	1.50	21.46	C33—C34
其他胸腔器官	5	0.23	1.25	0.82	0.70	0.07	0.07	1.16	3	0.19	0.73	0.50	0.45	0.03	0.05	1.14	C37—C38
骨	13	0.59	3.24	1.32	1.41	0.06	0.06	0.37	9	0.58	2.19	1.13	0.99	0.06	0.10	1.97	C40—C41
皮肤黑色素瘤	2	0.09	0.50	0.20	0.21	0.00	0.00	0.00	3	0.19	0.73	0.40	0.35	0.02	0.02	0.91	C43
乳房	3	0.14	0.75	0.34	0.32	0.02	0.02	0.43	211	13.67	51.39	30.23	28.22	2.43	2.83	75.57	C50
子宫颈	—	—	—	—	—	—	—	—	67	4.34	16.32	10.21	9.41	0.80	0.95	24.63	C53
子宫体	—	—	—	—	—	—	—	—	38	2.46	9.26	4.38	4.36	0.33	0.51	10.04	C54—C55
卵巢	—	—	—	—	—	—	—	—	42	2.72	10.23	5.71	5.40	0.41	0.58	11.33	C56
前列腺	60	2.72	14.97	6.40	6.07	0.12	0.12	3.12	—	—	—	—	—	—	—	—	C61
睾丸	1	0.05	0.25	0.09	0.11	0.01	0.01	0.36	—	—	—	—	—	—	—	—	C62
肾	19	0.86	4.74	2.06	2.02	0.06	0.06	1.69	14	0.91	3.41	1.51	1.58	0.10	0.21	2.99	C64—C66, C68
膀胱	46	2.09	11.47	5.66	5.32	0.28	0.28	7.22	5	0.32	1.22	0.79	0.74	0.05	0.07	1.79	C67
脑	32	1.45	7.98	4.70	4.72	0.32	0.28	5.50	27	1.75	6.58	3.87	3.73	0.25	0.39	5.74	C70—C72, D32—D33, D42—D43
甲状腺	6	0.27	1.50	1.26	1.08	0.10	0.10	3.50	45	2.92	10.96	8.13	6.89	0.55	0.66	14.94	C73
淋巴瘤	38	1.72	9.48	5.40	4.73	0.26	0.26	5.45	28	1.81	6.82	3.16	3.01	0.14	0.33	4.56	C81—C86, C88, C90, C96
白血病	24	1.09	5.99	4.27	3.91	0.24	0.24	5.92	18	1.17	4.38	3.38	3.05	0.21	0.32	5.77	C91—C95, D45—D47
其他	65	2.95	16.21	7.79	7.57	0.37	0.37	10.57	43	2.79	10.47	5.27	4.68	0.23	0.46	7.52	O&U
所有部位合计	2 206	100.00	550.27	251.22	248.35	12.25	12.25	334.92	1543	100.00	375.82	176.20	168.88	9.75	17.88	286.34	ALL
所有部位除外 C44	2 196	99.55	547.78	250.23	247.31	12.24	12.24	334.56	1534	99.42	373.63	175.14	168.02	9.72	17.85	285.20	ALL exc. C44
死亡																	
口腔	15	1.03	3.74	1.54	1.54	0.05	0.05	1.46	6	0.67	1.46	0.49	0.47	0.00	0.03	0.00	C00—C10, C12—C14
鼻咽	10	0.69	2.49	1.08	1.04	0.03	0.03	0.86	8	0.90	1.95	0.62	0.69	0.03	0.05	0.79	C11
食管	235	16.13	58.62	24.64	24.93	1.06	1.06	27.99	142	15.90	34.59	12.45	12.27	0.31	1.19	8.57	C15
胃	470	32.26	117.24	51.31	51.06	2.10	2.10	58.88	243	27.21	59.19	23.05	22.70	0.87	2.23	25.79	C16
结直肠	90	6.18	22.45	10.03	10.22	0.34	0.34	8.62	48	5.38	11.69	5.12	4.88	0.21	0.53	6.72	C18—C21
肝脏	141	9.68	35.17	17.15	16.30	0.94	0.94	27.86	47	5.26	11.45	4.58	4.29	0.09	0.44	2.85	C22
胆囊	16	1.10	3.99	1.78	1.68	0.05	0.05	1.53	24	2.69	5.85	2.23	2.17	0.08	0.21	2.34	C23—C24
胰腺	34	2.33	8.48	3.74	3.68	0.22	0.22	6.29	45	5.04	10.96	4.00	3.95	0.08	0.21	2.26	C25
喉	5	0.34	1.25	0.58	0.52	0.03	0.03	0.83	1	0.11	0.24	0.45	0.36	0.00	0.00	0.00	C32
肺	250	17.16	62.36	27.43	27.45	1.07	1.07	28.92	91	10.19	22.16	8.82	8.64	0.36	0.87	10.31	C33—C34
其他胸腔器官	4	0.27	1.00	0.71	0.52	0.02	0.02	0.00	3	0.34	0.73	0.35	0.29	0.01	0.01	0.46	C37—C38
骨	13	0.89	3.24	1.38	1.44	0.02	0.02	0.84	5	0.56	1.22	0.53	0.51	0.03	0.07	0.83	C40—C41
皮肤黑色素瘤	1	0.07	0.25	0.11	0.11	0.00	0.00	0.00	3	0.34	0.73	0.47	0.36	0.02	0.02	0.77	C43
乳房	0	0.00	0.00	0.00	0.00	0.00	0.00	0.00	77	8.62	18.75	8.52	8.41	0.55	0.98	16.69	C50
子宫颈	—	—	—	—	—	—	—	—	14	1.57	3.41	1.60	1.47	0.10	0.15	2.95	C53
子宫体	—	—	—	—	—	—	—	—	14	1.57	3.41	1.45	1.45	0.07	0.20	1.97	C54—C55
卵巢	—	—	—	—	—	—	—	—	16	1.79	3.90	1.74	1.65	0.09	0.15	2.60	C56
前列腺	36	2.47	8.98	3.97	3.74	0.06	0.06	1.96	—	—	—	—	—	—	—	—	C61
睾丸	0	0.00	0.00	0.00	0.00	0.00	0.00	0.00	—	—	—	—	—	—	—	—	C62
肾	14	0.96	3.49	1.42	1.40	0.01	0.01	0.36	4	0.45	0.97	0.34	0.32	0.00	0.00	0.00	C64—C66, C68
膀胱	20	1.37	4.99	2.19	2.25	0.06	0.06	1.69	6	0.67	1.46	0.45	0.44	0.00	0.00	0.00	C67
脑	17	1.17	4.24	2.56	2.81	0.16	0.16	3.22	16	1.79	3.90	2.24	2.20	0.13	0.23	2.65	C70—C72, D32—D33, D42—D43
甲状腺	0	0.00	0.00	0.00	0.00	0.00	0.00	0.00	4	0.45	0.97	0.49	0.47	0.02	0.04	0.68	C73
淋巴瘤	21	1.44	5.24	2.79	2.47	0.10	0.10	1.66	18	2.02	4.38	1.97	1.83	0.09	0.19	2.66	C81—C86, C88, C90, C96
白血病	15	1.03	3.74	2.17	1.97	0.13	0.13	3.26	15	1.68	3.65	1.79	1.69	0.09	0.20	2.85	C91—C95, D45—D47
其他	50	3.43	12.47	6.11	5.86	0.31	0.31	7.87	43	4.82	10.47	4.60	4.32	0.17	0.42	5.36	O&U
所有部位合计	1 457	100.00	363.44	162.71	161.00	6.78	6.78	184.10	893	100.00	217.50	88.01	85.56	3.39	8.82	100.10	ALL
所有部位除外 C44	1 452	99.66	362.19	162.20	160.47	6.75	6.75	183.30	888	99.44	216.29	87.61	85.12	3.38	8.76	99.73	ALL exc. C44

附表 7-40　扬中市 2016 年恶性肿瘤发病和死亡主要指标

部位缩写	男性 病例数	构成比/%	粗率/(1/10万)	中标率/(1/10万)	世标率/(1/10万)	累积率/% 0—64岁	0—74岁	截缩率 35—64岁/(1/10万)	女性 病例数	构成比/%	粗率/(1/10万)	中标率/(1/10万)	世标率/(1/10万)	累积率/% 0—64岁	0—74岁	截缩率 35—64岁/(1/10万)	ICD-10
发病																	
口腔	13	2.15	9.41	4.10	4.08	0.11	0.11	3.36	3	0.72	2.08	0.97	1.04	0.09	0.17	2.41	C00—C10, C12—C14
鼻咽	7	1.16	5.07	3.06	2.91	0.19	0.19	6.55	0	0.00	0.00	0.00	0.00	0.00	0.00	0.00	C11
食管	130	21.49	94.14	41.67	42.80	2.47	2.47	67.51	78	18.80	54.18	21.07	20.83	0.52	2.74	13.62	C15
胃	199	32.89	144.11	63.76	64.41	3.34	3.34	91.32	82	19.76	56.96	27.44	26.53	1.46	3.28	39.46	C16
结直肠	70	11.57	50.69	23.77	23.99	1.42	1.42	41.03	54	13.01	37.51	18.17	17.47	1.15	2.12	33.16	C18—C21
肝脏	35	5.79	25.35	11.71	11.78	0.70	0.70	20.88	10	2.41	6.95	2.64	2.81	0.14	0.32	3.71	C22
胆囊	5	0.83	3.62	1.50	1.50	0.09	0.09	2.29	7	1.69	4.86	2.32	2.34	0.19	0.33	5.65	C23—C24
胰腺	7	1.16	5.07	2.29	2.28	0.16	0.16	4.68	13	3.13	9.03	3.42	3.40	0.13	0.38	3.33	C25
喉	0	0.00	0.00	0.00	0.00	0.00	0.00	0.00	0	0.00	0.00	0.00	0.00	0.00	0.00	0.00	C32
肺	89	14.71	64.45	28.18	27.85	1.17	1.17	32.50	32	7.71	22.23	10.72	10.66	0.65	1.43	19.09	C33—C34
其他胸腔器官	0	0.00	0.00	0.00	0.00	0.00	0.00	0.00	0	0.00	0.00	0.00	0.00	0.00	0.00	0.00	C37—C38
骨	1	0.17	0.72	1.97	1.76	0.10	0.10	0.00	0	0.00	0.00	0.00	0.00	0.00	0.00	0.00	C40—C41
皮肤黑色素瘤	0	0.00	0.00	0.00	0.00	0.00	0.00	0.00	0	0.00	0.00	0.00	0.00	0.00	0.00	0.00	C43
乳房	1	0.17	0.72	0.32	0.25	0.00	0.00	0.00	70	16.87	48.63	28.46	26.37	2.10	2.78	68.80	C50
子宫颈	—	—	—	—	—	—	—	—	23	5.54	15.98	10.05	9.17	0.73	1.00	23.14	C53
子宫体	—	—	—	—	—	—	—	—	6	1.45	4.17	2.20	2.08	0.12	0.22	4.02	C54—C55
卵巢	—	—	—	—	—	—	—	—	8	1.93	5.56	2.84	2.96	0.34	0.34	9.55	C56
前列腺	7	1.16	5.07	2.04	2.11	0.04	0.04	1.15	—	—	—	—	—	—	—	—	C61
睾丸	0	0.00	0.00	0.00	0.00	0.00	0.00	0.00	—	—	—	—	—	—	—	—	C62
肾	8	1.32	5.79	2.97	2.90	0.18	0.18	5.64	8	1.93	5.56	3.56	3.07	0.21	0.29	7.50	C64—C66, C68
膀胱	17	2.81	12.31	5.23	5.38	0.26	0.26	7.01	1	0.24	0.69	0.29	0.22	0.00	0.00	0.00	C67
脑	1	0.17	0.72	0.38	0.41	0.05	0.05	1.32	2	0.48	1.39	1.40	1.19	0.08	0.08	1.36	C70—C72, D32—D33, D42—D43
甲状腺	1	0.17	0.72	0.38	0.41	0.05	0.05	1.32	7	1.69	4.86	3.16	2.91	0.23	0.35	7.44	C73
淋巴瘤	2	0.33	1.45	0.61	0.66	0.04	0.04	1.15	1	0.24	0.69	0.31	0.31	0.00	0.07	0.00	C81—C86, C88, C90, C96
白血病	4	0.66	2.90	2.97	2.49	0.21	0.21	5.47	2	0.48	1.39	0.62	0.66	0.08	0.08	2.14	C91—C95, D45—D47
其他	8	1.32	5.79	2.32	2.55	0.09	0.09	2.29	8	1.93	5.56	2.62	2.63	0.17	0.37	4.88	O&U
所有部位合计	605	100.00	438.12	199.24	200.52	10.69	10.69	295.45	415	100.00	288.28	142.25	136.65	8.39	16.36	249.25	ALL
所有部位除外 C44	601	99.34	435.22	198.10	199.32	10.65	10.65	294.30	414	99.76	287.59	141.95	136.35	8.39	16.28	249.25	ALL exc. C44
死亡																	
口腔	6	1.08	4.34	2.12	1.96	0.09	0.09	2.77	1	0.29	0.69	0.20	0.16	0.00	0.00	0.00	C00—C10, C12—C14
鼻咽	5	0.90	3.62	2.21	1.78	0.05	0.05	2.08	0	0.00	0.00	0.00	0.00	0.00	0.00	0.00	C11
食管	117	21.04	84.73	36.06	37.19	1.34	1.34	37.41	67	19.65	46.54	16.11	15.68	0.23	1.38	6.04	C15
胃	135	24.28	97.76	42.31	41.28	1.46	1.46	41.21	84	24.63	58.35	23.40	21.77	0.60	2.22	16.28	C16
结直肠	22	3.96	15.93	7.20	7.14	0.33	0.33	10.05	21	6.16	14.59	6.22	6.16	0.22	0.62	5.57	C18—C21
肝脏	74	13.31	53.59	25.44	24.94	1.55	1.55	46.58	17	4.99	11.81	4.35	4.72	0.27	0.59	6.84	C22
胆囊	3	0.54	2.17	0.92	0.93	0.04	0.04	1.15	5	1.47	3.47	1.18	1.22	0.04	0.09	1.11	C23—C24
胰腺	12	2.16	8.69	3.90	3.74	0.12	0.12	3.70	14	4.11	9.73	3.80	3.76	0.14	0.44	3.71	C25
喉	1	0.18	0.72	0.32	0.25	0.00	0.00	0.00	0	0.00	0.00	0.00	0.00	0.00	0.00	0.00	C32
肺	136	24.46	98.49	42.42	42.06	1.59	1.59	43.76	54	15.84	37.51	15.20	15.32	0.82	1.62	23.65	C33—C34
其他胸腔器官	0	0.00	0.00	0.00	0.00	0.00	0.00	0.00	0	0.00	0.00	0.00	0.00	0.00	0.00	0.00	C37—C38
骨	3	0.54	2.17	1.01	0.98	0.05	0.05	1.32	2	0.59	1.39	0.32	0.35	0.00	0.00	0.00	C40—C41
皮肤黑色素瘤	0	0.00	0.00	0.00	0.00	0.00	0.00	0.00	1	0.29	0.69	0.91	0.77	0.05	0.05	0.00	C43
乳房	0	0.00	0.00	0.00	0.00	0.00	0.00	0.00	17	4.99	11.81	5.88	5.85	0.44	0.59	13.16	C50
子宫颈	—	—	—	—	—	—	—	—	13	3.81	9.03	5.00	4.63	0.30	0.45	10.16	C53
子宫体	—	—	—	—	—	—	—	—	7	2.05	4.86	2.98	2.90	0.27	0.27	8.86	C54—C55
卵巢	—	—	—	—	—	—	—	—	6	1.76	4.17	1.73	1.67	0.03	0.31	1.03	C56
前列腺	8	1.44	5.79	2.43	2.62	0.05	0.05	1.32	—	—	—	—	—	—	—	—	C61
睾丸	0	0.00	0.00	0.00	0.00	0.00	0.00	0.00	—	—	—	—	—	—	—	—	C62
肾	2	0.36	1.45	0.70	0.72	0.05	0.05	1.32	1	0.29	0.69	0.12	0.19	0.00	0.00	0.00	C64—C66, C68
膀胱	5	0.90	3.62	1.63	1.63	0.10	0.10	2.47	2	0.59	1.39	0.40	0.31	0.00	0.00	0.00	C67
脑	8	1.44	5.79	3.25	3.09	0.15	0.15	2.64	5	1.47	3.47	1.54	1.65	0.09	0.27	2.41	C70—C72, D32—D33, D42—D43
甲状腺	0	0.00	0.00	0.00	0.00	0.00	0.00	0.00	0	0.00	0.00	0.00	0.00	0.00	0.00	0.00	C73
淋巴瘤	1	0.18	0.72	0.38	0.41	0.05	0.05	1.32	1	0.29	0.69	0.91	0.77	0.05	0.05	0.00	C81—C86, C88, C90, C96
白血病	7	1.26	5.07	3.50	3.12	0.24	0.24	5.69	9	2.64	6.25	3.82	3.43	0.19	0.35	4.41	C91—C95, D45—D47
其他	11	1.98	7.97	3.55	3.40	0.12	0.12	3.70	14	4.11	9.73	4.17	4.20	0.25	0.45	7.72	O&U
所有部位合计	556	100.00	402.64	179.35	177.24	7.40	7.40	208.50	341	100.00	236.88	98.25	95.52	4.00	9.74	110.96	ALL
所有部位除外 C44	556	100.00	402.64	179.35	177.24	7.40	7.40	208.50	340	99.71	236.18	97.97	95.18	3.96	9.70	109.85	ALL exc. C44

附表 7-41　泰兴市 2016 年恶性肿瘤发病和死亡主要指标

部位缩写	男性								女性								ICD-10
	病例数	构成比/%	粗率/(1/10万)	中标率/(1/10万)	世标率/(1/10万)	累积率/% 0—64岁	累积率/% 0—74岁	截缩率35—64岁/(1/10万)	病例数	构成比/%	粗率/(1/10万)	中标率/(1/10万)	世标率/(1/10万)	累积率/% 0—64岁	累积率/% 0—74岁	截缩率35—64岁/(1/10万)	
发病																	
口腔	34	1.33	5.22	3.10	3.12	0.22	0.22	6.21	12	0.87	2.19	1.04	1.11	0.03	0.13	0.93	C00—C10, C12—C14
鼻咽	18	0.71	2.76	1.70	1.67	0.13	0.13	3.73	8	0.58	1.46	0.89	0.84	0.06	0.08	1.82	C11
食管	587	23.03	90.14	48.22	49.45	2.39	2.39	64.89	282	20.33	51.50	24.08	23.95	0.72	2.69	19.27	C15
胃	370	14.52	56.82	31.75	31.35	1.62	1.62	46.15	208	15.00	37.98	19.70	19.19	0.86	2.17	24.26	C16
结直肠	134	5.26	20.58	11.76	11.68	0.61	0.61	18.42	70	5.05	12.78	6.91	6.59	0.35	0.66	9.72	C18—C21
肝脏	463	18.16	71.10	46.85	46.01	3.33	3.33	103.33	166	11.97	30.31	18.26	17.99	1.26	1.91	37.38	C22
胆囊	12	0.47	1.84	0.91	0.89	0.03	0.03	0.75	13	0.94	2.37	1.44	1.34	0.09	0.13	2.24	C23—C24
胰腺	67	2.63	10.29	5.27	5.27	0.22	0.22	6.40	53	3.82	9.68	4.81	4.88	0.25	0.47	7.23	C25
喉	9	0.35	1.38	0.79	0.77	0.04	0.04	1.13	0	0.00	0.00	0.00	0.00	0.00	0.00	0.00	C32
肺	570	22.36	87.53	47.07	47.79	2.27	2.27	63.36	180	12.98	32.87	17.23	17.13	0.82	1.86	24.26	C33—C34
其他胸腔器官	3	0.12	0.46	0.23	0.23	0.00	0.00	0.00	3	0.22	0.55	0.49	0.44	0.04	0.04	1.42	C37—C38
骨	29	1.14	4.45	2.46	2.46	0.10	0.10	2.98	20	1.44	3.65	1.77	1.65	0.06	0.17	1.80	C40—C41
皮肤黑色素瘤	6	0.24	0.92	0.65	0.66	0.04	0.04	0.74	4	0.29	0.73	0.43	0.40	0.03	0.03	1.11	C43
乳房	2	0.08	0.31	0.30	0.26	0.02	0.02	0.84	110	7.93	20.09	15.01	14.25	1.28	1.42	41.03	C50
子宫颈	—	—	—	—	—	—	—	—	72	5.19	13.15	8.98	8.50	0.64	0.82	21.11	C53
子宫体	—	—	—	—	—	—	—	—	46	3.32	8.40	5.44	5.32	0.43	0.53	13.37	C54—C55
卵巢	—	—	—	—	—	—	—	—	24	1.73	4.38	3.11	3.14	0.30	0.36	9.12	C56
前列腺	38	1.49	5.84	2.47	2.46	0.00	0.00	0.00	—	—	—	—	—	—	—	—	C61
睾丸	1	0.04	0.15	0.11	0.11	0.01	0.01	0.34	—	—	—	—	—	—	—	—	C62
肾	13	0.51	2.00	1.11	1.06	0.05	0.05	1.44	8	0.58	1.46	0.90	0.84	0.02	0.12	0.79	C64—C66, C68
膀胱	45	1.77	6.91	3.25	3.28	0.09	0.09	2.59	7	0.50	1.28	0.51	0.51	0.00	0.00	0.00	C67
脑	34	1.33	5.22	3.80	4.24	0.31	0.31	7.81	23	1.66	4.20	2.53	2.49	0.20	0.34	3.72	C70—C72, D32—D33, D42—D43
甲状腺	3	0.12	0.46	0.42	0.40	0.04	0.04	0.80	9	0.65	1.64	1.40	1.16	0.07	0.11	2.27	C73
淋巴瘤	21	0.82	3.22	2.05	2.05	0.15	0.15	4.13	7	0.50	1.28	0.53	0.49	0.00	0.04	0.00	C81—C86, C88, C90, C96
白血病	29	1.14	4.45	2.89	2.69	0.16	0.16	4.36	18	1.30	3.29	1.77	1.76	0.11	0.22	3.14	C91—C95, D45—D47
其他	61	2.39	9.37	5.86	6.01	0.41	0.41	11.40	44	3.17	8.04	4.71	4.76	0.32	0.52	9.02	O&U
所有部位合计	2 549	100.00	391.43	223.02	223.92	12.22	12.22	351.83	1387	100.00	253.29	141.91	138.64	7.87	14.83	235.04	ALL
所有部位除外 C44	2 542	99.73	390.36	222.49	223.38	12.19	12.19	351.09	1382	99.64	252.38	141.67	138.37	7.87	14.83	235.04	ALL exc. C44
死亡																	
口腔	15	0.94	2.30	1.31	1.37	0.09	0.09	2.26	5	0.59	0.91	0.51	0.52	0.01	0.07	0.50	C00—C10, C12—C14
鼻咽	6	0.37	0.92	0.52	0.52	0.04	0.04	1.11	1	0.12	0.18	0.04	0.06	0.00	0.00	0.00	C11
食管	390	24.31	59.89	30.96	31.68	1.29	1.29	34.74	197	23.20	35.98	15.68	15.72	0.46	1.60	12.22	C15
胃	237	14.78	36.39	18.20	18.02	0.66	0.66	18.13	137	16.14	25.02	11.86	11.63	0.39	1.11	11.02	C16
结直肠	53	3.30	8.14	4.85	4.71	0.23	0.23	6.47	44	5.18	8.04	3.73	3.75	0.16	0.35	4.69	C18—C21
肝脏	305	19.01	46.84	29.71	29.40	2.01	2.01	61.18	111	13.07	20.27	11.34	11.47	0.70	1.26	20.30	C22
胆囊	8	0.50	1.23	0.65	0.68	0.03	0.03	0.80	10	1.18	1.83	1.05	1.05	0.07	0.13	1.88	C23—C24
胰腺	56	3.49	8.60	4.74	4.71	0.22	0.22	7.61	33	3.89	6.03	2.93	2.98	0.12	0.36	4.99	C25
喉	4	0.25	0.61	0.31	0.36	0.02	0.02	0.40	1	0.12	0.18	0.13	0.13	0.01	0.01	0.41	C32
肺	394	24.56	60.50	31.73	31.94	1.57	1.57	42.59	133	15.67	24.29	12.49	12.46	0.57	1.27	16.75	C33—C34
其他胸腔器官	4	0.25	0.61	0.38	0.38	0.02	0.02	0.69	0	0.00	0.00	0.00	0.00	0.00	0.00	0.00	C37—C38
骨	15	0.94	2.30	1.17	1.14	0.04	0.04	1.14	10	1.18	1.83	0.94	0.91	0.04	0.13	0.85	C40—C41
皮肤黑色素瘤	2	0.12	0.31	0.15	0.19	0.02	0.02	0.40	1	0.12	0.18	0.04	0.06	0.00	0.00	0.00	C43
乳房	2	0.12	0.31	0.15	0.19	0.02	0.02	0.40	35	4.12	6.39	4.44	4.22	0.35	0.47	10.40	C50
子宫颈	—	—	—	—	—	—	—	—	30	3.53	5.48	3.38	3.26	0.20	0.32	5.57	C53
子宫体	—	—	—	—	—	—	—	—	12	1.41	2.19	1.10	1.14	0.04	0.14	1.30	C54—C55
卵巢	—	—	—	—	—	—	—	—	9	1.06	1.64	1.09	1.17	0.11	0.15	3.05	C56
前列腺	14	0.87	2.15	0.86	0.90	0.01	0.01	0.42	—	—	—	—	—	—	—	—	C61
睾丸	0	0.00	0.00	0.00	0.00	0.00	0.00	0.00	—	—	—	—	—	—	—	—	C62
肾	3	0.19	0.46	0.27	0.23	0.01	0.01	0.40	1	0.12	0.18	0.10	0.11	0.00	0.02	0.00	C64—C66, C68
膀胱	16	1.00	2.46	1.03	1.16	0.03	0.03	0.80	6	0.71	1.10	0.44	0.39	0.00	0.02	0.00	C67
脑	30	1.87	4.61	3.23	3.83	0.25	0.25	5.77	17	2.00	3.10	1.89	1.87	0.08	0.22	1.33	C70—C72, D32—D33, D42—D43
甲状腺	1	0.06	0.15	0.13	0.12	0.01	0.01	0.40	3	0.35	0.55	0.14	0.17	0.00	0.00	0.00	C73
淋巴瘤	10	0.62	1.54	1.03	1.11	0.08	0.08	1.93	9	1.06	1.64	0.91	0.94	0.07	0.10	1.79	C81—C86, C88, C90, C96
白血病	16	1.00	2.46	1.74	1.63	0.10	0.10	2.96	12	1.41	2.19	1.33	1.30	0.08	0.13	2.46	C91—C95, D45—D47
其他	23	1.43	3.53	2.08	2.16	0.10	0.10	2.71	32	3.77	5.84	2.95	3.04	0.17	0.36	4.94	O&U
所有部位合计	1 604	100.00	246.31	135.18	136.44	6.87	6.87	193.29	849	100.00	155.04	78.50	78.32	3.69	8.13	104.47	ALL
所有部位除外 C44	1 602	99.88	246.01	135.02	136.27	6.86	6.86	192.89	845	99.53	154.31	78.25	78.04	3.69	8.11	104.47	ALL exc. C44

附录八 江苏省肿瘤登记处名单

附表 8-1 江苏省肿瘤登记处名单

肿瘤登记处	登记处所在单位	主要工作人员
江苏省	江苏省疾病预防控制中心（江苏省公共卫生研究院）	武鸣 周金意 韩仁强 缪伟刚 罗鹏飞 俞浩
无锡市区	无锡市疾病预防控制中心	钱云 杨志杰 董昀球 陈海 郭亮亮
无锡市区	无锡市锡山区疾病预防控制中心	徐红艳 顾月
无锡市区	无锡市惠山区疾病预防控制中心	茹炯
无锡市区	无锡市滨湖区疾病预防控制中心	杜明
无锡市区	无锡市梁溪区疾病预防控制中心	陈鑫 包海明
无锡市区	无锡市新吴区疾病预防控制中心	陆绍琦
江阴市	江阴市疾病预防控制中心	章剑 朱爱萍 李莹 刘娟 王敏洁 汤海波 张燕茹
宜兴市	宜兴市疾病预防控制中心	胡静 任露露 闵艺璇
徐州市区	徐州市疾病预防控制中心	娄培安 常桂秋 张盼 董宗美 陈培培 张宁 乔程 李婷
徐州市区	徐州市鼓楼区疾病预防控制中心	祁艳秋 杜淼
徐州市区	徐州市云龙区疾病预防控制中心	李玉波 宋兆粉 渠漫漫 刘云
徐州市区	徐州市贾汪区疾病预防控制中心	蒋迎春 宗华 张迪 李金宇
徐州市区	徐州市泉山区疾病预防控制中心	吴海宏 王艳梅 赵梦晨
常州市区	常州市疾病预防控制中心	徐文超 姚杏娟 骆文书 周孟孟 李贵英 邵申昊 丁梦珂
常州市区	常州市天宁区疾病预防控制中心	陈燕芬 施鸿飞
常州市区	常州市钟楼区疾病预防控制中心	崔艳丽 吴振霞
常州市区	常州市新北区疾病预防控制中心	郑蜀贞 何怡
常州市区	常州市武进区疾病预防控制中心	强德仁 宗菁 石素逸 许敏锐 杨佳成
溧阳市	溧阳市疾病预防控制中心	刘建平 彭柳明 狄静 曹磊
常州市金坛区	常州市金坛区疾病预防控制中心	周鑫 程鑫
苏州市区	苏州市疾病预防控制中心	陆艳 王临池 黄春妍 华钰洁
苏州市区	苏州市虎丘区疾病预防控制中心	王从菊 归国平 季文 顾晴
苏州市区	苏州市吴中区疾病预防控制中心	顾建芬 周游 刘景超 马菊萍
苏州市区	苏州市相城区疾病预防控制中心	张莹 蔡莉英 徐冠群
苏州市区	苏州市姑苏区疾病预防控制中心	张秋 孔芳芳 吴新凡 徐焱 陈丽
苏州市区	苏州市吴江区疾病预防控制中心	沈建新 沈红梅 姚小燕 张荣艳 彭晓楚 杨梅 沈霞 俞哲宇
苏州市区	苏州市工业园区疾病预防控制中心	周慧 周靓玥 丁素琴
常熟市	常熟市疾病预防控制中心	陈冰霞 盛红艳
张家港市	张家港市疾病预防控制中心	杜国明 李凯 邱晶 秦敏晔 赵丽霞 王夏冬 王洵之 朱晓炜
昆山市	昆山市疾病预防控制中心	张婷 秦威 金亦徐 胡文斌 仝岚 周杰 邱和泉
太仓市	太仓市疾病预防控制中心	张建安 高玲琳 颜小鋈 陆鸿滋
南通市区	南通市疾病预防控制中心	徐红 王秦 韩颖颖 潘少聪
南通市区	南通市崇川区疾病预防控制中心	刘海峰 郑会燕
南通市区	南通市通州区疾病预防控制中心	赵培 刘玉
海安市	海安市疾病预防控制中心	王小健 童海燕 孙静
如东县	如东县疾病预防控制中心	张爱红 张红星 孙艳丽 吴双玲 季佳慧 周晓云
启东市	启东市人民医院（启东肝癌防治研究所）	朱健 陈永胜 王军 张永辉 丁璐璐 陈建国

肿瘤登记处	登记处所在单位	主要工作人员
如皋市	如皋市疾病预防控制中心	吕家爱　王书兰　徐周洲　吴坚
南通市海门区	南通市海门区疾病预防控制中心	杨艳蕾　唐锦高　倪倬健　施华
连云港市区	连云港市疾病预防控制中心	董建梅　张春道　李伟伟　马昭君　秦绪成
连云港市区	连云港市连云区疾病预防控制中心	付艳云　刘敏　张琦　李绪磊
连云港市区	连云港市海州区疾病预防控制中心	李炎炎　邓鑫鑫　李佳雨
连云港市赣榆区	连云港市赣榆区疾病预防控制中心	张晓峰　金凤　顾绍生
东海县	东海县疾病预防控制中心	马进　周忠　张振宇　吴同浩　郑培兰　陈晓
灌云县	灌云县疾病预防控制中心	马士化　宋靖　严春华　沈艳青　李艳艳
灌南县	灌南县疾病预防控制中心	张源生　王海涛　王昕
淮安市	淮安市疾病预防控制中心	沈欢　潘恩春　孙中明　张芹　文进博　缪丹丹　王璐　唐勇
淮安市淮安区	淮安市淮安区疾病预防控制中心	宋光　苏明　王昕　王凯　开海涛　马建玲　颜庆洋　朱丽萍　顾忠祥
淮安市淮阴区	淮安市淮阴区疾病预防控制中心	袁瑛　罗国良　刘丹　滕笑雨
淮安市清江浦区	淮安市清江浦区疾病预防控制中心	曹慷慷　万福萍
涟水县	涟水县疾病预防控制中心	包雨晴　浦继尹　叶建玲
淮安市洪泽区	淮安市洪泽区疾病预防控制中心	陈思红　李栋　张举巧　袁翠莲　王庶安
盱眙县	盱眙县疾病预防控制中心	袁守国　姜其家　王裕
金湖县	金湖县疾病预防控制中心	周娟　何士林　孙道宽
盐城市	盐城市疾病预防控制中心	刘付东　刘荣海　吴玲玲
盐城市亭湖区	盐城市亭湖区疾病预防控制中心	严莉丽　开志琴　顾聪　王静　曾华
盐城市盐都区	盐城市盐都区疾病预防控制中心	岳燕萍　蔡娟　王建康　何飞
滨海县	滨海县疾病预防控制中心	蔡伟　徐胜　赵鹏　曹正兵
阜宁县	阜宁县疾病预防控制中心	王建明　梁从凯　支杰
射阳县	射阳县疾病预防控制中心	戴曙光　戴春云　王颖莹　陈星宇　赵春燕
建湖县	建湖县疾病预防控制中心	王剑　肖丽　刘凤珍　蔡奎　孔文娟
东台市	东台市疾病预防控制中心	赵建华　史春兰　丁海健
盐城市大丰区	盐城市大丰区疾病预防控制中心	顾晓平　顾昕　盛凤　王银存　智恒奎
扬州市	扬州市疾病预防控制中心	解晔　赵培　李秋梅　杨文彬　时巧梅　蒋萌　胡乃元
宝应县	宝应县疾病预防控制中心	任涛　梁永春　朱立文　王元霞　潘艳玉
镇江市	镇江市疾病预防控制中心	姜方平　徐璐　王宏宇　古孝勇　何佳佳
丹阳市	丹阳市疾病预防控制中心	应洪琰　陈丽黎　周超　胡佳慧
扬中市	扬中市肿瘤防治研究所	华召来　周琴　施爱武　冯祥　宋统球　戴春　朱进华
泰州市	泰州市疾病预防控制中心	赵小兰　卢海燕　张德坤　张慧琴　杨玉雪
泰兴市	泰兴市疾病预防控制中心	黄素勤　徐兴　封军莉　丁华萍　刘静琦

致　　谢

　　《江苏省恶性肿瘤报告（2019）》编委会对各肿瘤登记处和各医疗机构相关人员在本报告出版过程中给予的大力协助，尤其是在登记资料的收集、整理、查重、补充、审核、建档和建立数据库等方面所做出的贡献表示感谢！衷心感谢编写组成员在本次报告撰写工作中付出的辛苦努力！